皮肤美容激光与光子治疗

主编　周展超

编写人员名单（按编写章节出现顺序排列）

周展超　医学博士、主任医师,中国医学科学院皮肤病研究所(医院)

何　黎　医学博士、主任医师,昆明医学院第一附属医院皮肤科/医疗美容科

周国瑜　医学博士、主任医师,上海交通大学医学院第九人民医院口腔颌面外科

林　彤　医学博士、副主任医师,中国医学科学院皮肤病研究所(医院)

冯育洁　医学硕士、主治医师,首都医科大学友谊医院皮肤科

孙林潮　医学博士、副主任医师,中国人民解放军第四军医大学西京医院皮肤科

陈晓栋　医学博士、副主任医师,南通大学附属医院皮肤科

陈国璋　医学硕士、研究员,中国医学科学院北京整形医院

于　霖　副主任医师,天津长征医院皮肤科

李远宏　医学博士、副主任医师,中国医科大学附属第一医院皮肤科

王　展　医学博士、主治医师,上海康奥医疗美容医院

卢　忠　医学博士、副主任医师,上海复旦大学医学院华山医院皮肤科

钱　辉　医学博士、主治医师,上海复旦大学医学院华山医院皮肤科

严淑贤　医学博士、主治医师,上海复旦大学医学院华山医院皮肤科

惠　艳　医学硕士、主任医师,新疆医科大学附属第一医院皮肤科

李　光　博士研究生,中国医学科学院皮肤病研究所(医院)

人民卫生出版社

图书在版编目(CIP)数据

皮肤美容激光与光子治疗/周展超主编. —北京:人民
卫生出版社,2009.9
ISBN 978 - 7 - 117 - 12018 - 0

Ⅰ. 皮…　Ⅱ. 周…　Ⅲ. ①皮肤病 – 激光疗法②美容 – 激
光疗法　Ⅳ. R751. 05

中国版本图书馆 CIP 数据核字(2009)第 091749 号

门户网:www. pmph. com	出版物查询、网上书店
卫人网:www. ipmph. com	执业护士、执业医师、
	卫生资格考试培训

皮肤美容激光与光子治疗

主　　编:周展超
出版发行:人民卫生出版社(中继线 010-59780011)
地　　址:北京市朝阳区潘家园南里 19 号
邮　　编:100021
E - mail:pmph @ pmph. com
购书热线:010-59787592　010-59787584　010-65264830
印　　刷:北京盛通印刷股份有限公司
经　　销:新华书店
开　　本:787×1092　1/16　印张:30　插页:2
字　　数:711 千字
版　　次:2009 年 9 月第 1 版　2024 年 6 月第 1 版第 24 次印刷
标准书号:ISBN 978-7-117-12018-0/R·12019
定　　价:66. 00 元

打击盗版举报电话:010-59787491　E -mail:WQ @ pmph. com
(凡属印装质量问题请与本社市场营销中心联系退换)

主编简介

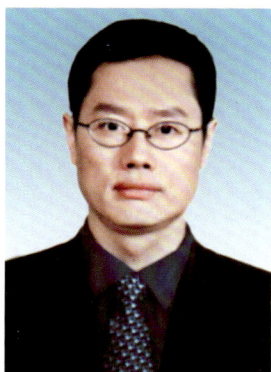

周展超,男,医学博士、主任医师、硕士研究生导师、任中国医学科学院皮肤病研究所(医院)皮肤激光治疗中心主任。1963 年 10 月出生,1984 年毕业于湖北民族学院医学院(原湖北省恩施高等医学专科学校)临床医学专业,1986 年赴湖北中医学院附属医院皮肤科学习皮肤科中医临床,1995 年毕业于中国医学科学院、北京协和医学院(原中国协和医科大学)研究生院获医学博士学位,2002 年赴日本医科大学附属病院做客员研究员。1997 年开始组建中国医学科学院皮肤病研究所(医院)皮肤激光治疗中心,并历任中心主任至今,是国内较早开展皮肤美容激光治疗的医师之一,2005 年获得主任医师资格。曾先后任中国中西医结合皮肤病学会第一届美容学组副组长、痤疮学组副组长、化妆品研究会委员;中华医学会医学美学与美容学会全国委员兼任医疗美容技术学组副组长、江苏省分会副主任委员兼美容皮肤科、美容技术学组组长;中国医师办会皮肤科医师协会皮肤美容学组副主任委员;中国医师协会美容与整形医师分会全国委员;中华医学会皮肤性病学会第一届皮肤美容学组成员;江苏省医疗美容专家库成员;江苏省医疗美容医师培训基地(美容皮肤病专业)负责人;中国医师协会美容与整形医师分会美容与整形修复援助中心专家库成员;江苏省援助中心副主任;江苏省医学会皮肤科学会第一届美容学组副组长;江苏省医疗美容事故鉴定专家库成员;南京医学会激光专科分会主任委员;江苏省医学生物工程学会临床健康委员;《中国实用美容整形外科杂志》;《实用皮肤病学》;《中国美容医学杂志》;《皮肤病与性病》等杂志编委。2007 年荣获年度中国皮肤科医师协会十大优秀中青年医师奖。

前　言

　　再没有一个治疗领域比美容治疗更为活跃,有时候迅猛的发展和市场的活跃,使人们眼花缭乱,很难从这些繁荣的市场中准确获取我们所需要的知识。这些不断涌现的新的技术体现在不断推出的各种治疗设备:各种激光、各类强光、发光半导体、射频技术、各种机械装置、超声波设备等。问题在于商业公司往往从利润和效益角度生产、推销甚至"制造"出某些"新产品",在这些过程中,他们组织和资助一些前沿的研究并适时报道出来,而媒体很乐意报道这些"进展"哗众取宠,这些均能吸引大量的患者来体验这种"高科技"的治疗,因此很多时候您很难在新技术诞生的早期获得非常客观的资料来评价这些新的治疗方法的可靠性。

　　曾有一项非常有趣的研究:如果我们将治疗后患者的疗前和疗后的照片分给不同的评价者进行评价,如果事先给照片标记好哪些是疗前照片和哪些是疗后照片,或者事先告知评价者哪些照片是疗前和疗后的照片,或者评价者完全不知道治疗经过,完全采用盲法进行评价,结果这些评价者所得出的评价结果会完全不同。显然,如果评价者不是采用盲法评价,知道照片哪些是疗前照片,哪些是疗后的照片,那么他们所得出的结论将会是治疗非常有效。如果不告知评价者照片的任何信息,而在照片上也未能标明疗前或疗后,完全采取盲法评价,那么他们所得出的结论可能完全相反,没有效果! 换言之,评价者是否处于盲态对结论的评价具有非常大的影响。显然作为研究者或者医师,每个人都有程度不同的偏见,这无法避免,问题是我们必须加强学习,我们需要真正的双盲研究的结果,我们需要大样本的研究,面部自身对照研究等等,这样我们才能得到我们需要获取的真正的信息和知识。

　　然而,没有一项研究不需要付出相当大的努力和经费,所以每个研究者在进行临床研究的时候都期望出现预测的结果,因此很多的临床报告都出现了或多或少的偏见。尤其是一项研究是在公司的资助下进行的,结论的可靠性就更值得我们推敲。面对目前各商业公司均已深度介入研究领域,作为科学工作者,我们能做些什么呢? 我们当然需要接受各商业公司的支持,但是却不能让他们介入治疗方案中去,在撰写报告的时候也要摆脱他们的影响和控制,作为报告者要尽量使用他们自己的照片而不是公司所提供的那些照片,面对我们的患者,我们应该以科学的态度来接受新的技术,我们要对我们的患者开放、诚实和理性。

　　而一个现实的问题是我们阅读到的很多论文的作者,即便是一些在全球非常知名的教授,他们通常会担任一些知名公司的顾问并参与到各项研究中去,这是一个现实。虽然我们不能对他们的每一个研究结论都提出质疑，但是出于人性的偏见，我们可能不能完全相信那些权威。但是从学科的发展角度来看，这一学科的发展是需要研究者（医师）与商业公司合作形成联盟式的关系来推动新技术的发展，如果没有商业公司的介入，就不可能有新技术的诞生和发展，完全将商业公司排除在研究之外，无疑会使各项新技术的研究置于绝境。事实上每一种新技术的诞生，都凝结着商业公司和研究者的共同的心血，或许这里面有一些伪科学的东西，但您自己必须具备鉴别能力。因此，就新技术的开发来说，需要一个好的体制去约束研究者与商业公司的关系来保证"过滤掉"各种偏见。我们应该多看、多学，并且在自己的医疗实践中不断积累相关的知识，利用我们所有的信息去评价现有的各种新技术。

八年前，我们编写了《皮肤美容激光》一书，受到广大同仁的喜爱和认同，但是技术的发展不可能停止其步伐，八年前的《皮肤美容激光》远远不能满足现代的治疗需求，部分内容显得过于老旧，为了相对客观、准确地反映当代激光与光子的治疗技术、临床经验和理论信息，在《皮肤美容激光》一书的基础上，组织了国内长期从事皮肤激光与光子治疗的资深医师，结合他们的治疗体会，以及基于广泛的文献阅读基础上编写了这本著作，新书增加了更多的治疗技术，希望能与广大医师分享我们在这个领域的知识、经验甚至教训。

本书的作者均具有阅读中外文文献的能力，他们大都获得了医学硕士以上的临床学位，大部分医师均具有副主任医师以上职称，均长期实际从事激光与光子临床诊疗工作，具有丰富的治疗经验，基本能代表并反映我国现阶段的治疗技术。

本书分总论、激光、脉冲强光、射频能量、光动力学治疗、光调作用6篇。内容覆盖目前医疗美容市场上所有流行的或者将要流行的治疗技术。全书仍然以疾病为主要线索，介绍基本理论和治疗原则和技术。在总论部分，重点介绍了各类激光与光子治疗理论、激光器与光子设备，以及临床应用的概况。激光、光子以及射频等部分介绍了这些技术在当前的应用状态，包括治疗原则、适应证和疗效等。光动力治疗是一个方兴未艾的治疗技术，目前正在临床推广和应用，本书对这一治疗也进行了详尽的介绍。为了方便医师与商业公司的了解和沟通，在部分章节附有商业公司的产品介绍以及他们的联系方式。

本书的编写工作历经3年余，虽然全书经主编的整理并尽量统一风格，但是由于主编的工作精力和知识的限制，加上相关知识的更新很快以及各位医师工作的繁忙，因此本书中一定有不少不尽如人意的地方，衷心希望广大同仁指正和谅解。

周展超

2008 年 11 月于南京

中国医学科学院、北京协和医学院

皮肤病研究所（医院）

目　录

第一篇　总　论

第二篇　激　　光

第三篇　脉　冲　强　光

第六篇　光　调　作　用

第一篇

总论

第一篇

总论

1

第一章
美容皮肤科及现状概论

第一节　美容皮肤科学

　　追求健康是社会发展的必然。然而,和其他很多的社会科学及自然科学一样,随着社会的发展和进步,健康的概念也逐渐发生了本质的变化。现代社会对健康的理解已不再是传统意义上的"没有疾病",而是完美的生理、心理和社会的统一。这一新的概念意味着人类的健康仅仅表现在生理学上的"正常"是远远不够的,因为人类还有心理活动,也有思想活动和审美以及社会交往等一系列的社会属性。所以完整的健康必然是生理、心理和社会的完美统一。现代医学除了继承了传统医学的研究领域外,也注重对人社会属性的研究。医学心理、医学美容也正是社会发展的必然产物,是现代医学中一个重要的不可分割的内容。显然,从广义的角度来说,现代的健康概念以及医学体系本身就是广义的医学美容体系。因为生理健康是美容的根本要素,而心理的健康和社会交往的正常本身就包含了人们在美和审美中的认同和愉悦。随着科学的不断进步,尤其是新的无损伤性/微损伤性治疗技术的运用,现代皮肤科学也在不断地发展并充实着新的内容,今天的皮肤科学和过去的皮肤科学相比,不但在研究深度上更深入了,而且在研究的领域、所使用的手段和技术上也有着非常大的变化,现代皮肤科学涵盖了所有关于皮肤科学(Dermatological Science)基础与临床的方方面面,除了所谓的传统经典的皮肤病学内容外,还包括了美容皮肤科学的所有内容:皮肤非创伤性检测、健康皮肤保养和护理、功能性化妆品的应用(Cosmeceutical)、激光与光子治疗和皮肤外科治疗等等。因此一些学者认为皮肤病学应修正更名为皮肤科学才更能反映现代科学的发展与进步,不无道理。

　　90 年代早期成立的中华医学会医学美学与美容学会是国内一个涉及医学美容的学术机构,从内容上来讲,它比医疗美容的范围更广,涉及了大量的美学和审美的内容,因此充满了中国特色[1]。和其他学科一样,美容皮肤科学(Cosmetic Dermatology)也是一门新的学科,正因为如此,一些学者试图对美容皮肤科进行定义,并规定其研究范围和体系,这些定义和规定同样充满了他们自己的特色和理解。国内的一些作者将美容皮肤科描述为:是以医学美学为指导、以皮肤科学理论为基础、运用医学与美学相结合的技术手段,研究人体皮肤的解剖结构与生理机能和实施维护、改善、修复与塑造人体皮肤健与美及其规律性的科学,它是美容医学的一个主干临床应用学科[1]、[2]。

从事物发展的规律来看,任何事物的发展决不会停滞在某一阶段上,必然会随着社会主流的发展不断注入新的内容,甚至会发生本质的变化。正是由于现代的健康概念的变化,才使现代医学的体系发生了变化,进而产生了新的学科——美容医学。随着科学的不断发展,医学不断出现新的分科,首先出现了内科和外科的分类,之后各临床学科相继诞生,即便是现代内科学也逐渐分类出呼吸科、心内科、消化科、内分泌科、变态反应科等等分科。这些学科的诞生都是建立在学科发展的特点和合理的分类基础之上的,没有一个学科是人为地规定和定义出来的。显然对美容皮肤科进行定义并规定其研究范围最少是不合理的,因为美容皮肤科本身是一门新的领域和学科,本身还需要不断地发展和充实,我们能做到的仅仅是对学科进行必要的分类,而不是定义。事实上美容皮肤科始终是现代皮肤科中的一个重要的不可分割的部分和内容,美容皮肤科的形成,反映了社会对过去我们并不太在意的、尚不能形成社会主流需求的那部分皮肤疾病和皮肤问题的重视,而不断涌现出的新技术和工艺又推动着这一学科的不断发展,而中华医学会皮肤科学会、中国医师协会皮肤科分会等纷纷成立了美容皮肤科学组等正反映出学科发展的这种趋势。

谈到美容皮肤科,有必要对下列几个概念进行简单地叙述,这就是皮肤科学(Dermatology)、专业皮肤科学(Academic Dermatology)和美容皮肤科学(Cosmetic Dermatology)。皮肤科学被认为是皮肤科领域内的医学实践,有时被描述成真正的皮肤科学(real dermatology)。专业皮肤科学是学科的主题或主要内容。而美容皮肤科学则是代表那些美容性皮肤病和美容产品的一种市场情况[3]、[4]。专业皮肤科学可能研究健康皮肤和疾病状态皮肤的基本问题,它所解决的问题包括对疾病的诊断和处理等。问题是专业皮肤科学的研究是否也应该包含那些发生在"健康正常"的皮肤上的问题呢? 如皱纹。是否应该包括预防性皮肤科学(Preventive dermatology),如吸烟导致的皮肤皱纹、日光引起的各种有害改变等问题? 这些例子都开始与化妆品科学(Cosmetic Science)的研究领域相交叉,这些学科关注的都是皮肤美以及皮肤的养护问题,这包括健康的和不正常的皮肤组织以及预防性皮肤科学。显然,美容只是一个市场和行业概念而不代表专业,在美容这个大的"市场和行业"中,包含了很多的专业,如医学专业、化妆品专业等,当然也包含了一些美容心理学等。因此美容皮肤科的基本概念应该是指应用现代皮肤科学的方法使皮肤保持并维护在一种理想的、美观的健康状态,而人们这种对皮肤的审美观又与他所处的时代、文化、甚至地域都有着广泛的联系。比如对于雀斑的认同,东西方文化的差异表现出完全不同的审美观,东方人通常不能容忍雀斑的存在,而西方人可能会接受面部雀斑。一般来说美容皮肤科的内容简单的说就是使皮肤保持在一种光滑、清洁、没有瑕疵、没有皮肤疾病/问题的健康漂亮的理想状态并使之具有良好的自信心与社会适应。美容皮肤科与普通皮肤科学的主要差别在于前者更关注诸如老化、皱纹以及各种能影响皮肤美观的疾病/问题,有时甚至是正常的皮肤状态,而后者更注重的是各种"真正"的皮肤疾病的发病机制、诊断和治疗。在国际上美容皮肤病的内容主要包括皮肤的生理学、化妆品与皮肤的保养、非损伤性皮肤检测技术以及对影响皮肤美观的皮肤疾病的治疗等几个方面[3]、[4]。

自然科学应用于生物学的研究产生了生命科学,生命科学在医疗上的应用就是医学,而医学在皮肤科临床的应用便产生了皮肤科学,同样皮肤科学在美容这个市场上的应用产生了美容皮肤科。显然美容皮肤科不可能离开现代皮肤科学而独立存在,很难设想在对皮肤科学基础和临床知识均不了解的情况下就能从事美容皮肤科的临床工作。简而言之,美容仅仅是一个市场和行业,它并非专业,医学是一门科学,是一种专业,医学美容实际上就是美容市场和医学专业相结合的产物,同样美容皮肤科实际上就是皮肤科专业和美容市场(行业)相结合的产物,是皮肤科学在美容市场上的应用,是用皮肤科学诊疗方法来解决一些影响人们美观的部分问题(如多毛、色斑、皮肤粗糙、瘢痕等)。

很显然,国际上的这种有关美容皮肤科实践与内容与我国现行的具有一定影响力的美容皮肤科学的观点和概念是有一定区别的。事实上,目前对有关美容皮肤科的分类和理解,不同背景的人员具有不同的理解,大多数皮肤科医师更赞同国际上的有关美容皮肤科学的描述,他们对皮肤科学本身更感兴趣,而具有中华医学会医学美学与美容学背景的人士更愿意推崇现行的具有中国特色的美容皮肤科学的概念,他们对美学和审美学更情有独钟[1]、[2]。这是一种非常正常的现象,因为在一种新的事物诞生的时候,总会存在各种不同的理解和争论,尤其是医疗美容其本质是医学与市场的结合,因此各个专业均希望介入这个行业并获得一定的发展空间在某种程度上是一种时代的特点。

一般而言,美容皮肤科学中常用的治疗方法与普通皮肤病所使用的方法具有很多的共同点,如使用各种药物、物理治疗、皮肤外科治疗等,也有美容皮肤科中比较有特色的治疗手段,如使用化妆品、面膜、化学剥脱等[4]。美容皮肤科作为一个新的亚学科现状如下:

1. 需求产生市场、市场催生学科。随着社会的发展、生活的提高,人们对美观的追求日益增多。除了追求不再有传统意义上的皮肤疾病外,他们也希望皮肤没有什么问题,希望皮肤光洁而健康。因比出现了很大的皮肤美容市场,然而最初对这一美容市场做出"反应"的并非严谨的医疗界,而是社会上形形色色的"美容院",他们"借用"了各种医疗技术进行美容医疗服务,当然也就出现了各种负面的作用。近十年来,医疗行业的正规军——各级医疗机构才在市场的催生下开始关注美容医疗,并得到各级医学会的重视出现新的亚学科[1],而且越来越多的迹象表明,这是一个备受社会欢迎的朝阳行业,市场之大难以估计。

2. 学科规范,任重道远。尽管10年前就有人提出美容皮肤科的概念,但是直到近几年,美容皮肤科才得到承认,但是很多的其他行业均已染指该领域,出现了纷争混乱的局面。从行业来说,很多纯生活美容的"美容院"介入了这个领域的治疗、投资商们看到了这个市场的潜力也涉足了这个市场、一些医师开始个体开业等等,一时间使得这个行业出现异常"繁荣"的景象。从学科来看,中华医学会医学美学与美容学会、中华医学会皮肤科学会均各自独立地开展自己的学术活动,中国医师协会美容与整形医师分会和中国医师协会皮肤科医师分会也各自开展自己的活动,在学术界内也出现空前"纷争"状态。从业的医师也非常混乱,一些非皮肤科医师也在从事这一领域的工作,因此要理顺和规范这个朝阳的市场,要做的工作可能很多。

3. 认识差异,市场混乱。各种背景的人从各自不同的角度来解读"美容皮肤科"这个新的学科,他们往往得出各自不同的结论并做出各自独立的决定。例如,从宏观上来看,美容皮肤科应归属于皮肤科学内还是应该和外科等学科放在一起组成所谓的美容医疗?如何管理?不同人有不同的理解。从学科内来看,美容皮肤科与美容外科的界线在哪里?我们究竟要多深地介入化妆品的使用?从卫生行政管理来看,美容技术是否需要准入制度?从业医师是否需要准入?如何准入?尚在摸索之中。经过10多年的实践证实,卫生部颁发的 19 号令(关于医疗美容的管理文件)已经不再适合时代的需求,因此需要对其进行修改,然而修改之后却又迟迟不能颁布,为什么? 因为争论远未结束。

4. 技术推动学科、学科带动技术。深度卷入皮肤美容这一市场的尚有各类商业生产公司:激光公司开发了大量的治疗技术,如激光、强光、射频等,化妆品公司推出了各类化妆品,如所谓的医用化妆品、功效护肤品等。这些技术从另外一个角度丰富了美容皮肤科的市场,推动了学科的发展。反过来学科的发展也给这些商业公司提供了广阔的市场。但是这些商业公司也从另外一个层面造成了新的混乱:各类所谓的高科技治疗技术充斥市场,孰优孰劣、真真假假让人迷惑不解。

5. 学科发展朝气蓬勃,基础研究相对滞后。虽然美容皮肤科在近 10 年来欣欣向荣,发展很快,但是与其他"老的学科"比较,基础研究相对薄弱而滞后。目前临床研究非常多,但是关于分子生物学方面的基础研究几乎空白。

6. 美容仅仅是"市场"并非"专业"。美容是一个行业和市场的概念,有很多专业服务于美容这个市场,包括非医疗的化妆品业、时装设计、化妆技巧等等,也包括医疗行业的各类专业,如皮肤科、外科、眼科、口腔科和中医等等。前者就是所谓的生活美容,后者构成了医疗美容,美容皮肤科就是皮肤科专业与美容市场结合的一个特殊学科。目前很多认识上的混乱源于人们对"市场"和"专业"理解上的混乱,一些人将美容作为专业来对待,产生了一些新的概念,例如"医疗美容专业",甚至在一些医科大学出现了这类专业教育并从应届高中毕业生中招生。问题是这些毕业生毕业后能融入医疗吗? 我们能否给他处方权? 如果他拥有了处方权,他能从事皮肤科临床工作吗? 假定不给他处方权,他们又如何开展工作? 显然这就是一个将"美容"作为"专业"来对待的典型例子。那么我们是否真的需要"医疗美容"这类教育? 如果的确需要,作为一种继续医学教育而不是全日制教育是否更合理?

第二节　美容皮肤科的特点

1. 美容皮肤科是一门新的学科,是现代皮肤科学中的一个重要组成部分。由于研究内容与很多相关学科具有一定的交叉,因此不同背景的人,对美容皮肤科具有不同的理解,甚至出现较大的分歧。部分人甚至混淆市场(行业)与专业(学科)的概念,将行业当作专业来发展,造成了很多医疗美容上的混乱。

2. 美容皮肤科与其他学科的交叉性。任何一个临床学科不会独立存在,必定会与其他学科存在交叉,如同皮肤科与外科的交叉以及与药物学的交叉那样。美容皮肤科也与其他学科具有一定的交叉。这些领域包括:化妆品科学、物理治疗、皮肤生理学等。在我国中医始终是医疗体系中有特色的医疗,因此美容皮肤科不可避免地会与中医学相交叉。

3. 美容皮肤科与普通皮肤科的关系。它们都是现代皮肤病学中的重要内容。美容皮肤科的重点是解决皮肤自然而健康的美学问题,而普通皮肤科所关注的问题是"真正的"皮肤疾病问题,解决皮肤病的诊断和治疗问题。当然在很多皮肤疾病/皮肤问题的治疗过程中,它们有很多的交叉,区别在于前者更关注的是皮肤没有问题,后者更关注的是皮肤没有传统意义上的疾病,前者是皮肤科学与美容市场相互结合的产物,后者是皮肤科学与医疗(市场)行业结合的产物。

4. 美容皮肤科与化妆品科学的关系。它们都是美容这个大市场中的重要组成部分，前者是以皮肤科的诊疗手段来解决部分皮肤的美容问题，而后者则是以非药物、非治疗性手段对皮肤进行的养护(skin care)，因此化妆品科学关注的是各种用于健康皮肤的产品自身的问题，而美容皮肤科关注的化妆品与机体皮肤间的相互作用问题。这种关系如同药物学与临床科学的关系一样。

5. 由于美容皮肤科所要解决的问题是皮肤美观的问题，所以求医者的心理状态与普通皮肤科的求医者的心理状态是不同的。由于美观本身并没有一种客观的金标准，所以对皮肤美的理解不同的人可能有很大的差别，而且对待皮肤美的问题上，不同的人也存在很大的心理差别。因此，在美容皮肤科临床中，患者的心理问题可能比较突出，是一个不能忽视的问题。

6. 由于美容皮肤科刚刚兴起，各方面存在很多问题，在学科上认识不足，比较混乱，业务范围上也比较混乱，如很多并不具备皮肤科医师执业的人员(如护士)也在进行美容皮肤科的诊疗工作，而一些其他学科的医师(如外科医师)也在从事皮肤美容激光的诊疗工作。这是今后需要进一步讨论与规范的。然而从全国范围来看，这样的局面可能还会持续一段时间。

(周展超)

参 考 文 献

[1] 赵永耀,刘洪臣,王向义,刘宁编著. 医学美学与美容医学学科 20 年. 南昌:江西出版集团、江西科学技术出版社,2008

[2] 向雪岑主编. 美容皮肤科学. 北京:科学出版社,1998

[3] Leslie Baumann. Cosmetic Dermatology: Principles & Practice. New York, The McGraw-Hill Companies Medical Publishing Division. 2002

[4] Baran R and Maibach H. Textbook of Cosmetic Dermatology. Martin Dunitz,1998

2

第二章
皮肤激光治疗中心的一般原则

第一节　激光诊室和治疗室

很多人宁愿将诊室和治疗室布置得如同星级宾馆一样的豪华而气派,但是这可能会使患者感觉到恐慌,因为他可能会担心这里的花费会是非常高昂的,他们也会下意识的认为这是一个以商业利润为主的单位而不是一个具有学术地位的单位。当然他们完全有理由怀疑在这里是否确实能得到最好的治疗,而不是花费最多的费用。但是在一些经济发达地区和开放地区,诊室和治疗室布置得相对豪华一些是可以接受的,而实践证明也是很成功的。这些地区的患者会因为就诊环境的舒适而增加对中心的信任感。从患者的心理来看,如果他认为他来诊所的目的是一个医疗问题,那么他对诊室内的布置要求并不是非常高,相反对医院的整体形象有较高的要求。但是,一旦患者认为他们的问题纯属于美容的问题,那么他们对于诊治和治疗室的要求将比较苛刻,认为宾馆一般的环境可能代表了该医疗机构的实力。因为在现实生活中,患者并不具备正确的判断能力,他们似乎更专注您在采用何种设备和新技术,以及诊疗环境,而对医师并不能给予足够的重视。事实上,在医疗活动中,只有医师才是最为重要的因素。

但是在大多数的情况下,诊室和治疗室的布置应尽可能地保持医疗单位的风格和特点,这样能给患者以信任感。当然,就诊的患者通常对生活质量有较高的要求,所以,诊室和治疗室最好布置得尽可能地让人感到舒适,包括光线明亮、色泽明快等。诊室的整洁和工作井然有序是很重要的,它能给患者增加信任感,最重要的是要让患者感觉到您的单位是一个非常正规的医疗机构而不是普通的"美容院"。近来有人认为医疗美容正在出现所谓"去医疗化"的趋势,这种观点显然是不正确的,他们并没有理解到医疗美容的本质仍然是医疗本身,所以根本不可能"去医疗化"。当然将治疗环境尽量布置得人文化一些和舒适一些看来是未来的一种趋势,但这和"去医疗化"并没有什么关系。

治疗室尽可能地封闭起来,以保证室内的卫生、无菌和空气的洁净,尽可能地不要让无关人员入内。治疗室外应贴有激光危险的标志。由于脉冲激光能量高,激光器镜片上任何尘埃均有可能在脉冲的照射下爆炸毁坏镜片。因此激光室内的空气的洁净是非常重要的,要注意地板的清洁工作。另外,室内的温度和湿度也要控制,这样使激光设备能在一个相对理想化的环境中工作,从而减少设备故障的机会。激光室内尽量不要摆设与治疗无关的物品,保持明亮的照明。整洁的治疗环境不但会给医师提供舒适的治疗环境,也给患者增加了治疗信心和信任感。

由于激光本身的一些特点,因此要求治疗室内尽可能不能有反光材料,尤其是墙面,也不能有易燃易爆物品,消毒酒精可用碘伏或新霉素替代。室内通常也不应悬挂窗帘以免着火,氧气瓶应远离激光器,激光室还应隔光,防止激光外透,造成意外伤害。

激光室的空气消毒、通风和空气的交换是重要的。这样能保证治疗室内空气的清洁,并及时排出室内的有害气体。室内可悬挂电子消毒灯或紫外线消毒等定期消毒,尤其是在二氧化碳激光外科的治疗室内,室内的消毒是非常重要的。

第二节　从业医师

在欧洲,欧洲激光皮肤科学会建议使用激光或强脉冲光治疗的医生应当在相关的专业领域如皮肤科进行专业培训,对激光物理学的基础知识、光-组织相互作用和激光安全性有全面的了解。在开始治疗前,医生应参加相应的激光培训课程,如由激光专家带教或在其指导下进行工作。医生至少需培训一年,对激光的副作用和如何避免有深入的了解。每次治疗都应当签署标准的知情同意书。要求医生要积极参加继续医学教育(CME)和激光医学应用领域(即,ESLD,ASLMS,国家激光学会)的活动等[1]。

在我国并没有非常严格的规定,但是,治疗者毫无疑问地应该是注册的执业医师,从业医师必须符合国家的法律法规,也必须服从当地卫生行政主管部门所颁发的管理条例和管理,这是减少医疗纠纷和防范医疗事故的一个根本保证。就美容医疗的从业医师而言,除了具备职业医师资格外(具有医师资格证和医师注册证),尚需要具备美容医师的上岗证,当然这种上岗证各地可能有一些差异,但是看来这是一种趋势,是国家有关法规要求的一种做法[2]。

按照国家卫生部的规定,从业的医师必须获得上岗证书,医师获得相关的证书后方能从事相应的临床诊疗工作。就美容皮肤科医师来说,在江苏省要获得从业证书必须具备以下三个条件:

临床注册的执业医师、从事皮肤科临床三年以上的经历、经过三等甲医院美容皮肤病学进修不低于6个月。显然助理执业医师或护理人员是没有资格申请的。

当然就全国范围内,究竟由谁来审核和认定从业人员的资格并没有统一下来。医学总会和医师协会都希望介入这一领域,但尚没有和卫生部达成一致看法。一些地区可能由政府部门直接进行管理(如卫生厅),而有些地区可能会移交给当地的医学会来管理。而各省市在执行卫生部的这些精神时可能也不完全一致,一些管理较规范的地区可能对美容皮肤科执业医师的注册比较严格,而另外一些地方可能很不严格。也有一些地方根本没有启动这项工作,这也是导致这个行业工作混乱的一个非常重要的原因。

医师的穿着、行为和语言会对患者的心理产生巨大的影响。因此,医师必须穿着整齐、干净,文明规范用语。有些人喜欢将医师的服装重新设计,以区别于其他的从业医师,这种做法的合理性尚有待时间的检验,但是,无论什么着装,都应佩戴工作牌。患者的治疗信心以及对医师的信任度往往是在与医师的交谈中逐渐形成的,包括医师对患者的关心程度、理解程度和医师自身的修养和气质等,因此医师在接诊时文明规范的用语是极为重要的。

第三节 患 者

前来求治的患者,其真实的目的是非常复杂的。由于多数是求美的,因此这种患者的治疗心理和治疗目的和一般的患者有着非常大的差别。多数患者能够客观地面对医疗中的所有问题,但也有一些患者由于种种原因,对治疗和医师具有不切实际的想法,甚至一些患者可能还会存在某些不太健康的心理。个别的患者由于经历了一些可能较为痛苦的事件,或者对医师和治疗寄予了太高的期望,或者对社会和医疗具有非常强烈的逆反心理。通常接待这类的患者是很困难的。除了需要做一些巧妙的心理疏导外,在咨询过程中要特别地对治疗中和治疗后有可能出现的一些问题与患者交换意见,并以书面的方式而不是口头的方式记录下来并写入知情同意书中。一些患者在审美的心理上与普通人有差距,他们对治疗的要求有时是我们无法达到的,此时可以婉言地、巧妙地拒绝治疗[3]。

近年来,很多地方,尤其是在商业气息比较浓郁的私营医院里,喜欢将就诊的患者称为"客人"或"消费者"。虽然在称呼上的小变化,却能暴露出较深层次的问题。首先,如果我们将就诊者称为患者,意味着我们和就诊者的关系仍然是医患关系,是医疗工作的一个部分,而医疗本身会存在很多问题,如副作用和不可预测的问题(尤其在使用新技术的时候),因此,在治疗过程中出现各种这样或那样的问题,应该属于正常医疗的一个部分,患者通常能接受。一旦在治疗过程中出现了一些不可预测的并发症,患者也愿意按照《医疗事故处理办法》来处理。如果我们将就诊者称为"客人"或"消费者"的时候,意味着我们的关系是一种消费关系,如果是这样,就诊者通常不能接受治疗中的任何副作用,因为他们是来消费的。在治疗过程中出现的任何并发症,即便是不可预测和难以避免的并发症,他们都应该具有"人身伤害赔偿"的权利,而根据《消费者权益保护法》和《民法通则》,人身伤害的赔偿通常是非常高额的。就医疗美容本身而言本质就是医疗,与就诊者的关系实际上就是医患关系,用《消法》来处理医疗中出现的问题是不合适的,也是不可思议的。在国际上,所有的就诊者只有一个称呼"patient"(患者),没有别的称呼。在国内,正规医疗机构或严肃的医师习惯将就诊者称为患者,这样比较严肃,而美容院的美容师(目前相对不规范的医疗市场中他们实际也从事着这项医疗工作)或私营医院培训的医师更愿意将就诊者称为客人,这些医疗机构给就诊者更多的温馨和人文的东西,并希望以此来招揽生意。从另外一个角度来看,这种事件的产生本身也反映出政府部门对美容医疗的规范问题的落后,以至于大量的非医疗机构的人员和机构卷入了医疗美容行业,也带来了这些非医疗型美容院的文化。预料未来会发生什么变化显然是有困难的。

第四节 咨 询

咨询的过程实际上是患者和医师之间双向的交流过程。由于患者的好奇和对医学的无知,可能会询问很多看上去非常可笑的问题。要记住不要在回答问题的时候让患者感到尴尬,充分地尊重患者的感受是建立相互信任的基础。

在咨询的过程中医师应尽量地将治疗中、治疗后及疗效告诉患者。在回答有关疗效的咨询时,重要的是提供一些平均的治疗结果而不是最佳的治疗结果。如果有一系列的治疗前、治疗后的照片提供给患者将有利于咨询。要记住医师不能给患者做太多的疗效上的保证,即便是非常有把握的治疗,也要告诉患者在一些少见的情况下可能发生的事情,如同外科手术那样,治疗前双方签订知情同意书是非常有意义的。知情同意书中应基本包括咨询内容的重要部分。

一些"高明"的咨询医师能放大患者的某些"缺陷",如他们平常能容忍的色素斑或皱纹等,在咨询过医师后不再能容忍这些"小问题"继续出现在面部,因此一定要花钱将之去掉。这是一种心理暗示的方法,他们紧紧抓住了患者的心理。尽管这样做似乎并不符合医疗的伦理,但是对于经营一些美容诊所来说,要想获得较好的经济收入,这种咨询是必要的。目前,有一些机构在培训一些专业的美容咨询师来帮助医师回答医疗中的问题,或者通过他们的"微笑服务"来招揽生意。

在咨询过程中打消患者的各种思想顾虑,树立患者的治疗信心是成功治疗的第一步。但是医师只能建议并提供治疗服务,让患者自己来决定是否要接受治疗可能更合理一些。在咨询的全过程中,要让患者的自尊得到满足,建立朋友加医患的关系可能更为有效。最为重要的是要让患者知道医师并不是魔术师,治疗用的设备也不具备什么魔法。最终的治疗效果需要双方的共同的努力,包括医师的努力和患者的理解、配合和治疗后的护理。

在美国投诉医师的主要原医依次是[4]:医患间的沟通问题、治疗的反应(如红斑、色素沉着、感染、瘢痕等)、经济原因、医师的粗心大意等,这非常类似于我们的情况,很多时候患者就诊后的不满都来自于沟通,因此良好的咨询的确是治疗成功的重要基础。

第五节 治   疗

在完成了咨询后接下来的是治疗。治疗前应该收集患者的一般资料、现病史和既往史,包括过去的手术史、外伤史以及是否有过一些过敏性皮肤疾病,甚至要询问患者的药物过敏史。无论是什么疾病或皮肤问题,治疗前必须再检查一次,患者通常是欢迎医师这样做的,因为,您越认真,越能显示您对患者的治疗工作的重视,同时这样做会及时发现接诊咨询时有可能忽略的问题,减少日后纠纷的发生。对患者来说,治疗日可能是他们一生中不平常的日子。医生应尽量打消患者的各种心理顾虑,使其心情愉快,消除其紧张的心理。同时在治疗的过程中,如果发现或预料在今后的日子里有可能出现的各种有关疗效、治疗反应等问题,及时地和患者沟通是非常重要的。如果某一事件发生了以后,医师再进行解释,即便解释得非常耐心和清楚,患者仍有可能误认为您是在狡辩。因此治疗前不厌其烦地给患者解释治疗后会出现的各种治疗反应及注意事项是有必要的,甚至可以给他们一些可阅读的材料。

治疗前进行拍照也是重要的,为疗效提供直接的证据,因为时间长了患者会忘掉他当初的皮肤情况。相片也是司法诉讼中的重要证据,在司法诉讼中,如果医院不能举证证明自己的治疗没有过失,那么医院就非常可能败诉[5]。治疗室应是有组织、有效率的工作间,室内所有的活动都应给患者以直接为他服务的印象。这些简单的措施,在消除患者的顾虑和建立信任感方面均很重要。

医师应尽量地多做治疗,而不是仅仅满足于一般的接诊工作,这样能使医师的理论知识和实践经验更好地结合起来,有利于医师专业技术的提高和发挥。当然在工作很忙的时候,也可以请助手帮助治疗。护士能否参加治疗,在美国是有争议的,一些州允许有丰富经验和受过专业训练的护士进行治疗,而更多的州则反对护士从事治疗工作要求医师进行治疗,在我国目前尚缺乏相关的法案,但很多医院里,护士都在充当医师的助手并参与皮肤美容激光外科的治疗工作。但是治疗护士必须得到医师的授权才能进行治疗,而每一医疗上的不良事件的发生责任应该是在医师身上,除非护士违反了操作常规。

第六节　医疗美容与生活美容

目前,社会上有很多美容方面的问题/纠纷,究其原因,很多都是因为混淆了医学美容和生活美容,这种混淆不但发生在患者/顾客上,也发生在一些美容机构上,特别是社会上各类美容院,而主管部门对这类混淆似乎非常恣意,不加以约束和管理,以致这种混淆不但时刻存在而且愈演愈烈。

虽然生活美容和医疗美容都是为了满足美容市场、都属于美容行业范畴,但是两者之间有着本质的区别。医疗美容本质上是医疗行为[2],而生活美容则不然,主体上是使用各种化妆品/保健品来增添人们生活中的色彩,或者对正常皮肤进行护理和保养等(表1-2-1)。

表1-2-1　医疗美容和生活美容

	医疗美容	生活美容
定义	运用药物、手术和医疗器械等医疗手段,对人体进行侵入性或非侵入性的治疗,从而达到对机体形态、皮肤等进行重塑和修复等美容性治疗的目的	运用化妆品、保健品和非医疗器械等非医疗性手段,对人体所进行的诸如皮肤护理、按摩等带有保养或保健性的非侵入性的美容护理
治疗手段/方法	符合国家标准的各类药物、各类手术(包括外科手术和激光等治疗),以及符合国家标准的各类医疗器械,如激光、光子治疗(光子嫩肤)等	符合国家标准的各类化妆品、保健品和非医疗用的器材,如运动器材、按摩器材等
学科组成	医疗美容是从皮肤科、整形外科、眼科、口腔科和中医科等5个母科学发展而来的,因此医疗美容由以下五个学科组成: 美容皮肤科 美容外科 美容眼科 美容口腔科 美容中医科	生活美容是从时装/形象设计、化装及色彩/修饰技巧、理发和按摩等服务行业发展而来的,因此生活美容常包括以下内容: 形象设计及色彩 化妆品销售及化妆技巧 发型设计及理发 皮肤护理 保健按摩
从业人员	获得临床执业医师资格,同时还必须获得省级以上卫生行政部门经过统一考试并获取美容医师执业资格	美容美发人员 化妆品和保健品销售人员 时装设计及形象设计人员 保健按摩人员 (以上人员统称美容师)

续表

	医疗美容	生活美容
技术职称	分为三级,由低到高分为: 初级技术职称(含住院医师和总住院医师) 中级技术职称(即主治医师) 高级技术职称(含副主任医师、主任医师)	尚没有统一的技术职称标准。流行于社会上的各种美容师、高级美容师,甚至是国际美容大师等分类,不是技术职称,多是各类美容院从业人员对外的商业性的形象包装
人员培训/教育地点	国家各类医科大学(学院)一般学制5年以上	各类短期美容美发学习班、社会上为各类人员开设的美容学校(学院)一般学制1～3个月
服务地点	注册的正规医疗机构(医院、门诊)	社会上各类美容美发店和美容院(美容中心)
行政管理	各类卫生行政主管部门(县卫生局、省卫生厅和国家卫生部等)	工商管理部门
相关学会、团体	中华医学会 中国医师协会	非正式团体(如各类美容美发商会/协会、工商联合会等)
服务对象	患者和正常求美者(含正常健康人群)	正常健康人群

（周展超）

参 考 文 献

[1] Adamic M, Troilius A, Adatto M, et al. Vascular lasers and IPLS: guidelines for care from the European Society for Laser Dermatology (ESLD). J Cosmet Laser Ther,2007, 9(2):113-124
[2] 中华人民共和国卫生部令(第19号)—医疗美容服务管理办法
[3] 章庆国、王林主编. 医疗美容基础与临床. 南京:东南大学出版社,2002
[4] 2007年美国皮肤科年会大会交流记录
[5] 《医疗事故处理条例》

第三章

电 磁 辐 射

第一节 电磁辐射

一、电磁辐射波谱

目前电磁辐射(electromagnetic radiation,EMR)已被广泛地应用于各个领域。电磁波是电场和磁场交替所形成的波[1]。在交流电的高压线下,电磁场同样地在反复交替,同样会形成低频率的电磁波,因此在高压线下,收音机等用品常会受到一定程度的烦扰。电磁波谱包括短波长的 X 线(X-rays)和伽马线(gamma rays)至长波长的微波和无线电(图1-3-1)大多数激光处在可见光部分(波长为 400~700nm),这个部分即是可见光。处在其他部分的电磁波,尽管是不可见的,我们有时也称为光,因为这样更方便和直观易懂。在这一光谱中,很多波长的光都已应用于临床,可见光部分的应用尤其广泛。其中射频(radiofrequency energy, RF)也是电磁辐射领域中应用得非常广泛的能量方式,这种例子有很多,如无线电波、手机通讯、微波,这些技术已在电讯、电台和其他领域得到成功地应用。由于其使用广泛,射频技术是否对人体健康具有潜在的影响,其安全性在美国政府得到了密切的关注。这类技术的广泛使用,使我们充斥在一个射频的环境中,以至于有人提出了"电磁辐射污染"这一新的概念。因为长期暴露在低频的电磁场中人体的健康是公众所关心的问题,然而关于这些问题并没有一个权威的机构来证实其安全性。

二、电磁辐射的特性

电磁辐射波具有两种特性:波的特性和粒子特性。电磁辐射表现为电场和磁场的快速更替,因此具有波的特征(图 1-3-2)。各种不同的射线主要差别在于它们的振荡频率不同(图1-3-1),当然不同的振荡频率其波长不同,所携带的能量强度也不同。正因为频率的不同,它们与组织的作用方式和结果也不同,医疗中正是利用这些不同的作用结果和方式进行治疗的。

和所有其他波相关的现象一样,电磁辐射能量具有波长和频率。波长(λ)是指一个完整的电磁波循环(图 1-3-2);频率(f)是指每秒钟电磁波经过某一点的数量。如 FM 无线电的波长是 3 米,频率为 100 000(100kHz)。因此电磁辐射的速度(C)=f·λ,也就是

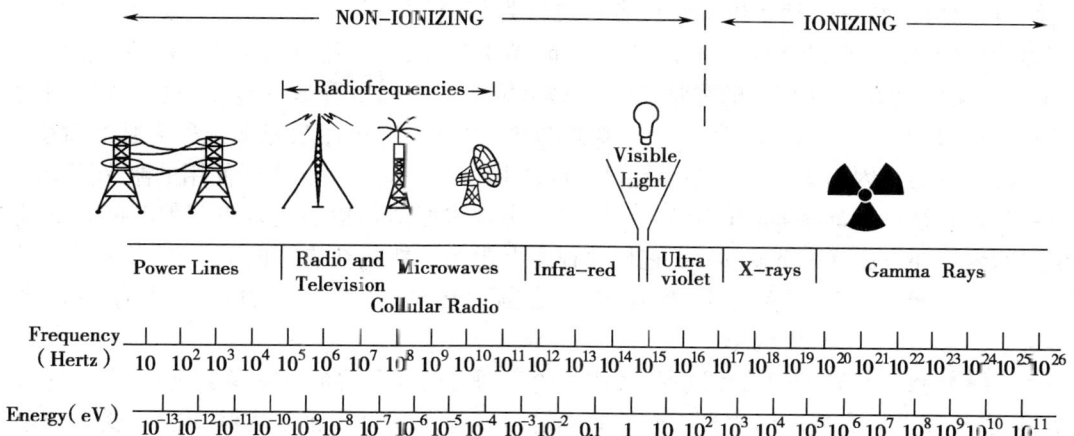

图 1-3-1 电磁辐射波

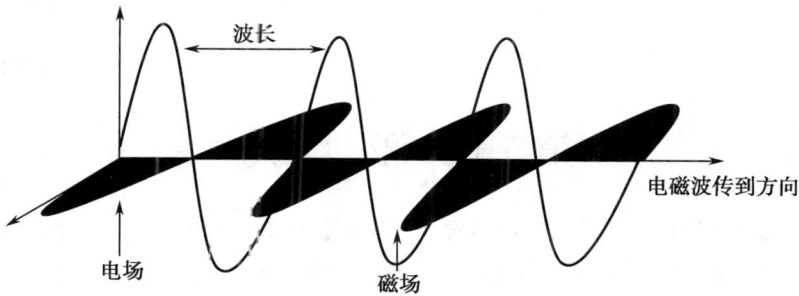

图 1-3-2 电磁辐射模拟图

300km/s。

由于在一个给定的介质中,光的传播速度是不变的,因此电磁辐射波如果频率高,则波长就会短,相反频率低则波长长。图 1-3-1 是电磁辐射波的波谱,它包含了电磁辐射能量的各种形式的波,从频率极低/波长很长的低频率能量(ELF),到频率极高而波长非常短的 X 线和 γ 线等。

电磁辐射波的粒子特性表现为它所携带的能量是以光子的形式进行传导的,也就是说电磁辐射波的能量要么是一个光子的能量,要么就是两个光子的能量,没有中间的能量方式。换言之,电磁辐射波的能量释放并不表现为连续而"光滑"的模式,而是呈现出粒子的特点。电磁辐射波的这一特性是激光产生的重要因素。

三、电磁辐射的能量

电磁辐射的所有作用,包括激光对皮肤的照射,都是从对电磁波的吸收开始的。电磁波是能量的一个基本形式。根据 Planck's 定律波长较长的光子所携带的能量要较短波长光子的能量低。电磁波的谱从长波长、低光子能量的一端开始,依次包括无线电波(radio waves)、微波(Micro waves)、红外线(infrared radiation)、可见光(Visible)、紫外线(Ultraviolet radiation)、X 线(X rays)等[1]、[2]。了解电磁波的能量单位对了解激光-组织间相互作用来说是非常重要的。能量(energy)是以焦耳(joules. J)来描述的。单位面积中的能量大小称为能量密度(fluence),有时也称为剂量(dose)。常用 J/cm^2 表示。能量释放的速度称为功率(Power),用瓦特(Watts. W)来描述,1 瓦特就是每秒 1J(即 W = J/sec)。因此,每单位面积中的瓦特数就是每单位面积中能量释放的速度,这称为辐射度(irradiance),常用 W/cm^2 表示[1]、[2]。激光的照射时间(对脉冲激光来说称为脉冲宽度)是非常重要的。因为这决定了整个能量释放的时间。在皮肤病学中所使用的激光照射时间从数秒到纳秒(nanosecondl,10^{-9}秒)均有。能量密度即是辐射度乘以照射时间。其他重要的因素还有激光的光斑大小(它很大程度上影响了能量在皮肤内的强度),对光线是否会发生汇聚、发散或弥散以及在光斑范围内激光的辐射度的均一性有一定的影响[1]、[2]。

在脉冲激光与光子的治疗过程中,能量密度通常是最重要的治疗参数之一,它与疗效相关,也与并发症有关。当激光或光子的能量密度释放超过了正常皮肤所能承受的极限的时候,皮肤就会被灼伤产生并发症。而在弱激光或光动力学治疗过程中,光子输出的速度,也就是功率就显得重要一些,因为单位面积上所接受的总焦耳数往往与疗效的关系更密切。

(周展超)

第二节 激 光

1917 年,爱因斯坦(Albert Einstein)提出,当受激发状态的原子,用一个能量相适应的光子激发时,能使该原子释放另一个能量与激发光子相同的光子。这一理论导致了一系列的研究,并最终于 20 世纪 60 年代导致了激光器的产生,这就是红宝石激光。今天常用的激光有 Nd:YAG、CO_2、染料和氩激光器等,这些激光均是在近些年来陆续诞生的。医学是最早应用激光技术的学科。如 1962 年红宝石应用于文身的治疗,随后在 70 年代相继应用氩激光和 CO_2 激光进行治疗等等。

一、自发释放与受激释放

能够产生激光的物质(原子、分子、离子、化合物等状态)在特殊的条件下(电、光激发)发生离子数反转,通过谐振腔的作用反射出来的光就是激光,激光就是受激释放并发放大的光(light amplification by stimulated emission of radiation,Laser)[1]、[2]。

包绕在原子或分子外周的电子能以多种能量的水平存在。当这些电子处在能量最低的水平状态时,称为静态(resting state),处在这一状态的电子较为稳定。当电子能量水平发生改变时或电子轨道发生改变时,原子或分子能以光子的形式释放或吸收能量。当一个处在静态时的电子,吸收特定波长的光子能量后,电子能从低能量的轨道跃迁到高能量的轨道中,因而能转变为受激发态(excited state),这种状态的电子不稳定,通常会释放 1 个光子的能量,恢复到静态。能量释放的这一过程称为电磁波的自发释放(spontaneous emission of radiation)(图 1-3-3)。

电磁波的释放也能通过激发来产生。在自发释放的过程中,能量较高的电子轨道转变为低能量状态。如果处在受激状态的电子被另外一个相当能量的光子再激发后,电子

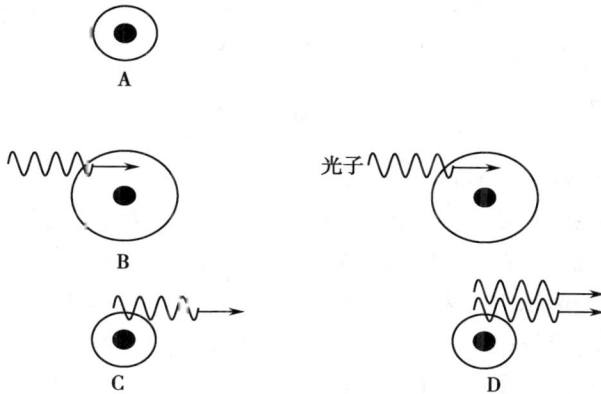

图 1-3-3 电磁波的自发释放
A：原子外围处于静态时的电子；B：原子外周电子吸收
能量后转变为受激态；C：自发释放；D：受激释放

轨道的这一转变会发生得要早一些，结果导致2个光子的释放。这两个光子在方向及周相上是完全相同的。光子的这一释放过程称为受激释放（stimulated emission of radiation）（图1-3-3）。这些因激发所释放出来的光子可进一步激发受激态的相同类型原子，使其释放更多的光子。

二、离子数反转和谐振腔

在正常情况下，大多数的电子处在静态，而受激状态的电子很少。如果要增加受激释放的可能性，一定要提高受激状态电子的比例，使处于受激状态的电子数多于处在静态的电子数，这一过程称为离子数反转（population inversion）。这对于产生激光来说是一个先决条件，这样光子激发受激状态电子的可能性会大大增高，释放出来的光子又能以同样的方式再激发产生新的光子。

要想增加受激状态电子的比例达到离子数反转，使光子的受激释放达到频繁发生的程度，就必须提供外源性的能量，提供这一能源的系统，就是所谓的泵（Pumping system）。

了解了这些能帮助我们了解激光的产生（图1-3-4），在激光谐振腔内需要有一个外源性的能量（泵）来营造离子数反转的状态。在谐振腔内，光子能被处在两端的反射镜沿轴线方向反射回来，并进一步激发光子的产生。这两个反光镜中有一个是部分反光的，这样有一部分光能量能被释放出来，所释放出来的这一人工光源就是激光。

激光介质是产生激光的物质，它提供了产生光子时受激释放的电子，在谐振腔内填充

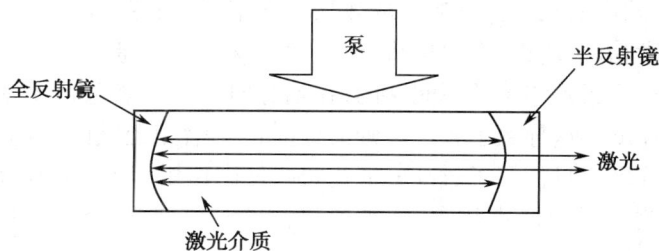

图 1-3-4 谐振腔与激光的产生

的这些介质可以是固体、液体或气体的,谐振腔内的介质决定了激光器产生激光的波长。
而泵的种类也很多,这在后面章节中会进一步介绍。

三、激光的物理特性

激光具有几个独特的物理特性:

单色性:激光与普通光及太阳光不同,它的波长是单一的,或波长范围很窄,颜色呈单
一颜色。激光的波长是由填充在激光腔内的激光介质所决定的。激光的单色性是非常重
要的,这使得选择性光热作用成为可能,因为激光必须为特异的靶目标吸收,如黑色素或
血红蛋白,才能发挥治疗作用。

相干性:激光的光波表现在时间和空间的高度统一性,换言之,激光的光子振动方向
和幅度以及传播方向等各方面特征,在某一特定的时间点上是完全相同一致的。

平行性:由于激光光波是在时间和空间的统一,这就使激光在传播的过程中很少发生
弥散,而是平行地进行传播,这一特性使激光在传播很远的距离后,光束仍然不发生弥散。

高能量和易于聚焦:由于激光波长较为单一,相干性好,所以激光能几乎聚焦成一点,
达到非常高的能量,通常普通光线不能完全聚焦在一点,因此也不能达到激光的高能量
状态。

四、激光的分类

激光器依据激光产生的介质(激光腔内所填充的介质)的不同可有不同的名称,如介
质为 CO_2,则产生 10 600nm 的激光,故称为 CO_2 激光,如填充的介质为红宝石,则产生的
激光波长为 694nm,故也称为红宝石激光。

激光依据其释放能量的方式,可分为连续激光(continuous laser)、半连续激光或准连
续激光(quasicontinuous laser)和脉冲激光(pulsed laser)[1]、[2]。连续激光是以稳定的连续
的光束释放其激光能量的,如:CO_2 激光、氩离子激光、氪离子激光、氩离子染料激光等。
与连续激光不同,脉冲激光的能量是以脉冲的形式释放的,即治疗剂量的激光能量能在一
个固定的(有时也可以调节的)时间内(即激光的脉冲宽度)释放出来(称为一个脉冲),
而每个脉冲之间的时间是可控制的。依据脉冲宽度,这类激光又可分为长脉冲激光(其
脉冲宽度为毫秒级)和短脉冲激光(脉冲宽度为纳秒级)。这类激光有:Q-开关激光(Q-开
关红宝石激光、Q-开关翠绿宝石激光、Q-开关 Nd:YAG 激光)、长脉宽的倍频 Nd:YAG 激
光、脉冲 CO_2 激光等。半连续激光也是以脉冲的形式来释放能量的,所不同的是每个脉
冲之间的间隔时间非常短暂,也不可调节,使得能量是以紧密联结在一起的脉冲群的形式
释放出来,所以其临床效果和连续激光的效果非常相似。如铜蒸气激光,由于在临床疗效
上和连续激光非常相似,所以,有时也将半连续激光称为连续激光(图 1-3-5)。

连续激光释放能量是连续的不间断的,在治疗时有三个参数需要术者控制:功率、光
斑和移动光斑的速度。这导致了各个医师治疗时由于治疗经验的不同,治疗结果有很大
的差异。任何治疗区一旦使用了过高的能量将会使副作用产生的风险增大,如:瘢痕的形
成和皮肤色素的改变等。通过使用电子的或机械的开关装置使治疗时间得以控制,能减
少或控制这些副作用的发生。

临床上应用连续可见光激光治疗的皮肤疾病有良性血管性疾病,最常见的是鲜红斑

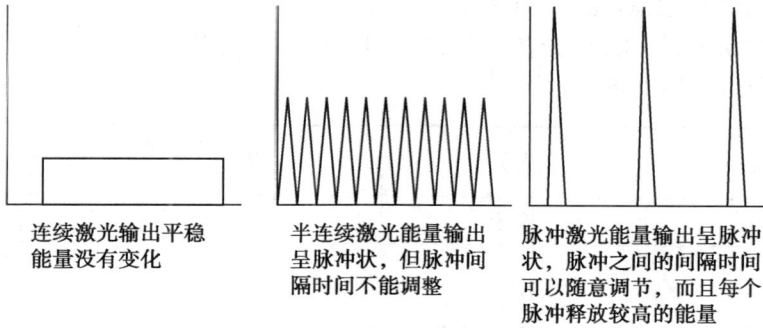

| 连续激光输出平稳能量没有变化 | 半连续激光能量输出呈脉冲状，但脉冲间隔时间不能调整 | 脉冲激光能量输出呈脉冲状，脉冲之间的间隔时间可以随意调节，而且每个脉冲释放较高的能量 |

图 1-3-5　脉冲激光与连续激光

痣、面部毛细血管扩张痣、静脉湖、草莓状血管瘤和血管角皮瘤,有时也用来治疗色素性皮肤疾病增生性皮肤疾病,如:黑子和黑痣。

五、临床激光系统[1]、[2]

1. 二氧化碳激光　CO_2 激光是 1964 年发明并经常用于现代皮肤病治疗的激光,它能释放 10 600nm 红外线激光,细胞内和细胞外的水能良好地吸收这一波长的激光。在散焦状态时,如果照射时间控制在 1ms 以内,激光的穿透深度将为 20 ~ 30μm,当然热的弥散要更深一些。

最初的 CO_2 激光是一种连续激光并曾用来作为切割的工具。当光斑聚焦为 0.1 ~ 0.2mm 时,所产生的辐射度能达到 50 ~ 100 000W/cm^2。光斑散焦,低能量密度时,CO_2 激光可被用来烧灼或气化皮肤组织。用 CO_2 激光进行切割时,可减少手术中的出血,并且能减少手术后的神经疼痛(通过对感觉神经末梢的破坏)。但是连续 CO_2 激光由于热传导,其对周围邻近组织的热损害作用较大,因而限制了其作为切割工具的用途。当热弥散达到 200 ~ 600μm 的深度时,不仅会干扰对外科切口边缘的判断,而且也会影响伤口的愈合。连续 CO_2 激光的这一缺陷导致了脉冲 CO_2 激光的诞生。

在皮肤外科中,令人感兴趣的是用 CO_2 激光来施行皮表重建术(skin resurfacing)[3]、[4]。要达到这一目的,热损伤带必须限定在靶目标的范围以内(就激光治疗而言靶目标就是含水的皮肤组织)。要做到这一点,就必须对脉冲 CO_2 激光的脉冲宽度和能量进行分析。CO_2 激光在皮肤中的穿透深度为 20 ~ 30μm,对于 20 ~ 30μm 厚的水来说,其热弛豫时间小于 1ms,而对于 CO_2 激光来说,要气化这样厚度的组织最少需要提供 5J/cm^2 的能量。因此,根据选择性光热作用理论,皮肤磨削术时,脉冲 CO_2 激光的理想脉冲宽度必须小于 1ms,每个脉冲所提供的能量密度必须大于 5J/cm^2。

也可以使用连续 CO_2 激光进行皮表重建(resurfacing)治疗,但是光斑在每一治疗区上停留的时间及能量也必须与脉冲激光相似,也就是说除了局部的能量必须达到能气化皮肤组织的强度外,激光在皮肤上停留的时间也必须小于 1ms。依据激光对皮肤组织气化的这一要求,设计出了两种类型的激光器,并且在皮肤磨削术中取得了很大的成功。第一种就是脉冲 CO_2 激光,当配合使用图形发生器时,能对大面积皮肤进行治疗,这是一种真正意义上的脉冲激光。第二种激光是带有扫描装置的连续的 CO_2 激光。治疗时,激光在治疗区域内的能量密度大约为 5J/cm^2,停留时间小于 1ms,这样激光对组织的作用与脉冲激光类似,这种激光本质上是连续激光,但是模拟脉冲激光进行工作[5]。

由于10600nm 的 CO_2 激光在能量超过 $1J/cm^2$ 时不能用光纤传导,所以所有的 CO_2 激光均用关节臂来导出激光。

波长(nm)	激光类型	靶	临床应用
10600	连续	水	组织汽化
10600	脉冲	水	皮表重建(resurfacing)

2. 氩激光　氩激光(argon laser)是最先应用于治疗鲜红斑痣的激光,并且一直应用到 1980 年,它所释放的 488nm 和 514nm 激光能被血红蛋白吸收。理论上应用这一激光能减少对周围组织的损伤,但是这两个波长的激光与血红蛋白的几个光吸收峰值并不吻合,而且,能量的输出方式是连续的,因此会发生热传导所导致的非特异性热损伤。激光能量低时,黑色素是主要的色基,吸收能量后能转换为热,最终损伤表皮。能量高时,在皮肤 0.6mm 的深度处能检测到热的损伤,这种损伤部分来自于表皮的热传导,部分来自于非特异性的热弥散。

氩激光主要是用来治疗有结节的鲜红斑痣,尽管很多病人取得了明显的疗效,但彻底清除病损的情况却不多见,仅 25% 的病人获得好或优的疗效。但是,即使是最佳的治疗,仍有 4% 的人会发生增生性瘢痕,30% 的人会发生皮肤质地的改变及永久性色素减退。这种激光治疗不会像脉冲染料激光治疗后引起术后的紫癜。如果治疗时仔细寻找并治疗对热敏感的血管,疗效会明显一些,因此该激光可作为治疗面部毛细血管扩张的一种选择。为了减轻热损伤,使用计算机扫描系统,可提高疗效,并减少副作用的发生。但是即使这样临床上仍未证实其治疗是具有血管选择性的,在治疗良性血管性病变时,疗效不如染料激光,因此使用这种激光来治疗血管性病变的人已经很少。

波长(nm)	激光类型	靶
488,514	连续	血管

3. 铜蒸气激光　铜蒸气激光(copper vapor laser)能释放 511nm 的绿色激光及 578nm 的黄色激光,该激光所产生的激光为一连串紧密相连的脉冲激光,这些脉冲无法分开,其结果与连续激光非常类似,不论从肉眼对光的感觉来看,还是从临床治疗的效果来看,都与连续激光完全一样。但是这种激光能量的输出的方式却为脉冲形式的(图 1-3-6),然而其治疗效果与连续激光相同,故也称为半连续激光,或准连续激光(quasi-continue laser)。其中 578nm 的波长与氧合血红蛋白的光吸收峰值波长相一致,因此,曾被用来治疗血管的病

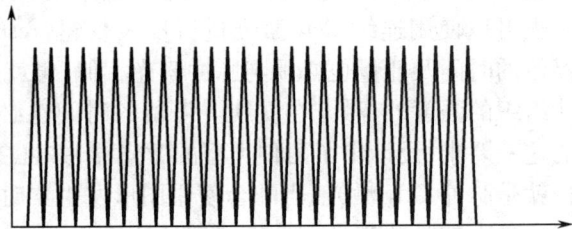

图 1-3-6　铜蒸气激光波形模拟图

变。而511nm则用来治疗色素性病变。当使用计算机扫描系统时,治疗鲜红斑痣的疗效看上去要比氩激光来得好。与氩激光相比,578nm激光看上去较少引起表皮的损害,对真皮的损伤也仅局限在血管及其周围组织。

在临床实践中,尽管对一些深色的鲜红斑痣的疗效更明显一些,但铜蒸汽激光在选择性上的这一进步并没有产生比氩激光更好的临床疗效,其有关皮肤质地的改变以及皮肤色素异常等副反应与氩激光非常相近,治疗后的瘢痕也非常普遍,因此目前几乎没有人会应用这种激光来治疗鲜红斑痣。然而,在光动力学治疗中,铜蒸气激光显示出了很好的作用,它可被用来治疗鲜红斑痣,治疗后除了因注射光敏剂所引起的皮肤光毒性反应外,铜蒸气-光动力治疗鲜红斑痣的临床疗效非常明显,甚至较现有的脉冲染料激光效果更优。但是铜蒸气激光有时光输出不稳定,而且需要特殊的电压(380伏),体积相对也比较庞大,另外,铜蒸气激光与光敏剂吸收峰值匹配性并不理想,因此在一定程度上限制了它的临床应用和推广。

波　　长	类　　型	适应证
511	准连续	色素
578	准连续	血管/光动力

4. 氩-泵染料和氪激光　还有2个连续激光是值得一提的,一个就是氩-泵染料激光(argon-pumped dye laser),这是一种以荧光染料作为激光介质,而以氩激光作为外源能量补充的激光,其产生的激光波长取决于所采用的染料,如rhodamine染料能产生529～640nm范围的激光,但通常会选择577nm或588nm波长激光输出,并用来治疗血管性病变。在理论上,这种激光释放的577nm波长的激光较氩激光更具有血管选择性,因为它与血红蛋白的吸收峰值更为一致。但临床上是否也具有优势尚有待证实。

氪激光(krypton laser)是一个用于治疗血管性病变的新型激光,它能释放568nm、521nm和532nm的激光,当滤掉后两种波长后,568nm激光能应用于临床。和氩激光治疗技术一样,临床应用受到限制。曾经来自于对这一精密设备的兴奋并没有产生临床上期盼的疗效。目前尚没有资料显示氪激光比氩激光更优越。当然在光动力学治疗中,有时氪激光也被选择应用于临床,从现有的资料来看,氪激光-光动力治疗鲜红斑痣的临床疗效似乎并不比铜蒸气-光动力学治疗差。

波长(nm)	类　　型	适应证
577,585	连续	血管

波长(nm)	类　　型	靶
521,530, 568	连续	血管

5. 用于血管性病变治疗的脉冲激光　迄今为止尚没有非常理想的激光系统能对所有的皮肤血管性疾病都能有效,然而对一些浅表的、比较单纯的血管性疾病的治疗来说,

很多脉冲激光都能获得非常理想的治疗效果,即便是浅表的鲜红斑痣,脉冲激光也能非常有效,通常能在 1~2 次的治疗后基本消退。但是,病变较深的皮损,或者血管内皮及间质有明显增生的那些血管性疾病的治疗仍然非常困难,因此激光治疗良性血管性病变仍然是激光治疗技术中的一个最大的挑战。理论上,波长为 577nm 的激光,由于是氧合血红蛋白的吸收峰值波长,如果脉冲宽度为 1 至 10ms 将是选择性治疗真皮中血管病变理想的激光,但是目前的激光器很少能满足这一技术要求,另外其穿透深度也不十分理想。

(1) 闪光灯-泵染料激光:闪光灯-泵染料激光(flashlamp-pumped pulsed dye laser)是一个试图符合上述参数设计的激光。该激光的激光介质为荧光染料,这种染料溶解在溶剂中并被包封在透明而薄的小室中。所使用的染料结构、溶剂和添加剂决定了其使用的寿命。这是因为在热以及在强光的照射下,尤其是紫外光部分,它们会分解。Rhodamine6G 染料的寿命长,是应用最多的染料。这种激光能产生脉冲宽度为 450μs 的脉冲激光,它的穿透深度能达到 0.2~0.4mm 的真表皮连接处。如将波长增加到 585nm,其穿透深度能达到 0.5~1.2mm。除形成紫癜外,副作用较少。紫癜的形成与能量密度、光斑大小有关,通常会持续 14 天。

对于皮肤中直径为 10~40μm 的血管来说,其热弛豫时间为 200~3000μs。脉冲宽度为 450μs 的激光处在这一时间区间偏短的部位。对于儿童鲜红斑痣来说,血管的直径大小与年龄有关。脉冲激光对儿童的疗效要优于成人。该激光对除儿童以外其他年龄组的患者疗效也是令人鼓舞的。

如果能将脉冲时间延长到 1~10ms[6],也许能使脉冲染料激光的疗效更进一步,但是必须增加能量密度。倍频掺钇钕石榴石激光(Nd:YAG),波长 532nm,脉宽在 1~50ms 可调,临床对这一激光系统的应用证实了这一观点。当应用 15~20J/cm²、3~15ms 时被证明是非常有效的。

波长(nm)	类 型	靶	适应证
585	脉冲(450μs)	血管	鲜红斑痣 小腿部毛细血管扩张

(2) 倍频 Nd:YAG 激光:最初临床上对长脉冲宽度激光的需求无法用脉冲染料激光来获取,但 KTP 激光解决了这一问题,这就是倍频 Nd:YAG 激光(KTP laser)[7]。有三家公司生产能释放 1~30ms 的 532nmKTP 激光,第一种是脉冲宽度为 2~50ms 可调的脉冲激光(Versa Pulse Coherent Medical Lasers, Palo Alto,CA);第二种是半导体-泵激光,能释放一连串 Q 开关 μs 级的脉冲,最终使其脉冲宽度达到 1~100ms 的理想宽度(Continum Biomedical Ridgewood,NJ);第三种也是能释放一连串 Q 开关脉冲激光,最终脉冲宽度为 10~30ms(LaserScope,Orion,San Jose,CA),IDAS 激光系统(WaveLight Laser Technologie AG,Germany)也是一种长脉冲宽度的 532nm 激光,但能有两种不同的操作模式:连续波模式和脉冲模式。这种光波主要被血红蛋白和黑色素吸收,光波可穿透进入人体皮肤从而达到加热局部甚至更深部的靶组织从而达到预期的治疗作用。从临床治疗鲜红斑痣的初步应用来看,这种激光不但安全而且有效,在治疗皮肤血管性疾病的时候,穿透深度相对较浅是这种激光的主要问题,但是如果用来治疗表皮色素性疾病,这一穿透深度将变成

它的优点。这种激光的并发症多为支肤水肿和结痂,当然萎缩性瘢痕也有报道。

波长(nm)	类型(脉冲宽度)	靶	适应证
532	脉冲(1~100ms)	1mm血管	面部毛细血管扩张、鲜红斑痣

（3）长脉冲染料激光:长脉冲染料激光(long pulsed dye laser)能产生波长为585nm的激光。脉冲染料激光已被认为是治疗鲜红斑痣和小管径毛细血管扩张的较好方法。但是对于管径大的血管来说需要更长的脉冲宽度。目前有一种新的激光,波长为590~600nm,脉冲宽度为1.5~40ms,使用高能量密度时治疗深部血管有效[8]。Vbeam(Candela,USA)是一种长脉冲宽度,波长为595nm的染料激光,其脉冲宽度甚至在0.45~40ms内能任意调节。这类激光在治疗腿部静脉时的初步临床证实,其疗效较好,对鲜红斑痣的治疗也有效,因为波长的增加,激光对皮肤的穿透深度因此而增加,但是也带来一个新的问题,在理论上这种激光实际上是牺牲了血红蛋白对光的吸收性为代价的,然而从临床上来看,付出这一代价是值得的,因为在临床上这一激光在治疗皮肤血管性疾病的实践中获得了成功,疗效令人满意。当然与其他长脉冲激光一样,治疗中的任何疏忽能造成对皮肤的灼伤,形成水疱进而遗留瘢痕。最近由美国Cynosure公司生产并销售的一种新型激光器具有二波长激光序贯发射技术(Multiplex),商品名为Cynogery,是一款具有长脉宽的585nm激光和长脉宽的1064nm激光的治疗设备,治疗时两种激光在不同的时间口序贯发射出来,以提高治疗的效果。

波长(nm)	类型(宽度)	靶	适应证
590~600	脉冲(1~40ms)	1mm血管	面部毛细血管扩张、鲜红斑痣、小腿树枝状静脉

（4）长脉冲红色激光和近红外线激光:血红蛋白对光吸收有几个主要的吸收峰值外,在700nm和1000nm附近有一个次吸收峰值,因此,波长为755nm、980nm和波长为1064nm激光治疗血管性病变就成为可能[9]。长脉冲的755nm激光治疗增生性的鲜红斑痣看来是有效的[10],长脉冲宽度的半导体980nm激光对皮肤小的血管畸形以及深部的血管病变都有疗效[11]。掺钇钕石榴石激光(Nd:YAG)是一种固体激光,其激光棒可能是目前最为稳定的激光棒之一,它对激光的工作环境的要求相对没有其他激光那样苛刻。1064nm激光对皮肤具有良好的穿透深度,这是Nd:YAG激光用于治疗皮肤血管性疾病的基础。当然1064nm激光相对其他血管治疗激光来说,尽管穿透深度增加了,但是对血管的选择性却明显降低,因此这类激光对粗大的腿部血管,或者那些具有瘤性增长的血管瘤的疗效更为突出,而对血管管径相对细小的鲜红斑痣来说,尤其是儿童鲜红斑痣来说,1064nm激光便没有什么优势[12]。由于脉冲宽度相对较长,因此治疗中的疏忽能明显引起瘢痕,过量的激光治疗甚至能引起皮肤明显的萎缩性瘢痕。因此这类激光在治疗的时候为了保护表皮,同步使用皮肤冷却是比较重要的。另外脉冲1064nm激光不仅仅能用于血管性皮损的治疗,合理使用时它也能起到明显的脱毛、嫩肤、去皱纹和治疗痤疮瘢痕的作用。有很多公司生产这类激光,如Gentle YAG（Candela,USA）波长为1064nm,脉冲

宽度 0. 25～300ms 可调,Multispot YAG（Lumenis,USA）波长 1064nm,脉冲宽度 1～20ms 可调。

其他的长脉冲红色激光,如波长为 810nm 和 940nm 激光也被认为对皮肤血管性疾病治疗有效[9]。

波长(nm)	类型(宽度)	靶	适 应 证
755、810、940、980、1064	脉冲(1～300ms)	1～4mm 血管	小腿树枝状静脉

（5）血管-光动力治疗激光:由于鲜红斑痣的治疗目前仍然困扰着我们,大多脉冲激光的总体清除率都不十分理想,因此光动力激光治疗就显得非常有意义。而从目前国内的临床应用来看,这的确是一种令人鼓舞、疗效肯定的治疗方法,从目前的临床看来,治疗的并发症主要与光敏剂有关:在光敏剂推入静脉后,一周内甚至更长的时间内患者都有可能发生严重光毒性反应,因此在这段时间内应该对患者的眼和皮肤进行避光保护,另外反复多次应用光敏剂是否会对肝脏造成潜在的损伤也需要更大样本和长时间的临床实践来验证,但是从目前的使用经验来看,似乎这种担忧并没有必要。

由于外源性光敏剂,如:癌光啉(PsD-007)、血啉甲醚(纯品)对光的吸收也存在波长的差异,它们有五个特征光吸收峰:375nm(Soret)、502nm、531nm、573nm 和 623nm,其吸收系数随波长增加而降低,而光动力效应强度随吸收系数的降低而减弱。因此临床上很多不同波长的连续激光都可能成为光动力学治疗的激光光源:氪离子激光(405nm)、氩离子激光(488nm)、倍频 Nd:YAG 激光(532nm)、铜蒸汽激光(577nm)等,卤钨灯(630nm)和非相干红光(630nm)也能作为光源应用。

从目前的不多的临床工作来看,铜蒸气激光、氪离子激光作光源、血啉甲醚作为光敏剂进行治疗的临床效果令人满意[13]、[14],两种激光都显示出较好的临床疗效,但孰优孰劣尚难作出判断。目前以纯品的血啉甲醚(商品名:海姆泊芬)作为光敏剂、连续倍频 Nd:YAG 激光 532nm 作为光源治疗鲜红斑痣的 II 期临床研究正在进行中,预计在不久的将来会慢慢推广。

（6）脉冲强光:脉冲强光(IPL)是近 10 多年来发展的治疗技术,具有很多特点,它不是激光,但是它能以激光类似的作用方式来治疗表浅的血管性疾病[15]、[16]。由于脉冲强光光源为 500～1200nm 之间,脉冲宽度为毫秒,尤其是新型的脉冲强光系统,不但能以多脉冲的方式进行治疗,而且脉冲光的形态也变得平稳和均匀,因此理论上非常适合治疗血管。目前脉冲强光的生产商非常多,如科医人公司(Lumenis Inc. USA)生产的 Quantun,Lumenis One,飞顿公司(Alma, Isareal)的飞顿等,国产的设备也开始在市场上出现。另外市场上出现的所谓光量子或者 I^2PL 实际上仍然是光子技术,只是以不同的商业形象出现而已。

6. 用于色素性疾病治疗的激光 尽管自从 1960 年以来,连续激光就被用来去除皮肤中的色素,但是疗效并不理想,副作用多而明显,很难为患者所接受。随后开发了很多新型的激光,主要为短脉冲激光,用来清除内源性或外源性皮肤色素,疗效和安全性得到极大的提高。

连续激光包括 CO_2、氩激光、铜蒸汽、氪激光,临床上曾被用作清除皮肤色素斑的治疗手段，其临床疗效不一。由于水对 CO_2 激光的吸收以及通过表皮传导的热量，CO_2 激光当能量密度低时，可成功地应用于黑子。所有这些激光均能引起非特异性的损伤。然而，热弥散进一步能导致相关的热损伤，引起皮肤瘢痕及皮肤新的色素改变。

黑色素是包含在大小为 $0.5 \sim 1.0 \mu m$ 的黑素小体中的。已证实在治疗皮肤内源性色素时，它是基本的靶目标。黑色素的吸收光谱分布在 $351 \sim 1064 nm$ 的范围中，因此很多激光都能对它进行有效的治疗。临床上通常选择有理想的穿透深度，并能避开其他色基吸收峰值的激光进行治疗。治疗黑色素最理想的波长可能是 $510 nm$ 附近的激光，这是非常适合治疗表皮色素的激光。对于深层的色素，如太田痣，波长更长，穿透更深的激光更为有效。据选择性光热作用，脉冲宽度应为 $10 \sim 250 ns$。

正如理论上预测的那样，研究结果显示当脉冲宽度小于 $100 ns$ 时，激光能使黑色素崩解。当达到引起黑素小体崩解的能量密度时，胞核会受到损伤，这可能是由于热化学效应引起的黑素小体快速扩张的结果。但是超过黑素小体的热弛豫时间的脉冲宽度 $300 ns$ 也可有效地破坏黑素小体，这可能是由于热的传导，热传导不仅损伤了黑素小体，而且也损伤了黑素细胞。

从 1960 年开始，文身的染料就已是激光治疗的靶位，利用短脉冲激光治疗后，文刺颗粒被碎裂，而且，选择性破坏那些含有色素染料的细胞并使其释放出染料。一些染料可通过结痂排出，一些染料进入淋巴，也有一些被重新吞噬。胶原的损伤是明显的，但仅局限在包绕损伤细胞的周围区域。

光-声的作用在文刺的消除方面也起着非常重要的作用。要达到局限性机械性损伤的目的，利用亚纳秒级的脉冲是必须的，这样能使损伤局限在靶组织的周围。机械-声波扩散的限制是与选择性光热作用的热传导限制相类似的概念，前者能使机械性损伤局限在靶目标内，而热传导限制则是将热损伤局限在靶目标内。对热扩散及机械性损伤限制的研究，可能成为将来的一个重要的领域。

迄今为止新型的 Q 开关激光是应用选择性光热作用原理并应用得最成功的激光，合理的应用不但能有效治疗色素性皮肤疾病，而且能将治疗中的各种并发症降低到最低程度，几乎不遗留皮肤瘢痕。

（1）色素性染料激光[1]、[2]：色素性染料激光（pigmented lesion dye laser）是为治疗表皮来源的色素而设计的，其激光介质是含香豆素的染料，泵为闪光灯，能释放 $510 nm$，$300 ns$ 的脉冲激光，在早期的研究中显示这种激光治疗黑色小乳猪的黑色素是很理想的。在随后的临床研究中，治疗良性表皮色素性疾病时获得了令人鼓舞的疗效，然而表皮对这种激光的吸收性太强，因此在治疗表皮色素性皮损时引起色素沉着和浅表皮肤纹路改变的风险较大，限制了其使用。

波长（nm）	类型（脉宽）	靶	适应证
510	脉冲（300ns）	黑色素	去除表皮黑色素

（2）Q-开关红宝石激光：红宝石激光是一个最早使用的激光，通过后来的技术改造，今天的红宝石激光已能以 Q-开关技术进行工作，这就是 Q-开关红宝石激光（Q-switched ruby laser），它能释放出高强的能量密度、极短的脉冲宽度的激光。该激光的激光介质是

Sapphire(Al_2O_3)和铬所形成的红宝石。它由闪光灯作为能源的补充,能释放694nm红色激光。由于黑色素的吸收性好且穿透力强,这种激光治疗表皮的色素性皮损非常有效,真皮中的黑色素及文刺染料也很好地吸收,所以它也可以用来治疗各种内源性或外源性的色素性疾病,另外一个优点是血红蛋白在这个波长时的吸收明显减少,形成一个低谷,因此在治疗的时候引起的紫癜或出血的风险相对较其他激光要好。然而黑素对它的吸收强度也提高了深色皮肤发生色素减退的危险。

波长(nm)	类型(脉宽)	靶	适应证
694	Q-开关(25ns)	色素	内源和外源性色素性疾病

（3）Q-开关翠绿宝石激光:Q-开关翠绿宝石激光(alexandrite Laser)是一种新型的固体激光,能释放701~826nm的激光。但临床上所使用的波长通常为755nm,处在红宝石激光波长和Nd:YAG激光波长之间。翠绿宝石激光介质为$BeAl_2O_3$与铬所组成,与红宝石和Nd:YAG一样是由闪光灯-泵来作为外部能量的补充。这种激光可被Q-开关调至50至100纳秒的脉冲宽度,在毫秒范围以正常模式起作用。打开Q-开关后,其发射的激光可以很好的被黑素吸收,而血红蛋白吸收很少。这使得Q-开关翠绿宝石激光设备成为治疗表皮和真皮色素性皮损的理想选择[17]。而在正常模式下,这种激光对毛发脱除有效。这种新型的激光,看来在消除绿色、黑色和紫癜样文刺时比其他Q-开关激光更有效,但是由于这种激光管自身电激励模式的特点,这种激光的稳定性较Nd:YAG激光要差,对激光的工作环境的要求也高一些。

波长(nm)	类型(脉宽)	靶	适应证
755	Q-开关(50ns)	色素	文身、真皮色素
755	3~30ms	色素	脱毛

（4）Q-开关掺钇钕石榴石激光和倍频激光:掺钇钕石榴石激光(Nd:YAG)的设计与红宝石很相近,它能释放出1064nm波长的近红外光。当1064nm激光通过一个钛酰磷酸钾(Potassium titanyl phosphate)晶体(KTP)后,获得倍频效果而产生532nm激光,所以倍频后的这种激光有时也称为KTP激光。因此这种通用激光设备一般都可以发出近红外光谱中1064nm近红外光或频率加倍为532nm的绿光。1064nm的波长可以被黑素较好的吸收,是色素激光设备中穿透力是最强的,因此具有Q开关装置的1064nm激光被用来深在的良性皮损,如太田痣和深色文身[18]、[19],而对表皮色素性疾病疗效较弱。1064nm激光能穿透达3.7mm,但血红蛋白和色素体对该激光的吸收较少,而且该激光也能被水吸收一些,因此会引起非特异性热损伤和纤维化,故现在它主要是应用Q-开关模式来治疗皮肤色素性疾病,长波长的1064nm激光可用来治疗血管、皱纹和脱毛[20]。Q开关532nm激光可以治疗红色文身,长脉宽的532nm激光还能治疗皱纹,但它在治疗皱纹中的作用受到可能会引起炎症后色素沉着和色素减退的限制,尤其在深色皮肤的患者。但近来的结果提示这个问题可能没有以前怀疑的那么严重。

波长(nm)	类型(脉宽)	靶	适 应 证
1064	Q-开关(5~15ns)	色素	黑色文刺、真皮色素
532	Q-开关(5~15ns)	色素	红色文刺、表皮色素

（5）脉冲强光：10年前脉冲强光治疗还不十分成熟，各种治疗的参数尚不十分理想，也存在很多的争议，但是，进入21世纪以后，这项技术在皮肤科的广泛而成功的使用，逐渐成为美容皮肤科中重要的、不可或缺的治疗手段。与激光不同，强光的脉冲、脉冲宽度和脉冲延迟是可以调节的，因此合理设置时，IPL能用来治疗表皮色素性疾病、脱毛、嫩肤及皮肤血管性皮肤疾病的治疗[21]、[22]，尤其是治疗光老化的色素紊乱非常有效[23]。通常波长较短的滤光头，尤其是使用单一脉冲时可用来治疗表皮色素性疾病，多脉冲时更强调对真皮的治疗作用，但是由于脉冲宽度太大，因此它一般不能治疗真皮的色素性疾病，也不能治疗文刺。

7. 脱毛激光　激光脱毛是选择性光热作用原理的另外一个非常成功的应用[24]。毛发位于皮肤内，毛囊末端膨大称为毛囊球。毛发由球部生长，毛囊球部由真皮乳头和毛基质组成，真皮乳头由富含血管的结缔组织组成，为基质中迅速分化的细胞提供营养。过去认为，毛囊球部的乳头部位是毛发的生长和调控部位，但是最近实验证实靠近立毛肌附着处的毛囊上皮细胞形成的凸起处也同样含有毛囊干细胞，也参与了毛发的生长与调控。因此乳头和毛囊上皮细胞凸起部位就是长久性脱毛治疗的2个最重要靶部位。生长期毛干含大量黑色素，为激光脱毛提供了非常理想的靶位[25]。选择性光热作用是一种热平衡艺术，治疗多毛时，最初吸收激光能量的并非一定为靶组织，毛干吸收大多数能量，需要转移到毛囊的生发组织，才能抑制毛发再生长。依据选择性光热作用理论，如果选用合适的激光波长、脉冲能量和脉冲宽度，就能预测热损伤的确切部位。

波长：当靶组织和周围组织吸收不同波长激光能量时，波长显得尤为重要。治疗多毛时，毛干和毛囊内重要结构具有色素，而其周围真皮细胞相对无色素。因此，能被色素而不被水及周围组织吸收的激光能量可使毛干和毛囊产生热效应达到脱毛作用，同时又不作用于真皮的其他细胞。

脉冲宽度：然而表皮也含有色素，当激光照射时表皮必然会波及并吸收大量能量，此时脉冲宽度就成为激光破坏毛囊而不损伤表皮的关键因素。因为表皮比毛囊具有更高的表面积/体积比，因而冷却时间短，换言之，它的热弛豫时间（TRT）更短，表皮TRT为数个毫秒（约3~10ms），毛囊为10~400毫秒。选择脉冲宽度大于表皮的TRT，比如说在浅色皮肤人种设置20~30毫秒，可使热能从表皮经过治疗头中的冷却装置释放出去，但能量却能停留在毛干和毛囊内。而长脉冲宽度对深色皮肤则尤为重要。虽然皮肤内含大量色素，临床研究显示100ms和400ms脉冲宽度对深色皮肤患者安全、有效[20]。对某一特定皮肤类型，选择适当的脉冲宽度和脉冲能量，能使毛囊破坏，而表皮影响较小。TRT随毛发直径变化，粗毛比细毛TRT长，当激光脉冲宽度明显短于毛囊TRT时，则毛干周围靶结构没有足够的热能释放，而脉冲宽度明显长于TRT，却会引起非选择性地破坏周围组织。但是这些观点近来正在得到完善和修正。因为，毛囊的生长部位：毛乳头是不含色素的，同样位于毛囊隆突部位的毛囊干细胞也不含色素，这些相对"透明"的部位，对于激光能量是相对不吸收的,因此激光对它们也相对没有什么作用。治疗时需要将脉冲宽度适当延长,这样毛干及毛鞘内的黑色素因为吸收光能所产生的热能便有充足的时间扩散到邻近的毛囊隆突部位和毛根部,使毛囊干细胞或者毛乳头生发部位发生不可逆地损伤。但是在这一过程中,仍然存在热限制这一问题,如果热进一步弥散到周围其他组织,就可能导致远离干细胞和毛乳头部位的正常组织的损伤。因此,我们的脉冲宽度必须与靶组织的热损伤时间相适应,所谓热损伤时间(Thermal Damage Time,TDT)就是指导致靶组织出现损伤的时间,即整个靶组织包括基本色基(黑色素)和周围的靶组织(毛囊)冷却约63%的时间,因此这一理论被称为扩展的选择性光热作用原理(Extended theory of selective photothermolysis)[3]、[26]。这一理论同样是由 Anderson 等提出来的,是对选择性光热作用的一个重要补充和扩展[27]。事实上在临床中似乎也印证了这一理论的正确性,临床上发现应用长脉冲的翠绿宝石激光脱毛时,脉冲宽度在相当宽的一个范围内(2～20ms 范围内),脱毛的疗效与脉冲宽度并不像过去想象的那样,脉冲宽度与毛发粗细间一定存在相关性[28],换言之,在这一范围内,临床上似乎没有必要再根据毛发的粗细来确定脉冲宽度的长短。

由于大多数脱毛激光的波长同样能为表皮所吸收,表皮也会因此受到损伤,故所有用于脱毛的激光与光子装置都会同时使用保护表皮的冷却装置,对于成功脱毛来说这一点越来越显得重要。

(1) 红宝石激光:红宝石激光能发射 694nm 红色激光,血红蛋白在这个波段出现了一个低谷的吸收特性,因此这种激光在穿透皮肤的过程中不会受到皮肤中血管的阻挡,但是表皮中黑素具有良好的吸收性,因此抵消了红宝石激光波长的这点优势。就波长而言,这一波长的激光较适合白皙肤色的脱毛,如果皮肤色深则产生副作用的风险会明显增加。目前最少有三种正常模式的红宝石激光可用于脱毛,包括 E2000、EpiPube Ruby,及 Ruby-Star。因为黑素对 694nm 高度吸收,故红宝石激光最适于毛发黑且肤色浅(皮肤 I - III 型)的患者。

E2000(Palomar,美国)采用蓝宝石冷却治疗手柄(Epiwand)以保护表皮。冷却至 0℃或 - 10℃的蓝宝石透镜直接与皮肤接触。与外源性空气冷却不同,蓝宝石在激光脉冲前、中、后通过热传导而冷却表皮。该激光使光束与皮肤耦合,并通过参数匹配减少内反射。除了表面冷却外,Epiwand 蓝宝石手柄还有一些其他显著优点。蓝宝石透镜使光束会聚,以最大程度将光导入真皮,其表面形状还有利于对皮肤表面施压,从而挤压真皮,缩短表皮至深部毛囊结构的距离。此外,还能挤压真皮内的血管以减少血红蛋白对激光的吸收。该激光通过光纤维导光束,并有 2 种光斑直径(10mm 和 20mm)。手柄内装有后反射镜,这可将散射的光子反射至前方,从而保证足够的能量传递。根据皮肤类型或毛发粗细度,可选用单脉冲(3ms)或双脉冲(100ms,即两个脉冲宽度均为 3ms,中间脉冲延迟为100ms)。

EpiPulse 长脉宽红宝石激光(Lumenis,美国)采用 3 脉冲技术,即脉冲之间的延迟为10ms,这使毛囊温度高到足以破坏毛囊,同时表皮的温度则低于损伤阈值。理论上,这一同步脉冲技术应可治疗深肤色患者。在皮肤表面涂一厚层透明冷凝胶可以冷却表皮,冷凝胶上面可覆盖一层导光薄膜(具有专利),可使激光瞄准治疗区并有助于激光能量均匀分布。

RubyStar(Acsclepion-Meditec,德国)具有双重模式,并采用皮肤接触冷却法。它既可在 Q 开关模式下治疗文身和色素性损害,也可在正常模式下脱毛。由冷却的接触性手柄组成的冷却装置在激光脉冲照射前冷却皮肤。

(2) 长脉冲翠绿宝石激光:翠绿宝石(Alexandrite laser)激光能发射 755nm 激光,毛囊中的色素将是一个非常好的作用靶位,因此当脉冲宽度超过毫秒时,这种激光便能有效地脱除毛发[29]。临床上通常需要多次低能量密度治疗以达到有效满意的效果,如使用能量密度 13～24J/cm² (平均 18J/cm²)进行治疗。然而表皮同样会吸收大量的激光能量,因此,即便许多研究表明长脉宽翠绿宝石激光脱毛安全有效,但对于深肤色病人仍应谨慎处理。副反应和并发症如水疱和短暂色素异常不可预知。另外一个问题是,翠绿宝石激光棒对激光的工作环境要求相对要高,故工作时故障率相对要高一些。

(3) 半导体激光:半导体激光(diode laser)有时也被翻译成二极管激光,它能发射波长为 800nm 或者 810nm 的红色激光。就波长而言,表皮色素对其吸收的能力开始下降,因此这类激光在理论上对表皮的影响要比红宝石激光和翠绿宝石激光要小。就脉冲宽度而言,这种激光的脉冲宽度能在一个非常宽的范围内任意调整(5～400ms),当使用超常脉冲宽度时,如超过 100ms,这类激光甚至能对深色皮肤(如 Pitzpartic V 型皮肤)进行安全脱毛而不损伤表皮。就疗效而言,由于毛囊色素对半导体激光的吸收明显要好于 1064nm 激光,因此疗效也要好一些。因此从各方面来看,半导体激光是众多激光中相对比较理想的脱毛激光,尤其是深色皮肤的脱毛治疗,这类激光具有明显的优势。这类激光的另外一个优势是激光体积小,对工作环境要求不高,设备稳定,规范地应用时几乎没有什么故障,但是激光光斑相对较小是一个明显的缺点。

Lightsheer(Lumenis,美国)是一款经典的半导体脱毛激光,LightSheer 拥有极具竞争力的优点,包括由轻而小的仪器所发出的极好的脉冲特性。触摸屏式电脑控制方便医师治疗,蓝宝石质地的一体化高效皮肤冷却器为皮肤提供同步冷却,保证了多毛的安全性,很好的用户界面设计使治疗更加安心方便。Lightsheer 的脉冲宽度为 5～400ms,不但适合白种人的脱毛,也适合深肤色人种的脱毛治疗,这一可调的脉冲宽度也保证了脱除各种直径毛发的要求。对初学者来说,也可以采用自动模式进行治疗,此时的脉冲宽度相当于所用能量密度数值的一半(如能量密度设置为 40J/cm² 时,自动脉冲宽度将为 20ms)。治疗头有两种:9mm×9mm 和 12mm×12mm,大光斑治疗头不但能增加光的穿透性,也能提高治疗速度。事实上这种激光治疗的安全性非常高,操作规范时很少出现并发症。目前正在开发的治疗技术是联合应用空气动力治疗技术(Photopneumatic techqine,PPx),在这种技术下,皮肤可被拉伸因此可提高皮肤的透光性。联合 PPx 后的半导体激光脱毛效果是否会提高,尚待临床验正。为了增加光斑大小,在治疗头上可安装类似扫描的装置,脱毛激光光束以点阵状的方式扫描在皮肤上,以此来增加"光斑",目前这种技术已出现在一些会议的展台上。

(4) Nd:YAG 激光:近来长脉宽 Nd:YAG 激光,可能由于它的脉宽近似毛囊的热弛豫时间。毛囊吸收光产生的足够热量使周围毛球上方隆突部中的毛囊干细胞有效破坏,故能提供长久性脱毛治疗[30]。尽管就脉冲宽度而言,这类激光比较理想(达到数百毫秒),但就波长而言,1064nm 的波长虽然在表皮中吸收较少,安全性较高,但是毛囊对这种激光的吸收也明显减少,因此也影响了激光对毛囊的损毁效果,故脱毛的疗效也较差。

这类激光相对比较适合肤色深患者的脱毛治疗,因为深肤色患者的表皮中含有大量的色素小体,短波长的激光能量容易被表皮截留吸收引起表皮损伤。尽管这种激光多毛相对安全,但是临床治疗中仍然要注意,在暴露部位如四肢和面部仍然可能发生短暂色素改变,水疱、瘢痕也可发生。

(5)脉冲强光:强脉冲光(IPL)光源发射光谱波长为 550~1200nm,合理使用滤光片,选择合适的治疗参数可用于脱毛。它是由一种强度很高的氙灯经过聚焦和初步滤光后形成的近红外线强光,可用它来治疗而且有效[20],即便是深肤色病人也可以使用 IPL 进行脱毛[31]。其疗效与激光相当,但是治疗时相对没有激光那样疼痛[32]。当使用 690nm 滤光头时,其副作用和脱毛效果非常类似于长脉冲宽度的红宝石激光,当使用 755nm 滤光头时与翠绿宝石激光类似。使用波长较短的滤光头安全性要差一些。由于 IPL 的选择性较激光要差一些,因此治疗后会引起炎症后色素沉着或减退、瘢痕形成甚至烫伤。新一代的 IPL 其脉冲输出呈现出一种砖形波形,就疗效和安全性而言,新一代的 IPL 要比老式的 IPL 更为可靠[33]。

(6)Q 开关 Nd:YAG 激光:Q 开关 Nd:YAG 激光是美国市场上第一个用于脱毛的激光,因为 1064nm 波长不能较好地被黑色素吸收,而且脉宽极短为纳秒级,因此不符合选择性光热作用的脱毛原理,过短的脉冲宽度使得激光的能量几乎完全集中在色素小体中,毛乳头部难以达到足以使毛根部毁损的温度,因此单独应用 Q 开关 Nd:YAG 激光治疗难以达到毛发脱减的目的。相反,在高能量密度和纳米脉宽的作用下,治疗后的毛发有可能出现白发,这将会是一个非常尴尬的结局。曾有一种方法,局部联合外用外源性的色素颗粒进行脱毛。外用外源性色素渗入到毛囊周围形成外源性的激光作用靶位,这样能增加 Nd:YAG 激光吸收的量,从而达到毛发脱减的目的。如使用含碳颗粒矿物油后再用大光斑的 Q 开关 Nd:YAG 激光进行脱毛。虽然很多研究显示在其治疗后 12 周毛发明显减少,但是 6 个月后毛发全部再生,不能达到长久性毛发脱减的目的[34]。

8. 皱纹治疗激光 近来为了刺激新的胶原产生和改善肤质,并不延长痊愈时间,避免引起气化型表皮重建(ablative resurfacing)激光设备的副作用,一些激光设备和光源正在研发中[35]、[36],这就是所谓的非气化性激光,这类激光多数为红外线激光,或红色激光,它们对医生和病人都有吸引力,原因是其只引起最小的风险和不便。这类激光有长脉冲的半导体 810nm 激光、Nd:YAG 1064nm 激光、Nd:YAG 1320nm 激光、半导体 1450nm 激光、Er:glass 1540nm 激光等,这些激光的共同特点是脉冲宽度较宽,以水和胶原作为激光的作用靶位(色基),刺激真皮启动真皮愈合程序,达到非气化嫩肤的作用。

(1)半导体激光:据报道,10 例平均年龄为 55 岁的女性患者,经过 2 次半导体 810nm 激光治疗(脉宽:182ms,能量密度 29J/cm²),治疗间隔时间为 1 个月。5 个月后进行评价,结果发现所有患者均获得了满意的治疗结果,皮肤质地明显改善,8 个月后,疗效仍然非常明显,而且在治疗过程中没有任何的副作用[37]。

(2)红外线激光:1540nm 的 Er:YAG 激光设备是 3 种以水为色基,并能穿透 0.4 至 2 毫米深的激光设备之一。一项前瞻性的研究表明在所有经过 1540nm 激光设备治疗的患者,治疗后 6 个月内随访可见皱纹缓慢而持续的改善。副作用限于激光辐射后立即发生的短暂的红斑、水肿。皮肤组织学改变不明显,直到治疗后数月发现真皮内具有增生。

根据这些结果美国 FDA 2002 年批准了眼周皱纹的治疗。所有的 3 种红外线设备（1320nm、1450nm 和 1540nm）可以有效地改善光老化的肤质，并对治疗痤疮瘢痕也有效。

　　1450nm 的半导体激光设备与其他两种中红外线激光设备在波长和穿透力上相似，但区别点在于其峰值能量较低，这就导致了需要更长的暴露时间。这种延长的脉冲接着就需要在脉冲到达之前、过程中和之后进行制冷。一项对照的前瞻性研究表明使用了 1450nm 半导体激光设备后面部的皱纹有轻度的临床改善。

　　Cooltouch 是另一种中红外线设备，能释放波长为 1320nm 的钕:钇-铝-石榴石（Nd:YAG）激光，是第一台用于非气化性皮表重建（resurfacing）的商业化机器。它配有制冷剂喷嘴以保护表皮。一项研究表明 1320nm 的激光设备可以诱导新的胶原合成以及临床症状的改善，而不伴有表皮气化。手柄上有一个热敏探头，用来测量非剥脱激光在皮肤表面产生的温度来检测治疗[38]。

　　长脉冲 1064nm Nd:YAG 激光以黑素、血红蛋白和水为目标，能在皮肤中穿透足够的深度，对真皮进行选择性加热。然而一项 6 个月的前瞻性研究表明肤质、皮肤色调和皱纹只有轻度改善，疗效比 532nm 的 KTP 激光设备差。

　　TITAN 是一种能发射波长为 1100～1800nm 红外线的宽带光技术的治疗设备，它具有双重的机制。首先它非常类似以上的红外线激光，但脉冲宽度超长，可得到数秒钟，因此治疗的当时就能够使胶原纤维收缩，这种效应是即刻发生的。另外一种机制是它能刺激纤维母细胞的功能，增加胶原和弹力纤维的合成，当然这一效果发生在治疗后的很长一段时间内，也许发生在 6～8 个月以后，或更久以后，远期的疗效依赖于新胶原的形成。在一些学术会上有这类设备进行皱纹治疗并取得较好疗效的报道。

　　9. 紫外线激光　准分子激光器是 20 世纪 70 年代末发展起来的一种脉冲激光器，它的主要特点是波长短，功率高。它的工作物质是稀有卤化物，如氟化氩、氯化氪、氟化氙等，输出波长是从紫外到可见光区域，有光斑式和扫描式两种能量输出方式。目前临床常用单波长 308nm 的氯化氪光斑式准分子激光治疗白癜风。首次照射剂量为最小红斑量的 70%，根据皮肤反应逐渐增加能量。若皮肤红斑反应轻微则继续治疗，出现严重红斑或其他不良反应时即停止治疗。一般每周治疗 2 次，308nm 准分子激光仅仅是皮损的靶部位暴露于紫外线，因此是高效、安全的。有研究显示，308nm 准分子激光治疗白癜风 2～3 个月即可达到 52.8% 的治愈率，也是治疗斑块性银屑病的一种耐受性好、患者满意度高的方法。在 124 例患者中（主要是斑块型）有 55% 对疗效非常满意，63% 的患者认为他们需要进一步的治疗，包括维持治疗。25% 患者认为激光的疗效比既往的所有治疗效果更好。当然也有少数（8%）治疗后似乎加重了。副作用很轻微（主要是轻微的疼痛、红斑、色沉、水疱糜烂），患者的这种反应 86% 完全消失或明显消退。与既往的治疗相比，缓解期明显增加（达到 33～48 周以上的缓解）[39]。瑞露（Relume, Lumenis Inc）系统治疗仪是一种波长在 311nm 左右的窄波脉冲光，作用非常类似于准分子激光。然而在美容皮肤科中，准分子激光更多地是用在白癜风的治疗，临床看来，这是目前见效最快的治疗方法。

　　　　　　　　　　　　　　　　　　　　　　　　　　　　　　　（周展超）

第三节　脉　冲　强　光

一、脉　冲　强　光

滤过性非相干性强脉冲光(Intense pulsed noncoherent light,IPL)也就是我们通常简单地称为脉冲强光的治疗技术,所谓脉冲强光,诞生于十多年前,其主要适应证为腿部血管病变,经过不断的改进,目前 IPL 除了可治疗血管性疾病外,还被临床实践证实其在光老化、皮肤表浅的色素性疾病和脱毛等治疗中具有确切的疗效。临床上很多报告认为,IPL对皮肤具有"美白"作用,因此进行大量的商业性包装,尤其是"光子嫩肤"(Photorejuvenation)的普及,临床上 IPL 被广泛地应用,甚至滥用。

强脉冲光就是波长为 500~1200nm 的高强度的脉冲光。这是一种曾有很多争议的治疗技术,如 Photoderm(ESC/Sharplan,Norwood,MA,现为 Lumenis,Santa Clara,CA 生产)就是于 1994 年首次试用于临床的,是当时最具争议的光子治疗技术之一。1995 年底被美国 FDA 正式批准用于治疗。IPL 最初是由各大商业集团为满足市场对下肢静脉治疗的需求而推出并发展起来的新方法,临床证实在当时对下肢毛细血管扩张的治疗效果绝对优于以往的治疗技术。早期发现 IPL 另一个重要优势是可以采用特殊的治疗模式将紫癜的发生率减至最低,而这种紫癜在当时的脉冲染料激光(PDL)治疗中非常常见。在随后的实际工作中发现 IPL 的适应证范围远远超过下肢毛细血管扩张。但是,由于可调节的参数较多、医师的治疗技巧的不同,IPL 的应用、重复性和治疗效果的优劣需要一定时间的探索和评价。尽管如此,IPL 目前被公认是治疗许多光老化皮肤症状的金标准[1]。

脉冲强光虽然不是激光,但其工作原理与激光一样,在美容皮肤科治疗中,同样遵循选择性光热作用原理。它是由闪光灯产生和发射的一种波长为 500~1200nm 的强的复合光,这种光在本质上和日光是非常类似的,部分为可见光,部分为近红外线。它同样具有两种特性:粒子性(光子的能量是以光子为单位进行释放的)和波的特性(具有一定的频率和振幅)。临床上依据不同的治疗要求,在治疗时脉冲强光可采用不同的滤光镜(即治疗头,或手具),滤掉短波长的光源,从而获得不同区间的光进行治疗。治疗设备通常配合有相匹配的计算机软件,使得光以特定的模式输出,来满足治疗要求,这一点不同于激光,因为大多数情况下,激光的输出模式是难以改变和调整的。

二、强光治疗设备

最早的脉冲强光治疗设备是 PhotoDerm VL,它由 ESC-Sharplan(现在为 Lumenis Inc.)公司于 20 世纪 90 年代初开发,用于腿部静脉的治疗,在其十多年的开发和改进过程中,该公司分别推出了 Vasculight(第二代光子机)、Quantum(第三代光子机)和 Lumenis One(第四代光子机)。新一代的光子设备增强了对光子能量的控制能力,改变了光子脉冲发射的形态,这一方面使治疗变得随心所欲、安全性增加,同时也拓展了临床适应证。所谓的 OPT 技术(Optimal Pulse Technology)就是一种控制光子的发生、发射过程的技术,保证光子能量的发射完全在控制之中。

在光子技术发展的这十多年中,除了 Lumenis 公司外,很多其他公司也先后陆陆续续加入了光子治疗设备的生产中,如 Palmar、Cutera、Candela、Syneron、Swansea、Horsholm 和 Alma 等公司纷纷加入了这个行业并推出了他们自己的产品,这使得光子市场出现了空前的繁荣景象。各设备虽然各具特点,但是均有类似的光谱(500～1200nm)或其中的区间光谱,脉冲宽度也非常类似,均为毫秒级。也有的设备能发射多脉冲光。其临床适应证也基本一致。就设备本身而言,主要由电源、控制系统和治疗头组成,不同公司的产品控制系统可能相差很大(表 1-3-1)。

表 1-3-1　强脉冲光设备生产厂商及型号[40]

厂家	型号	输出	光斑大小	最大能量密度
Lumenis, Santa Clara, CA www.lumenis.com	PhotoDerm VL/PL	515～1200nm	4×8mm	90J/cm²
	Epilight	590～1200nm	8×35mm	
	Multilight HR	515～1200nm	10×45mm	
	VascuLight HR	515～1200nm 和 1064nm 激光		
	Quantum SR	560～1200nm		
	Quantum HR	560～1200nm 和		
	VasuLight-SR	1064nm 激光		
Energis Technology, Swansea, UK	Energis Elite IPL	600～950nm	10×50mm	19J/cm²
Danish Dermatologic Development A/S, Horsholm, Denmark	Elipse	400～950nm	10×48mm	22J/cm²
Medical Bio Care	Omnilight FPL	515～920nm		45J
OptoGenesis	EpiCool-Platinum	525～1100nm		60J
Primary Tech	SpectralPulse	510～1200nm		10～20J
Syneron	Aurora DS	580～980nm		10～30J/cm²
Palomar, Burlington, MA	EsteLux Y	525～1200nm		15J
	G	500～670/ 870～1400nm		30J
Alderm Irvine, CA	Prolite	550～900nm	10×20mm 20×25mm	10～50J

一种被称为 I²PL 的强脉冲光是指双过滤强光,例如,灯管发出的光谱为 500～1200nm,这种设备的治疗光头将短波长的光源过滤掉,同时也将长波长的光过滤掉,留下一个区间光源来做治疗,如获得 560～950nm 的光源或者获得 640～960nm 光源进行治疗,因此 I²PL 本身仍然是强脉冲光,治疗的适应证并没有什么改变。

三、脉冲强光的临床应用

皮肤色素斑增加是我国人种在发生光老化时最明显的特征[41],IPL 对表皮来源的皮肤色素增加性疾病的疗效比较理想,如雀斑、日光性黑子、脂溢性角化等都有非常理想的疗效。据报道在亚洲人种中,IPL 对这类皮肤疾病治疗 90% 以上的患者能得到明显的疗效[42]、[43]。过去黄褐斑一直是治疗的"禁区",但近来一些医师开始尝试应用

34

IPL 来治疗黄褐斑,并获得有限的疗效[44]。OPT-IPL(Lumenis One)是新一代的 IPL,所释放的脉冲形态呈砖块状,能量的释放比较均匀,一方面治疗安全,另一方面治疗适应证也比较多,治疗黄褐斑似乎有希望,但治疗的能量设置要较雀斑更为保守,防止色素沉着的发生。

IPL 对皮肤表浅的血管扩张疗效比较好,如面部毛细血管扩张疗效非常好。对血管畸形(如鲜红斑痣)也有较好的疗效,尤其是具有 OPT 模式的 IPL(Lumenis One)对表浅型鲜红斑痣具有不错的疗效。而血管瘤则不建议使用 IPL 治疗,因为血管瘤的损害太深,治疗效果不很好。当然 IPL 治疗的效果与医师治疗的技巧有很大关系,只有熟悉 IPL 技术,并且对皮肤反应以及皮肤具有足够的专业知识时,治疗才能获得成功,仅仅按照公司推荐的参数机械地进行治疗则很难获得满意的疗效。强光治疗皮肤血管性疾病的特点是通常需要多次反复的治疗,而疗效通常是多次治疗后累积的结果,这一点与激光不同,通常激光治疗能出现所谓"立竿见影"般的疗效。

尽管普遍认为,激光单色性好、相干性强是"金标准"式的脱毛,但是也有令人信服的对照研究提示,新一代的强光其脱毛的疗效类似于激光[45]。当然我们要强调的是尽管目前脱毛技术非常成熟,也非常有效,但要达到绝对意义上的永久脱毛效果:一根不长,永远不再有任何毛发的生长是非常困难的,无论使用什么类型的激光或者新一代的强光进行脱毛治疗,我们只能做到长久性的毛发脱减而不是永久性除毛,联合使用射频和 IPL 的技术(E 光)也不例外!

在我国,Photorejuvenation 被翻译成光子嫩肤。最初这是一种利用 IPL 治疗皮肤光老化的技术,治疗后患者皮肤外观能获得较大改善的治疗方法。光老化的皮肤改变通常由皮肤色素斑的增加、毛细血管扩张和皮肤质地改变等组成。要想对光老化治疗获得满意的成功,单纯治疗任何一种皮肤问题都不理想,只有同时解决这三种皮肤问题,才能获得所谓的"嫩肤"的效果。由于 IPL 是一种"复合光",而且具有较长的脉冲宽度,因此对这三类皮肤损害都有一定的疗效。如果就某一皮损的单独的治疗效果而言,IPL 的疗效也许不及激光好,如祛斑和治疗毛细血管扩张,激光的作用可能来得更快也好,但是就嫩肤的综合效果来看,IPL 仍然是非常有优势的,因为经过 IPL 治疗后通常这三种皮损均能获得一定程度的效果,包括色素斑减淡/消除、毛细血管扩张改善/消除、皮肤光滑洁净、细小皱纹的消除、轻微的紧致皮肤作用等,因此其综合的疗效就显得非常显著。但是这种疗效的获得并非像激光治疗那样,而是需要一系列的多次的治疗后才能获得,这就是所谓的疗程。要取得较理想的疗效,每月进行一次治疗,连续 3~5 次治疗是必要的。不同的作者报道的疗效是有差异的,但均显示出良好的治疗效果,尤其是对色素性皮损,见效快,而且疗效也高,也能有效地改善皮肤质地,治疗安全,副作用相对较少,几乎不影响患者的上下班。

(周展超)

第四节 射 频 能 量

无线电和微波都是电磁辐射能量,它们通称为射频(radiofrequency energy)(图 1-3-7),它的辐射以及所伴随的现象可以通过能量(energy)、辐射(radiation)和场(fields)来讨论和理解。

辐射:能量以波或粒子的形式在空间存在并传播。电磁辐射是以电和磁的形式(波)在空间进行传播的。电磁辐射的产生是由于金属导体或天线中电子充电运动所引起的,如无线电、电台或移动电话,其天线中电流的改变产生了电磁辐射波,然后向外发射和传播并被其相应的接受装置所接受。

电磁场:在一个特定的区域中电磁能量存在的方式,它可以理解为电和/或磁场在这个特定区域中的强度。

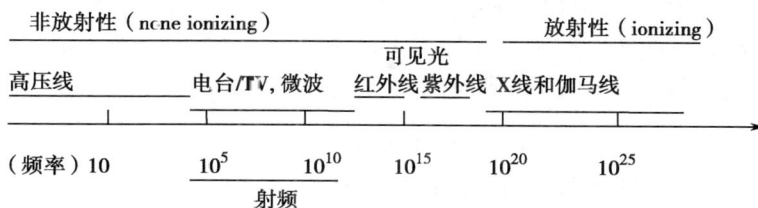

图 1-3-7 电磁波与射频示意图

射频在各个领域都得到了广泛的应用,常见的有电台、电视、收音机、手机和其他通讯设施,包括卫星通讯等,微波炉也是很常见的射频技术在生活中的应用。还有雷达等都是这类技术的应用。在工业中也常利用射频能量来加热包装材料进行封包等。在医学中射频也得到了应用,如一种被称为电气透热疗法(diathermy,电疗法)的技术就是 RF 的一种应用,它是利用 RF 具有快速加热机体组织的优势进行治疗的,这种治疗是利用组织在较高温度(热量)下能治疗受损的组织或杀伤肿瘤细胞来达到治疗目的的。一个非常常见的例子是微波炉,这种波长的电磁辐射对水有着非常好的作用。

一、RF 场的能量单位

由于电磁辐射场是由电和磁两个场所组成,所以 RF 场能用这两个场来衡量其大小。通常用每平方米的瓦特数(W/m^2)来表达和测量电场的大小,而用每平方米的安培数(A/m^2)来表达和测量磁场的大小。另外一个场用来表达 RF 场大小的单位是功率密度(Power density)。这个单位是用来精确记录一个远离发射源的区域中能量大小的,如每单位面积中的毫瓦数(mW/cm^2)。

二、RF 的生物学作用

1. 能量 RF 对于组织的生物学作用常常也是热学的作用,长期以来我们都知道暴露在高 RF 辐射对机体是有害的,因为 RF 能量能使组织迅速地加热,就像微波炉中烹饪食物时所发生的事件一样。当暴露于高能量的 RF 下,如超过 $100mW/cm^2$ 时,能非常明确地引起组织的加热并引起机体温度的升高。人体组织在暴露于高能量的 RF 下能发生损伤,因为机体不能有效地将 RF 所产生的热量释放出去。在一定的条件下,当组织暴露于 RF 下,而且功率密度达到或超过 $1\sim10mW/cm^2$ 时,组织的温度便会明显升高(但不一定会损伤)。热作用的程度取决于几个因素:辐射的频率、大小、形态和照射部位的方位(位置)、辐射时间、周围的环境状态、热消散是否有效等。

机体有两个器官对 RF 特别敏感,这就是眼睛和睾丸。因为它们没有足够的血流(血流是机体有效冷却组织的主要机制),所以当 RF 辐射后所产生的热量无法及时有效地释放出来。实验室已经证明当兔子短时间暴露在较高的 RF 下($100 \sim 200 \mathrm{mW/cm}^2$,$30 \sim 60$ 分钟)能发生白内障。同样当睾丸暴露在高水平的 RF 辐射下也能发生精子数的减少,而且活动能力下降,最终的结果是不育症的发生。当然在日常生活中我们经常接触到的并被普遍关注的 RF 能量是非常低的,不会引起机体组织温度的改变,但是在一些生产场所可能会发生 RF 超过安全的范围,而应予以重视。

在美容皮肤科中,最早应用的射频应该是 ThermaCool TC 单极射频[46],主要用来治疗皮肤松弛。射频能量的产生遵循 Ohm'S 定律原则(公式 1),这表明,电子运动与阻抗的作用所产生的热量与电流 I(安培)和时间 t(秒)有关。

$$公式 1:能量(焦耳) = I^2 \quad Z \quad t$$

I:电流(安培);Z:阻抗(欧姆);t:时间(秒)

ThermaCool TC 单极射频发射器提供 6MHz 交流电穿过一个特制的单电极发射到靶组织产生柱状分布的热量,一块可随意放置的接受极垫子放在患者的腹侧以产生一个射频信号通路。当射频治疗时,它能在一秒钟的时间内将生物组织中电场的电极极性改变 6 百万次,处于电场内充电的组织颗粒则以相同的频率改变其极性,真皮组织的天然阻抗(Ohm'S 定律中的阻抗 Z)对电子运动的作用便产生热量,电子运动所引起的这一摩擦便使得皮肤深层产生柱状分布的加热效应。加热的深度取决于治疗头的几何形状以及冷却持续的时间。射频在组织中的穿透深度因治疗头电极的表面积不同而不同。治疗头电极的表面积越大,则穿透的深度越深。产生的热量大小取决于每一脉冲治疗的组织的阻抗以及选择的治疗方式。皮肤表面保护的组织深度由冷却时间和强度控制。因此,组织中产生的热量的程度和深度可以通过改变治疗头电极的大小、几何形状、发射的能量(与组织的抗阻直接有关)以及冷却参数来决定。

体内研究表明,这种柱状分布的射频组织加热能产生双重作用。开始的作用是改变胶原,当能量破坏分子中的氢键时,能改变胶原分子中的三螺旋结构,从而导致胶原收缩。在胶原发生即刻性收缩以后接下来的便是在整个过程中会发生可以预料的、由于损伤所引起的更加明显的、渐进性、胶原收缩反应,这就是重新产生新的胶原,导致真皮的重建和增厚。动物研究表明,ThermaCool TC 仪能使浅到真皮乳头层深至皮下脂肪层的胶原都得到加热。ThermaCool TC 仪在不同的能量和冷却装置治疗后立即离体牛腱,用透射电子显微镜研究,结果表明,直径增粗并失去清晰边界的胶原纤维深达 6mm,能量越高,产生改变的胶原位置越深,范围越广[46]。

在人体皮肤的体内临床研究中,观察到相似形式的胶原纤维的立即收缩,而在非剥脱性激光治疗时没有报道这种快速收缩作用。在 Zelickson 的完整腹部组织的相同研究中,免疫印迹法分析证实,在治疗组织中 I 型胶原的 mRNA 的表达在治疗开始后稳步上升,这表明在单次治疗后创伤的愈合被启动了。胶原损伤所引起的胶原合成发生在几个月中(2 ~ 6 个月)或者更长时间。这一实验同时也表明,在真皮乳头层有纤维组织的形成及胶原合成增多,而在真皮网状层,发生上述改变的几率要小一些。治疗 4 个月后的组织标本证实,表皮和真皮乳头层增厚,并且有皮脂腺的收缩。

2. 频率　除了能量大小外,频率也是决定组织是否吸收 RF 并由此引起损伤的重要原因。用来表达机体吸收 RF 的一个名词就是所谓的特定吸收率(specific absorption rate,SAR),它的单位是每公斤体重的瓦数(W/kg),或每克的毫瓦数(mW/g)。实验显示机体对非辐射源处的 RF 能量的吸收以 80~100MHz 最好,当然吸收率尚与大小、形状和机体身高有关。换句话说,SAR 在这种情况下是最大的。不同频率的射频具有不同的应用。

- 医疗:100kHz~6MHz
- 收音机:5.9~27.41MHz
- 电视:54~220MHz
- FM 收音机:88~108MHz
- 微波炉:2500MHz

有一种情况下,当 RF 在一定的频率、音调和强度下,微波似乎能听到,如同时钟的嘀哒声或嗡嗡的声音。这种现象暂时还没有得到合理的解释,微波的这种作用对健康并没有什么伤害。

暴露在相对低能量的 RF 下,如低于能使机体产生热效应的能量下,是否也会对人体产生不利的或者是有害的后果目前并不清楚也不能证实,这些常常被称为"非热的效应"。数年前虽然在国际上有不少的文献报道他们对低能量的 RF 作用于人体的观察结果,但是这些结果中大多数都不能在后来的实验中得到证实。近来有不少来自于美国、欧洲以及其他地方的报道,他们观察到动物或其组织暴露在相对低的 RF 辐射下,发生了多方面的改变:免疫系统、神经学作用、行为改变等,微波可能对大脑组织或 DNA 具有一定的作用。微波是否会引起肿瘤目前尚没有得到证实,有很多研究室对此展开了研究,但一直不能得到结论性的结果。总的来说这些"非热效应"的 RF 的确存在,但它对人体是否有害尚不能确定。关于 RF 对人体的可能的伤害的研究一直都在进行着,在美国做了大量的研究,有政府的,也有学院和公司参与研究,但主要的经费大部分都来自于军方,因为 RF 在军方应用广泛,如雷达和卫星通讯系统等。近来 WHO 以及某些大的公司如 motorola Inc. 也对该领域感兴趣,因为这些公司的无线通讯就是应用最为广泛的低能量的射频技术。

三、临床应用

皮肤年轻化治疗的快速发展是本世纪的一个显著特征,依据患者的要求以及对技术的不断改进使得治疗技术不断地发展,这使得治疗后很快恢复甚至无需休假。一种新的非激光紧肤治疗技术是使用射频来加热皮肤,达到改善皱纹和皮肤紧致的作用。ThermaCool TC 仪是目前美国 FDA 批准使用的射频,已证实它是利用对皮肤的紧致作用来进行眶周皱纹的非剥脱性治疗的技术。射频紧肤治疗最近被介绍是非剥脱性激光治疗技术的一种补充,在某些方面,它可代替非剥脱性激光技术。随着技术的发展,现在已经有包括单极射频和双极射频在内的各种射频治疗技术。

1. 单极射频(monopolar radiofrequence)　ThermaCool TC 射频(Thermage 公司)是最早被美国 FDA 批准用于皮肤松弛和皱纹治疗的单极射频,也是单极射频的代表,该设备有四个主要组成部分:一个射频发射器,一个手具,一个冷却调节器,以及可控制的治疗头。

ThermaCool TC 射频发射器提供 6MHz 交流电穿过一个特制的单电极发射到靶组织产生柱状分布的热量,一块可随意放置的接受极垫子放在患者的腹侧以产生一个射频信号通路。发射器由机器内部一个依赖集成电路块的计算器调节,这个计算器可处理反馈信息,包括治疗头和皮肤之间的温度、使用的压力、组织表面接触的面积大小,以及皮肤的实时阻抗。这些信息由手具里面的一台微电脑收集,通过一种快速传导的光导纤维束传至发射器。射频能量发射前后及发射过程中,冷冻剂被喷雾到治疗头内侧的膜表面,以此提供冷却保护作用,从而保护皮肤不至于过热及产生损害。治疗头通过导电膜里面的热敏仪不断监测热从皮肤的传导。这使皮肤中产生一种反向的热量变化曲线,并且导致深层皮肤,甚至皮下组织的柱状加热效应和收紧。加热的深度取决于治疗头的几何形状以及冷却持续的时间。治疗头的新的尺寸以及治疗的速度还在研究中。新的设计将使治疗参数可以随意调节,以加热更深的靶目标,而且提供更强效的表皮保护。动物研究表明,ThermaCool TC 仪能使浅到真皮乳头层深至皮下脂肪层的胶原都得到加热。另外,动物研究检验了使用 $1cm^2$ 治疗头,治疗时间为 2 秒或 6 秒时的情况,这种治疗模式分别称之为"快速"和"标准"治疗头。乳酸脱氢酶(LDH)和热休克蛋白(HSP)染色被用于确定这两种治疗头作用的深度。结果表明,"快速"和"标准"治疗头的作用深度是一样的。这可以从 LDH 和 HSP 这两种酶失活时的组织化学中观察到。在这个实验中重要的发现是,即使冷却和加热的时间和强度不一样,LDH 酶在两种治疗头的作用水平基本相同时被灭活。

治疗头上有一个独特的电容化耦合的电极,能量通过非常薄的绝缘材料均匀地释放出来,因此,可形成一种均匀的电场。每个治疗周期包括三个阶段:预冷却、冷却和治疗、延迟(后)冷却。如果使用传统的治疗头则治疗周期为 6 秒,若使用最新发展的快速治疗头则约 2 秒。当使用最新研发的快速治疗头时,如果治疗头的四个角没有与皮肤完全接触,则手具的微处理器就不能发射治疗脉冲从而避免可能产生灼伤。

这种装有同步冷却表皮系统的射频仪的最早可行性研究是利用一种三维 Monte Carlo 数学模拟装置来精确测定人皮肤内理论上的温度分布。结果表明,这种治疗头的设计在皮肤内可产生柱状加热,同时可保护表层以防止热损伤。这使得皮肤表层下方的组织比表皮产生更明显的温度升高。射频在组织中的穿透深度因治疗头电极的表面积不同而不同。治疗头电极的表面积越大,则穿透的深度越深。产生的热量大小取决于每一脉冲治疗的组织的阻抗以及选择的治疗方式。皮肤表面保护的组织深度由冷却时间和强度控制。因此,组织中产生的热量的程度和深度可以通过改变治疗头电极的大小、几何形状、发射的能量(与组织的阻抗直接有关)以及冷却参数来决定。这些加热、冷却和能量参数均已储存入可调节的治疗头内的小的芯片内,并且生产厂家对这些参数进行了优化和升级,这些升级与操作者治疗时的参数设计以及射频发射器的软件升级无关。

患者选择的原则包括仔细选择年龄在 30 ～ 70 岁,皮肤厚度中等,轻至中等颌部和颈部松弛的患者,使用合适的能量治疗。对松弛部位和邻近松弛部位的皮肤均进行治疗以增加治疗的反应率。因为 ThermaCool TC 仪在皮肤加热的同时会冷却表皮。已证实不会引起皮肤色素加深或减退,因此,所有的皮肤类型均能有效治疗。患有严重光老化或更严重的皮肤凹陷者用 ThermaCool TC 仪治疗也会有效改善,但改善的程度可能小一些。

为获得美国 FDA 批准 ThermaCool TC 仪用于美容治疗,研究者花了 6 个月的研究去评价这一设备的作用和安全性。86 例患者只使用 ThermaCool TC 仪治疗前额和颞部。平均说来,患者使用 65～95J/cm² 范围的能量单次治疗 68cm² 大小。22 例患者在治疗开始前即刻或治疗开始后的不久在眉的上方进行神经传导阻滞。通过独立的盲态照片评分比较,治疗 6 个月后,依据 Fitzpatrick 皱纹分级标准,眶周部位的皱纹83.2%(99/119)的患者改善至少进步有 1 级,另外,14.3% 的患者(17/119)无改善,2.5% 的患者(3/119)加重。照片分析提示,61.5%(40/65)的患者治疗 6 个月后眉毛提升至少有 0.5mm。50% 的患者(41/82)对他们的治疗结果感到满意或非常满意。不良反应的发生率是低的,主要包括水肿(13.9%,即刻发生)和红斑(36%,即刻发生)。1 个月的时候,无一例患者有水肿,仅 3 例(3.9%)有红斑的持续存在。罕见的 Ⅱ 度灼伤在 5858 次射频治疗中发生了 21 次,这表明,每次治疗有 0.36% 的可能会发生灼伤。治疗 6 个月后,3 例患者有很小面积的瘢痕存在。作者得出结论:单用 ThermaCool TC 仪治疗可减少眶周皱纹,同时产生持久的眉部提升,并且可改善脸部美容。作者同时也总结了以前没有操作过 ThermaCool TC 仪的医生进行治疗的安全性,给人的印象是深刻的。

2. 双极射频(bipolar radiofrequence)及三极射频(Tripolar rediofrequence) 在应用单极射频治疗的基础上,近来诞生了双极射频。包括皮肤在内的人体组织富含电解质及其他化合物,这些物质属于导体可以在电流经过时产生热量。作用的射频能量可以根据靶组织特点进行调节。此外,皮肤中的水分会因以下因素变化,包括身体部位不同、每天不同时间、环境湿度、内在水合作用及局部使用的导电介质。因此,在不同的治疗中通过皮肤的射频电流会因为不同的因素改变。

在双极射频中,能量沿发射器(或正极)至天线(或负极)的闭合回路运动。能量遇到组织中的阻抗时将产生热量。根据电极形状不同、电流大小和靶组织的阻抗不同,所产生的热量随之改变。双极结构中,电流仅流经两个电极间很短的距离,无需回路电极。相对单极结构,主要优点在于电流的分布易于控制。但是在双极系统中,如果电极放置于皮肤表面,那么能量的有效穿透深度局限于电极间距离的 1/2,这意味没有足够的能量到达深层结构,无论发射的能量多高都只能达到表浅的效果。

Michael Goldman. MD 等认为过去使用的射频能量很大,治疗非常疼痛,而且临床结果并没有预料的那样好,因此必须重新设计和考虑让它更为有效。一种新的更安全有效的射频技术就是 Aluma™ 双极射频(Lumenis 公司),与以前任何一种射频都不同,它使用了独特的真空负压技术(Vacuum Technology),因此即便使用非常低的能量同样也非常安全。这种射频结合负压的技术被称之为 FACES 技术,即 Functional Aspiration Controlled Electrothermal Stimulation(FACES,实用吸引控制电热刺激技术),这种射频技术在于结合了真空辅助使皮肤定位及折叠以进行除皱或紧肤治疗。折叠皮肤时真皮与电极的排列形成直列关系(如图 1-3-8)。

局部使用导电耦合胶配合特殊的工作头设计将热量有效集中于真皮,最大程度提高疗效与安全性。在设计上轻巧的治疗手柄连接到真空设备上(4～28Hg),将支肤牵拉入

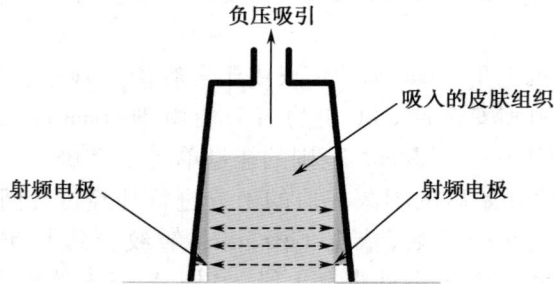

图 1-3-8　FACES 治疗头工作原理图

预置深度的平行电极。双极电极位于一次性治疗头的内部接近治疗头外端。RF 治疗头有两种型号:3mm×18mm 和 6mm×25mm,前者适用于皱纹的治疗,而后者适用于皮肤的紧致治疗。皮肤适当填充治疗头后,电极间以 2～10W 功率释放出 468kHz 的射频电流。脉宽通常为 1～5 秒,每脉冲提供 2～50 焦耳能量。皮肤表面涂抹特殊的导电的耦合胶以增强角质层导电性。治疗头有电安全设计并有一个过滤装置以防止导电胶进入手柄和主机。

皮肤深层的胶原和弹性纤维构成皮肤的架构,并决定皮肤的韧性和弹性。随年龄增长,交错的纤维网变得松散,皮肤的外观和性状发生改变。一般而言,由于胶原降解加速和合成减慢,成人皮肤胶原含量每年降低可能会达到 1%。Aluma™ 治疗目的是逆转由此造成的皱纹和皮肤松弛。当胶原被加热时,部分结合键被破坏,导致三维螺旋结构松弛。在最高治疗温度和加热时间的共同作用下,一些部位胶原纤维发生变性。在结合键的维持下,至少部分胶原出现收缩和增厚。基于以上原理,Aluma™ 发射的射频能量产生热量,引起真皮胶原收缩。此外,还可通过引发皮肤的愈合机制,或者直接作用于真皮细胞基质从而促进胶原新生。根据温度分布和加热时间不同,基于复杂的多元机制,不同皮肤层次出现胶原收缩、成纤维细胞活动、纤维增生和全面胶原增生。Aluma™ 的真空吸引和治疗头设计将热量有效限制于电极间组织,精确地控制皮肤不同层次/体积的温度。该设计保证了特定层次的胶原收缩并保证其他表浅层次的胶原增生。有报告称皮肤定位(如真空吸引)技术对成纤维细胞产生机械压力导致胶原新生,可能增强 Aluma™ 的疗效。值得注意的是,对皮肤的加热和真空吸引均可促进局部血供,有效提供成纤维细胞活动和后继皮肤全面年轻化需要的营养。

从技术观点,Aluma™ 的射频工作频率为 468kHz,是一种接触性的射频,一般不容易发射出来,结合使用 FACES 技术提供的真空吸引不仅保证最佳靶组织选择性和最低能量要求,还保证了皮肤表面与电极的良好接触,确保能量的良好传递,并且在一个相对封闭的状态下进行治疗,减少了射频可能出现的泄漏,这一点对于治疗眶周的皱纹非常重要。而随射频机一起提供的耦合胶则能消除人种皮肤的差异和季节对皮肤导电的影响,使治疗在一个相对标准的情况下进行,因此在安全性和有效性方面得到了良好的控制,这种设备是具有一定的特点的。

Aluma™ 可以根据病人情况调节治疗参数(通过改变功率、脉宽和负压大小)进行个性化治疗,治疗后的最佳反应是脉冲结束后即刻观察到皮肤轻度红斑形成。为了达到理想的治疗效果,可以对功率、脉宽或二者同时进行调节。但是每层次皮肤或单位体积的皮肤组织吸收的能量同样影响治疗效果,这与真空吸引强度及局部皮肤特点密切相关。治疗头的形状、大小与治疗的组织体积、面积大小密切相关,因此对治疗效果也会造成影响。小治疗头通常用于治疗皱纹,大治疗头通常用于紧肤。治疗头的方向对治疗效果也有一定影响。在皱纹治疗中,治疗头长轴应与皱纹平行,皱纹中点置于治疗头正中,距两边电极距离相等。紧肤治疗中,治疗头应与收紧的方向垂直。

在 Lumenis 公司的产品中,FACES 双极射频 Aluma™可以是单机也可以升级安装在 Lumenis One 的工作平台上,这两种模块都为不同治疗提供了预置参数。设备使用初期可根据 Lumenis 预置参数进行治疗,当获得一定经验后可以设置并使用个性化参数。可以说 Aluma™对于所有皮肤类型的治疗都是安全有效的。尽管治疗与皮肤颜色没有直接的关系,在治疗时可以根据皮肤的其他特点选择治疗参数。另一方面,为了提高安全性、有效性和治疗中的病人舒适度,可以选择多次治疗方式(最多三次)。较高的能量可以分成多次的可耐受剂量进行治疗,并且可以根据特定的治疗层次进行参数调整。相应的,根据治疗区域的皮肤质地和外观,每次治疗可以对参数进行调节。根据现有的临床资料,治疗应包括 6 ~ 8 次,间隔时间为 2 周。

一项临床研究中,包括 42 名女性及 4 名男性,年龄范围 33 ~ 71 周岁,平均年龄 52 ± 9 岁。无孕妇,无体内有永久电子植入物者(被动或主动式植入物,如起搏器等),无明显皮肤异常或任何影响治疗部位皮肤导电性的疾病(如急性干燥症)。病人以 1 ~ 2 周的间隔进行全面部治疗,随访至末次治疗后 6 个月。分级标准按 Fitzpatrick-Goldmen 皱纹及弹性分级(ES)进行评估,在治疗的早期即发现明显皱纹改善。随实验的进行,改善效果得到提高,并在最后一次随访达到最佳。术后 6 个月,ES 评估改善约 2 级,85% 的个体至少有一个 ES 单位的改善。观察到的现象符合生物学改变:快速胶原收缩,继发的胶原新生,产生可肉眼分辨的远期效果。90% 的个体对治疗及效果表示满意。治疗基本无痛,极少见副作用。所见副作用均为轻度或中度,所有病人均迅速恢复,未对后继治疗机会造成影响。

有一种结合使用 RF 和光的光电协同治疗技术(Elos),在国内曾被翻译成 E 光,其设备是将 RF 和 IPL/激光结合起来进行多重治疗(Syneron)。这种设备加上了 RF 是一种标准的普通双极射频装置,两个电极平行排列,使得治疗用的光能量降低以增加安全(图 1-3-9)。这台设备的 IPL/激光部分所产生的结果似乎与其他的 IPL/激光相似。增加 RF 可以提高除去黄发和白发的能力并可提高皮肤再年轻化治疗的结果。但是需要更多的工作来证实这些发现。

在 2008 年第 8 届亚洲皮肤科会议上,以色列 Pollogen 公司(Pollogen Ltd)展出了一种新的射频,商品名为 Tripollar,其特点是采用三个电极治疗(如图 1-3-10),三个电极互为发射和接受极,工作频率为 1MHz,该公司称这种射频为三代射频,能更好地刺激皮肤,达到治疗皮肤松弛、脂肪消融的目的。

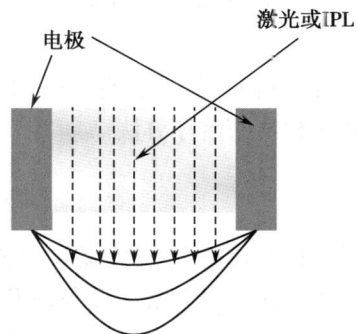

图 1-3-9 ELOS 工作示意图

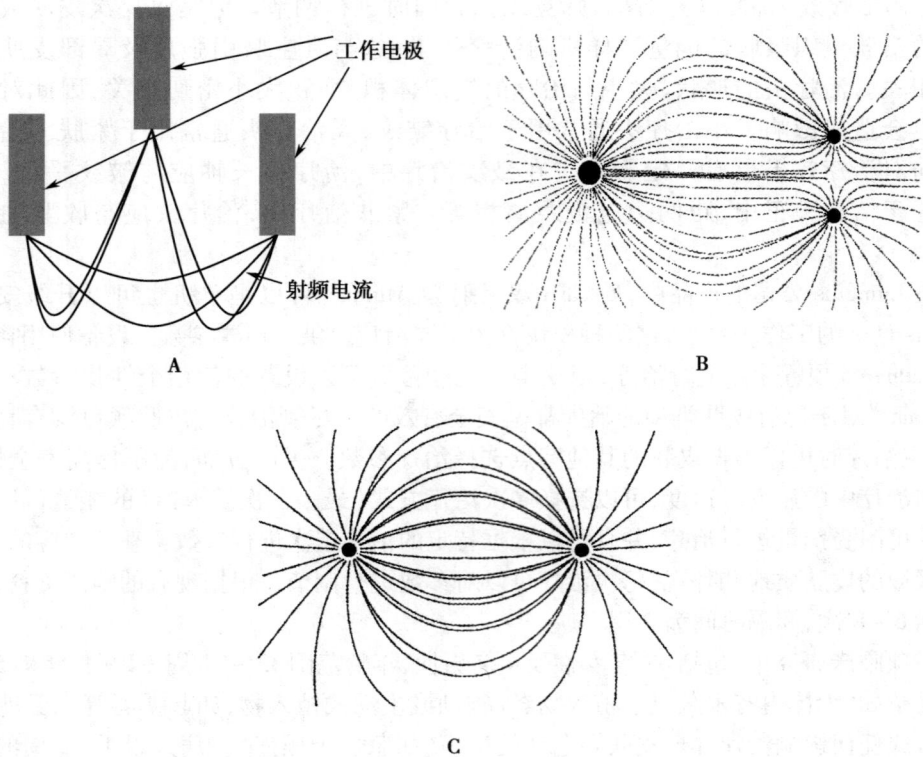

工作电极

射频电流

A

B

C

图 1-3-10　三极射频的工作示意图
A：三极射频工作示意图；B：三极射频治疗时在皮肤表面射频电流
示意图；C：两极射频治疗时在皮肤表面射频电流示意图

（周展超）

第五节　其他光源

准确地讲，射频和红外线等不能属于我们普通意义上的光，之所以我们将这些电磁辐射波都称作光，是因为这样好理解。在美容皮肤科治疗中，除了激光、强脉冲光和射频外，尚有其他光源的治疗设备。例如治疗痤疮的蓝光和 LED（光调作用）的光源。这些光不属于激光范围，也不属于强脉冲光范围，属于非热学作用的光源，因此，在商业上有部分人称之为冷光子。有一种红外线的脉冲强光，波长为 1100～1800nm，处于红外线范围，治疗时间可达到 10 秒（脉冲宽度），是一种利用红外线作用于真皮，通过热学作用来达到紧肤和消除皱纹的治疗方法。

一、痤疮治疗光子

现在有超过 20 种设备可以进行痤疮的光疗[47]。近来，多数以前用来治疗毛细血管扩张和皮肤色素异常的设备被 FDA 批准可用于痤疮的治疗。

低剂量的光化学反应需要使用连续输出的蓝光光源或者更长波长的可见光光源，这种方法一般都是采用多排光源进行全脸照射治疗。使用低能量密度的脉冲光时，可以选择是否联合使用光敏剂。在使用低能量密度的治疗方法中,例如低能量密度的脉冲染料激光(如595nm激光)或者低能量密度的脉冲强光(IPL)、磷酸钛钾(KTP)激光时,光的剂量被减少到仅能引起轻微不适甚至无痛的程度。治疗是一个脉冲连着一个脉冲进行的,直到覆盖整个治疗面积。每次治疗都需要5到15分钟的时间。

联合使用光敏剂或前体,如氨基酮戊酸(ALA)引发光化学效应可能是治疗寻常痤疮非常有前途的一种治疗[48]。治疗的方法有多种方案。使用连续波长的光源,如BLU-U光时(全脸照射10~15分钟),疼痛程度与涂抹ALA维持的时间及光照剂量有关。患者更喜欢使用风冷设备(如德国的Zimmer)使治疗更易耐受。最常用的方案是操作者在照射前1~3小时(在皮损处)涂抹ALA溶液,之后,患者被要求远离任何自然光线。丙酮表皮剥脱术(Peeling)和/或某些类型的微晶皮肤磨削术能加强这些药物的渗透性。伍氏灯可以用来检测在治疗前显现荧光的多少并预测表皮内光敏剂的含量。

脉冲光与ALA联合使用也被应用于寻常痤疮的治疗[49]。治疗时疼痛感与不使用ALA时类似。但是,使用ALA时初始的反应更强烈,可以观察到红斑和水肿。

常见的副作用发生于对于同种设备使用不当时。比如,脉冲激光的过度治疗可以导致起水疱、色素异常甚至瘢痕形成。最引起操作者关注的是使用ALA时不慎引起的光毒性反应。大部分不良反应是在治疗后发生的。患者常常不慎在日光下暴露了几分钟,包括受到穿过屋顶天窗或车窗的日光照射。所以患者在回家路上必须穿着不透光的衣服。

另外长波中红外激光(1450nm)对皮脂腺有热效应,因为这一光线能被皮脂腺及周围的水所吸收,治疗后导致皮脂腺发生结构的改变,因而对痤疮治疗可能有效[50]。与1450nm功能类似的激光,如波长为1320nm和1440nm等激光也许能获得类似的治疗效果。

1. UVA光　UVB没有真正的抗痤疮作用,且存在灼伤的危险而不易被耐受。UVA可以穿透到大约60μm的位置。由于光的衰减,单用UVA照射可能仅对漏斗上部和表皮有作用。照射可能导致表皮细胞代谢加快和轻度的脱屑。同时,位置表浅的痤疮丙酸杆菌可能对UVA的光动力和非光动力介导的杀菌效应均敏感。UVB和UVA已被证明对痤疮没有长期效应(至少与外用药物甚至是安慰剂相比,没有优势),UVA效果最差。然而,UV光对痤疮可能有一点抗炎作用,70%的患者认为阳光对改善痤疮有效(很有可能是由于其有立即干燥皮肤的效果)。即使在光谱中,较短的波长(如UV相对于蓝光)对杀灭痤疮杆菌有更好的效果,但可见光穿透性更好,且与UVA不同,它没有致癌性。并且,长时间暴露于UVA光下可使皮脂腺增大。

2. 紫光和蓝光　紫光和蓝光较UVA穿透更深(前者为90~150μm,后者为60μm),但其强度在组织中衰减很快(由于黑素细胞的吸收和散射造成)。所以,即使使用了ALA,且ALA及其产生的原卟啉IX在皮脂腺内积累到了理想的浓度,到达腺体的光也达不到足够的量。另一方面,光可以激活表皮和漏斗顶端的原卟啉IX,造成这些区域的损伤,杀灭一部分痤疮杆菌。随后,可能会出现炎症的消退,表皮代谢的加快和皮脂腺分泌的改善。

这些设备的发射强度在mW/cm²范围内,光照射时间为10~20分钟,治疗无痛。其工作原理为内源性的卟啉(为痤疮杆菌代谢产生的副产品)被激活并产生单线态的氧。总体疗效结果不一,利用内源性卟啉的治疗效果所能持续的时间(能量密度 <100mW/cm^2)也还不明确。在一项研究中,对34名患者进行了蓝光的治疗。患者被分为两组(高剂量和低剂量组)并使用高能高压的蓝光进行治疗(波长为400～420nm)。在总共20次的治疗中发现,10次治疗后(能量强度55mW/cm^2,每次十分钟,每周四次,共治疗五周),痤疮皮损的改善达到"非常好"的程度。在高剂量组中,总的光剂量达到650J/cm^2。有趣的是,第十次到第二十次治疗之间,疗效并没有进一步的改善。同时,低剂量组改善更为明显。在这次研究中,在治疗结束后未随访患者[51]。

3. 绿光、黄光和红光　绿、黄和红光可以穿透到足够的深度(分别为280μm,450μm和550μm),直接作用于漏斗部的痤疮杆菌。且随着能量密度的增加(高于200mW/cm^2),还可以直接加热表皮、血管,甚至可能是与皮脂腺相连的微小着色的毛干。一部分的光也许可以到达皮脂腺,在那里外用ALA后可以产生原卟啉IX。

一项研究中,107名患者被随机分到四个治疗组:蓝光、蓝-红光、白色冷光源和过氧化苯甲酰组。在12周内每天接受持续15分钟的治疗,蓝光累积剂量达到320J/cm^2,红光达到202J/cm^2。白光被用来作为对照组。结果显示,红-蓝光联合治疗效果最好。在12周后,炎性皮损消退75%。蓝光和过氧化苯甲酰的效果类似,在12周后消退均为60%左右。低输出功率的白光(室内光"对照组")照射后皮损计数也有25%的减少[51]。

在另一项研究中,患者接受了每周三次,共20次的治疗。每次治疗约20分钟。三种类型的光源被使用:1)"全波长"光,混合了UVA、紫、绿光。2)"紫光",混合了UVA和紫光以及少量的绿光。3)"绿光",绝大部分的绿光混合了少量紫光。研究者观察到在20次治疗结束后,"全波长光"、"紫光"和"绿光"对痤疮严重程度的改善分别为14%、30%和22%。结果显示,"紫光"组效果最好,但差异无显著性。与大多数研究相同,光主要作用于炎性皮损,对粉刺效果不大。Kawada等用峰值在407到420之间的蓝光(卤素光,Clearlight,Lumenis)治疗了30名患者。光源的输出强度在90mW/cm^2,每周治疗两次,共五周。结果显示痤疮皮损(所有类型)消退55%。77%的患者达到"改善"或"明显改善",但有20%的患者皮损恶化或无明显改变。在治疗结束后1个月,大多数好转的效果仍能维持。

4. 近红外光　1064nm的激光在皮肤主要色基的吸收光谱里有着独特的地位。黑色素和血红蛋白对激光的吸收量不多,但仍有相当的吸收。当脉冲叠加或在较高的能量密度下,水分子也被加热且组织损伤延伸至表皮下数毫米。(治疗中)我们仅需对皮脂腺适度的加热,否则,在这种(非选择性加热的)情况下,对腺体造成严重的损伤会导致剧烈的疼痛甚至可能是全层的表皮坏死或瘢痕形成。

5. 中红外激光　这种激光可因冷却类型、波长、脉冲宽度、能量密度的不同被用来加热表皮下的不同层面。在多数情况下,只能谨慎地使用这些设备设定合适的参数来加热皮脂腺。根据皮脂吸收曲线,在(1320～1540nm)这一区间,皮脂与水相比对激光并没有更高的选择性。所以,只有当包围着皮脂腺的组织液被加热后,才会出现皮脂腺的损伤。如果要设计一种可选择性加热皮脂腺的光源,其波长应在1.2～1.7μm之间。然而,即使在这种波长下,水和皮脂对激光的吸收比仍然较小。另一方面,由于皮脂腺较周围皮肤冷却更慢,所以应该优化参数以造成腺体的选择性损伤。

6. 其他　低能量密度PDL(585nm,1.5或3J/cm^2,单脉冲)治疗痤疮可获得明显改善,但使用高、低能量密度组间无明显差异,推测这种激光可能可以直接杀灭细菌,并且能改变细菌的免疫应答。高能量密度的 IPL(不联用 ALA)的研究显示其可减轻皮肤潮红和痤疮样皮疹。另一种情况为在多脉冲时使用较低的能量。较低的能量可能会增加光化学作用,其输出光谱主要为紫-蓝光和/或绿-黄-红光,可能大部分被原卟啉 IX 吸收。例如,使用主要发射绿-黄光的 IPL(Lux G,525～1200nm,Palomar Medilux,Palomar,Burlington,MA,USA)或主要发射紫-蓝光的紫光 IPL(Lux V,400～700nm,和 870～1200nm),在不联用 ALA 的情况下,每周治疗一次可能会有效治疗痤疮。另一种闪光灯仪器(Clear touch TM,Rasiancy Inc,Orangeburg,NY,USA)使用光谱中的绿-黄光部分来杀灭痤疮杆菌,使用"热"脉冲来"减轻炎症"也可能有效。KTP 激光通过选择性地加热色素及血液,以及可能产生的初级 PDT 效应,KTP 激光可以用来治疗痤疮和酒糟鼻。近来报道了一种射频设备(Thermage,Hayward,CA,USA)对治疗寻常型痤疮也有效。

许多研究已经发现 ALA 更倾向于在皮脂腺堆积和生成原卟啉 IX。然而,ALA 在腺体内的选择性堆积也取决于基质和应用的时间。在腺体内积累足够的量很有可能至少需要 3～4 个小时。当光照射到已使用了 ALA 的皮肤时,原卟啉 IX 以一种三联体的形式被激活,间接地产生单线态的氧。ALA 已经与连续光源(CW)联合应用于治疗包括痤疮在内的多种皮肤疾病。最近,ALA 被进一步用作 IPL 和 PDL 的"增强剂"。作用机制是 ALA 联合了 PDL 及 IPL 的光子嫩肤作用,可以在清除痤疮皮损的同时,减少褐色和红色的色素异常损害。一般建议进行三次治疗,间隔四周。在照光前 1～2 小时涂抹 ALA。虽然有证据显示这种方法能减少痤疮数量,且其中 ALA 可能起了某些作用,但脉冲光在极短时间内诱导形成大量单线态氧的可能性很小。更有可能的情况是 IPL-PDL 通过完善的光热学机制减少了皮肤潮红,或 PDT 与光热学作用间可能存在某些协同效应。

在使用毫秒脉宽的 IPL 和 PDL 脉冲时也可以观察到 PDT 效应。然而即使暴露于日光下也会比 5～30J/cm^2 的脉冲绿光或黄光产生更多的单线态氧。当在外用 ALA 后过早(在能够产生足够的原卟啉 IX 之前)使用 IPL 或 PDL 照射时,更是如此。目前没有研究显示在短时间应用 ALA(0～2 小时)后使用脉冲光产生的光动力效应可以对皮脂腺造成选择性损伤。

虽然人们对治疗痤疮的新的物理方法充满热情,但我们应该记住许多的疗效是暂时的,且并非 100% 有效。作为一种可家用的治疗手段,低能量红/蓝光源可能对青少年和其他愿意每日自我治疗 15 分钟左右的人来说是有实际意义的。然而,单用可见光源也许仅能轻微地改善痤疮。另一方面,患者也许可以将光疗与外用药物如过氧化苯甲酰联用,并避免了对于口服抗生素的需求。

二、光调作用光子

发光半导体(light emitting diode,LED)在我们的每日生活中无处不在,能发射出波长为 510～872nm 的连续光谱,它们常常用作指示器。然而仅仅在最近,由于新生产出了高强度半导体,它们才开始被用于医学领域。这种毫瓦级的设备被证明对组织有生物学效应。Gentlewaves LED(LightBioScience,Virginia Beach,VA,USA)发出的光的波长比经典激光宽,比 IPL 窄。它们可以被组装入一个大的平板内,一次性治疗整个面部。LED 比常规激光设备,甚至 IPL 的能量低得多,因此被商业包装成为冷激光(cool laser)。据报道波长为 590nm 的低能量密度的黄光 LED,可以在皮肤内通过目前知之甚少的非热亚细胞信号途径调节细胞活性,这种效应对波长和脉冲宽度敏感,这种作用被称为光调作用(Photomodulation)[52]。光调作用对皮肤光老化的治疗作用正受到越来越多的关注。

低能量激光结合高压氧促进大鼠伤口的愈合速度,增加伤口局部氧浓度可以促进反应性氧基团的(ROS)形成,激活伤口愈合的级联反应。在治疗溃疡时不同的低密度激光如氩铬(442nm),氦氖(632.8nm),氪(670nm),GaALAs(780nm 和 830nm),二氧化碳(10600nm)激光中发现疗效最好的是632.8nm。同时,已经证实 LED 能够促进体外小鼠成纤维细胞、大鼠成骨细胞和骨骼肌细胞以及人上皮细胞的生长。在低氧环境下,如潜水艇中,LED 治疗使锯齿状伤口愈合加速 50%。这种联合使用是否对慢性不愈合伤口,如糖尿病足溃疡、下肢静脉淤积性溃疡、继发于放疗的损伤和活动受限病人的压力性溃疡具有治疗作用,尚在研究中。这些发现是否具有意义不在本书的讨论范围内。

LED 也许在治疗脱发中具有潜力,在初期的研究中观察结果似乎令人鼓舞的。治疗后脱发区生长出正常的头发或者桃毛状毛发,这些结果有些非常满意,但也有无效的(使用某些参数治疗时)。治疗最好的结果是能推迟或者预防毛发的脱落,因为推迟毛发的脱落比刺激毛发的生长要容易一些。近期目标是试图获得一些确实的疗效,因为这种治疗是非常安全的,治疗本身非常快捷而且没有痛苦,也许能在自己家里使用,一种预防毛发脱落而不是刺激新的毛发周期的方法。

三、紧肤光子

TITAN 是一种非常特殊的光子治疗设备,能释放波长为 1100～1800nm 的红外线宽光谱的光,由于在这个范围内,色素对其相对吸收非常少,因此这个区间的光能很顺利地穿透到真皮。另外,这个范围的光正好是水的高吸收区域,因此紧肤光子能很好地作用于真皮并通过热的作用,刺激真皮胶原的合成达到紧肤和治疗皱纹的作用[53]。治疗时的光脉冲宽度通常为 1～10 秒,这是一个对真皮产生足够刺激的时间,但是这也是其缺点:治疗速度较慢。

TITAN 具有双重的机制。首先它非常类似于我们知道的 CO_2 激光,能够使胶原纤维收缩,这种效应是即刻发生的。另外一种机制是它能刺激纤维母细胞的功能,增加胶原和弹力纤维的合成,这一效果发生在治疗后的很长一段时间内,也许发生在 6～8 个月以后,或更久以后,这时方能看到效果。远期的疗效依赖于新胶原的形成,这需要 6 周或 3 个月的时间。这项技术也许具有很大的潜力,但是与其他治疗方法比较(如射频)是否具有优势尚在观察中。

四、等离子能量(Plasma Energy)

这是一种新的治疗技术[54]、[55],一种新的能量的应用。这种技术的优点是治疗简单,而且能在诊所和门诊中进行,它对皱纹的疗效据说是显著的,商家甚至认为超过了其他浅表皮表再生(Resurfacing)技术的效果,如超过了一次 CO_2 和铒激光扫描或三氯醋酸(TCA)化学剥脱的疗效。Portrait PSR 是首台推出来的产品,治疗时非常快捷安全,整个面部的治疗仅需要不到 10 分钟的时间,重复的低能量的治疗对日光性色素斑以及皮肤质地的改善非常有效,而要达到这种疗效仅需要 2 ~ 4 次的治疗。但这项技术对于我们来说毕竟太新了,论文并不多,很多报告都来源于商家,其临床的价值需要时间来检验。

(周展超)

参 考 文 献

[1] Herd RM, Dover JS and Arndt KA. Basic Laser principles. Dermatol Clin,1997, 15(3):355-372

[2] Goldman MP, Fitzpatric RE. Cutaneous Laser Surgery. 2nd ed, New York: Mosby, 1999

[3] Goldberg DJ. Laser and Light vol 1. Philadelphia: Elsevier Inc,2005

[4] Carniol PJ. Laser Skin Rejuvenation. Lippincott-Raven, 1998

[5] 周展超摘译. CO_2 磨皮激光治疗皱纹的比较. 国外医学·皮肤性病学分册. 1999,25(5): 305-306

[6] Garden JM and Bakus AD. Laser treatment of Port-Wine Stains and hemangioma. Dermatol Clin,1997, 15(3):373-384

[7] Clark C, Cameron H, Moseley H et al. Treatment of superficial cutaneous vascular lesions: experience with the KTP 532nm laser. Lasers Med Sci 2004, 19(1): 1-5

[8] Railan D, Parlette EC, Uebelhoeer NS et al. Laser treatment of vascular lesions. Clin Dermatol,2006, 24(1): 8-15

[9] Bucci J and Goldberg D. Past, present and future: Vascular lasers/light devices. J Cosmet Laser Ther. 2006,8(3):149-153

[10] Li L, Kono T, Groff WF et al. Comparison study of a long-pulse pulsed dye laser and a long-pulse pulsed alexandrite laser in the treatment of port wine stains. J Cosmet Laser Ther,2008,10(1):12-15

[11] Levy J. L and Berwald C. Treatment of vascular abnormalities with a long-pulsed diode at 980nm. J Cosmet Lase Ther 2004, 5(4): 217-221

[12] Sadick NS.: Laser treatment with a 1064nm laser for lower extremity class I-III veins employing variable spots and pulsed width parameters. Dermatol surg,2003, 29(9):916-919

[13] 顾瑛,刘凡光,王开等. 光动力疗法治疗鲜红斑痣 1216 例临床分析. 中国激光医学杂志,2001,10(2):86-89

[14] 周国瑜,张志愿. 氩激光光动力治疗鲜红斑痣的初步临床观察. 上海口腔医学,2000,9(3):168-170

[15] Adamic M, Troilius A, Adatto M,et al. Vascular lasers and IPLs. guidelines for care from the European Society for Laser Dermatology (ESLD). J Cosmet Laser Ther,2007, 9(2):113-124

[16] Raulin C, Schroeter C, Weiss RA et al. Treatemtn of port wine stains with a noncoherent pulsed light source. a retrospective study. Arch Dermatol,1999, 135(6): 679-683

[17] Wang HW, Liu YH, Zhang GK et al. Analysis of 602 Chinese cases of nevus of Ota and the treatment results treated by Q-switched alexandrite laser. Dermatol Surg,2007,33(4): 455-460

[18] Kuperman-Beade M, Levine VJ and Ashinoff R.. Laser removal of tattoos. Am J Clin Dermatol,2001;2(1):21-25

[19] 周展超,吴余乐,戎惠珍等. Q-开关掺镱石榴石激光治疗蓝色文刺疗效分析. 中华皮肤科杂志, 2002,35(1): 59

[20] 冯雨苗,王淼淼,周展超. 深肤色人种的激光脱毛. 国际皮肤性病学杂志,2007,33(1): 24-26

[21] Munavalli GS, Weiss RA, Halder RM. Photoaging and nonablative photorejuvenation in ethnic skin. Dermatol Surg. 2005 Sep;31(9 Pt 2):1250-1260

[22] Ancona D, Stuve R, and Trelles MA. A multicentre trial of the epilation efficacy of a new, large spot

size, constant spectrum emission IPL device. J Cosmet Laser Ther,2007,9(3):139-147

[23] 李光,周展超. 脉冲强光对光老化的治疗作用. 国际皮肤性病学杂志,2007,33(1): 30-32

[24] David J Goldberg. Laser Hair Removal. UK. Martin Dunitz Ltd,2000

[25] Stenn KS and Paus R. . Controls of hair follicle cycling. Physiol Rev,2001,81(1):449-494

[26] Ross EV. Extended theory of selective photothermolysis: a new recipe for hair cooking? Lasers Surg Med,2001,29(5):413-415

[27] Altshuler GB, Anderson RR, Manstein D et al. Extended theory of selective photothermolysis. Lasers Surg Med,2001, 29(5):416-432

[28] Boss WK, Usal H, Thompson RC et al. A comparison of the long-pulse and short-pulse alexandrite laser hair removal systems. Ann Plast Surg,1999, 42(4):381-384

[29] Eremia S, Li CY, Umar SH et al. . Laser Hair Removal: Long-Term Results with a 755nm Alexandrite Laser. Dermatol Surg,2001, 27(11):920-924

[30] Lorenz S, Brunnberg S, Landthaler M et al. Hair removal with the long pulsed Nd:YAG laser: a prospective study with one year follow-up. Lasers Surg Med. 2002; 30(2):127-314

[31] Johnson F and Dovale M. Intense pulsed light treatment of hirsutism: case reports of skin phototypes V and VI. J Cutan Laser Ther,1999,1(4):233-237

[32] Amin SP and Goldberg DJ. Clinical comparison of four hair removal lasers and light sources. J cosmet laser thera,2006, 8(2):65-68

[33] Omi T and Clement RM. The use of a constant spectrum, uniform temporal profile intense pulsed light source for long-term hair removal in Asian skin. J cosmet laser thera,2006, 8(3):138-145

[34] Goldberg DJ, Littler CM and Wheeland RG. Topical suspension assisted Q-switched Nd:YAG laser hair removal. Dermatol Surg,1997:23: 741-745

[35] 周展超. 光老化:激光与光子治疗. 中国医学科学院学报,2007, 29(2): 275-278

[36] Goldberg DJ. Ablative and non-ablative facial skin rejuvenation. London: Martin Dunitz, 2003

[37] Levy J L, Trelles M, Servant JJ et al. Non-ablative skin remodeling: an 8-month clinical and 3D in vivo profilometric study with an 810um diode laser. J Cosmet Laser Ther,2005,6(1):11-15

[38] Goldberg DJ. Full-face nonablative dermal remodeling with a 1320nm Nd:YAG laser. Dermatol Surg, 2000, 26(10):915-918

[39] Feldman SR, Mellen BG, Housman TS et al. Efficacy of the 308nm excimer laser for treatment of psoriasis: results of a multicenter study. J Am Acad Dermatol,2002,46(6):900-906

[40] Rigel DS, Weiss RA, Lim HW. ,Dover JS. Photoaging. New York: Marcel Dekker, Inc, 2004,165-172

[41] Nouveau-Richard S, Yang Z, Mac-Mary S. et al. Skin ageing: a comparison between chinese and European populations. A pilot study. J Dermatol Sci,2005, 40(3):187-193

[42] Negishi K, Tezuka Y, Kushikata N. et al. Photorejuvenation for Asian skin by intense pulsed light. Dermatol Surg,2001, 27(7):627-631

[43] Sturgill WH, Leach BC, Spolyar MM et al. Evaluation of a novel flash lamp system (FLS) incorporating optimal spectral filtration for the treatment of photoaging. Lasers Surg Med,2005, 37(2):108-113

[44] Chia-Chen Wang and Chung-Yee Hui. Intense pulsed light for the treatment of refractory melasma in Asian persons. Dermatol surg,2004, 30(9):1196-1200

[45] Amin SP and Goldberg DJ. Clinical comparison of four hair removal lasers and light sources. J cosmet laser thera,2006, 8(2):65-68

[46] Goldberg DJ. Laser and Light vol 2. Philadelphia: Elsevier Inc,2005,Page: 41-59

[47] 季江,施辛,周展超等. 光、激光及射频技术治疗寻常痤疮. 国际皮肤性病学杂志,2006,32(5):

330-332

[48]　Wiegell SR and Wulf HC. Photodynamic therapy of acne vulgaris using 5-aminolevulinic acid versus methyl aminolevulinate. J Am Acad Dermatol,2006,54(4):647-651

[49]　Taub AF. A comparison of intense pulsed light, combination radiofrequency and intense pulsed light, and blue light in photodynamic therapy for acne vulgaris. J Drugs Dermatol,2007,6(10):1010-1016

[50]　Jih MH, Friedman PM, Goldberg LH et al. The 1450-nm diode laser for facial inflammatory acne vulgaris: dose-response and 12-month follow-up study. J Am Acad Dermatol,2006,55(1):80-87.

[51]　林彤,周展超. 痤疮的光学治疗. 中国麻风皮肤病杂志,2006,22(10): 840-843

[52]　Weiss RA, McDaniel DH, Geronemus RG. et al. Clinical trial of a novel non-thermal LED array for reversal of photoaging: clinical, histologic, and surface profilometric results. Lasers Surg Med,2005,36(2):85-91

[53]　Carniol PJ, Dzopa N, Fernandes N et al. Facial skin tightening with an 1100~1800nm infrared device. J Cosmet Laser Ther,2008,10(2):67-71

[54]　Bogle MA, Arndt KA and Dover JS. Plasma skin regeneration technology. J Drugs Dermatol,2007,6(11):1110-1112

[55]　Alster TS and Konda S. Plasma skin resurfacing for regeneration of neck, chest, and hands: investigation of a novel device. Dermatol Surg,2007,33(11):1315-1321

4

第四章

光-组织的相互作用

　　皮肤病学中激光的应用正不断地稳步发展,这种发展很大程度上是建立在对激光-组织间相互作用的更好地了解和应用的基础之上。这种发展趋势还会继续下去,也会使我们选择其他的与激光相结合的高新技术,包括应用类似于选择性光热作用原理的其他光源。Leon Goldman 是最早应用激光作为治疗工具的医师,他的善意的忠告是"如果您不需要激光,那您就别使用它"。这个永恒的劝告强调的是:对激光-组织间的相互作用的了解比起设备本身更为重要,无论这些设备多么花哨。

第一节　光物理学

一、激光-组织相互作用

　　当用一束激光照射皮肤时,可发生四种情况:反射、吸收、散射和传导(图 1-4-1)。据 Grothus-Draper 定律,只有组织吸收光能后才会发生作用。大约 4% ~7% 的光会从皮肤上反射出来,这部分光和在组织中传导的光对组织是没有任何作用的,但反射回的激光对工作人员的防护有意义。如果是可见光,那么反射回的光线对眼睛的视网膜可能会造成影响,如果是红外线激光,反射回的光线可能会对角膜产生损伤,因此无论在进行什么激光的治疗,患者和医师的眼睛都需要得到合适的保护,例如佩戴护目镜[1]、[2]。

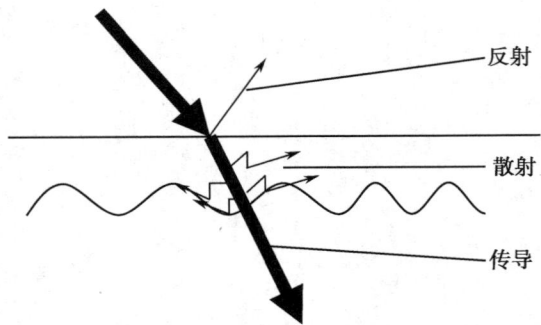

图 1-4-1　激光可被反射、散射、吸收和传导

　　光子的吸收遵守比尔氏定律(beer's law)。通过组织(理想的均匀介质)的特定波长的光,其强度状态依赖于它的初始的光强度、穿透深度和消失距离(超过 90% 的光被吸收的距离)。没有光的吸收,就不可能有对组织的作用。当一个光子被靶分子或靶色基吸收,它的所有能量就被转移到那个分子上。选择性皮肤激光手术的原理在于能够根据波长、能量和脉冲宽度来操作激光,使特定的靶色基吸收光后被损伤或毁坏,而别的色基没有受影响。

1. 散射 在皮肤,这主要是由于真皮胶原的原因,因为胶原分子的尺寸和近红外线的波长相似。散射主要是向前的,在某些部位大量的反散光,使得真皮上部的能量密度增加,超过了入射位置的强度。在皮肤上还发生另外两种类型的散射,也就是由比入射光的波长小的分子引起的向各个方向的微弱散射(Rayleigh 散射)和由比照射光波长大的物质引起的向前的散射。散射很重要,因为它迅速减少能量密度,使靶色基的吸收成为可能,因此在组织上产生临床效果。波长增加,散射减弱,使其成为理想的媒介指向深层的皮肤结构,如毛囊。600～1200nm 的波长是通向皮肤的光窗,因为它们不仅散射低,而且在这个波长范围内限制了被生物体内的色基吸收。

2. 传导 残余的光传输到皮下组织,这主要依赖于波长,波长短的光(300～400nm)被散射,穿透不超过 0.1mm。600～1200nm 波长的光穿透的更深一点,因为它们散射的少。传导在治疗中没有任何意义,因为传导意味着激光能量没有被吸收,因此不能起到任何作用。但是在治疗中应当注意,激光如果传导下去,而治疗区下面又有重要的器官,如眼睛,治疗者必须考虑传导下去的激光是否对其产生不良后果。

3. 吸收 激光是否吸收取决于其波长,如果光要改变靶组织的结构,除了被吸收,还必须有充足的能量。能量以焦耳(J)为单位,但它通常更适用于描述"流量"或能量密度(J/cm^2)。功率是发射能量的速率,测量的单位为瓦特(也就是 W 或 J/S)。辐射度指的是"功率密度"或单位面积中能量释放的速度,常用 W/cm^2 表示。依据这些特征,光可以通过以下途径影响组织:光刺激、光动力反应、光热和光机械作用。

光刺激:有一些实验证据表明低能量激光加速伤口愈合,尤其是低能量密度的激光,其机制不清楚,可能是通过改善血液循环或者是通过刺激胶原合成来实现的。

光动力反应:它构成了光动力疗法的基础,包括一种光敏性药物或其前体的局部或系统应用。适宜的光源可诱发两种反立,光氧化反应和即刻细胞毒素反应。光动力疗法已可以用于生物体内的色基,诸如在痤疮丙酸杆菌中发现的色基,用蓝光杀灭痤疮丙酸杆菌,痤疮在临床上就发生了改善,以及光动力治疗血管性疾病等。

光热和光机械作用:当组织吸收激光或光子能量后,大多数情况下可以转变为热,导致靶组织的变性或者坏死,如果在短时间内吸收巨能量的光子,则可能导致组织的物理性的崩解(如治疗文刺时那样),关于光热和机械作用详见随后的章节。

二、皮肤的光学(Skin optic)[1]、[2]、[3]

当激光进入皮肤组织后起主要作用的是组织对激光的吸收。事实上有两个基本的要素决定了光与所有物质相互间的作用:吸收和散射。当物体吸收光能后,光子的能量便进入到原子或分子中,这些原子或分子称为色基(chromophore)。一旦光子被吸收后,光子就不复存在,而这时的色基变为激活态。激活态的色基可能会发生光化学反应(Photchemistry),也可能以热或光(如荧光)的形式将能量重新弥散出来,这很好理解,因为能量是守恒的,吸收的能量一定会转化为其他形式的能量,最后产生相应的生物学效应。色基是否发生光吸收,依赖其电子轨道的特异的转变或分子振动模式的改变。因此,色基分子对一定波长范围便显示了一定的吸收特性。

皮肤主要色基对光线的吸收特性,决定了皮肤病学中大多数的激光-组织间的相互作用。特定波长的光在照射物体时会被吸收。在这一过程中,单位长度距离的物体吸收光子的能力即是该物体对光线的吸收系数。因此,吸收系数是用距离的倒数来表示的,单位是 Ua,cm^{-1}。物体的吸收系数取决于所含色基的多少。皮肤中充满了色素,并具有特定显微结构,它们的吸收光谱是不同的。这些光特性上的差别使我们有可能使用选择性光热作原理进行合理的治疗。图 1-4-2 是皮肤中正常情况下大多数皮肤色基的吸收系数。但是,事实上,关于黑色素对光线的吸收曲线我们知道得并不太多,尽管黑色素在色素性疾病中可能是起唯一主要作用的皮肤色基。

　　黑色素正常情况下主要在表皮和毛囊中,对光线的吸收光谱很宽。相反,血液对光线的吸收主要取决于氧合血红蛋白以及吸收性较差的还原血红蛋白,它们在紫外线、蓝光、绿光和黄光区显示出良好的吸收性。577nm(黄光)常被选择性光热作用原理用来作为治疗浅表的微小血管的激光,但是据显示,这并不是唯一能用于微小血管治疗的波段。尽管血液对蓝色光(420nm)具有极好的吸收性,但由于穿透力有限而且受黑色素吸收的影响太大,使这个波段的光在治疗血管病变时很不理想。然而,理论上 900nm 波长至近红外线部位的激光处在氧合血红蛋白的较广的吸收范围内,可能也会对血管性病变治疗有效,而且穿透性更好。另外,当氧合血红蛋白在吸收一定

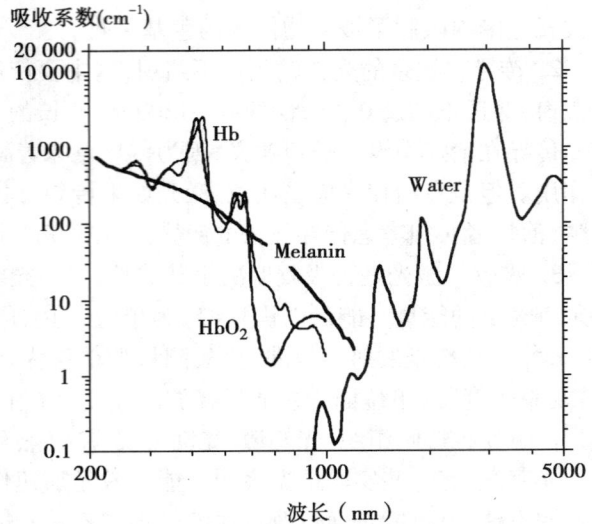

图 1-4-2　皮肤色基的吸收系数
皮肤中主要色素的吸收光谱,图中所示为纯水、人类血红蛋白浓度为 11g/100ml 时,和二羟苯丙氨酸(多巴)-黑色素在水中的浓度为 15mg/100ml 时(吸收光谱非常类似人类表皮色素)的光吸收系数。这里所示的多巴-黑色素的浓度与人类表皮明显的色素沉着时的情况很近似,但是有关单个的色素小体的光吸收系数尚不清楚

能量的光子后(如经过 500~600nm 激光的照射)会转变成正铁血红蛋白(methemoglobin),此时血液呈现淡棕色外观,对红外线吸收明显增强,如果紧接着用 1064nm 激光进行照射可能会取得更好的治疗疗效[4]。

　　当光子改变传导方向时会发生散射。由于散射,小的能量被分散,但是光子仍然会沿着不同的方向传导。所有从皮肤上返回来的光线都是散射光。当光线到达皮肤表面时,大约 5% 的光会反射回来。在皮肤内,余下的 95% 的光线或者被吸收或者被分子、颗粒和组织中的结构所散射。颗粒大时散射与光的波长没有关系,正如我们看到天上的云彩是白的或者是灰色的一样。当颗粒小于光线的波长时(如小于 100nm 时),波长越短,散射越强,如天空是蓝色的,因为较短的波长被分子散射出来。

　　在正常的表皮中,对大多数光线来说吸收是主要的。波长小于 300nm 的紫外线,会被蛋白质、黑色素、尿酸、DNA 等强烈地吸收。波长在一定的范围内(320~1200nm),黑

色素对光线的吸收性决定了表皮的光学特性,这一过程与皮肤的类型是相关的。在白肤色的皮肤,400nm 的蓝光 50% 能穿过表皮。随着波长的增长,穿透不断增多,当波长为 1200nm 时,90% 的光线穿透表皮。在波长为 950nm 时便处在水的吸收段内,但仅有很少的衰减。相反,黄肤色的所有可见光线穿透仅不到 20%,但是在波长为 1200nm 时,再穿透达 90%。黑色素可处在表皮(如咖啡-牛奶斑、黑子)、也可位于真皮(如太田痣),它是激光选择性光热作用的重要靶色基。在 1200nm 以外的近红外光没有皮肤类型的影响,光在表皮中的传导取决于表皮的厚度和水的含量,但不取决于色素。

在真皮内,光线会由于胶原纤维发生强烈的波长依赖的散射,这种散射在很大程度决定了光线在真皮中的穿透能力,散射的强度与波长成正比(表 1-4-1)。

表 1-4-1　光线在正常白肤色皮肤中的穿透性*

波长(nm)	激　　　　光	光线衰减50%的穿透度(μm)	皮　肤　色　基
193	准分子	0.5	蛋白质
355	三倍频 Nd(Tripled Nd)	80	黑色素
488	氩离子	200	黑色素,血液
514	氩离子,染料	300	黑色素,血液
532	倍频 Nd	400	黑色素,血液
577	脉冲染料	400	血液,黑色素
585	脉冲染料	600	血液,黑色素
694	红宝石	1200	黑色素
760	翠绿宝石	1300	黑色素
1060	Nd:YAG	1600	黑色素,血液
2100	钬	200	水
2940	铒	1	水
10600	CO_2	20	水

* 本资料是由体内体外资料编辑而来。当光束的半径小于或近似于表中的穿透深度时,皮肤中的光线密度随着部位的加深会明显而迅速地减低,这是因为光线的散射使光向周围弥散。还必须注意我们很少用激光照射正常皮肤,光线在血管性或色素性皮肤中的穿透深度要浅一些[3]。

从可见光到近红外光在真皮的吸收系数是非常低的。在可见光区内,真皮的吸收系数(ua)小于 $1cm^{-1}$,而至近红外光时,降至 $0.1cm^{-1}$,这一区域也在水吸收波范围内。相反,血液对可见光中的蓝光、绿光和黄光有很强的吸收性,在 800~1000nm 时迅速减弱,但仍具有明显的吸收特性。

光线对皮肤的穿透能力取决于吸收和散射两个方面,从紫外线到近红外光,短波长的光线吸收和散射均较强。但是在血红蛋白的吸收段内是这样的:532nm 光穿透真皮可能较 577nm 要深一些。但是一般来说,在光谱中的一个区间内,随着波长的增加光线的穿透深度便逐渐加深。穿透最深的光线是波长为 650~1200nm 的红光和近红外光,这个区间的光通常被发展为光动力学治疗而用于肿瘤。穿透最浅的光是远紫外线(蛋白质吸收)和远红外线(水吸收),例如,193nm 的准分子激光穿透角质层仅为 $1\mu m$。外科常用的 CO_2 激光波长为 10600nm,其水中的穿透深度仅为 $20\mu m$,因此用于气化和切割非常理想。表 1-4-1 列出了目前在皮肤病学中受到关注的多种激光在白肤色人种皮肤中的穿透深度,也列出了皮肤中的主要色基。

在光线进入皮肤内的过程中光斑的大小也会对光能量密度的损失有影响。这一作用也是波长依赖性的。例如,你可能看到 1064nm 光线在光斑大小(直径)等于或小于 3mm 时光密度会明显损失。从本质上来讲,当光斑的半径等于或小于光线在组织中自由弥散所需要的距离时,光斑大小便对光的穿透性有影响。但是,另外一个原因是光线在真皮中的散射。但是至今缺乏各种光斑大小时皮肤内的能量密度或辐射度直接而精确的测量的资料。

（周展超）

第二节　光化学反应

可见光和紫外线处在电磁波的中段部位,其光子能量与电子在原子外周轨道上的转换相一致。因此紫外线和可见光能通过激活分子中化学键的电子活性来激发特异的化学反应(Photochemistry)。在地球上的生命现象,大多数皮肤肿瘤,VitD 的形成以及视觉等现象,如果离开光化学反应将是不可发生的。在皮肤病学中的传统应用的光化学疗法的例子有使用光敏剂(如补骨脂)的紫外线光疗,如银屑病和白癜风的治疗,也有一些皮肤疾病与光化学反应有关,如卟啉症,这些内容是传统皮肤科学的内容。近年来这些光化学反应在治疗上更多地被称为光动力学治疗。

长波长(红光及近红外线光)的光敏剂,可被穿透较深的光所激活,利用这一原理可以进行肿瘤的光动力学治疗(Photodynamic therapy)。这些新的药物或药物的前体物质具有治疗皮肤疾病的潜力。尽管激光作为光动力学治疗的光源使用较晚,但是目前看来并无使用这种治疗的必要,尤其是在皮肤科中的应用。

然而在美容激光与光子治疗中,光动力治疗具有非常重要的意义,光动力疗法分为两类:局部外用光敏剂和静脉用光敏剂。前者主要用于皮肤光老化、皮肤癌前期病变和痤疮等疾病的治疗,而后者主要用于鲜红斑痣等皮肤血管性病变的治疗。光动力疗法是以光、光敏剂和活性氧元素的相互作用为基础的一种新的疾病治疗手段,20 世纪 70 年代开始应用于人类肿瘤的治疗。

局部外用光敏剂主要为氨基酮戊酸(ALA),随着临床适应证的不同以及治疗的目的不同,外用药物后开始照光的时间不同,大多数为 30 分钟至 2 小时不等。这种方法目前看来对皮肤的原位肿瘤,或者位于特殊部位的皮肤肿瘤(如处于生殖器部位的肿瘤)具有一定的治疗意义,对于治疗光老化皮肤及症状也具有重要意义,对于痤疮的治疗也具有非常明显的优势[5]、[6]。

顾瑛等[7]从 20 世纪 90 年代开始应用光动力治疗鲜红斑痣,并取得了良好的疗效,但具体的细胞损伤机制仍不十分清楚。一般认为,静脉注射光敏剂(血卟啉单甲醚)后,光敏剂很快会达到血液峰浓度(如血卟啉单甲醚达峰时间为 10 分钟,然后血卟啉单甲醚以被动扩散的方式渗入到血管内皮中,在激光照射(如连续 532nm 或 577nm 激光)下,光照部位的病变血管网因强烈的光毒性反应而受到破坏,达到治疗目的。但是,目前临床治疗基本上是经验性的,临床上应该何时开始照光? 照射时间应该多长? 尚没有统一的意见,大多依据医师的经验进行照射。

目前正在进行的血卟啉单甲醚光动力疗法 II 期临床研究,采用连续倍频 Nd:YAG 激光(波长 532nm),照射剂量为 $80 \sim 100mW/cm^2$,血卟啉单甲醚的给药剂量为 $2.5 \sim 5.0mg/kg$,依据血卟啉单甲醚的 I 期临床中药代动力学资料,目前正在进行的 II 期临床中采用静脉给药后 10 分钟开始照射。然而照射的时间究竟应该多长,没有合理的科学依据。根据既往的临床经验,各医院照射的时间 $20 \sim 60$ 分钟不等。从报道的文献来看,副作用的发生率较高。在过去光动力疗法(光敏剂为血卟啉衍生物)治疗鲜红斑痣后,结痂率 $>70\%$,其中中等厚度痂 28%,厚痂 27%,结痂时间为 $3 \sim 6$ 周,不良愈合率超过 7%,即便使用新的光敏剂单体(血卟啉单甲醚)进行光动力疗法治疗其结痂率也接近 50%,其中中等厚度痂 26%,厚痂 7%,结痂时间为 $2 \sim 4$ 周,不良愈合发生率接近 3%[7];提示目前流行于临床上的照射时间(如照射 $40 \sim 60$ 分钟)可能过长,过度的照射导致了副作用的产生。

(周展超)

第三节　热对组织的作用

一、热对组织细胞的影响[3]

至今,激光在皮肤科中的应用大多是利用激光引起的加热反应。与光化学反应不同,加热本身并不需要任何特殊的光子能量,因此,对电磁波中任何波长的光的吸收都能导致加热效应(heating)。

温度是与分子的平均激活状态直接相关的:如分子的运动、振动、旋转和其他分子运动等。当温度升高时,生命赖以生存的大分子的特异结构会发生变化,当温度达到 $40 \sim 100℃$ 时,大多数蛋白质分子、DNA、RNA、细胞膜以及它们的结构开始解旋或溶解。因为分子的结构是生物活性所必需的,所以这些改变的最终结果会导致变性,这就意味着功能的丧失。在大分子含量较多的组织中,其原本舒展的分子结构也会相互缠绕,导致组织的凝固。一个非常熟悉的变性与凝固的例子是煮鸡蛋清。热变性对温度和时间均是依赖的,但是这仍具有一定阈值。在一个固定的时间内,发生变性的温度范围是很窄小的,对大多数蛋白质发生变性来说,如果要取得同样程度的凝固加热时间每减少 10 倍,则必须将其温度提高 $10℃$。

在激光-组织间相互作用中,在一定的温度-加热时间的联合作用下,热凝固能导致细胞的坏死、止血及细胞外基质的改变。热凝固也是一种烫伤。所以治疗医师要特别地注意,激光外科的主要目的是控制热损伤的部位和如何达到这一目的。能量相对要低的连续激光如 CO_2、氩离子激光,半连续(快速脉冲)激光,如铜蒸气和 KTP 激光常导致皮肤表面的一种事实上深度的烫伤。相反,脉冲染料激光,是在选择性光热作用理论上设计的激光,仅引起选择性的微血管的烫伤。

选择性光热作用是利用色素性靶位如血管、色素细胞、文刺染料颗粒,选择性吸收光脉冲,而获取选择性热介导的损伤。在靶位冷却之前,短脉冲激光的能量必须完全为靶位吸收,这样才能获取局限的高热。依据能量释放的速度,靶位可以发生热的凝固或热介导的机械性损伤。在过去的十几年里,选择性光热作用很大程度改变了皮肤激光外科,这将在下面进行详细地介绍。

机械性损伤,有时被命名为光声损伤(Photoacoustie injury),是在短脉冲激光照射下,在高能量密度时靶位的瞬间加热所造成的。靶位的局限部位的快速的加热可以非常猛烈,这样,靶位的结构可被冲击波撕裂开(一个极具破坏性的,超音速的压力波),或形成洞穴(气泡的突然扩张和塌陷)或急速的热膨胀。在使用高能量,亚微秒级激光治疗文刺和色素性疾病时,机械性损伤在选择性光热作用中扮演着重要的作用。

二、热对细胞的损伤作用

人类大多数细胞能长时间地耐受 $40℃$ 。在 $45℃$,20 分钟时,人类的纤维母细胞可能会受到致命的损伤。但是,如果加热的时间仅仅为 10^{-3} 秒时,人类成纤维细胞则能耐受 $100℃$ 的高温。因此,关于细胞或分子的热损伤并非仅仅是温度决定的,而是温度-时间共同决定的。对于大多数细胞来说,引起细胞坏死的温度每增加 $10℃ \sim 20℃$,加热的时间可减少 10 倍,这一点对选择性光热作用的热损伤来说是非常重要的,在这一过程中靶色基温度极高但时间很短。

一些生物分子是热稳定的。有趣的是,我们对在各种温度和时间的条件下,哺乳动物细胞受到热杀伤时其热损伤的基本部位(或大分子)知之甚少。自然界给我们提供了令人感兴趣的最大热适应的例子,一些亲热的细菌能在 $80 \sim 90℃$ 时生存并繁殖,这些微生物具有特殊的蛋白质,有些具有独特的单层细胞膜结构。据说热对细胞的杀灭包括不可逆转的变性过程。所有细胞只要还有活性,都具有清除变性的蛋白质的能力。诱导产生热休克蛋白是二倍体细胞中的普遍存在的现象,它能抵抗进一步的热损伤。诱导产生热耐受的机制尚不清楚,可能是热休克蛋白家族共同作用的结果。激光能诱导产生热休克蛋白,已证实热休克反应能保护人类纤维母细胞抵御强大的 CO_2 激光诱导的热损伤。

三、热变性和凝固

大约 50 年以前,Henriques 证实了动物表皮凝固坏死的时间-温度方式,这被后来描述成为 Arrhenius 模式。该模式认为变性速率与温度呈指数性相关。因此在一定的温度和时间的条件下,变性物质会不断地呈指数地增多,结果组织的凝固具有明显的热阈值样特征。当达到某一临界温度,凝固便发生了。这很好地解释了激光凝固真皮时的组织学边界和其他热损伤等现象。

与表皮不同,结缔组织(如真皮)含有大量的细胞外基质,由结构蛋白(如胶原和弹性蛋白)组成。弹性蛋白具有令人难以置信地热稳定性,即便煮开数小时也不会发生明显的改变。然而,在真皮中的主要胶原的 1 型胶原原纤维丝在 $60 \sim 70℃$ 时具有剧烈的溶解变化。这一变化看来使得增加真皮温度有一个明显的限制,高于这一温度很可能形成瘢痕。一旦真皮中由胶原为基础的支撑结构遭致毁坏,很可能只有组织的完全重塑才能得以恢复,除此恐怕没有其他办法。与弥漫性的凝固性损害不同,选择性光热作用能在一定的结构或特定的细胞上达到高温的同时,具有极小的形成瘢痕的风险,因为热的弥散被限制到最小。

四、气化、组织蒸发和炭化

在一个大气压下水的气化(沸腾)温度是100℃。然而激光或电外科治疗过程中气化组织时的温度常常要高于这一温度,因为:①有较高的压力,尤其是脉冲激光和几乎所有的电干燥术;②会发生水的过度的加热,因为水已被气化;以及③利用连续波(CW)激光,表面层会变得干燥和炭化(焦化),达到最少摄氏几百度。

高能量脉冲和连续波激光在组织的气化和留下的热损伤方面具有极大的不同。如:CO_2激光,可以是连续的也可以是所谓的超脉冲方式的。当CO_2激光以典型的连续的低能量方式来进行气化时,在组织气化的过程中,皮肤表面的温度在120~200℃间波动,并产生炭化。由于热的传导,在大约1mm的深度会发生热凝固损伤,尽管CO_2激光实际的穿透深度只有20μm。在这一过程中,因为剧烈地加热已干燥的组织,因而形成了炭化。因此在连续波CO_2激光气化后会留下约1mm厚的典型的凝固组织、干燥和炭化。相反,脉冲CO_2激光在脉冲宽度小于10^{-3}秒、能量高于$5J/cm^2$时,激光移除组织更为有效,极少有热损伤(仅遗留大约50~100μm的变性带),没有炭化现象发生。

这两种根本不同的组织气化方式通过比较连续和脉冲手术方式是极容易证实的,但是,它们相互并非是独立的。事实上,一束紧密聚焦的连续CO_2或其他激光,当以足够央的速度在组织上扫描时能产生强烈的、短暂照射时间的状态,正如脉冲激光气化时的效果一样。相反,一个短脉冲的CO_2激光,当在低于气化所需的能量密度(如每个脉冲小于$1J/cm^2$),大于100Hz进行治疗时,将会产生类似于CW激光作用的较深的损伤和炭化。尽管与连续激光气化比较起来有标定的脉冲激光使用起来要方便得多,很明显更加精细的了解激光的这些特点是非常有必要的,下面就这些特点进行讨论。

激光气化一定厚度的皮肤(厚度相当于激光的穿透深度),当激光以近似于或低于这一皮肤厚度组织的热弛豫时间时,并且所给予的能量为这一厚度的皮肤发生气化时所需要的能量(大约为$2500J/cm^3$),此时这一厚度的皮肤便被气化移去,同时仅留下最小的热损伤,而且不发生炭化。在这一过程中,在大量的热传递到深层组织前,最表层的这层皮肤被施加了足以取得气化的能量,在这种状态下,皮肤的表层便突然地被气化掉,留下大约2~4倍的光穿透深度的热损伤带。由于在干燥发生前激光的能量便撤除,所以没有炭化。相反,假如激光照射较长的时间,由于热传导增加了损伤的深度,使气化作用减弱,而且有可能在激光的照射时产生干燥和炭化。

这些原则能用以上的重要的CO_2激光的例子加以论证。每单位体积的激光释放能量等于:

$$Ev = Eua \qquad \text{(公式1)}$$

这里E是激光照射时局部的能量密度(J/cm^2),ua是吸收系数(cm^{-1}),设定$Ev = 2500J/cm^3$,这是水气化时所需的近似热能,也是移除组织所需要的近似热量。求E。CO_2激光波长为10600nm,组织具有较好的吸收性,其ua大约为$500cm^{-1}$,从而得出$E = 5J/cm^2$是脉冲激光气化皮肤组织所需要的能量密度。

接下来的是这一 $5J/cm^2$ 的能量密度要多快释放出来才能使热的损伤得到限制？回答是：在气化表层的过程中，其下的组织有足够的时间冷却。CO_2 激光的穿透深度大约是 $d = 20\mu m$（表 1-4-1）。注意，穿透深度等于 $1/ua$，因为吸收决定了 CO_2 激光波长对组织的穿透。对于厚度为 d 的皮肤组织的热弛豫时间（有足够的冷却时间）大约是：

$$tr = d^2/(4k) \qquad\qquad（公式 2）$$

这里 k 是热弥散度（$1.3 \times 10^{-3} cm^2$），因此对我们脉冲 CO_2 激光气化 $20\mu m$ 的皮肤层，大约是 $tr = (2 \times 10^{-3} cm)^2/(4 \times 1.3 \times 10^{-3} cm^2/sec) = 0.8 \times 10^{-3}$ 秒。事实上如果我们想要最小程度地损伤下面的组织，CO_2 激光必须最少在 0.8 毫秒或者更短的时间内释放 $5J/cm^2$ 的能量。如果做到了这些，我们可以看到每个脉冲移除大约一个光学穿透深度（$20\mu m$）厚度的组织，而且仅留下 2～4 倍（$40～80\mu m$）厚的热损伤组织带，这一热损伤的组织带可能是止血或者是伤口愈合的原因。

从上述公式不难看出，达到气化时的能量和所遗留下损害的深度都是依赖穿透深度（$1/ua$）的。这也适合于医学中其他近红外激光在医学中的应用。钬激光输出近 2000nm 的激光，$ua = 50cm^{-1}$，其穿透深度大约为 $200\mu m$，当照射时间小于 80 毫秒时，每个脉冲需要大约 $50J/cm^2$（10 倍于 CO_2 激光，因为 ua 是其十分之一），来移除大约 $200\mu m$ 的组织厚度，并且留下 $400～800\mu m$ 热凝固组织。由于钬激光适合于内窥镜并且具有良好的止血作用因而得以发展。而对于要求有极高的准确性和极低的损伤的组织气化，钬激光是很少选用的。

从另外一个角度来讲，铒激光能产生 2940um 的激光，被水极强地吸收，具有准确性和表面的气化功能。在皮肤中的 ua 大约为 $10000cm^{-1}$，移除组织最少需要 $0.25J/cm^2$ 的能量密度，但是要想每个脉冲移除正好 $1\mu m$ 厚的组织并留下只有 $2～4\mu m$ 深的最小损伤，其照射时间必须在几个毫秒以内或更短。所以短脉冲的铒激光具有仅仅气化 1～2 层细胞的能力，而且最小留下损伤。这对气化来说是非常理想的，但是当需要止血时铒激光很少选用。然而，假如您使用长脉冲的铒激光，由于能产生更多的热量传导，也能起到止血的作用（热损伤增加）。

准分子激光能产生 193nm 的激光，已证实它是通过热和光化学作用的联合的气化作用达到移除组织的目的的。193nm 激光在皮肤中的 ua 大约是 $12000cm^{-1}$，类似于铒激光。但是其光能量能足以切断多聚合物的化学键，这样组织被移除不仅是由于组织中的水分被气化，而且还有大的巨分子被蒸发。至今除了实验性的移除角质层外在皮肤病领域中尚没有利用该激光来气化组织。然而，精确的准分子激光对角膜的气化被发展用于眼科曲光不正的治疗。193nm 的激光对皮肤的气化能产生冲击波，引起细胞的崩解，损伤到表皮和真皮上部。

五、热刺激与胶原增生

真皮主要由纤维母细胞和各类胶原组织组成，一些皮肤附属器和血管等被"包埋"在这些结构中。这些成分周围充满了基质。这些富含水和胶原的结构能吸收光的能量，如红外线激光或者射频能量非常容易被真皮中这些成分吸收。真皮中的胶原组织在一定温度刺激下，会发生收缩，如当射频治疗时，或者脉冲 CO_2 激光治疗时，可发生即刻的皮肤收缩,这就是胶原组织的收缩所致。当温度达到一定程度,比如超过45℃,并超过一定的时间,比如说数秒钟,胶原纤维会发生变性,变性的胶原组织最终会导致创伤愈合机制的启动(wound healing)。而这种程序化的愈合过程实际上就会伴随新生胶原的合成[3]。如果对真皮组织的热刺激控制在真正的损伤阈值以内,那么在不引起瘢痕反应的同时同样也能启动胶原的合成程序,达到刺激真皮胶原合成、丰满真皮达到治疗皮肤皱纹、松弛和治疗瘢痕的作用,这就是大多数非创伤性嫩肤的主要机制。这些结论并不完全是推测,因为从现有的临床及实验室的研究来看,真皮新生胶原的合成是真皮在一定强度热刺激的必然结果。例如:无论是长脉宽红外线激光治疗[9]还是IPL治疗[10],或者是射频治疗[11],最终均能发现类似的结果:新的胶原的合成。过去认为血管治疗激光的嫩肤作用源于激光对血管内皮的刺激作用,这种温和的刺激会使血管内皮释放出各种血管内皮因子,导致新的胶原的合成。然而,最少有一个体外的实验证实,用IPL体外刺激成纤维细胞和血管内皮细胞时,仅有成纤维细胞活性增加,分泌相关的细胞因子,而血管内皮细胞并没有出现预料的细胞因子的分泌增加[12]。应用经典的脉冲CO_2激光皮表重建(Laser resurfacing)技术进行的治疗光老化治疗所导致的临床效果在很大程度上被认为是CO_2激光治疗时热量对于真皮的刺激[13]。

(周展超)

第四节　选择性光热作用原理

一、选择性光热作用理论

自从激光诞生以来的几十年中,皮肤科领域的激光的应用已发生了巨大的变化。选择性光热作用(Selective photothermolysis)一词就是用来描述由于特异部位选择性地吸收了脉冲激光所引起的热介导的对显微结构、色素等靶目标的损害。这是迄今为止在医学中"热能"的最为精确的应用[1]、[2]、[3]。

激光只在吸收部位释放能量。在特定的光波长下,激光穿透进入皮肤并为一定的色素结构优先吸收,如血管或含色素的细胞,在这些靶目标内产生热。一旦热产生后,热开始通过传导而向周围邻近组织弥散或通过光辐射向周围传递。因此,在组织的热效应和不断冷却之间的竞争,便决定了靶目标的热效应是怎样进行的。当能量的释放高于组织的冷却速度时对靶目标的加热便具有选择性。

1. 热弛豫和热弛豫时间　在选择性光热作用中有时感到理解困难的概念是激光照射时间与热损伤的限制之间的关系。一个有用的名词就是所谓的热弛豫和热弛豫时间(Thermal Relaxation Time,TRT)。

当组织靶目标吸收激光能量后,温度一定会升高,也必定会向周围邻近组织发生热的传导。那么靶目标的"热"向周围组织发生的这种热的传导的过程就是热弛豫,而衡量热弛豫速度的快慢就是热弛豫时间,这已在第三节中公式2中提到,热弛豫时间就是显微靶目标显著地冷却(温度降低一半时)所需要的时间。

当激光照射的时间短于靶目标的热弛豫时间后,可发生最大的热限制。在靶目标的冷却过程中涉及很多方式,包括热对流、热辐射和热传导。当然在皮肤中的显微结构的冷却主要是以热传导方式进行的。但是在组织中通过微小辐射方式来实现的冷却也能被检测到。理论上极小的靶目标,当处在极高的温度时,这种辐射方式的冷却可能是很重要的,如文刺染料颗粒或黑色素颗粒。

小的物体冷却比大的物体冷却要快。例如,一杯茶比一盆浴水冷却得要快,即使茶杯和浴盆均是相同的陶瓷制品也是如此。精确地讲,热传导的热弛豫时间与物质大小的平方成正比,见(公式2)。对于一个给定的物体及形状,大小减小一半,将使冷却时间减少4倍。如大小减小1/10,则冷却时间会减小100倍。对这一现象的了解在选择合适的脉冲时间或照射时间以取得血管的选择性光热作用是很重要的。血管的大小可能是非常不同的,毛细血管热弛豫时间为10微秒(μs),静脉可能为几百个微秒(μs),而成人的鲜红斑痣的较大血管,热弛豫时间可达数十个毫秒(ms)。因此,对于典型的鲜红斑痣来说血管呈现的热弛豫时间有很大的波动范围。因此认为血管只有一个单一固定的热弛豫时间将是非常荒谬的。

2. 选择性光热作用理论 要取得选择性光热作用效应,必须具备三个基本的条件:①透入到皮肤的激光波长必须为理想的靶目标优先地吸收(例如,靶组织对光的吸收高于周围组织最少10倍);②激光的照射时间必须短于或等同于靶目标冷却所需要的时间;③足够引起靶目标达到损伤温度的能量密度。当激光满足这三个条件后,便可获得对数以万计的显微靶目标的绝妙的选择性损伤,而无需激光对每个细小目标进行逐一的照射。这一作用就相当于传说中的"神奇子弹"(magic bullets)能寻找到目标靶位。

在选择性光热作用中可能会有几种热介导的损害机制发生,包括热变性、机械性损害(由于急剧的热扩张或改变的不同步形成洞穴而发生的)以及热分解(组织的化学结构发生改变)。

在选择性光热作用中,靶目标的大小也是重要的,因为这决定了我们选择合适的脉冲宽度(或照射时间),这样能使靶目标较为合适地吸收激光的能量。在鲜红斑痣中较大的血管是激光治疗的靶目标,因此治疗的激光脉冲宽度不应超过这些血管的热弛豫时间(例如,大约5ms)。当激光照射时间超过靶目标的热弛豫时间,则对靶目标的加热将会变得无效。因此,要选择性治疗较大的血管,可能要选择超过毛细血管的热弛豫时间而短于鲜红斑痣中靶血管的热弛豫时间。在脉冲宽度为几百微秒(μs)时,毛细血管相对来说是不会受到损害的,因为在激光能量的释放期间,它们冷却非常迅速,但有关这一理论目前还未进行仔细的探索和研究。

热弛豫时间也与形状有关。对于一个给定的厚度,球状体较圆柱形冷却得快,而后者又比碟盘形冷却要快。所有这些均与皮肤中结构相对应:色素小体是椭圆形的、血管是圆柱形的、而组织层是碟盘状的。物体的热弥散性(K)是用来描述它的热弥散的能力的。热弥散性(K)等于热传导性和热容量比值的平方根。除脂肪外,软组织主要含有水分,其热的特性是由水决定的。水的K值为$1.3 \times 10^{-3} cm^2/s$。这一K值与大多数软组织是相近的,正如前述的脉冲激光中使用的例子一样。但是,黑素小体的热弥散性目前尚不清楚。

对于大多数组织来说,可应用一个简单的规则:当物体的大小以毫米为单位,热弛豫时间以秒作为单位时,该物体的热弛豫时间近似地等于该物体大小的平方。因此,$0.5\mu m$的黑素小体($5 \times 14^{-4}mm$),热弛豫时间近似地等于25×10^{-8}秒,即250ns,而0.1mm的鲜红斑痣的血管的热弛豫时间为10^{-2}秒,即10ms。由于靶目标的大小常有变异,这赋予了其热弛豫时间更大的变化,因此,即使我们能够做到对热弛豫时间更为精确的计算,但在实际的临床中也可能是没有必要的。

皮肤中的色基可选择性地吸收特定波长的光,如果色基的吸收光谱是已知的,那么可以选择合适波长的激光,对色基进行照射以得到理想的组织治疗作用。皮肤中主要的色基是黑色素、水和血红蛋白,它们的吸收光谱范围见图 1-4-2。

使光波长与色基相适应并不是很容易的事情,在电磁波的可见光部分,激光的波长与穿透深度成正比,波长越长,穿透越深。可见光基本处在 600 ～ 1300nm 的范围,波长在 300nm 以下的激光能被蛋白质、黑色素、尿酸和 DNA 所吸收,因而穿透很浅。超过 1300nm 的激光,尽管波长较长,但由于水对激光的吸收性增加,其穿透深度受到影响,处在这一波长的激光,其主要色基为水。

调整激光波长使之与色基吸收波长相一致有时是非常困难的。例如血红蛋白,当波长为 420nm 时,吸收非常好,但是穿透很浅,仅有 100nm 深,只能勉强达到真表皮连接处,是不足以治疗深部血管的(如鲜红斑痣)。要想取得理想的生物学效果,必须选择穿透性更好的长波长的激光。因此,尽管 577nm 和 542nm 的吸收并不如 420nm 好,但由于穿透更深,并且黑色素吸收较少,所以是治疗皮肤深部血管较理想的波长。更长波长的激光由于穿透深也被应用于较大的血管的治疗,如 595nm、910nm 和 1064nm 激光。

二、色素增加性皮肤疾病治疗

正常情况下,黑色素仅出现在表皮和可以生长的毛囊中[14]。因此理论上任何激光只要有足够的能量就能用于清除表皮良性色素性皮损的临床治疗,包括 CO_2 激光。CO_2 激光通过水对其能量的吸收从而获得非特异地对皮肤的加热。事实上,现今几乎所有上市的皮肤激光都能有效地清除黑子,而且不留瘢痕。然而,只有选择性光热作用能更为精确地发生作用。1983 年,使用电镜首次观察到当 193nm 波长激光以 $0.1J/cm^2$ 的能量密度及亚毫秒的脉冲照射皮肤后,皮肤中色素小体选择性崩解,另一项研究发现,在色素细胞及色素性角质形成细胞受损后,表皮的郎格汉斯细胞很明显地并未遭到破坏[3]。

色素小体是黑色素合成的基本场所,是 $0.5 ～ 1\mu m$ 大小的椭圆形细胞器。在黑素细胞内,它有各种不同色素形成期,黑色素成熟后向上传输到角质形成细胞。当传输到角质形成细胞时,色素小体看上去是膜限制性的吞噬小体。在白种人皮肤中色素小体较小并且在角质形成细胞的吞噬小体内成群包裹。正如以上讨论的那样,色素小体的热弛豫时间目前并不清楚,但是可能依据其大小应处在 250 ～ 1000ns 之间。黑色素对紫外线至可见光以及近红外线均能吸收,在这一光谱范围内,光线对于皮肤的穿透深度随波长的增加而不断加深,可从数个微米加深到数个毫米。因此可以预测,处在不同深度的色素小体及含有色素小体的黑素细胞能对光谱中不同波长的激光有治疗反应。

黑素小体崩解的方式,很明显是符合选择性光热作用原理的[1]、[2]、[3]。根据计算可得知黑素小体的热弛豫时间约为 250 ～ 1000ns。当在 100ns 以下时,黑素小体的崩解与脉冲宽度并无关系,包括 Psec(10^{-12}秒)和 Fsec(10^{-15}秒)(图 1-4-3)。这说明黑色素对光的吸收是不饱和的。在豚鼠表皮中波长依赖性的黑素小体崩解也与黑色素对光谱的吸收性相一致。对于 10 ～ 40ns 的脉冲来说,波长为 355nm,532nm,694nm 和 1064nm 的激光引起豚鼠表皮色素小体崩解的能量密度阈值分别为 0.11、0.20、0.30 和 $1.0J/cm^2$。长波长 Q-

开关激光治疗后,重新长出的豚鼠毛发为白发,这些红色的或近红外光的激光穿透深度要比绿色光或紫外线要深。在 Q-开关红宝石激光照射过的豚鼠皮肤,当毛发重新黑变后,皮肤则永久性缺乏黑素细胞。然而,在使用高能量密度治疗文刺的数以千计的病史中,并没有关于治疗后发生白发的报告。

黑素小体的崩解是亚显微性的,主要是由于机械性损伤。激光照射后黑素小体中产生的压力波及变形超出了其弹力限度,可能是引起色素

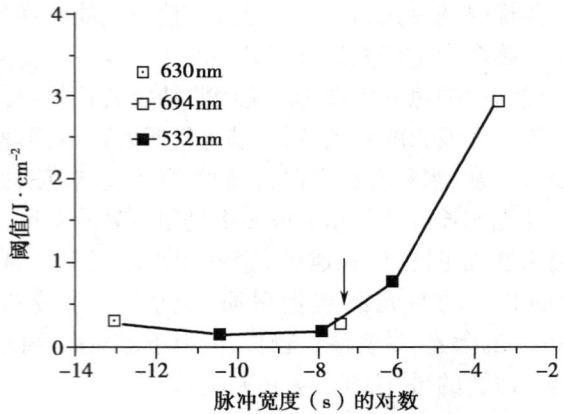

图 1-4-3   豚鼠皮肤中色素小体在细胞
内的崩解的脉冲-时间依赖

细胞损伤的原因。而使用低于损伤所需的能量密度时似乎会刺激色素的产生,机制尚不清楚。有报道使用短波长脉冲对豚鼠进行照射,当能量密度低于黑素小体崩解的能量密度阈值时,照射几天后在组织学中可见到似乎刺激了黑素细胞的出现。

从肉眼来看,亚毫秒级的近紫外线光、可见光或近红外光等激光对色素性皮肤照射后的即刻反应是皮肤变白,临床上皮肤的这一反应与电镜上观察到色素小体崩解的发生是非常一致和吻合的。因此可以认为治疗时皮肤变白是色素小体崩解后的一种直接反应和临床治疗终点。在使用 Q-开关激光治疗文刺时,皮肤会发生更深部的特征性的皮肤的变色。文刺染料是一种与黑素小体类似的、不可溶解的、亚微米大小的、细胞内的色素颗粒。尽管治疗时皮肤即刻变白的确切原因尚不清楚,但几乎可以很肯定,这一现象的发生与治疗时局部气泡的形成有关,而形成的这种气泡具有很强的散射作用,因此使皮肤的颜色发生改变。在治疗后的几分钟至 10 分钟后,形成的这些气泡消失。此时变白的皮肤颜色又恢复到正常或接近正常。有一个很常见的错误观点,认为这些气泡是由于水蒸气形成的。尽管气化过程能使水产生蒸气并形成暂时性的气体洞穴,如果所产生的洞穴确实仅仅只含有蒸汽(水蒸气),那么在数个微秒内,这些洞穴一定会崩解消失,因此在激光治疗后所留下的气泡一定含有其他的气体。这里有几种可能性,可能会发生一种所谓的精馏性弥散(rectified diffusion),在这一过程中溶解的氮气弥散到这一暂时形成的气体洞穴中,使洞穴在崩解塌陷时留下一个细小的气泡。这一过程解释了高强的超声波使溶解的气体从液体中移出的现象。另外,在治疗时有可能在黑素小体或文刺染料颗粒内部达到极高的温度而发生热解作用,这种热解一方面可能导致分子结构的改变(在特殊的体质人群可能成为新的过敏源而导致激光治疗后的肉芽肿反应),另一方面也使局部直接地释放气体。无论原因是什么,怎样发生的,治疗时皮肤即刻的白色变为临床提供了一个非常有用的临床治疗终点,这个临床终点很明显与黑素小体或文刺染料的崩解有相关性。临床上文刺的疗效大多非常理想,但是从组织学角度来看,临床完全治愈消失的文刺并不就意味着文刺颗粒一定被彻底消除。一种解释是文刺经过激光治疗后,分子结构发生了改变,成为一种无色的分子结构,使得在视觉上认为文刺被清除。这一点能被临床观察所证实,因为在临床上我们的确经常发现部分文刺治疗后仅仅只改变了本来的颜色(如激光治疗后

文刺从蓝黑色变为红色)。另外一种可能的机制是,激光治疗后,文刺的染料被机械地击碎了,变成了更为细小的染料颗粒并分散在更为"广泛"组织中导致颜色的减淡(组织稀释效应),即文刺染料在激光的碎灭下被分散在组织中,导致染料"浓度"被组织"稀释"了,因此在视觉上文刺便消失了。然而这些推测需要更为直接的试验来证实。

很可能低能量密度、亚微秒级激光脉冲群可能会通过减少机械损伤强度更为精确的选择性地损伤色素细胞。最近有人进行了这样的一个体内实验,以眼色素性上皮细胞作为激光的治疗靶位(一种特殊的神经色素细胞),用多次微秒级的氩离子激光进行照射,结果对于这种细胞紧密连接的脉络膜基底层没有任何细小的损害。但是有关特别地设计使用激光脉冲群来选择性作用于皮肤中色素细胞的研究尚未进行。近来低能量密度Q1064nm激光治疗黄褐斑获得一定疗效,是否与此有关尚待时间证实。

临床上,应用选择性光热作治疗真皮部的黄褐斑、炎症后色素沉着,或药物导致的色素沉着等色素病尚没有取得成功。但是选择性光热作用对由于细胞自身所引起的表皮或真皮中的细胞性色素病是有效的,这些疾病包括黑子、咖啡-牛奶斑(疗后复发率很高)、spilus 痣(nevus spilus)、蓝痣、太田痣等。对脉冲激光治疗色素性皮肤疾病的综合特性的考虑(包括激光的选择性、穿透性、对色素皮损有广泛作用等各方面的考虑),Q-开关红宝石激光(694nm)或 Q-开关翠绿宝石激光(760nm),可能会是目前选择性光热作用治疗的最佳激光。然而两个已商业化的绿色短脉冲激光也对表皮的皮损有效,这就是 510nm,300ns 绿色脉冲染料激光和 532nm,Q-开关倍频 Nd:YAG 激光。然而对于黄种人来说,波长更长的 1064nm 激光似乎在治疗真皮部位的色素性疾病具有明显的优势。

三、文刺治疗

目前除了我们知道激光的确可以用来治疗文刺外,我们对选择性光热作用为什么能治疗文刺知道甚少。文刺主要是由细胞内、亚微米级大小的不可溶解的染料颗粒形成的,这种染料是通过注入的方式植于真皮,之后被吞噬细胞所吞噬的。文刺是很稳定的能保持很长的时间,这说明皮肤中的吞噬细胞很难或者根本就不能将文刺染料移走,尽管在经过数十年后,文刺确实能不同程度地变浅一些。在专业的文刺中采用了多种不同的染料,这些染料主要由不溶解的金属盐、氧化物或碳化合物等混合成分组成。业余文刺几乎均是使用碳素、石墨或灰烬等,如印度墨。常规的文刺治疗方法通常是毁坏性的,这些方法包括:外科切除、擦皮术、盐擦术和 CO$_2$ 激光外科。

Goldman 最早注意到文刺对脉冲激光有效。当时所使用的激光是正常模式的红宝石激光,这种方法后来在日本被广泛地应用。十多年前,成功地治疗文刺而无需组织的切除的报道也是使用 Q-开关红宝石激光。随后进行了一系列的能量密度-疗效和组织学的研究,这一研究在美国引起了对 Q-开关红宝石激光的广泛兴趣。后来也对治疗反应的超微结构进行了研究。目前看来,Q-开关红宝石激光是一种治疗黑色、蓝黑色和绿色文刺均有效的激光,也是能为患者很好地接受的治疗方法。根据皮肤的类型及治疗的反应设定能量密度为 4~10J/cm^2,通常需要进行多次的治疗。通常业余文刺需要 4~6 次的治疗,治疗间隙时间为 1 个月。而专业文刺则需要 6~8 次的治疗。当然,治疗反应的个体差异很大。多次的治疗后形成瘢痕的风险大约为 5%~10%,尽管大约有超过 1/4 的患者有暂时的皮肤质地的改变。大多数患者,红宝石激光治疗后会引起水疱,色素减退,但永久性色素脱失只占大约 1% ~ 3%。

激光治疗文刺的机制还很不清楚。治疗后文刺明显地被"清除"了,但显然不是从表面移除的。所有的文刺患者在引流文刺部位的局部皮肤淋巴结中有文刺染料的沉着,这一现象的出现,也可能是文刺治疗后的结局。每次治疗一周后文刺逐渐减淡而且在数月内可能会继续变浅。偶尔,文刺染料也会出现在治疗后由于表皮损伤所致的结痂中,并在 1 ~ 2 周后随脱痂而去除(类似于过去美容院中盐擦术,盐擦后通过结痂的方式来洗眉),但是有一些文刺的治疗并不形成结痂,而疗效不但基本相同,也很有效。在治疗前,文刺染料颗粒主要在成纤维细胞、巨噬细胞和肥大细胞的吞噬溶酶体中。Q-开关红宝石激光治疗后,电镜观察可见染料激光被碎裂成 10 ~ 100 个更小的碎片,这些碎片处在细胞外,推测可能是由于吞噬细胞崩解后所释放出来的。偶尔也可见由于热凝固引起的局限性胶原的变性,但是似乎在文刺染料的清除中并没有意义。治疗数周后,尽管在临床上文刺几乎被完全清除,但在电镜下仍可见到被激光碎化的小片的文刺颗粒被再次吞噬,偶尔这种现象在组织学中还非常明显。显然,通过以上这些研究的观察,脉冲激光对文刺的清除可能有几个基本的作用方式(并未被证实)[3]、[15]:①文刺染料颗粒的碎化;②碎化的染料颗粒释放到细胞外的真皮内;③部分染料通过结痂的方式消除(如果发生结痂);④可能大多数进入淋巴管而清除;⑤残余的激光碎化的小的染料颗粒碎片被再次吞噬。

在文刺染料中可能发生激光引起的不可逆的光化学变化。尤其是那些带有各种颜色的美容性文刺,这种光化学变化可能会影响某些文刺的清除。所有用于文刺治疗的脉冲激光偶尔能引起文刺的不可逆的黑变,由于治疗的即刻反应使皮肤即刻白色变,因此这些变化有时可能会暂时性地不太明显。所以对一些美容性文刺、红色文刺或白色的文刺在正式治疗前进行小心谨慎的试验性治疗是有必要的,这种治疗的主要目的是要观察文刺是否会在治疗之后即刻变黑。在一些病例中这种变黑的文刺不能被进一步的激光治疗所清除,结果会进一步影响美容。激光照射后文刺变黑的机制尚不清楚,但是有可能与染料中的高价铁(Fe^{3+},铁锈色)转变为低价氧化铁(Fe^{2+},黑色)有关。纯 Fe_2O_3 在体外是很容易被 Q-开关激光转化的。很多美容性文刺也会含有氧化钛和其他的混合物,激光照射后也可发生黑色变。

有人报道了 Q-开关红宝石激光(694nm,40ns)和 Q-开关 Nd:YAG 激光(1064nm,30ns),在相同的能量密度(2 ~ 6J/cm^2)和共同的光斑大小(5mm)的情况下,治疗文刺的自身对照研究。发现在相同的能量密度下,治疗黑色文刺疗效相同,并且有明显的能量密度-疗效的相关性。与 Q-开关红宝石激光不同,Q-开关 Nd:YAG 激光对绿色文刺没有作用,治疗后也不会发生水疱、色素减退、皮肤质地的改变等。现今商业化的 Q-开关红宝石和 Q-开关 Nd:YAG 激光的脉冲宽度分别为 26ns 和 10ns。由于脉冲的能量的限制,Nd:YAG 激光的光斑也较小(通常为 2 ~ 3mm 光斑)。也有人对上述商业性的激光进行了自身对照研究,发现 Q-开关红宝石激光治疗黑色文刺有一定的优势,同时也发现 Q-开关红宝石激光治疗后发生皮肤质地改变的机会较小,在这项研究中,Nd:YAG 激光使用的是高能量密度、小的治疗光斑。另外对不同的波长、光斑大小,能量密度和脉冲宽度都同时进行了比较,但现在还不知道哪个因素是最重要的。综合来看,似乎治疗的光斑大小是一个非常重要的因素,这与红光及近红外光的皮肤光物理行为是一致的,尤其是当靶目标处在真皮的深部时。

　　另外一种可以使用并且认为能选择性治疗文刺的激光是 755nm,50～100nsQ-开关翠绿宝石激光、532nm,10nsQ-开关倍频 Nd:YAG 激光、510nm,300ns 短脉冲染料激光。很显然,当激光能被文刺染料很好地吸收后一般都会取得较好的临床效果。例如,翠绿宝石激光、红宝石激光和近红外的 Nd:YAG 激光仅仅能偶尔地除掉红色文刺,而使用绿色激光则在几次的治疗后,红色文刺通常会被完全清除掉。

　　医师在对这类治疗感兴趣的时候,往往也会感到迷惑。在激光商的怂恿下进入展销会,并接受了大量的有关波长及脉冲宽度信息的宣传和推销,但有关文刺的激光治疗,有很多目前尚不完全清楚的方面。最主要的是我们尚不知道脉冲宽度的依赖性。大多数的争论和研究使我们将脉冲宽度缩短——如果将染料颗粒进行机械性的碎裂是我们治疗的目的。一个与热损伤限制相类似的词是惯性限制,当激光的照射在一定的时间内完成,在这个时间内压力能在染料颗粒中被减缓,此时便可获得惯性限制。惯性限制时间就是颗粒以声速分开的时间。对于文刺颗粒而言这个时间就是 1ns。如果是这样现今所使用的所有的激光脉冲宽度均太过长了一些。波长依赖的精确效应我们尚不十分清楚。大多数文刺染料的化学特性以及它们是如何在高强度激光下起治疗反应的也不知道,也不知道物理性机械作用是如何对染料颗粒起作用的,也不知道吞噬细胞是如何崩解的,更重要的是这些都与临床治疗反应相关联。激光诱导的细胞质的改变是否也参与了治疗反应呢?文刺颗粒一定要被击碎吗?靶目标是染料还是含有染料的细胞?染料是如何被清除的?它们去了哪里?各种不同类型细胞的吞噬作用在治疗后染料颗粒的残留中可能会起什么作用?也许以后我们会明白。

四、脉冲 CO_2 激光及铒激光外科

　　CO_2 激光及铒激光均能被水良好的吸收,而且水对铒激光的吸收性要比 CO_2 强大约二十倍,因此就穿透深度来说,CO_2 激光远远要比铒激光深(表1-4-2)。

表 1-4-2　CO_2 激光与铒激光

	CO_2 激光	铒 激 光
波长	10600nm	2940nm
穿透深度	20μm	1～3μm
气化阈能量	5J/cm²	1.5J/cm²
优点	疗效好	气化效果好
	皮肤紧张感	两次扫描间无需擦拭
	止血	恢复快
	临床研究较多	疼痛轻,很少麻醉
缺点	恢复时间长	缺乏胶原收缩及皮肤紧张感
	需要麻醉	需要较多的治疗次数
		止血作用差
适应证	光老化(中重度)	中度光老化
	痤疮瘢痕	中度痤疮瘢痕
	日光性唇炎	日光性唇炎
	表皮肿瘤(如附属器肿瘤)	表皮肿瘤
	切割——睑成形术、毛发移植	可能适用于颈部、胸部和手部

由于 CO_2 激光及铒激光与皮肤组织的作用取决于皮肤组织中的水,事实上,这两种激光对组织的作用就是激光对水的作用。如前所述 CO_2 激光能产生 10600nm 波长的红外线激光,当脉冲激光能量密度高于 $5J/cm^2$,脉冲宽度小于 1ms 时,CO_2 激光的一个脉冲能完全汽化约 $20\mu m$ 厚的皮肤组织,而最大限度地限制热向深层传导。铒激光能产生 $2940\mu m$ 的激光,被水极强地吸收,具有准确性和表面的气化功能。当每个脉冲能量密度高于 $0.25J/cm^2$,而脉冲宽度在数个毫秒以内或更短时,每个脉冲正好 $1\mu m$ 厚的组织而仅留下只有 $2 \sim 4\mu m$ 深的最小损伤。所以短脉冲的铒激光具有仅仅气化 $1 \sim 2$ 层细胞的能力,而且最小留下损伤。

激光皮表重建治疗[3]、[16]、[17](laser resurfacing)是近十年来曾经被寄予很高希望值的具有创伤性的治疗,是一种从皮肤磨削术的基础上发展起来的治疗,主要实用于皮肤萎缩性瘢痕和光老化皱纹的治疗,因此很多文献也称之为激光磨削或者激光换肤治疗。就疗效而言,这种治疗无疑是最为有效的,尤其是 CO_2 激光皮表重建,几乎成为了这类治疗的金标准。

通常 CO_2 激光皮表重建(laser resurfacing)治疗皮肤光损害和瘢痕能得到 50% 的改善,但改善率会在 20% ~ 90% 之间。换句话说,严重的皮肤光损害可好转成中等的,中等损害的可好转成轻度的,轻度损害的可完全好转。最重要的,是皮肤外观更年轻、健康、减少皮肤饱经风霜的痕迹和萎缩。另外,由于胶原的重塑,皮肤激光治疗后改善仍然会不断进行达 6 个月的时间。研究结果表明,远期效果是很好的。有些患者激光治疗后 4 年,仍保留当年治疗后 90 天时外观改善效果的 80%。正像所预期的,往往是运动性皮纹首先复发,如眶周、口周、眉间前额的皮纹。总的说,疗效保持非常地好,治疗后 3 个月和 25 个月时,对手术部位皮肤光损害的改善程度进行评分,口周的平均改善分别是 49% 和 37%,然而,眶周的平均改善分别是 46% 和 31%。患者的满意度口周是 55%,眶周是 80%。90% 的患者对所进行的激光手术是满意的,并愿意将激光手术推荐给另外的人。其他研究者的结果与本研究结果相似。

过去几年的时间里,由于对副作用的担心,较长休息时间的影响,剥脱性治疗的普及仍受到些限制。现在所流行的非剥脱性的皮表重建(non-ablative resurfacing)方法还没有获得以上类似的效果。由于患者经常要求激光皮表重建的效果要有把握性,有些医生已经渐渐感到灰心。然而,还没有替代的方法能产生 CO_2 激光皮表重建所能产生的显著效果。只要给患者仔细地提供完满的健康教育,并且有适当的术前和术后的护理,患者将对换肤术效果非常满意,并且认为面部激光皮表重建所付的努力是值得的。

预期的术后副作用包括水肿、红斑和创面渗出。术后副作用的发生,常常是由于不适合的器械和操作技术、不合适的适应证、不适合的术后处理,或者继发事件(如感染,皮炎,外伤等)使创面损害加深所造成的,副作用包括持久性红斑、色素沉着、色素减退、痤疮和粟丘疹、接触性皮炎、巩膜外露增加或睑外翻、角膜擦伤和增生性瘢痕。关于副作用将在以后的章节详细讨论。

铒激光也被用来进行类似的治疗,但是由于铒激光本身的特点,因此治疗明显要温和一些。近年来,这两类激光成功地开发成了点阵激光(Fractional Laser),进行局灶性光热作用治疗(Fractional Photothermolysis),从而获得了一定程度满意的疗效,但是安全性却大大提高,因此从临床发展趋势上来看,传统的激光皮表重建治疗很可能被点阵激光治疗所替代,最少很多情况下点阵激光完全能取代单纯的激光皮表重建治疗。从这两类激光的特点来看,这两类激光光源组成的点阵激光可能也各具特点,CO_2 激光可能疗效比铒激光疗效要更明显一些。

脉冲 CO_2 激光和铒激光也可在毛发移植时,在受种部位的皮肤处打孔使之成为受种毛孔。脉冲 CO_2 激光最大的优势在于能打出直径小于 0.5mm 的小孔,而且不出血。因此明显地缩短了手术时间,在毛发种植时,钳夹移植毛囊皮肤的时间缩短,毛囊受压机会减少,这样理论上会增加毛发移植后再生的机会。脉冲 CO_2 激光潜在的缺陷在于打孔时,会对周围邻近组织产生一定程度的热损伤带,如果这个热损伤带太宽,会削弱血管对毛囊长入的机会,使毛发再生受到影响,有一项研究比较了传统的移植和激光打孔后的移植毛发再生的情况,结果很矛盾,有报道 CO_2 激光打孔的皮区,毛发再生的时间较长。尽管铒激光打孔后造成的热损伤要小,但会造成明显的出血,而出血会影响毛发的再生。

(周展超)

第五节　扩展的选择性光热作用理论

虽然在色素增加性皮肤疾病的治疗中,选择性光热作用原理得到了最为成功的实践,但是对于脱毛治疗和血管性皮肤疾病的治疗,这一原理似乎显得不够。因为,毛囊的生长部位——毛乳头是不含色素的,同样位于毛囊隆突部位的毛囊干细胞也不含色素,这些相对"透明"的部位,对于激光能量是相对不吸收的,因此激光对它们也相对没有什么作用。治疗时需要将脉冲宽度适当延长,这样毛干及毛鞘内的黑色素因为吸收光能所产生的热能便有充足的时间扩散到邻近的毛囊隆突部位和毛根部,使毛囊干细胞或者毛乳头生发部位发生不可逆地损伤。但是在这一过程中,仍然存在热限制这一问题,如果热进一步弥散到周围其他组织,就可能导致远离干细胞和毛乳头部位的正常组织的损伤。因此,我们的脉冲宽度必须与靶组织的热损伤时间相适应,所谓热损伤时间(Thermal Damage Time,TDT)就是指导致靶组织出现损伤的时间,即整个靶组织包括基本色基(黑色素)和周围的靶组织(毛囊)冷却约 63% 的时间,因此这一理论被称为扩展的选择性光热作用原理(Extended theory of selective photothermolysis)[2]、[18]。这一理论同样是由 Anderson 等提出来的,是对选择性光热作用的一个重要补充和扩展。事实上在临床中似乎也印证了这一理论的正确性,临床上发现应用长脉冲的翠绿宝石激光脱毛时,脉冲宽度在相当宽的一个范围内(2~20ms),脱毛的疗效与脉冲宽度并不像过去想象的那样,脉冲宽度与毛发粗细间一定存在相关性[19],换言之,在这一范围内,临床上似乎没有必要再根据毛发的粗细来确定脉冲宽度的长短。激光治疗皮肤血管性疾病的情况多少与此类似:色基是血管内的血红蛋白,而治疗靶位是血管内皮细胞,同样我们需要一个较长的脉冲宽度以便使激光的能量有足够的时间从血管内释放到血管内皮中去。

一、脱　毛　激　光

基于选择性光热作用理论,如果色基对特定波长的光具有良好的吸收性,治疗时间相当于或长于靶目标的热弛豫时间,则光照后所产生的热便局限在靶目标内,并起到脱毛的作用。激光脱毛的机制并不完全清楚,可能符合选择性热作用理论。然而,作用的靶目标可能是干细胞(主要是较低的峡部)和乳头部的血管,而吸收光子的色基是毛干的黑色素和毛基质细胞,换言之,只有这个部位才会吸收大量的光子能量。因为这个原因,金黄色的或白色的头发通常难以脱除。能量密度为 $20 \sim 60 \text{J}/\text{cm}^2$ 的普通红宝石激光(694nm)、翠绿宝石激光(755nm)、半导体激光(800nm)和 Nd:YAG(1064nm)激光都曾经使用过。直径为 $200 \sim 300 \mu\text{m}$ 大小的毛囊热弛豫时间约 $25 \sim 50\text{ms}$,但是更短的脉冲宽度看起来也是有效的。最近有人证明较宽的脉冲($30 \sim 400\text{ms}$)破坏干细胞(stem cells)和乳头部血管更有效。因为干细胞和毛乳头部位并不含黑色素,也不直接接触毛囊富含的黑色素。显然,如果激光符合选择性光热作用原理,激光的脉冲宽度符合毛囊热弛豫时间的要求,那么,热一定会限制在毛囊中无法释放并传导抵达这个非色素部位(干细胞和毛乳头)。显然,如果希望彻底破坏这个非色素部位,激光的脉冲宽度必须延长,这样使得热量能有限地扩展到这些部位,并引起这些部位的结构发生不可逆的损伤。当激光或光子被组织吸收所产生的热量达到一定的温度并且可以传到远处的靶组织(也就是干细胞和乳头部血管)就能使其变性。

应用这一原理,只要选择合适的波长,能量密度和脉冲宽度,光照就很可能精确地治疗毛囊而不引起邻近组织的损伤。为了增强治疗的效果,很明显毛发的生长区和毛球都必须精确地受到光照治疗。由于毛球部位较深,决定了要使用波长较长、穿透较深的光源进行治疗。如果光无法穿透或穿透较浅时不能达到毛发生长区,是很难见到疗效的。很明显,要取得对毛囊破坏的较高效率的一个解决方法是增加激光的照射时间。毛囊的热弛豫时间与表皮的热弛豫时间非常相近。因为它们在厚度上是相近的。热弛豫时间(秒)与靶目标的直径(毫米)非常相近。毛囊的直径约为 $200 \sim 300 \mu\text{m}$,所以毛囊的热弛豫时间约为 $25 \sim 50\text{ms}$。因此,理想的激光脉冲宽度应该在表皮的热弛豫时间($3 \sim 10\text{ms}$)和毛囊热弛豫时间之间。考虑到干细胞和毛乳头事实上是远离色基的,因此更长的脉冲宽度可能更为有效,事实上临床的应用证明,超长的脉冲宽度不仅更加安全,而且疗效也更好。但是必须记住,过长的脉冲宽度会使毛囊加热无效。另外一种增加光的治疗深度的方法是增大光斑,这样可增大组织内的相互作用的过程。

1. 治疗参数

波长:在脱毛治疗中,黑色素充当了治疗中的色基作用,因此波长为 $500 \sim 1200\text{nm}$ 的激光均可能作为脱毛激光的光源选择。在这一范围内,激光的穿透深度与激光的波长成正比相关,也就是说,波长越长,穿透越深。通常毛囊位于真皮内较深的部位,因此要求激光具有一定的穿透深度,另一方面,表皮中同样含有色素,因此在治疗中表皮同样会吸收激光能量,这种吸收的结果将直接导致各类副反应的发生。因此长波长的激光更适合用来进行脱毛治疗,如半导体激光和 Nd:YAG 激光[20]。一旦毛发中缺乏色素,如白色毛发和黄色毛发,那么激光能量将无法集中到毛囊中,因此这类人的脱毛就非常困难。近来有一种光-射频结合的治疗技术(E 光)声称能脱除这类毛发,但是否具有临床意义,需要在临床上进一步检验。

脉冲宽度:利用黑色素作为靶位,进行 Q-开关激光脱毛治疗的限制,在于表皮细胞中也含有黑色素。因此,激光照射的同时也能引起表皮的损伤,导致治疗后的结痂及色素的紊乱。另外,表皮中的黑色素可能会干扰激光对表皮的穿透,使到达毛囊生发细胞中的光能量减少影响脱毛的效果。临床业已证明脉冲宽度过短的 Q 开关激光脱毛几乎没有临床意义,只能暂时性减缓毛发的生长速度。事实上,动物研究已显示,在 Q-开关红宝石激光照射后,由于毛囊中散在的黑素细胞被选择性损坏而足以造成白发形成。由此可以推测,如果脉冲宽度过于短小,那么形成白发的可能性就不能完全排除。虽然临床上没有见到脱毛后出现白发的报道,但作者本人在临床中的确碰到过使用 Q 开关 1064nm 激光联合碳素进行脱毛后出现白发生长,一旦出现白发,脱毛将会十分困难。

事实上目前用于脱毛的激光脉冲宽度均为毫秒级的。长的脉冲宽度具有以下优势:①有利于达到毛囊的热损伤时间,使能量能不断地传导到毛发干细胞和毛乳头部位,引起不可逆的变性,提高疗效;②在冷却的配合下,有利于使用较高的激光能量并使激光能量穿透进入真皮深层,使冷却的保护层和激光的治疗层在空间上分开,提高了治疗的安全性;③超长的脉冲宽度可能对过去不能进行脱毛治疗的黑色皮肤人种的脱毛有临床意义。

能量密度:一般认为能量密度的高低与脱毛的疗效是正比关系的,能量密度越高,疗效越好[21]。但是,过高的能量密度会增加治疗的风险,导致皮肤的灼伤。临床上也观察到,如果能量密度过低,激光有可能会刺激毛囊使毛发的生长更茂盛。这种情况可能会发生在面部的脱毛过程中[22]。

2. 激光系统

(1) Q 开关激光:过去,Q 开关红宝石激光和 Q 开关 Nd:YAG 激光都曾用于脱毛治疗,然而事实上证明,这类激光除了能使毛囊功能收到一定程度的抑制外,不能达到长久性脱毛的目的,临床上治疗后的毛发仅暂时的生长缓慢,而不是脱除。即便使用外源性的色素,也不能达到真正的毛发脱除的作用。这类激光的脉冲宽度都太短小,色基吸收激光能量后,绝大部分能量被限制在色基内而不能有效地释放到毛乳头和干细胞,不能使毛乳头和干细胞发生不可逆的变性,因此这类激光已经不再用于脱毛治疗,而更多地应用于色素性皮肤疾病的治疗。

(2) 红宝石激光:Epilaser(spectrum Medical) 也是一种能量以正常模式(非 Q-开关)输出、高能量的脉冲红宝石激光系统,治疗时的脉冲宽度为 3ms,能量密度 10 ~ 75J/cm^2,可引起色素性毛囊表浅部位以及深在部位的热损伤,因为只有大约有 15% ~ 20% 的光能量进入到了真皮。这种激光系统配备有专门设计的冷却系统,它是由蓝宝石透镜组成,焦距为 20mm,可使光线聚集。治疗时和每次治疗后,将冷却手具贴紧皮肤,这样来减少热损伤和色素沉着,同时也能增加真皮深部的光密度。Epitouch(Laser Industries/sharplan)是一个双重目的设计的红宝石激光系统,常规的 Q-开关模式用于治疗文刺及良性色素性皮损,而正常脉冲模式用于去除体表多余毛发,这一模式与 Epilaser 非常相似。这一系统使用冷却系统来避免表皮和真皮的热损伤,使用透明的胶来减少光的反射。治疗参数是:脉冲宽度 0.5ms,能量密度 10 ~ 15J/cm^2,光斑大小 5mm。与此类似 SINON(Wavelight) 也是一个双模式设计的红宝石激光,Q 开关模式用来治疗色素性皮肤疾病,而长脉冲模式用来治疗多毛。

(3) 翠绿宝石激光:翠绿宝石是另外一种红色激光,波长为 755nm 也用于脱毛治疗[23],虽然许多研究表明长脉宽翠绿宝石激光脱毛安全有效,但对于深肤色病人仍应谨慎处理。往往并发症不可预知,常见的并发症有水疱、短暂色素改变、毛囊炎,但没有瘢痕形成等。所以需要多次低能量密度治疗以达到有效满意的效果。Hussain 等人[24]研究了翠绿宝石激光在亚洲病人中的使用情况。虽然受试者部分发生了短期副反应如结痂、瘙痒、色素改变、毛囊炎,但都没有长期色素缺失或瘢痕形成。

(4) 半导体激光:高功率(2900W)半导体激光(LightSheer,Lumenis,美国)是一种广受欢迎的脱毛设备。对长期疗效的观察表明,短脉冲800nm半导体激光对深色终毛非常有效,很大一部分患者可达到长久性毛发减少。这一激光波长800nm,脉冲宽度5~400ms,光斑12mm×12mm,治疗频率2Hz,剂量10~60J/cm^2,并具有自主专利的接触式冷却装置(chilltip)。由于该激光波长更长,具有主动冷却装置,脉冲宽度也更长,所以治疗深肤色患者较红宝石及翠绿宝石激光更安全。还有其他一些800nm半导体激光如Apex-800,Iridex,美国;Apogee 100,Cynosure,美国;F1半导体激光,Opus Medical Inc,加拿大;Mediostar,Aesclepion-Meditec,德国;Laser Lite,Diomed,美国;SLP1000,Palomar,美国;Epistar,Nidek,日本等。Eremia等人[25]比较了翠绿宝石和半导体激光治疗15例皮肤Ⅰ~Ⅴ型腋窝部位的情况。前者采用能量密度30~49J/cm^2、脉宽3ms、光斑12mm;后者采用30~40J/cm^2,可调脉宽为能量密度值的一半、9mm。治疗4次(间隔4~6周)后12个月毛发减少分别为85%和84%。Greppi[26]观察了波长为810nm半导体激光在8例深肤色(Ⅴ、Ⅵ型)病人中的使用情况。病人在能量密度为10J/cm^2、脉宽为30ms,治疗8~10次后获得75%~90%毛发减少,其中3例病人出现短暂色素改变。对胡须假性毛囊炎(PFB)可能也有效果。

(5) 红外线激光:近来长脉宽Nd:YAG激光,能提供永久毛发减少,可能由于它的脉宽近似毛囊的热弛豫时间。毛囊吸收光产生的足够热量使周围毛球上方隆突部中的毛囊干细胞有效破坏。Tanzi等人[27]研究了36例皮肤Ⅰ~Ⅵ型病人,能量密度为30~60J/cm^2,光斑10mm,脉宽分别为10ms(Ⅰ/Ⅱ型病人)、20ms(Ⅲ/Ⅳ型病人)、30ms(Ⅴ/Ⅵ型病人),三次治疗(治疗间隔4~6周)6个月后,毛发平均减少面部为41%~46%,躯干为48%~53%。瘢痕形成未发生。Lorenz等人[28]报道,皮肤Ⅰ~Ⅳ型病人中8%在多次治疗后,毛发减少75%。一项样本量为11例的Ⅳ~Ⅵ型皮肤的脱毛治疗自身对照研究显示,长脉宽Nd:YAG激光(能量密度35~42J/cm^2,脉宽20~25ms,光斑10mm,接触式冷却)与IPL(12~14J/cm^2,5/40ms,波长>950nm)治疗,6周后前者73%的病人出现毛发减少,而后者仅为64%。IPL治疗则部分病人发生水疱并继发炎症后色素沉着,3个月后消失。而Nd:YAG激光治疗则未发生。该研究指出长脉宽Nd:YAG激光和IPL在一次治疗后毛发减少程度相似,但长脉宽Nd:YAG激光副反应小更适合深肤色病人。

(6) 非激光光源系统:强脉冲光(IPL)光源发射光谱波长为550nm~1200nm,可用于脱毛。它是由一种强度很高的氙灯经过聚焦和初步滤光后形成的近红外线强光。所以深肤色病人也可用它来治疗。Sadick等人报道34例皮肤Ⅱ~Ⅴ型病人采用强光(能量密度34~42J/cm^2)平均3.7次治疗后毛发减少76%[29]。Bedewi用IPL治疗了210例皮肤Ⅲ~Ⅴ型病人,能量密度25~40J/cm^2、脉宽50~80ms、滤光片615nm、治疗3~5次、间隔时间为6周,末次治疗后6个月评价发现毛发平均减少80%。Ⅳ/Ⅴ型病人面部毛发减少70%,四肢、腋窝、Bikini、背部毛发减少80%。术后即刻出现短暂红斑和轻微毛周水肿,未发生炎症后色素沉着或减退、瘢痕形成或烫伤[30]。Johnson F等人研究表明强光对较深肤色病人脱毛也是有效的[31]。

二、血管治疗激光

在皮肤科,激光对血管性疾病的治疗可追溯到 1960 年。最初使用的激光是氩激光,该激光由 Maiman 发明,最初由皮肤激光外科的先驱者 Goldman 应用于鲜红斑痣的治疗,当时的报道和出版物证实了这一治疗方法的实用性和前景,鲜红斑痣的皮肤损害能很好地接受这一新的光学技术的治疗,损害中的血红蛋白是一个良好的治疗靶位。自从激光的发明及不断地改进,它给我们治疗鲜红斑痣及血管瘤提供了较多的手段,这是一个多学科的组合,而且进行了大量的努力,使我们今天有机会选择性地治疗血管,提高疗效及安全性,今天尚在不断地研究和改变,希望能有益于我们的患者,具有合适波长、脉冲宽度和能量释放方式的激光系统,将帮助我们适应医学中遇到的各种类型的鲜红斑痣和血管瘤。

最初依据选择性光热作用原理,激光对于血管性疾病的治疗依赖于激光的波长、脉冲宽度和能量的大小等,当然与激光作用的方式有关,如单脉冲或脉冲串的治疗等,现在看来,如果掌握得好,治疗者具有足够的经验,使用激光脉冲串(即脉冲连续释放照射)的治疗是非常有效的治疗方法,这将在后文中详细介绍。

1. 治疗参数

波长:单就激光的波长而言,我们必须知道靶组织的光吸收特点。氧合血红蛋白有三个吸收峰值:415nm、542nm 和 577nm。由于 415nm 的波长穿透力有限且黑色素的吸收也强,在治疗血管性疾病时疗效不理想,很少选用。542nm 和 577nm 两个峰值附近的激光常被选用作治疗光源,现代治疗皮肤血管性病变的激光均是在这两个峰值周围的波长激光上下工夫,具有典型代表的激光有两类,如 Q 开关 585nm 激光和长波长可调脉宽的 532nm 激光。理论上前者的穿透性要好,穿透皮肤较深,其作用机制为机械作用,即血管内的红细胞在瞬间吸收了高能量激光后,血管内的红细胞会急剧的热膨胀甚至破裂,然而很难使血管破坏,因此不会有明显的临床效果,脉冲宽度更长的 585nm 染料激光,由于脉冲宽度为微秒级,因此能良好地治疗小的血管畸形,但是治疗后常会出现明显的紫癜。与 Q 开关 585nm 激光不同,更长脉宽的激光,治疗血管性疾病的作用机制是利用激光的热效应,如可调脉宽倍频 Nd:YAG532nm 激光,长脉宽的 585nm 激光,这类激光显示出了更优越的治疗效果。为了增加激光的穿透性并能在一定程度上兼顾激光的选择性吸收性,新近诞生了一种长脉冲宽度的 595nm 激光,在临床上获得了良好的效果和声誉。

含氧血红蛋白在 800 ~ 1100nm 有另外一个次吸收峰值,虽然血红蛋白对波长更长的激光,如 755nm、800nm、980nm、1064nm 等的吸收性比 532nm 和 585nm 激光要弱,但是它们具有更强的穿透性,尤其是 1064nm 激光,在真皮中的散射也少,故这类激光也能用于血管性疾病的治疗[32]、[33]。然而这类激光虽然穿透深,但是光的选择性吸收明显降低,因此这类激光更适合治疗那些血管管径更大的皮损,如腿部静脉和粗大的毛细血管扩张,而不是鲜红斑痣,换言之,鲜红斑痣并不是这类激光治疗的主要适应证[34]。另外蓝色的血管对 1064nm 激光吸收更好,因此用来治疗静脉的畸形,尤其的管径较大的畸形可能具有更强的优势,如治疗静脉等。

脉冲宽度:过去有几种半连续波激光和脉冲激光也能有效地治疗血管性皮损。闪光灯-泵染料激光遵循选择性光热作用原理,治疗幼儿及儿童血管性病变较安全,形成副反应的风险要低。这种激光已成功地应用于毛细血管扩张、蜘蛛状和草莓状血管瘤、化脓性肉芽肿、静脉湖、Civatle 皮肤异色及腿部的毛细血管扩张的治疗。半连续波激光,如氩-泵可调染料激光、铜蒸气激光、氪激光,以及 KTP 激光,也能用来治疗毛细血管扩张及其他血管性疾病。然而这类激光实际上不符合选择性光热作用原理,激光的能量不能被局限在血管内,这些能量被随时释放出来,因此会引起血管周围的组织无辜受损,故这些激光治疗时发生并发症的风险要大一些,但是它们在治疗较大管径的血管时更为有效。要想将激光能量限制在血管内仅损伤血管内皮细胞,激光的脉冲宽度就必须加以限制,试验表明,鲜红斑痣治疗的脉冲宽度可能最佳的脉冲宽度为 1~10ms。过短的脉冲宽度会导致血管破裂形成紫癜,而过长的脉冲宽度可能使能量弥散出血管,一方面造成无效加热,另一方面也增加了激光治疗的副作用。但是作者本人自己的经验来看,在一个相当宽的范围内,不同的脉冲宽度对皮肤血管的治疗都具有相同的临床意义,这一点非常类似于激光脱毛,换言之,临床治疗时,只要脉冲宽度为毫秒,似乎任意一种脉冲宽度治疗下都能将获得较好的临床疗效。这一观察也符合拓展的选择性光热作用原理。

2. 血管治疗激光系统　现代激光治疗血管性皮肤疾病均符合扩展的选择性光热作用原理,脉冲宽度均较宽。但是我们仍然有必要了解一些过去曾经使用过的激光技术。

(1) 连续激光(Continuous Wave Laser):

1) 氩激光:它能产生黄-蓝色激光(488~514nm),这是最早用于毛细血管扩张治疗的激光,其光斑大小为 0.1~1mm。氩激光被用来治疗其他获得性血管性皮损,如草莓状血管瘤、血管纤维瘤、血管角皮瘤和 Kaposi 肉瘤。氩激光产生的光波长并不是血红蛋白的特异的,黑色素也能较强地吸收。因此,氩激光可能在肤色较深的患者中疗效会较差,而且可能会引起永久性的色素改变。另外,由于这种激光的能量释放方式是连续波的,因此工作时不符合选择性光热作用原理,所以,所产生的热可能会弥散到周围邻近的组织中而引起组织的非选择性的热损伤,结果形成瘢痕的风险大为增加。由于这些原因,尽管氩激光有时会用于治疗管径较大的面部毛细血管扩张,但不再是很多其他血管性皮损的治疗选择。很多其他血管-特异的激光,具有很少的副作用,则更多地被选用,更适用这些皮损的治疗。

2) 氩-泵可调染料激光(Argon-pumped Tunable Dye laser APTDL):氩-泵可调染料激光与氩激光相比较,更具血管选择性。这是一种以荧光性染料作为激光介质以氩激光作为能量补充的一种激光。它能产生连续波的光束,波长在 498~638nm 之间可调,可通过快门开关装置使释放的激光照射时间控制在 20ms。波长为 577~585nm 时的黄光能被血红蛋白吸收。氩-泵可调染料激光目前被用来治疗面部毛细血管扩张、酒渣鼻性毛细血管扩张、Civatte 皮肤异色和其他血管性疾病。在治疗时,可以手控,也可以使用自动化扫描装置使激光能量能在一定的几何图案中均匀而精确地释放。曾有人建议利用低能量,100μm 光斑进行手控治疗。手控治疗比较耗时,而且对治疗医师的技术要求较高。所发生的副作用包括色素减退、色素沉着和凹陷性瘢痕。由于这种激光是一种半连续波激光,与脉冲激光相比较,它形成瘢痕的风险要高一些。

3) 铜蒸气和溴化铜激光(Copper Vapor and Copper Bromide Lasers):铜蒸汽和溴化铜激光可产生 511nm 绿色激光,可用来治疗色素性皮肤病,它也能产生 578nm 黄色激光用于治疗血管性疾病。这一激光是半连续的,可使用快门开关装置来控制产生"脉冲"。铜蒸汽激光能产生 20ns 的短脉冲,这些短脉冲呈连续状态,以每秒 6000~15000 个脉冲群的方式释放出来。因为这些脉冲相互间非常紧密,脉冲间隙时间非常短,短于组织的热弛豫时间,所以,这种激光不论在用眼观察上或者是在治疗后的效果上来看都类似于连续波激光,不符合选择性光热作用原理。因此,这种激光可能较适合治疗较大管径的血管,这些血管热弛豫时间长,热耐受较好。另外,这种激光的皮肤穿透性较好,可达真皮部位。通过开关装置使"脉冲"宽度保持在 20～50ms 范围内或使用自动化扫描装置,可限制热的弥散,减少瘢痕等副作月。

铜蒸气和溴化铜激光被用来治疗获得性的血管皮损,如面部毛细血管扩张、黏膜部位的静脉扩张、草莓状或蜘蛛状血管瘤、血管角皮瘤、化脓性肉芽肿等。激光照射后,皮肤不会发生紫癜,但在治疗 2 天后可发生轻度的结痂和焦痂,并在 2 周后消退。有报道治疗后可发生暂时性的炎症后色素沉着,以及瘢痕的形成。

这种激光同时也被应用于光动力学治疗,治疗鲜红斑痣有效。

4)氪激光(Krypton Laser):氪激光波长为 521～530nm,也能产生 568nm 波长激光来治疗血管性皮损。通过快门装置可以半连续波方式释放激光,不符合选择性光热作用原理,治疗时可使用 0.1mm 或 1.0mm 手具。临床治疗终点是皮损变白,以及皮肤轻度的红斑和水肿。可能的副作用与其他的半连续波激光相似。除了毛细血管扩张的治疗外,对氪激光治疗其他获得性血管性皮损的研究较少。同样它也被成功地应用于光动力学治疗,治疗鲜红斑痣有效。

(2)脉冲激光(pulsec laser)

1)肽氧磷酸钾激光(KTP):KTP 激光是通过肽氧磷酸钾晶体后 Nd:YAG 激光(1064nm)的频率增加了一倍从而荻取了波长为 532nm 的绿色激光。它可以使用快门装置产生半连续波,治疗时也可以通过自动化扫描装置产生不同的治疗图形和能量设置。这是目前临床广泛应用的一种激光系统,治疗符合选择性光热作用原理。同类型的设备中,较为优秀并值得一提的是 Versapluse(Coherent. USA),它能释放 532nm 的绿色敫光,脉冲宽度为 2～50ms 可调。在治疗毛细血管扩张及酒渣鼻时,该激光显示了较好的治疗效果,在治疗鲜红斑痣时疗效也较理想。临床治疗的终点是治疗血管的立刻消失,在随后的几天里,可出现红斑、水肿、结痂等。在历时两年的临床观察中发现,102 例蜘蛛痣和102 例面部毛细血管扩张等患者(皮肤类型为 Ⅰ～Ⅲ型),其中完成治疗的患者中,57/58(98%)蜘蛛痣患者和44/49(90%)面部毛细血管扩张患者获得明显的疗效,甚至完全清除,在 5 例鲜红斑痣患者中,1 例完全清除,2 例有效。观察到的副作用包括:浅表轻微的瘢痕 1 例、色素沉着 2 例、水疱 1 例[35]。

另外 115 例鲜红斑痣患者,包括 7 例 Sturge-Weber 综合征、2 例 Klippel-Trenaunay综合征患者。大多数患者既往没有接受任何治疗,有 37 例患者曾经接受了包括冷冻和染料激光等治疗。这些皮损经过 KTP532nm 激光治疗后(治疗间隔 4 周)81%的皮损(126 个皮损)获得满意疗效(患者评价),医师评价结果:显效 49 个皮损(31%)、有效42 个皮损(27%),基本无效 35 个皮损(23%)。其中 29 个皮损(19%)的尽管使用的各种能量和脉冲宽度的组合均无效。治疗无效的皮损常常分布在肢端。治疗中未发现色素沉着及瘢痕。提示这种激光治疗鲜红斑痣是安全而有效的,尤其对成人面颈部的鲜红斑痣疗效较好,但是肢体和躯干部位的鲜红斑痣治疗可能较为抵抗[36]。KTP 激光对染料激光治疗抵抗的鲜红斑痣似乎仍然有效[37],推测可能是不同的脉冲宽度对不同大小的血管的不同疗效所致。

2）闪光灯-泵脉冲染料激光（Flashlamp-Pumped Pulsed Dye Laser）：闪光灯-泵脉冲染料激光释放585nm波长的黄色脉冲光束。这是按选择性光热作用原理所设计的最早的激光，该激光的脉冲宽度为450μs，这一时间短于皮肤内中小管径血管的热弛豫时间，由于激光能量主要是被含有氧合血红蛋白的血管所吸收，而且热能几乎不发生向周围邻近组织弥散，所以减少了瘢痕形成的风险。早先的很多研究是使用577nm进行的治疗，因为577nm正好是血红蛋白吸收光线的第三个吸收峰值。然而，这一波长的激光对皮肤的穿透深度有限，仅为0.5mm。当波长由577nm调整到585nm时，其穿透深度得以加大，可达1.2mm，并且不会因此减少血红蛋白对它的吸收性。由于黑色素对585nm激光的吸收较少，所以也减少了治疗后皮肤色素改变的风险。闪光灯-泵脉冲激光是治疗血管性皮损的最特异的激光之一。

该激光对儿童及婴儿均是安全的，多次重复治疗，也不会有很多的副作用。治疗时，能量密度为3~10J/cm²，光斑大小2,3,5,7或10mm，也有2mm×7mm的椭圆形的光斑。当减小光斑大小时，相应地要增加能量密度，以获取相同的临床疗效。另外，较大光斑可能其穿透深度更深，疗效可能会更好一些。尤其是皮损中有较大管径的血管时更是如此。皮肤颜色较深时，激光的穿透性会受到影响，因此对深肤色的人，如果要取得同样的疗效，必须提高治疗时的能量密度。有一些解剖部位容易形成瘢痕，如前胸、颈部以及较敏感的部位，如眼眶周围等，应予以足够的重视，对这些部位的治疗可将能量密度减少10%~20%。光斑之间不能重叠或最多重叠10%。光斑重叠太多也会引起非特异性组织损伤，形成副作用，如瘢痕的形成。

在接受闪光灯-泵染料激光治疗时的感觉被描述为类似于橡皮筋在皮肤上弹射的感觉。尽管治疗小的皮损时无需麻醉，一些面积较大的皮损治疗可能需要局部麻醉。治疗后会立刻出现紫癜并能持续7~14天，这对那些过于考虑美观的患者来讲可能是难以接受的。减少光斑大小将会减少术后紫癜形成的机会及颜色深度，但是也会因此降低疗效。

闪光灯-泵染料激光的副作用是令人鼓舞的。可能的副作用包括瘢痕，其发生率低于1%，而且随着时间的推移会逐渐而缓慢地减轻。在另一项有关该激光治疗血管性皮损的研究中显示，萎缩性瘢痕的形成率不到0.1%，没有发生增殖性瘢痕。据报道，在治疗前胸及肩部皮损时，有增殖性瘢痕发生的病例，也有报道可发生不可逆转的真表皮的萎缩。但是，闪光灯-泵染料激光治疗后最常见的副作用是引起色素沉着，据报道占治疗病例的10%~15%，色素沉着主要易发生在肤色较深、使用较高能量密度、疗后未注意避光的患者。发生色素减退比较少见，据报道发生率为2.6%~5.0%，通常为一过性的。如果发生持续的色素减退，其最常见的部位通常是颈部、腿部和前胸部。

事实上，闪光灯-泵染料激光已被证实在治疗下肢末端的毛细血管扩张的疗效是令人失望的。这种较差的治疗效果可能是由于下肢末端管径较大而且管壁较厚的缘故。与其他治疗部位比，该部位疗后很少取得好转，尤其是当血管管径超过0.2mm时。与治疗面部血管相比，发生色素沉着和色素减退的风险更大，持续的时间也长。

长脉冲闪光灯-泵染料激光Sclero Laser and Sclero PLUS（Candela，USA），其波长有585、590、595nm和600nm被用于治疗管径为0.2~1.0mm的蜘蛛状腿部静脉。这种激光有一个2mm×7mm大小的椭圆形光斑，也有其他大小的光斑，脉冲宽度为1500μs。据报道在一项治疗腿部静脉的研究中，使用 15 ~ 20J/cm² ,治疗 3 次,皮损被消除,当然也有色素沉着的发生。新的染料激光,如 Vbeam(Candela, USA) 波长为 595nm,脉冲宽度达到 40ms,配合动态冷却系统(DCD) 基本能满足临床治疗需求,对鲜红斑痣和小的静脉曲张都有治疗效果。

在一项对 2317 例 585nm 染料激光治疗中国人鲜红斑痣的回顾性研究中发现,这些患者平均接受了 1 ~ 13 次治疗(间隔 2 ~ 3 个月),平均治疗次数为 4.93 次,平均使用的能量密度为 8.29J/cm² ,治疗 8 次后总有效率为 84% ,既往有同位素治疗、CO_2 激光治疗、冷冻等治疗的病例以及紫红色伴有增生的皮损疗效明显要差一些。浅表瘢痕、色素沉着和色素减退发生率分别为 5.2% ,2.5% 和 4.0%[38] 。

长脉宽的 595nm 染料激光是对 585nm 激光的一种改进,使得穿透深度得到有限的增加,但是选择性也有一定的牺牲,从目前的临床实践来看,这种改进是成功的,临床上取得了不错的疗效。184 例面颈部以及四肢的鲜红斑痣中国患者,应用 595nm 染料激光治疗 3 ~ 6 次后(治疗间隔 4 周),结果 115 例(62.5%)获得显效,38 例(20.7%)进步,31 例(16.8%)无明显改变。在显效的患者中,面部皮损为 76%(95/125),颈部皮损 43% ,而躯干和四肢的皮损只有 20.8% 。其中 11 例(6.0%)发生了色素沉着,6 个月后自行消退[39] 。这一发现类似于其他激光治疗的情况:面部的皮损疗效要明显较四肢好。改进后的这种激光(595nm/1.5 ~ 10ms/9 ~ 15J/cm²) 对既往使用过其他染料激光(585nm/0.45ms/12J/cm²) 治疗抵抗,或者治疗无效的患者仍然非常有效[40] 。

3)脉冲强光:PhotoDermVL(ESC Medical Systems. Ltd. Haifa. Israel) 是一个强光源脉冲系统,它能产生各种波长、脉冲宽度、脉冲间隙的光线。这种系统不像激光系统,它所产生的光不是激光。该系统所产生的光线光谱为 500 ~ 1000nm 范围,通过滤光片后可释放 515、550、570 和 590nm 的光,主要用于治疗毛细血管扩张。治疗时可使用单一脉冲、双脉冲和三个脉冲并用不同能量密度进行治疗的。可使用 8nm × 35nm 光斑进行大面积有效的治疗。由于光波长较长,理论上穿透要深,临床疗效要好。在一项研究中经 Photo Der-mVL 治疗后 94% 的皮损获得 50% 的消退,而且副作用发生率较低,包括瘢痕形成、色沉减退及色素沉着等等。新的脉冲光系统具有 OPT 光电技术,如 Lumenis One,能有效控制光子发射,对血管性皮损具有一定的治疗作用。

37 例患者共 40 个鲜红斑痣皮损,应用 IPL 治疗(515nm/550nm, 2.5 ~ 5.0ms, 24 ~ 60J/cm²) ,4 ~ 6 次后,28/40 皮损消退 70% ~ 100% ,而且发现红色皮损反应好,平均治疗次数为 1.5 次,粉红色皮损反应较慢,平均治疗次数为 4.0 次,而紫红色平均治疗次数为 4.2 次[41] 。15 例鲜红斑痣患者,既往多次接受过染料激光治疗,而且疗效不明显,应用新一代的 IPL 治疗 4 次后 46.7% 病例有效,在所有的有效病例中大部分(85.7%)皮损减淡在 75% ~ 100% 之间,另外 53.3% 病例无效,提示新型 IPL 对 PDL 治疗抵抗的鲜红斑痣仍然有效[42] 。应用 IPL 治疗的皮肤血管性疾病有:血管瘤、血管畸形、毛细血管扩张、腿部毛细血管扩张、Civatte 皮肤异色症、鲜红斑痣等[43] 。但是治疗中医师必须具有一定的治疗经验、优化各种参数,如脉冲宽度、脉冲数、波长和能量密度,同时必须严格把握适应证和选择病例,降低治疗的副作用,只有这样 IPL 才能成为皮肤血管治疗的一种合理手段[44] 。

比较各种激光系统对各种皮肤血管性疾病治疗的疗效的报告不多,要获取这方面的资料也不太容易,可能与大多数医师通常只使用一种激光设备有关。

(周展超)

第六节　局灶性光热作用

皮肤具有强大的修复能力,当皮肤受到伤害的时候,会自动启动天然的创伤愈合程序(wounding healing),良好地利用这一机制,可以使皮肤获得重建和重塑达到治疗的目的。启动这种修复程序可以是创伤性的(ablative),也可以是非创伤性的(non-ablative)。前者的治疗包括传统的皮肤磨削术,以及后来的激光皮肤重建治疗等,后者包括血管治疗激光、红外线激光、强脉冲光、射频及等离子等治疗技术。虽然创伤性的治疗技术本身对真皮的刺激性最强、疗效也好,但由于治疗后的恢复期长,副作用大,医生和患者都难以接受这种治疗;而非创伤性治疗技术虽然很安全,但是对真皮的刺激强度有限,难以获得非常理想的治疗效果,很多疗效事实上并不理想。点阵激光(Fractional Laser)是一种利用局灶性光热作用原理(fractional photothermolysis,FR)进行治疗的激光,其安全性和疗效均介于上述两种治疗技术之间,它融合了创伤性和非创伤性治疗技术的很多特点。

一、局灶性光热作用原理

对水具有强吸收性的激光,如脉冲半导体激光、CO_2激光或铒激光等,当激光光束直径调节到数百微米后,在一定的能量密度下,激光光束能经过表皮穿透进入真皮,由于该类激光对水的吸收性都比较好,因此在激光经过的部位组织会因为吸收激光能量而产生热量,这种柱状的热能会导致该部位发生柱状的热变性区,或者在一定的能量密度下,激光穿透皮肤形成真正的孔径,无论是热变性还是真正的孔径形成,这种损伤均会启动机体的程序化的创伤愈合过程,如果将这些光束排列成点阵状,那么这种点阵状热刺激会均匀地启动皮肤的修复程序,最终导致包括表皮和真皮在内的全层皮肤发生重塑和重建,达到治疗目的,这就是所谓的局灶性光热作用原理(Fractional photothermolysis)。在这一过程中,如果激光光束仅仅引起一个柱状的热变性区域(并非真正的孔径),这种技术被称为非气化型点阵激光(non-ablative fractional laser),相反如果激光光束的照射最终使皮肤产生了真正意义上的孔径,此时也称为气化型点阵激光(ablative factional laser)。之所以称为点阵激光,是因为在治疗时激光光束排列成点阵状,如 Fraxel 点阵激光在每平方厘米的面积上能"打"1600～2400 个"孔"(图 1-4-4),如此密集而且细小的"孔",治疗后如果不使用放大镜,有时很难发现。当然这种点阵结构通常由计算机图形发生器来控制的。在这一过程中,激光光束所照射的区域称为显微治疗区(Microscopic Treatment Zones,MTZ),点阵激光治疗后,由于水分吸收激光能量导致一定程度的热损伤,因此照射区会形成所谓的柱状微小表皮热变性坏死的改变(Microscope Epidermal Necrotic Debris,MENDs),这种 MENDs 对真皮刺激更直接也

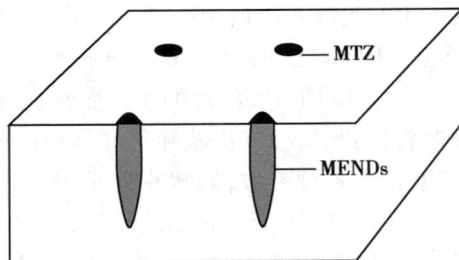

图 1-4-4　局灶性光热作用示意图

更强烈,所启动皮肤修复的程序化的过程也较明显,伴随这一过程,皮肤中的各层都发生重建:表皮一定程度的剥脱,真皮生出的新生胶原等也比较明显,因此在临床上治疗皱纹、光老化的作用也比其他的非损伤性的嫩肤技术要强。

二、激光-组织相互作用

最初研究并应用这一原理进行治疗的是 Anderson RR 的研究小组,他们是使用波长为 1.5 微米的半导体激光进行研究的,在一定的能量密度下,在每平方厘米的皮肤表面采用 2400 个光束进行照射形成 2400 个微细的加热区,利用能量密度来控制激光治疗的深度,当时这些 MTZ 并不是真正意义上的孔,而是在激光的能量下由于热所形成的柱状的微小表皮热变性坏死(Microscope Epidermal Necrotic Debris,MENDs)的改变,之后不同组织开始参与这一修复过程,在这一过程中,未治疗区域大量表皮干细胞和短暂增殖细胞可能会参与到修复的过程中来。早期的研究中 15 名志愿者,前臂治疗 1 次,30 名眶周皱纹的志愿者进行了 4 次治疗,间隔时间为 2～3 周。结果:皮肤对 250 微米或更大一点的孔能很好地耐受,该 MTZ 治疗能做到 100 微米孔径的孔,对皮肤的穿透深度为 300 微米。治疗 1 天后表皮完全恢复,3 个月后的组织学评价显示真表皮皮突增加,在真皮浅部黏蛋白(mucin)增加,眶周的治疗耐受性良好,仅有轻微的红斑和水肿。最后一次治疗 3 个月后线性的皮肤收缩率为 2.1%,皱纹的积分好转 18%($P < 0.001$)。表明局灶性光热作用原理是一个新的皮肤年轻化治疗技术,然而什么是最佳的治疗参数以及对皮肤治疗还有其他什么适应证尚需要进一步进行研究加以确定[45]。

组织化学的研究表明,在 MTZ 的周围能观察到前胶原Ⅲ的出现,7 天后明显的胶原增多。为了获得更好的治疗效果,可采用多次治疗来累积效果,治疗间隔时间为 2～4 周。目前美国 FDA 已批准使用这种治疗方法来治疗眶周皱纹、痤疮瘢痕和皮肤色素沉着等美容问题。这种治疗的最大优势是治疗后无需休假,治疗过程所形成的 MENDs 使治疗区皮肤形成一种古铜色,并且在 2 周后自行脱落。也能观察到治疗 1 天后,在新生的表皮中可见到基底细胞中开始聚集色素细胞、角质形成细胞等成分,在真皮变性的部位可以见到真表皮连接处变薄或分离。治疗 1 天后 MTZs 中真皮细胞活性完全丧失,一些真皮的成分融入到 MENDs 中并最终经皮脱落,显然点阵激光进行的局灶性光热作用治疗后,引起角质形成细胞的迁移和表皮更替速度的加速,同时也使真皮的一些成分排出,这可能是点阵激光治疗色素性疾病的机制之一,进一步,点阵激光也可能成为其他顽固的皮肤疾病治疗的一种潜在的选择,如治疗顽固的黄褐斑、日光性弹力纤维病变、粘蛋白病及皮肤淀粉样变等[46]。

然而,没有形成真正的皮肤孔径的所谓的非气化型的局灶性光热作用似乎疗效不能达到理想的状态,即便采用多次治疗,仍然不能非常有效,很自然气化性局灶性光热作用(ablative fractional photothermolysis)便受到重视,并很可能因此提高对皮肤刺激的强度从而提高治疗效果,故近年来利用 CO_2 激光作为光源的点阵激光就是在这一思路下的发明(图 1-4-5)。

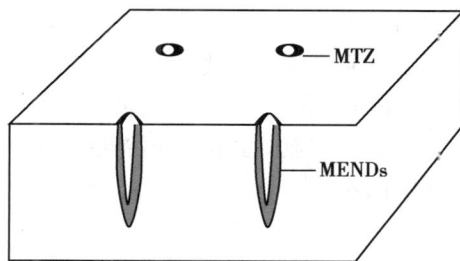

图 1-4-5　气化型局灶性光热作用示意图

三、常用的激光光源

目前被用来进行局灶性光热作用治疗的点阵激光光源主要有：CO_2 激光（波长为 10600nm）、半导体激光（波长 1540nm）、glass：YAG 激光（波长 1550nm）以及铒激光（波长 2940nm）等。从激光波长来看，CO_2 激光对水的吸收并没有铒激光强，因此这种光源的点阵激光可能更合适进行气化型的点阵治疗，当调节合适的能量时，也能进行非气化型的点阵治疗，相反，铒激光水吸收非常好，因此穿透深度会收到一定的影响，因此进行浅表一些的治疗可能是比较理想的，另外也可以进行非气化型的点阵治疗。从点阵激光的诞生到现在，点阵激光从最初的完全为非气化型点阵到现在的气化型点阵说明，完全是非气化的点阵疗效可能不尽人意，需要不断改进和发展，真正的气化型点阵激光在未来可能更有疗效，而且副作用很小。

点阵激光如果控制好，能作用在皮肤的一定的深度，而不损伤 MTZs 周围的正常皮肤，皮肤实际的损伤并不明显，相反，治疗过程中对角质层基本上没有什么损伤，在皮表重建和恢复过程中，这些表皮组织充当了天然的"敷料"作用，保护着处于恢复过程中的皮肤组织。治疗后仅遗留轻微的红斑，无需工休，甚至有些治疗，在治疗后可以立刻化妆。然而，和气化型激光治疗相似，要想获得较好的疗效，非气化型点阵激光可能需要多次的点阵激光的治疗。由于治疗本身相对较为安全，因此点阵激光几乎可以治疗身体的任何部位，包括面部、颈部和手部，适应证包括：面部皱纹、痤疮瘢痕、外科瘢痕、黄褐斑和光老[47]、[48]、[49]。Civatte 皮肤异色也具有一定的疗效[50]。然而，点阵激光的疗效目前并没有为所有医师接受，部分人甚至认为点阵激光没有实际疗效，气化型的点阵激光治疗也许是局灶性光热作用的发展方向。

Ultrapulse encon 是 Lumines 公司推出的一款带有点阵模式的脉冲 CO_2 激光，经过不断地改进，根据治疗的深浅，应用不同的光斑，目前形成了一系列的点阵工作模式，治疗由浅入深以及由非气化性到典型的深度气化型治疗依次为：

（1）PigmentFX：是一种非气化性治疗，可应用于色素或表浅病灶的治疗，治疗本身无需休假或仅需要短时休假配合；

（2）CO_2 Lite：是一种准气化性的治疗，治疗较深一些增加对真皮的热刺激。

（3）ActiveFX Gentle™：适合于深色皮肤和非面部皮损治疗。

（4）ActiveFX™：治疗较强，可出现即刻的收缩反应，减少皱纹和色素斑。

（5）DeepFX™：治疗部位更深，用于深部皮损如：瘢痕和真皮损害。

（6）TotalFX™：是一种联合使用 ActiveFX 模式和 DeepFX 模式的治疗方式，用于更积极的治疗。

除了激光作为工作光源外，一些公司也试图开发非激光光源的点阵能量工作设备。如美国 Palomar 公司开发了一种波长为 850～1350nm 的点阵模式的强光，而 Syneron 公司则开发出了一种点阵式的射频能量。这些新的技术在临床上的表现如何，时间将会作出最客观的回答。

（周展超）

第七节　创伤性嫩肤技术

近十年来,尽管非创伤性嫩肤技术层出不穷,如红外线激光技术、血管治疗激光技术、局灶性光热作用技术、等离子治疗技术、光调作用治疗技术等,但是,创伤性的治疗技术,如 CO_2 激光皮表重建(Laser resurfacing)技术仍然是嫩肤和皮肤年轻化治疗的最好手段,并被称为嫩肤的"金标准治疗"[51]。临床上主要有两种激光进行这类治疗:二氧化碳激光和铒激光,下面简要介绍一下。

一、治疗机制

CO_2 激光皮表重建首次报道于 1968 年,用于光线性唇炎的治疗[17]。最初认为面部大面积的治疗太危险,因为大面积治疗易产生瘢痕。一直到 80 年代后期,才有用 CO_2 激光治疗面部皱纹的成功报道。最近,CO_2 激光皮表重建不断用于面部皱纹、痤疮瘢痕和皮肤光损害的治疗。在精确控制的方法下,能够有效地去除皮肤的表层损害并促进新的胶原生成和表皮产生。由于 CO_2 激光治疗后,组织提紧的结果和胶原收缩的作用,形成了有弹性的和更健康的外貌。

最初很多关于激光皮表重建的治疗经验和理论都是基于传统的皮肤磨削术基础之上的,因此很多的理论和临床经验都是在传统的皮肤磨削术上慢慢延伸而来。皮肤组织含有大量的水,以水作为色基进行激光治疗将会导致和传统磨削术相类似的结果:表皮被激光去掉,皮肤组织会从治疗区周围的"正常"皮肤缓慢爬向治疗区。或者,治疗区中的毛囊上皮细胞从毛囊口部位向治疗区爬行蔓延,直到治疗区完全覆盖新生的表皮。这一过程会持续数日或更长的时间。但是与传统的皮肤磨削治疗有着本质差别的是,激光治疗的同时我们能看到治疗区皮肤明显的收缩,这是真皮胶原组织受到热刺激后的一种即刻的收缩反应。伴随表皮的再生,真皮因为热的刺激、变性、修复,重新产生新的胶原组织,最终使得治疗区皮肤得以完全重建:表皮和真皮同时重塑和重建[52]。

激光皮表重建治疗最主要的两个适应证应该是光老化(Photoaging)和瘢痕。皱纹(rhytides)可分为两类:非肌肉性的(nonmuscular)或静止性的(static)和动力性的(dynamic)。非肌肉性的皱纹通常是由于过度的日晒引起的,最常见的部位是眶周和口周等部位,通常是永久性的。这些皱纹的临床表现主要为很细小的皱纹,对皮表重建的治疗反应非常好,在治疗后光老化所引起的色素异常(Dyspigmantation)也会明显好转。而动力性皱纹(Dynamic creases)最常见的部位是前额、眉间和鼻唇沟处,治疗非常抵抗,而且疗后复发率也高,这是因为该部位不可避免的肌肉运动。这些与肌肉运动相关的皱纹可能对肉毒素的注射有较好的治疗反应。

激光皮表重建治疗对痤疮瘢痕、外伤后增生性瘢痕和外科瘢痕均有较好的疗效。最理想的适应证是轻度高起或凹陷的痤疮瘢痕,而对于那些深度凹陷的瘢痕通常需要结合外科切除才能获得较好的疗效。

由于激光皮表重建是相对不出血的,这样能很好地控制组织去除的深度,也会缩短愈合的时间,减低了瘢痕形成的风险。这种治疗方法也可治疗酒渣鼻、弥散性日光唇炎、日光性角化,表浅的一些皮损如表皮痣、汗管瘤、黄色瘤、皮脂腺增生、良性复合痣。种痘后

80

的瘢痕,外伤和外科瘢痕治疗后也能获得明显的缓解。

二、常 用 设 备

1. 二氧化碳激光 CO_2 激光是 1964 年首先发展的激光器,是目前在皮肤科应用最为广泛的激光之一。它能释放波长为 10600nm 的红外线激光,这种激光主要为水所吸收。由于 CO_2 激光是不可见光,所以常使用波长为 633nm 的氦氖激光或红色的半导体激光作为瞄准光。

CO_2 激光迅速地使细胞内的水分加热并气化,结果会引起组织的破坏,组织中所含的水分决定了这一波长激光对于该组织的穿透深度。当使用 1mm 大小光斑,照射时间为 0.2 秒时,CO_2 激光的能量将有 90% 施加在 0.1mm 厚的皮肤层上。然而,由于热的弥散,所发生的热凝固可深达 1mm 处。

最初的 CO_2 激光是释放连续波的,具有切割和气化功能。当激光束聚焦后,其焦点处能达到极高的能量密度,可以切割皮肤,如果将光束散焦,激光的能量密度减小,激光对组织的作用是气化。这种激光在外科切割时的主要优势在手术中有止血作用,CO_2 激光能使管径小于 0.5mm 的血管凝固并封闭。由于切割时的止血作用,术中视觉更清楚,这样会相对地缩短手术时间。CO_2 激光的这一优势对那些凝血功能较差的患者及血管性手术来说是非常有意义的,也有人发现 CO_2 激光手术后也能使神经末梢和细小的淋巴管封闭,结果会减少术后的疼痛和水肿,使恢复时间缩短。CO_2 激光切割时的缺点是伤口的愈合时间会延长,伤口裂开的发生率较高,这是因为局部的热损伤所致。CO_2 激光切割后的伤口,其愈合后的张力,在最初的 3 周内要比普通手术切口愈合后的张力小。连续 CO_2 激光也被用来治疗表皮和真皮部赘生物,但是由于大量的热弥散最终导致瘢痕的形成。因此限制了其临床应用。

如果要进行激光皮表重建治疗,所使用的激光必须遵循选择性光热作用原理,这样严格地控制热损伤的深度,因此要求激光的照射时间(脉冲宽度)必须短于 1ms。一旦 CO_2 激光的脉冲时间短于 1ms,CO_2 激光对皮肤组织的气化深度便为 20μm,而热损害能控制在 100μm 的组织之内。CO_2 激光气化组织的阈能量值为 $5J/cm^2$。如果激光的能量密度低于这一阈值,则激光对组织仅起到加热作用而无法达到气化。近来所发展的新的脉冲 CO_2 激光器,可使皮肤气化的深度非常准确,也使热弥散得到良好地控制,激光的这一进步引起了人们对激光皮表重建术的广泛兴趣。

目前有几种 CO_2 激光可供使用,它们都能够良好地控制组织气化深度。一种是脉冲 CO_2 激光,能释放单一脉冲激光,每个脉冲的脉宽为 1ms 或小于 1ms。Ultrapulse(coherent Medical. palo Alto,Calif)是最早发展的高能超脉冲激光,也进行了广泛地研究,这种激光器能产生脉冲宽度为 0.60~1.0ms,能量为 500mJ 的脉冲。治疗时可使用 3mm 大小光斑或计算机图形发生器(Computer Patlern generator. CPG)。CPG 能产生各种不同的图案,可方便临床使用。Tru-Pulse CO_2 激光(Palomar. Medical Technologies. Beverly. Mass)的脉冲宽度较短为 60μs,光斑大小为 3mm,能量可达 500mJ。治疗时每个脉冲气化的组织要少,组织的愈合时间和恢复时间与 Ultrapulse 类似。上市的超脉冲 CO_2 激光还有 NovaPulse(Luxar Corporation. Bothell. wash)、Paragon ClearPulse(Laserscope. San Jose. Calif),这两种激光器能有效地气化组织,但光斑大小仅有 1mm,所以治疗效率很低,可配合使用扫描装置来提高治疗速度和治疗的重复性。

还有一种方法来获得与脉冲激光相似的效果,这种方法是通过扫描装置使连续 CO_2 激光快速而均一地从皮肤表面上扫过,使光斑停留在每一点上的时间不超过 1ms。这种激光器有 Sharplan Silktouch 和 Feathertouch Flashscanners (Sharplan Lasers , Allendale , N. J)。这两种激光器均能通过计算机扫描装置,将 0.2mm 大小的光斑在 8～16mm 大小的各种不同的图案中进行扫描,使 0.2mm 大小的激光斑在每一点上的停留时间小于 1ms,而且能量密度超过气化组织时所需的阈值。但是 Feathertouch 是否能使激光的能量密度超过 $5J/cm^2$ 这一阈值是值得怀疑的。

2. 掺铒石榴石激光(Erbium:YAG Laser) 铒激光能释放 2940nm 波长的红外线激光,基本上接近水的吸收峰值波长。水对铒激光的吸收系数要比 CO_2 激光高 10 倍,在组织中的穿透深度为 $3\mu m$,而 CO_2 激光的穿透深度为 $20\mu m$,铒激光的这一特点使该激光对皮肤组织的气化深度和部位更加精确,对周围邻近组织的热损害更小。使用铒激光进行激光皮表重建,当能量密度为 $5J/cm^2$,经过 4 次扫描表皮能被气化掉,如能量密度为 8～ $12J/cm^2$ 时仅需 2 次扫描表皮便被气化掉。以后可进一步进行多次的气化扫描。由于手术过程与 CO_2 激光皮表重建相比相对不疼痛,一些患者仅需口服镇静药或外用 EMLA 局麻药膏便能忍受治疗,也有部分患者需要局部麻醉甚至静脉使用镇静药。

尽管铒激光皮表重建术似乎对轻中度光老化的病人治疗较理想,但是其治疗效果并没有脉冲 CO_2 激光皮表重建术治疗中重度光老化和中度痤疮瘢痕来得明显。为了达到与脉冲 CO_2 激光相同的效果,治疗时对皮肤扫描气化的次数就要增多。这样愈合的时间也非常相似。由于治疗时对下方的组织没有热损伤,所以治疗时皮肤也不会发生皱缩。由于治疗后恢复时间较短,所以铒激光皮表重建术比较适合于那些希望治疗后 1 周便能返回工作岗位的患者。似乎铒激光皮表重建术也能适合对非面部光老化部位的治疗,包括颈部、手部和胸部。适当的治疗后色素异常和表皮的质地会有所进步,但皱纹和皱褶不会有任何变化,治疗过度则会产生瘢痕。

这种激光可能会使瘢痕变平,而且形成新的瘢痕的风险较少。有人报道经过 3～4 次的铒激光治疗后使 50%～90% 的增生性瘢痕得以消除,但所报道的病例数并不太大,铒激光对增生性瘢痕的治疗作用尚需进一步地研究和证实。

铒激光最大的优势被认为是引起并发症的可能性较少。治疗的过程中疼痛较轻,甚至可以局部外用麻醉药后便能进行治疗。治疗后很少出现渗出、结痂以及随后的持续性红斑,尽管这些并发症的发生与否与激光治疗的次数密切相关,但是,即便发生了这些并发症,其严重程度与 CO_2 激光相比要轻微得多。现在还不清楚是否治疗的深度决定了愈合的快慢及红斑持续的长短。现在认为铒激光治疗后发生永久性色素减退和瘢痕形成的发生率一定很低也为时过早。由于铒激光治疗时对组织下方的热损伤非常小,因此,在理论上治疗后瘢痕及色素减退的发生应该很少。但是,治疗的终点往往并不是很明确的,每次治疗后可气化一定量的组织,这就有可能在多次治疗扫描后,气化深度很深,直达脂肪层,这样便会引起瘢痕的形成。因此,在铒激光治疗过程中,扫描的次数、能量密度的高低必须根据临床小心谨慎地加以控制。

（周展超）

第八节　非创伤性嫩肤技术

虽然创伤性嫩肤技术仍然是目前疗效最为肯定的治疗,但是,由于创伤性治疗技术所固有的并发症,如:恢复时间长、持久性红斑、色素改变、感染和瘢痕等,这种技术并不能为所有人接受,而且治疗的风险大,很多患者也不愿意接受这种治疗,相反,那些相对没有明显并发症的非创伤治疗技术却深受医师和患者的欢迎[51]。

非剥脱性皮表重建(Non-ablative resurfacing)是皮肤激光外科中一个最新发展的治疗趋势,用这种方法治疗皱纹、萎缩性瘢痕等可使术后并发症最大程度减少,恢复时间也最短。许多现行的非剥脱性激光治疗系统发出的光线在电磁波谱的红外线范围(1000 ~ 1500nm)。在这些波长范围时,表皮对激光的吸收非常少,因此,主要作用于深部的组织。非剥脱性激光皮表重建治疗是在不破坏表皮的情况下,通过对真皮层热刺激导致一定程度的创伤、重新形成胶原、重塑皮肤。在激光照射的同时,使用接触式动态冷却装置确保表皮不受损伤。虽然非剥脱性激光还不能产生与剥脱性激光系统相似的作用,但已证实它们能在无表面创伤的情况下,轻至中度改善萎缩性瘢痕、皱纹以及寻常痤疮瘢痕。因此,非剥脱性激光皮表重建术(Non-ablative laser resurfacing)不论是对那些有轻微皮肤病变的患者,还是对那些不能或不愿意接受剧烈的治疗过程的患者来说都是理想的,因为这些剧烈的治疗过程与剥脱性激光皮表重建术(ablative laser resurfacing)等都会产生相当多的术后并发症。

嫩肤是 rejuvenation 的翻译,是指应用一定的措施使皮肤年轻起来,当然在更多的情况下,嫩肤治疗实际上是指光老化的治疗。嫩肤的手段非常多,从整形拉皮手术到化妆品的合理应用形成了一个光谱性的治疗,如表 1-4-3 所示。然而,嫩肤治疗不仅仅只是皮

表 1-4-3　改善皮肤质地的治疗方法

1. 外科手术:	b) 血管治疗激光
a) 眼睑成形手术	c) 红外线激光
b) 拉皮手术	d) 射频/光电联合治疗(Electro-optical synergy technology,E 光)
2. 剥脱性治疗:	e) 等离子体治疗
a) 传统的磨削治疗	4. 局灶性光热作用原理:
i. 砂轮磨削	a) 气化型点阵激光
ii. 微晶磨削	b) 非气化型点阵激光
b) 激光皮表重建	5. 光调作用(Photomodulation):
i. 脉冲 CO_2 激光	发光半导体(LED)
ii. 脉冲 Er:YAG 激光	6. 注射性
c) 化学剥脱	a) 肉毒素
i. 酚剥脱	b) 填充剂
ii. 三氯醋酸	7. 药物治疗:维 A 酸
iii. 果酸	8. 化妆品:遮光剂
3. 非剥脱性嫩肤治疗:	
a) IPL, ALA-IPL	

肤质地的改变,仅仅皮肤质地的改善还不足以让患者满意,除了皮肤质地的改变以外,还需要对皮肤老化所伴随的其他的皮损进行治疗才可能获得较好的疗效,如治疗伴随的各种色素性皮肤损害和血管性皮肤损害,因此,完整的嫩肤概念应该是同时解决患者光老化的所有皮损,包括色素性皮损、血管性皮损和皮肤质地的改善。

皮肤中天然的三个色基:黑色素、血红蛋白和水能为非创伤嫩肤技术提供治疗靶位。黑色素和血红蛋白吸收能量后能加热(而不是损毁)真皮乳头层的皮肤,而水吸收能量后能加热整个皮肤组织,尤其是刺激真皮的胶原组织,使其重塑。可能的治疗机制包括:即刻疗效来自于热对胶原的直接刺激,导致胶原的收缩使皮肤紧致,这一反应可出现在治疗的当时,患者会为此感到振奋,然而这一反应是暂时的。导致长久的治疗效果依赖于热对真皮的刺激,可能有两种机制,一种可能是成纤维细胞在热的直接刺激下合成胶原增多,也有可能热刺激使胶原发生变性,启动了机体的创伤愈合机制,导致胶原的重塑过程。为了刺激新的胶原产生和改善肤质,并不延长痊愈时间和引发表皮重建激光治疗的副作用,一些激光设备和光源正在研究中,这就是所谓的非气化性激光,这类激光多数为红外线激光,它们对医生和病人都有吸引力,原因是其只引起最小的风险和不便,当然非气化类的激光并不仅仅只有红外线激光(表1-4-4)。虽然种类繁多的非气化性的治疗都能为美容带来益处,但最终的累积的美学上的改善比传统的气化性表皮重建要差。很多激光设备和光设备,包括 KTP 激光设备(532nm)、PDL(585、595nm)、Nd:YAG 激光设备(1064、1320nm),半导体激光设备(1450nm)、Er:glass 激光设备(1540nm)、IPL(500~1200nm)以及发光半导体(LEDs)被用于实现这个目的。大多数激光设备和光治疗通常与表皮的预先冷却和后冷却联合进行,以避免真皮受到热损伤时表皮也受损。真皮的热损伤会诱导成纤维细胞增生以及胶原表达的上调。一系列治疗后的数周至数月,在真皮中可以观察到胶原合成增加。具有较短波长的非气化性设备(如532nm的KTP)或包含这样波长的宽作用光谱(如IPL)可以额外的改善皮肤、血管和色素性皮损,如毛细血管扩张和黑子。目前很多研究者对非气化性治疗后所见的阳性组织学发现与客观、可证实的临床改善相关联的程度存在争议。由于缺乏评估改善的标准值,因此作出结论非常困难。下面主要介绍应用激光改善皮肤质地(如皱纹和皮肤松弛等)的一些治疗方法[17],而治疗毛细血管扩张、色素性改变的治疗方法可参考其他有关章节。

表 1-4-4 非气化性皮肤年轻化设备

可见的激光		Er:glass	1540nm
KTP	532nm	射频/光电联合治疗	
PDL	577,585,595nm	强脉冲光	
红外激光		IPL	515~1200nm
Nd:YAG	1064nm	低强度光源	
Nd:YAG	1320nm	发光半导体(LED)	
半导体	1450nm		

Er:铒;IPL:强脉冲光;KTP:钛氧基磷酸钾,Nd:YAG:钕:钇-铝-石榴石;PDL:脉冲染料激光

84

一、中红外线激光

具有深在穿透力的中红外线激光可以刺激新的胶原产生。长脉冲 1064nm Nd:YAG 激光以黑素、血红蛋白和水为目标，能在皮肤中穿透足够的深度，对真皮进行选择性加热。然而一项 6 个月的前瞻性研究表明肤质、皮肤色调和皱纹只有轻度改善，疗效比 532nm 的 KTP 激光设备差。

1540nm 的 Er:YAG 激光设备是 3 种以水为色基，并能穿透 0.4～2 毫米深的激光设备之一。一项前瞻性的研究表明在所有经过 1540nm 激光设备治疗的患者，治疗后 6 个月内随访可见皱纹缓慢而持续的改善。副作用限于激光辐射后立即发生的短暂的红斑、水肿。皮肤组织学改变不明显，直到治疗后数月发现真皮内具有胶原增生。1320nm 的 Nd:YAG 激光是另一种中红外线设备，是第一台用于非气化性皮肤重建的商业化机器。它配有制冷剂喷嘴以保护表皮。一项研究表明 1320nm 的激光设备可以诱导新的胶原合成以及临床症状的改善，而不伴有表皮气化。1450nm 的半导体激光设备与其他两种中红外线激光设备在波长和穿透力上相似，但区别点在于其峰值能量较低，这就导致了需要更长的脉冲宽度。这种延长的脉冲接着就需要在脉冲到达之前、过程中和之后进行制冷。一项对照的前瞻性研究表明使用了 1450nm 半导体激光设备后面部的皱纹有轻度的临床改善。根据这些结果美国 FDA 2002 年批准了眼周皱纹的治疗。所有的 3 种红外线设备（1320、1450 和 1540nm）可以有效地改善光老化的肤质，并对治疗痤疮瘢痕也有效。

二、红外线脉冲强光

TITAN 是一种能发射波长为 1100～1800nm 红外线的宽带光技术的治疗设备，和其他的红外线激光类似，它具有双重的机制。首先它非常类似于我们知道的 CO_2 激光，能够使胶原纤维收缩，这种效应是即刻发生的。另外一种机制是它能刺激成纤维细胞的功能，增加胶原和弹力纤维的合成，有人认为这一效果发生在治疗后的很长一段时间内，也许发生在 6～8 个月以后，或更久以后，方能看到效果。远期的疗效依赖于新胶原的形成，这需要 6 周或 3 个月的时间。从本质上来看，这是一种类似红外线激光的治疗，由于在这一波长范围内，皮肤色素对其吸收减少，因此具有较好的穿透能力。治疗时依据患者的皮肤反应来确定治疗的能量，通常能量密度为 28～40J/cm^2，在骨表面软组织少的地方，能量应该要小一些，在软组织多的地方可以使用大一些的能量进行治疗。每个脉冲一般为数秒，因此注定了这是一种比较费时的治疗技术。但是也要知道，红外线治疗时能量如果太大，也会引起皮肤的灼伤。据报道这种治疗技术在治疗面部皮肤松弛时效果良好，在经过 3 次治疗后，3 个月时 57% 患者疗效明显，在 6 个月时 81% 的患者疗效明显[53]。

三、射频能量（RF，Radio Frequency）

射频是电磁波谱中一个非常重要的部分，无线电和微波都是电磁辐射能量，它们通称为射频，其电磁波频率范围很宽，可以在数百 kHz 到数百 MHz 的范围内，其应用非常广泛，如无线电波、手机通讯、微波，这些技术已在电讯、电台和其他领域得到成功地应用。与激光不同，RF 相关的热生成源于组织对于 RF 场中运动的电子的自然反应，而不是像激光那样由色基吸收后产生热量，因此，射频对皮肤的穿透与皮肤的厚度、颜色没有太大关系。一旦能量到达皮肤,就可以观察到双重作用。首先原发性的胶原收缩,可能是个短期的作用,与气化性二氧化碳激光进行表皮重建时所见的相似,这可能是由于在射频的作用下,部分胶原分子间的连接键断裂松开,同时蛋白质的三级结构开始解旋,但是这些改变并不是完全彻底的,当部分键仍保留时,胶原分子会出现收缩[54]。其次热损伤引起的胶原合成可以在一段很长的时间内发生,这是因为胶原纤维发生变性后,机体的创伤愈合机制会自然启动,在修复这些变性的胶原的过程中,将产生大量的新的胶原,使得皮肤丰满起来。临床经验看来,尽管大多数研究报道单次治疗4~8周后开始出现改善,并且持续6周或更长一些,一些病人在治疗后的当时便可以看到立即的反应。射频不但在皮肤松弛和皱纹的治疗中具有一定的作用,也可能对产后的腹部松弛有一定的治疗作用,联合染料激光(波长为585nm),可能会对产后腹部膨胀纹具有良好的治疗效果[55]。或许随着更多的研究,在不远的将来非气化性RF治疗有可能会成为皮肤年轻化治疗的主要工具。光电联合治疗技术(Electro-Optical synergy technique,ELOS)在国内被翻译成E光,很多人对此感到神秘,可能会误解为真的存在什么独特的光子,其实是一种联合使用光和射频的设备。也就是说在这种设备的治疗头中,既安装了普通的双极射频装置(频率为1M),在两个射频的电极之间又安装了激光头,因此在治疗的时候会发射两种能量。但是这种设计除了在商业和市场上的确具有一定的意义,就治疗效果而言,似乎并不优于其他单纯的射频治疗设备。在一项较为严格的疗效分析研究中发现,仅仅取得了有限的疗效,而组织学研究分析仅发现真皮胶原有限的改变[56]。几种常见的射频设备的频率为:Accent(40M)、ThermaCool TC(6M)、E光(1M)、Aluma(468K)。

四、光 调 作 用[57]、[58]、[59]

发光半导体(light emitting diode,LED)能发射波长为590nm的低能量密度的黄光,据报道这种波长下LED它可以在皮肤内通过目前知之甚少的非热亚细胞信号途径调节细胞活性,这种效应对波长和脉冲宽度敏感,这种作用被称为光调作用。光调作用对皮肤光老化的治疗作用正受到越来越多的关注。早期的数据提示如果选择合适的波长和脉冲参数,可以诱导胶原增生而不会带来非预想的组织反应。LED的光调作用机制被认为是发生在线粒体水平上能量开关机制的活化(Activation of energy switching mechanisms),吸收的能量能活化细胞功能。细胞色素分子,尤其是在线粒体细胞膜上的细胞色素氧化酶是线粒体吸收光能量的色基。细胞色素由原卟啉IX合成而来,它能吸收562~600nm的光。吸收能量后线粒体细胞膜的触角分子结构会发生变化,腺苷二磷酸(ADP)转变成腺苷三磷酸(ATP),这一过程使细胞电池(cell battery)获得充电为细胞活性提供足够的能量。在过去的研究中已证实当培养的成纤维细胞在590nm的LED黄光的照射下,其ATP产量迅速增加,在体内光调作用下产生明显增多的ATP能使皮肤成纤维细胞的代谢活性被启动激活。也存在另外一种作用机制:受体样的作用机制,光调作用调节了细胞的基因活性,使基因表达活性上调或下调,也使细胞的信号途径活化或减弱。光调作用的参数在决定基因的上调或者下调中起着关键性的作用,合适的参数能使皮肤在临床上产生明显的嫩肤作用,也能在组织学上发生明显改善:LED在改进皮肤质地的同时,能使真皮乳头层胶原合成增加、减少MMP-1(胶原酶)等。

在包含 Fitzpatrick 各种皮肤类型的临床研究中,93 例患者应用 590nm LED 进行治疗,结果显示 90% 的患者光老化症状改善,大部分患者眶周皱纹改善,Fitzpatrick 光老化分级降低、皮肤整体质地的改善和皮肤潮红、色素斑等明显改善。没有副作用。LED 是一种安全、有效的无痛性、非气化的治疗方法。另外一项前瞻性研究中,90 例患者具有不同程度的光老化症状,应用 LED 治疗,590nm,0.1J/cm^2,分别在 4、8、12、18 周和 4 周的 8 次治疗后的 6、12 个月评价疗效。资料包括立体数码成像、计算机数码图片技术、眶周的组织学评价、胶原合成和降解的免疫荧光染色。结果:在 90% 的患者数码成像资料显示光老化症状的改善:皮肤质地光滑、眶周皱纹减少、红斑和色素也减轻。计算机光学成像显示皮肤表面的地形学测量结果改善 10%。组织学资料显示所有标本治疗后均显示在乳头层胶原显著增多。抗 I 型胶原抗体染色显示平均 28%(10%~70%)密度增加,抗 MMP-1 染色显示平均减少 4%(2%~40%)。没有副作用。另一项应用 590nm 的 LED 两年的临床经历报告中,900 例患者 3500 次治疗。其中有 300 多例单纯以嫩肤为目的进行治疗,有 600 例患者联合使用了其他非气化型热和血管型激光治疗,如 IPL、脉冲染料激光、KTP 激光、红外线激光、射频、气化型激光等。结果显示 LED 能明显加强这类激光的作用。作者认为 LED 使用一种新的非热学机制的光调作用,能逆转光老化的症状,LED 的抗炎作用结合细胞调节作用可协同其他热学嫩肤治疗的结果。

五、等离子技术

等离子技术(Plasma)一种新的治疗技术[60],直到 2007 年以前只有 Rhytec Inc. 公司在推广这种技术,Portrait® PSR 是该公司生产的等离子治疗设备。目前有关这种技术进行治疗的论文发表并不多,甚至在一些相关的治疗书籍中也很少有关于这种治疗技术的描述。目前几乎所有的资料都来源于 Rhytec 公司的商业推广。迄今等离子的研究已经超过 5 年了,其中包括临床前研究的 2 年。在过去的 5 年的临床研究中显示,等离子技术似乎是一种疗效能与 CO_2 气化磨削和局灶性光热作用激光的疗效相似甚至更优,但是患者治疗的疼痛感却明显要轻微,可以采用局部麻醉甚至在不用任何麻醉下就能进行的治疗,而且治疗后完全不影响患者的上下班,无需休假,因此是一种值得关注的治疗技术,如果一切都如商业推广所描述的那样,毫无疑问这将是一种非常理想的治疗手段。表 1-4-5 是商业推广时所宣传的疗效比较。

根据 Rhytec Inc. 公司的现有介绍,Plasma 技术几乎可以完美地进行嫩肤和皮肤年轻化治疗,包括皱纹、皮肤色素斑、光老化和皮肤质地等。Portrait® PSR 是一种氮的等离子能量发生装置,等离子能量以毫秒级的脉冲发射出来,这种等离子状态是在手具中产生的,而不是在皮肤表面产生的,治疗时手具并不需要接触皮肤,而是和皮肤保持大约 5mm 的发射距离。等离子是气体处于离子化的一种状态,其能量能直接透入皮肤,治疗时微秒级脉冲的等离子能量以连续不断地方式发射到治疗部位的皮肤表面,而且治疗的"光斑"可以重叠。这种能量对皮肤的穿透不受皮肤中色素的任何干扰,换言之,色素不会吸收这种能量。这种能量在皮肤中产生热刺激导致新的胶原合成达到治疗皱纹的目的。在较高的能量设置状态时 Portrait® PSR 对皮肤的热刺激深度为 500~600 微米,但这种热刺激仍然会在胶原损伤的阈值以下,因此会刺激新的胶原合成。

表 1-4-5　Rhytec Inc. 公司提供的各种治疗技术疗效比较资料

	有效性比较			
	Portrait® PSR2/3	Portrait® PSR1	局灶性光热治疗	CO_2 激光
深皱纹	+ + +	+ +	+	+ + +
细小皱纹	+ + +	+ + +	+ +	+ + +
色素异常	+ + +	+ + +	+ + +	+ + +
紧肤	+ + +	+ +	+ +	+ + +
痤疮瘢痕*	+ + +	+ +	+ +	+ +
日光损害	+ + +	+ + +	+	+ + +
毛孔	+ + +	+ + +	+ +	+ +
皮肤外观	+ + +	+ +	+ +	+ +

* 临床在研中

　　与 CO_2 激光治疗引起的热损伤带相比,由 Portrait® PSR 治疗后引起的胶原变性的热损伤带要薄得多,只有 7 ~ 10 微米,也能发现损伤区周围的过渡区,胶原的重塑就发生在这里,变性的胶原刺激炎症和创伤愈合反应,创伤愈合的各种过程被启动,在治疗后十天,能在紧靠表皮的下方观察到大量的新生带,新生带中充满了细胞成分,成纤维细胞的数量比正常情况要高很多倍,因此产生了新的胶原。在第十天,也能观察到完全新生的表皮形成,换言之,治疗后皮肤的表面被"换新"了,因此可以推断,这种作用可能会对皮肤上那些色素斑和问题具有治疗作用。这种过程导致皮肤的重塑在治疗后的几个月中程序化地连续发生。组织学的改变非常明显。当然,这种明显的创伤愈合反应会发生在肉眼可见的改变区的以外地区。这或许是在临床上发现明显的改善而没有太多真皮损伤的可能解释之一。尽管疗效与 CO_2 激光类似,但是能量-组织间的相互作用方式看来似乎不完全相同,在等离子能量治疗过程中,热所导致的组织收缩更明显一些,由此可以推测所诱导的愈合修复机制可能有差异。治疗 3 个月后,皮肤会呈现出一种更正常的表皮,病理所见显示皮突增加、光线性弹力纤维变性减少,胶原和正常的弹力纤维增加,这证实皮肤的胶原重建真的发生了,而且也能观察到成纤维细胞的活跃,从真皮的深层向浅层移动,这可能是胶原新生发生在真皮乳头层的原因。当然在乳头层这个部位新生的胶原并不多,呈水平分布,垂直排列。新的弹性纤维也有出现,结果导致皮肤的质地和外观的改善。

　　治疗速度相对较快,完成全面部单回合的治疗大约只需要 10 ~ 15 分钟,如果采用 2 回合的治疗大约需要 15 ~ 20 分钟的治疗。治疗后皱纹的改善可达到 50% ~ 70%,而皮肤色素异常也有明显的改善。治疗后患者的恢复情况与治疗时能量的设置有关,但总的来看恢复速度要比气化 CO_2 激光治疗要快。即便是很深的皱纹,当采用高能量的设置时,单一回合的治疗下也会有很好的疗效。色素异常和皮肤质地的改善也较传统的治疗方法好,在长期的随访中患者治疗后所获得的紧肤疗效维持得很持久,当然这一观察结果是一种比较主观的临床观察结论而缺乏客观的测量资料加以支持。

（周展超）

第九节 准分子激光技术

发生白斑的皮肤疾病很多,部分为色素减退性皮肤疾病,典型的色素减退性皮肤疾病如白癜风尽管治疗方法很多,如外用皮质激素、光化学疗法(补骨脂类药物)以及近年来应用他卡莫司等等,但疗效并不十分理想。对一些皮损稳定的白癜风也可以采用外科治疗,尤其是头面部、颈部和躯干、四肢的白癜风疗效相对比较好。常见的外科治疗方法有:表皮移植、微小皮片移植、黑素细胞培养等。但外科治疗方法并非白癜风的首选疗法,只有在常规的治疗方法无效时才考虑使用,这种方法是一种侵入性的治疗而且需要一定的治疗经验和技术,即便是这样,要取得理想的治疗效果,常常需要一系列多次治疗过程,而且对于肢端的皮损和一些难以固定的部位的白癜风(如膝关节处)治疗来说,疗效更差甚至无效。与之相比,紫外光疗法疗效和安全性具有相当的优势。

日光治疗皮肤疾病已经有超过一百年的历史,然而,只有人工 UV 才能使这种治疗更为准确、可以信赖而且方便。虽然紫外线只是电磁辐射波中的一个非常窄小的部分,但是在皮肤病的光学治疗中,它扮演着主要的角色。在引起皮肤色素生成方面,主要是波长为300nm 左右的紫外线引起。利用这种紫外线(如 UVB)所能治疗的皮肤疾病包括有:银屑病、白癜风、湿疹等。过去常采用的黑光疗法(PUVA)治疗,尽管有一定疗效,但与窄波紫外线(NB-UVB)疗法比较,后者安全性和疗效均高于前者[61],因此在临床上有逐渐取代前者的趋势。窄波紫外线能安全地应用于成人,也适用于儿童,对眼保护要求没有黑光那么严格,几乎没有系统的副作用,而且色素再生也相当均匀。但是它也有自身的不足。首先需要每周大约 3 次的治疗,要取得一定的治疗效果需要相当长的一个治疗疗程,很多患者都需要超过 20 次的累积性照射治疗,而长疗程的治疗是否具有诱导肿瘤的可能性不能完全排除,部分患者对窄波紫外线治疗没有效果,联合外用药物可以明显提高患者的疗效[62]。当紫外线的波长短于 290nm 时,会明显增加紫外线对皮肤的毒性作用而不是治疗作用,当波长超过 300nm 时,则紫外线的治疗剂量要相应提高数百倍才能取得 300nm 紫外线所取得的相同疗效,因此波长为 290~320nm 的紫外线就特别合适进行治疗。

在一段时期内,标准的 UVB 治疗一直是治疗银屑病最有效的方法之一,为全身泛发的银屑病提供了很好的治疗手段。对银屑病能产生最大反应的光波长是在 300nm 左右,当波长短于 290nm 时,其光毒作用会大于治疗作用;而当波长大于 330nm 时,为了达到与300nm 时相同的疾病清除程度,所需要的剂量要提高很多倍。在 20 世纪 70 年代末发展起来的一种脉冲激光器,它的主要特点是波长短、功率高。有光斑式和扫描式两种能量输出方式。目前临床常用单波长 308nm 激光,发光介质为氯化氙,这就是所谓的准分子激光(excimer Laser)。之所以称之为准分子激光,是因为发光物质为卤族元素的氯和惰性元素的氙的混合气体,在一定的光电刺激下,氯和氙能形成氯化氙,这是一种非常不稳定的状态,称之为准分子状态,它很快会分解为氯和氙,在分解过程中,能产生 308nm 的激光。这种激光为局限性、斑块型银屑病提供了好的治疗方法,也逐渐成为了治疗白癜风的"金标准"式的治疗方法。与标准的 UVB 比较,308nmUVB 准分子激光具有很多优势,它能量大,累积的紫外线照射少,见效快、治疗次数少,通常可能 10 多次的治疗便有明显疗效,也可以采用每周治疗 1 次的方法治疗[63]、[64]。由于使用的是光斑式治疗头,因此对局限性皮损的治疗非常合适,避免了对周围"正常"皮肤的照射。然而,仍然有一些患者皮损对准分子激光治疗抵抗,治疗费用高也是准分子激光治疗的不足,对全身泛发的皮损治疗相对困难,联合外用药物也能提高治疗效果[65]。就疗效而言,准分子激光的疗效也呈现治疗部位的相关性,通常面部、躯干和四肢的疗效较好,治疗次数少,而肢端、肘关节、膝关节、手腕、手背部的疗效要差一些,这些部位治疗次数多、累积能量大[66]。

氯和氙的混合气体是治疗中的一个耗材,气体罐的密封比较重要,通常认为这些气体对人的健康是有害的,因此要防止泄漏的发生。激光是通过关节臂或者光纤来输出的,相比情况下,关节臂输出效率可能要高一些,但是光纤输出时治疗的手具可能更灵活一些。治疗前设备通常会对激光输出的能量进行自检。Talos(Wavelight,Germany)仅在设备每次启动时需要自检一次,只要设备是开着的,连续治疗过程中通常无需再自检,但是有些设备在每次治疗或变更参数时仍然需要自检,这会增加气体的损耗,也会给临床治疗带来不便。治疗的能量大小由脉冲宽度的长短来控制,一般治疗能量为 $200 \sim 500 mJ/cm^2$,脉冲的宽度对应为 0.5s ~ 数秒钟。蕊露(Relume)白癜风治疗仪是由 Lumenis 生产推出的一种强脉冲紫外光治疗仪,它不是准分子激光,光谱集中在 311nm 一个很窄的范围之内,治疗效果类似于准分子激光:局部治疗,见效也快。

(周展超)

参 考 文 献

[1] Herd RM,Dover JS and Arndt KA. Basic Laser principles. Dermatol Clin,1997,15(3):355-372

[2] Goldberg DJ. Laser and Light vol 1. Philadelphia:Elsevier Inc,2005

[3] Goldman MP,Fitzpatric RE. Cutaneous Laser Surgery. 2nd ed,New York:Mosby,1999

[4] Bucci J and Goldberg D. Past,present and future:Vascular lasers/light devices. J Cosmet Laser Ther,2006,8(3):149-153

[5] Taub AF. A comparison of intense pulsed light,combination radiofrequency and intense pulsed light,and blue light in photodynamic therapy for acne vulgaris. J Drugs Dermatol,2007,6(10):1010-1016

[6] Goldman MP. Photodynamic therapy. Philadelphia:Elsevier Inc,2005

[7] 顾瑛,刘凡光,王开等. 光动力疗法治疗鲜红斑痣 1216 例临床分析. 中国激光医学杂志,2001,10(2):86-89

[8] Goldberg DJ. Ablative and non-ablative facial skin rejuvenation. London:Martin Dunitz,2003:9-23

[9] 周展超. 光老化:激光与光子治疗. 中国医学科学院学报,2007,29(2):275-278

[10] 李光,周展超. 脉冲强光对光老化的治疗作用. 国际皮肤性病学杂志,2007,22(1):30-32

[11] Kushikata N,Negishi K,Tezuka Y et al. Non-ablative skin tightening with radiofrequency in Asian skin. Lasers Surg Med,2005,36(2):92-97

[12] 吴迪,骆丹,张镇静等. 强脉冲光对成纤维细胞及血管内皮细胞增殖型及血管内皮细胞生长因子分泌水平的影响. 临床皮肤科杂志,2005,34(7):436

[13] Fitzpatrick RE,Goldman MP,Satur N et al. Pulsed carbon dioxide laser resurfacing of photoaged facial skin. Arch Dermatol,1996,132:395-402

[14] Stenn KS and Paus R. Controls of hair follicle cycling. Physiol Rev,2001,81(1):449-494

[15] Kilmer SL. Laser treatment of tattoos. Dermatol Clin,1997,15(3):409-418

[16] Carniol P J. Laser skin rejuvenation. Philadelphia:Lippincott-Raven,1998

[17] Goldberg DJ. Laser and Light vol 2. Philadelphia:Elsevier Inc,2005

[18] Altshuler GB,Anderson RR,Manstein D et al. Extended theory of selective photothermolysis. Lasers Surg Med,2001,29(5):416-432

[19] Boss WK Jr,Usal H,Thompson RC et al. A comparison of the long-pulse and short-pulse alexandrite laser hair removal systems. Ann Plast Surg,1999,42(4):381-384

[20] 冯雨苗,周展超. 深肤色人种的激光脱毛. 国际皮肤性病学杂志,2007;33(1):24-26

[21] Campos VB,Dierickx CC,Farinelli WA et al. Hair removal with an 800nm pulsed diode laser. J Am Acad Dermatol,2000,43:442-447

[22] Moreno-Arias G A,Castelo-Branco C and Ferrando J. Side-effects after IPL photodepilation. Dermatol Surg,2002,28(12):1131-1134

[23] Garcia C,Alamoudi H,Nakib M,Zimmo S. Alexandrite laser hair removal is safe for Fitzpatrick skin types IV ~ VI. Dermatol Surg,2000,26(2):130-134

[24] Hussain M,Polnikorn N,Goldberg DJ. Laser-assisted hair removal in Asian skin:efficacy,complications,and the effect of single versus multiple treatments. Dermatol Surg,2003,29(3):249-254

[25] Sorin Eremia,MD et al. Laser Hair Removal with Alexandrite versus Diode Laser Using Four Treatment Sessions:1-Year Results. Dermatol Surg,2001,27(11):925-929

[26] Greppi I. Diode laser hair removal of the black patient. Lasers Surg Med,2001,28(2):150-155

[27] Tanzi EL,Alster TS. Long-pulsed 1064-nm Nd:YAG laser-assisted hair removal in all skin types. Dermatol Surg,2004,30(1):13-17

[28] Lorenz S,Brunnberg S,Landthaler M et al. Hair removal with the long pulsed Nd:YAG laser:a prospective study with one year follow-up. Lasers Surg Med,2002,30(2):127-134

[29] Sadick NS,Weiss RA,Shea CR,et al. Long-term photoepilation using a broad-spectrum intense pulsed light source. Arch Dermatol,2000,136(11):1336-1340

[30] El Bedewi AF. Hair removal with intense pulsed light. Lasers Med Sci,2004;19(1):48-51

[31] Johnson F,Dovale M. Intense pulsed light treatment of hirsutism:case reports of skin phototypes V and VI. J CutanLaser Ther,1999,1(4):233-237

[32] Bucci J,Goldberg D. Past,present and future:Vascular lasers/light devices. J Cosmet Laser Ther,2006,8(3):149-153

[33] 刘华绪,任秋实. 长脉宽1064nm Nd:YAG 激光治疗血管性皮肤疾病的原理和其应用. 中国麻风皮肤病,2006,22(7):588-591

[34] Levy J. L and Berwald C. Treatment of vascular abnormalities with a long-pulsed diode at 980nm. J Cosmet Lase Ther,2004,6(4):217-221

[35] Clark C,Cameron H,Moseley H et al. Treatment of superficial cutaneous vascular lesions:experience with the KTP 532nm laser. Lasers Med Sci,2004,19(1):1-5

[36] Latkowski IT,Wysocki MS and Siewiera IP. Own clinical experience in treatment of port-wine stain with KTP 532nm laser. Wiad Lek,2005,58(7-8):391-396

[37] Chowdhury MM,Harris S and Lanigan SW. Potassium titanyl phosphate laser treatment of resistant port-wine stains. Br J Dermatol,2001;144(4):814-817

[38] 左亚刚,王家璧,姜国调等. 585nm 染料激光治疗鲜红斑痣2317 例回顾分析. 中国医学科学院学报,2006,28(2):206-209

[39] Liu H,Dang Y,Chai X et al. Treatment of port-wine stains with the 595nm pulsed dye laser:a pilot study in Chinese patients. Clin Exp Dermatol,2007;32(6):646-649

［40］ Kono T, Sakurai H, Takeuchi M et al. Treatment of resistant port-wine stains with a variable-pulse pulsed dye laser. Dermatol Surg,2007,33(8):951-956

［41］ Raulin C, Schroeter C Weiss RA et al. Treatment of port wine stains with a noncoherent pulsed light source. a retrospective study. rch Dermatol,1999,135(6):679-683

［42］ Bjerring P, Christiansen K, Troilius A. . Intense pulsed light source for the treatment of dye laser resistant port-wine stains. J Cosmet Laser Ther,2003,5(1):7-13

［43］ Adamic M, Troilius A, Adatto M et al. Vascular lasers and IPLS: guidelines for care from the European Society for Laser Dermatology(ESLD). J Cosmet Laser Ther,2007,9(2):113-124

［44］ Raulin C, Greve B and Grema H. IPL technology: a review. Lasers Surg Med. 2003;32(2):78-87

［45］ Manstein D, Herron GS, Sink RK et al. Fractional photothermaolysis: a new concept for cutaneous remodling using microscopic patterns of thermal injury. Lasers Surg Med,2004,34(5):426-438

［46］ Hantash BM, Bedi VP and Sudireddy V. Laser-induced transepidermal elimination of dermal content by fractional photothermolysis J Biomed Opt,2006,11(4):041115

［47］ Geronemus RG. Fractional photothermolysis: current and future applications. Lasers Surg Med,2006,38(3):169-716

［48］ Hasegawa T, Matsukura T and Mizuno Y. Clinical trial of a laser device called fractional photothermolysis system for acne scars. J Dermatol,2006,33(9):623-627

［49］ Narurkar VA. UC Davis and Bay Area. Skin rejuvenation with microthermal fractional photothermolysis. Dermatol Ther,2007,20(Suppl 1):S10-13

［50］ Behroozan DS, Goldberg LH, Glaich AS et al. Fractional photothermolysis for treatment of poikiloderma of civatte. Dermatol Surg,2006,32(2):298-301

［51］ Rostan EF. Laser treatment of photodamaged skin. Facial Plast Surg. 2005;21(2):99-109

［52］ Rigel DS, Weiss RA, Lim HW, Dover JS. Photoaging. New York: Marcel Dekker, Inc,2004,231-245

［53］ Chua SH, Ang P, Khoo SW et al. Nonablative infrared skin tightening in type IV to V Axian skin: a prospective clinical study. Dermatol Surg,2007,33(2):146-151

［54］ Gold MH, Goldman MP, Rao J et al. Treatment of wrinkles and elastosis using vacuum-assisted bipolar radiaofrequecy heating of the derms. Dermatol Surg,2007,33(3):300-309

［55］ Sub DH, Chang KY, Son HC et al. Radiofrequency and 585nm pulsed dye laser treatment of striae distensae: a report of 37 Asian patients. Dermatol Surg,2007,33(1):29-34

［56］ Kulich M and Gajjar NA et al. Analysis of histologic clinical changes associated with Polaris WR treatment of facial wrinkles. Aesthetic Surg J,2007,27(1):32-46

［57］ Weiss RA, Weiss MA, Geronemus RG et al. A novel non-thermal non-ablative full panel LED photomodulation device for reversal of photoaging: digital microscopic and clinical results in various skin types. J Drugs Dermatol,2004,3(6):605-610

［58］ Weiss RA, McDaniel DH, Geronemus RG et al. Clinical trial of a novel non-thermal LED array for reversal of photoaging: clinical, histologic, and surface profilometric results. Lasers Surg Med,2005,36(2):85-91

［59］ Weiss RA, McDaniel DH, Geronemus RG, et al. Clinical experience with light-emitting diode(LED) photomodulation. Dermatol Surg,2005,31(9 Pt 2):1199-1205

［60］ 65 届美国皮肤科年会记录 2007,华盛顿

［61］ Parsad D, Kanwar AJ and Kumar B. PUVA vs NB-UVB phototherapy for the treatment of vitiligo. J Eur Acad Dermatol Venereol,2006,20(2):175-177

［62］ Goktas EO, Aydin F, Senturk V et al. Combination of NB-UVB and topical calcipotriol for treatment of vitiligo. J Eur Acad Dermatol Venereol,2006,20(5):553-557

[63] Hofer A,Hassan H,Legat FJ et al. Optimal weekly frequency of 308 excimer laser treatment in vitiligo patients. Br J Dermatol,2005,152(5):981-985

[64] Xiang L. Once-weekly treatment of vitiligo with monochromatic excimer light 308nm in Chinese patients. J Eur Acad Dermatol Venereol,2008,22(7):899-900

[65] Passeron T,Ostorari N,Zakaria W et al. combination tacrolimus and eximer laser therapy synergistic. Arch Dermatol,2004,140(9):1065-1069

[66] Hofer A,Hassan AS,Legat FJ. et al. The efficacy of eximer laser(308nm)for vitiligo at different body sites. J Eur Acad Dermatol Venereol,2006,20(5):558-564

第五章

光动力学治疗

    光动力治疗的历史悠久,可以追溯到公元前 1400 年左右。人们对于原生质生物草履虫的光敏化现象的进一步研究后发现,光照射后这种生物会引发死亡。由此有了光敏反应的概念。以后科学工作者发现了光敏化物质,或称为光敏素的物质。由血卟啉衍生物(Hematoporphyrin Dirivetive,HpD)制成的早期光敏化合物称为光敏制剂或光敏药物。光动力效应是指:应用光敏化合物经光源照射后产生光化学反应,反应的产物如单线态氧、自由基等等。它们都具有强烈的细胞杀伤性。光动力疗法(Photodynamic Therapy. PDT)就是利用光敏制剂后辅助光源照射的治疗方法。

    1905 年 Von Tappeine 和 Jodblauer 尝试运用光动力疗法治疗皮肤癌。现代光动力的开创者为美国的 Thomas J Dougherty,从 20 世纪 70 年代开始研究并提出运用血卟啉衍生物的光动力治疗癌症。日本学者随后提出了在光动力基础上的癌症荧光诊断方法,发现了在应用光敏制剂后光照会产生荧光的现象。由此光动力疗法其实包含了光动力诊断和治疗的两部分内容。

    光动力诊断研究的早期是在胃肠道癌症患者的肿瘤上发现了橘红色荧光现象。即对患者静脉途径给予 HpD 后,用激光照射胃部肿瘤处可观察到橘红色荧光。深入研究后发现在肿瘤患者体内给予 HpD 后,可测量到 630nm 和 690nm 峰值的双峰荧光。国内学者马宝章、杨远龙等于 1984 年对口腔癌患者的临床研究获得相同的荧光现象。并应用 HpD 和氩离子激光开展口腔癌的光动力荧光诊断研究取得成功。随后国外的基础研究发现了在没有光敏剂存在的肿瘤上,应用一定的波长激光照射(或称为激励)也可获得肿瘤荧光的结果。即所谓的肿瘤内源性荧光现象。与此同时,马宝章、杨远龙等开展了 Xe$^+$ 激光激励口腔癌自体荧光的研究,也获得成功。随着对肿瘤自体荧光的深入研究,原先的肿瘤内源性荧光物质的探索揭示出有各种杂质相互干扰的假阳性现象。由于人体组织的蛋白质、核酸等在一定的光波照射激励后也可产生荧光的问题,因此肿瘤自体荧光的研究尚无法确定性地应用到临床上。最新的光动力肿瘤荧光诊断研究是逐步应用于大分子结合的增敏剂,在 CT、MRI 肿瘤影像诊断中的应用,其意义仅在于有助某些特定肿瘤边界和范围的确定。因此光动力的诊断研究尚需进一步探索。

    光动力疗法却在临床上获得广泛应用。光动力药物的研究取得了相当可喜的突破。依靠药物学家和化学家的努力,对于光敏化物质的结构种类、分析、提取和人工合成的一

94

系列研究获得了丰硕的成果。迄今发现的光敏产物的种类有：卟啉类、卟酚类、呔菁类、叶绿素类、中药提取物等。

除了上述的光敏化合物以外，另一类光敏化合物的前身也能够被利用来进行光动力治疗。其治疗的机制是首先将光敏化制剂的前身（化合物）通过局部或者是全身给药的方法输送到需要准备接受照光治疗的部位。然后经过一定时间的等待，依靠人体组织的特定部位的代谢和特殊酶的作用和转化，最终生成具有光敏化合物的产物。随后经过激光或其他光源如强脉冲光（IPL）等的激励而发挥光动力效应。5-ALA（5-氨基酮戊酸）就是这类光敏化合物的前身性药物的典型。并早已获得美国国家食品和药物管理委员会（FDA）的批准，可应用于临床治疗。

光敏药物在通过美国国家食品和药物安全管理委员会（FDA）或者通过我国国家食品和药物安全管理委员会（SFDA）的认证之前，均只被称作为光敏制剂。目前我国现有的光敏药物仅有光卟啉（HpD）、光敏前身药物艾拉（5-ALA）。同时正在进行临床新药试验研究的有海姆泊芬等。在国外经 FDA 批准的药物有光敏素 Ⅱ，BpD（苯并卟啉衍生物）等，正在进行临床试验的新药有多种。

光敏药物由于化学结构的不同，其具有不同的吸收谱线。临床采用的激励光源的波长也有差别。从临床应用的角度来分，也有短时相和长时相的。如 BpD 的光动力疗法主要是用于治疗视网膜黄斑增龄性病变（血管的增生）。因此，激励激光作用的时相就非常短，是在秒级为单位的过程中，而其他一般的光敏药物的激励和发挥效应在一个相对较长的时间段。如卟啉类光敏剂在给药的 24h 后可应用于肿瘤的荧光诊断，在 72h 后方可用于光动力治疗。又如激光光动力治疗血管病变的时候以及皮肤癌的光动力治疗中，运用的光照时间就比较长，往往需要数十分钟。从临床给药的途径不同，光敏药物可有口服的、静脉滴注（或推注）、局部涂布等的差异。

光敏药物应用后的副反应包括两类：其一是作为一种化学物的本身药物副反应。其二是在发挥光动力效应过程中的副反应。除了像呔菁类化学物的强毒性而目前无法成为药物以外，目前临床可用的光敏药物本身药物副反应极其轻微。但是普遍具有在皮肤部位滞留后所带来的皮肤光毒反应。在全身性应用的光敏药物由于具有皮肤及其他表浅组织或器官的分布和滞留，经过一些日常生活中的强光源的照射也会导致皮肤等相关部位的光敏反应，并引起不同程度的不良损害。因此"避光"的概念由此而来，即需要让接受光动力疗法的患者保持在室内较暗的光照条件下生活，以避免对皮肤和眼睛的伤害。避光期的长短由于药物的不同而差别较大。这是光动力疗法实施中最大的不便利。会造成患者有"误工期"，影响工作、学习和生活。另一种局部途径给药的光敏剂就完全克服了"避光"的缺点，由于光敏药物只分布在需要治疗的部位，其他正常部位就无需"避光"。这是光动力疗法中最有前景的药物。

十分遗憾的是目前局部可以应用的光敏药物非常缺乏，光动力疗法的避光问题始终存在。克服这一难题的关键是：寻找光敏药物的分解代谢的"解药"，或者寻找代谢周期极短的药物。虽然局部方式给药的光敏药物无需避光，但是可能对于局部组织如皮肤等结构本身具有增敏反应，因而在进行光动力疗法中也会发生皮肤的光过敏反应，也是需要引起临床医师高度注意的。

关于光动力疗法的治疗机制的研究历时数十年，并获得明晰的揭示。卟啉类光敏药物由于可以分布到细胞的胞质部位,在细胞的磷脂膜性结构如:线粒体、高尔基体、溶酶体等的部位具有较高的分布,而不分布到细胞核部位。作者曾经在培养的人口腔舌鳞状细胞癌(Tca113系)实验中发现,HpD血卟啉衍生物主要分布在细胞的线粒体、高尔基体、溶酶体结构,并在细胞内呈浓度的梯度分布,但在细胞核部位没有分布。随后经激光照射后通过投射电镜可观察到上述细胞器的形态破坏、断裂。而细胞核基本没有明显改变。扫描电镜的观察则可发现细胞膜表面早期的空疱和弹坑样破坏。这些均表明在HpD血卟啉衍生物的PDT过程中,细胞中光敏化合物的分布部位即是光动力破坏作用的靶部位。

经过激励光源的照射后在上述细胞亚结构产生强氧化还原反应,单态氧和自由基等产物造成上述结构的破坏,引起细胞呼吸链的中断,最终引起细胞的凋亡和死亡。并且这一过程在恶性肿瘤和正常组织细胞间没有差异性。因此不具备所谓的肿瘤特异亲和性。光动力疗法仅是用于治疗良性病变和浅表的皮肤和黏膜的早期肿瘤。一般定义为肿瘤深度未超过1.0cm的可以应用光动力疗法治疗。

对于光动力疗法影响的因素主要有光敏药物、激励光源、靶器官的三大方面。从光敏药物的角度来分析,首先是药物的化学结构品种的区别而具有截然不同的光动力效应,上述情况已有分析。由于光敏药物的非特异性组织代谢的特点,采用各种生化修饰,免疫技术的光敏化合物的研究正在进行中。如具有亲血管特点的光敏化合物的体外实验等。尽管目前仍然未能取得突破,但是这一方向的进一步探索是正确无疑的。

其次是应用药物的方式。由于光敏药物可局部应用和全身应用,全身应用又有口服和静脉给药两种。光敏药物又有前身化合物性药物如5-ALA和光敏药物的两类。口服药物的优点是简单而易于患者接受,缺点是无法获得特殊靶器官的选择性分布。静脉给药的优点是容易分布到血管为主的靶组织。如静脉畸形病灶鲜红斑痣(葡萄酒色斑)采用静脉给药途径就可获得相对非治疗靶区的光敏药物的高浓度分布,如此来获得高效应的光动力疗效。同样这样的光动力治疗的缺点是由于光敏药物的全身代谢、分解,患者需要术后避光防护。因此就存在"误工期"的麻烦。所以采用口服或者是静脉给药的光动力治疗的缺点是术后的避光问题。既影响患者接受治疗的选择,又造成患者术后的生活中的诸多不便。着眼于光敏药物的方面来看,未来研究的目标是使光敏药物更具有特定靶组织的特异性分布,或者具有一定时相的相对较高的靶组织分布浓度。并且具有组织分解、代谢快速的特点,使得临床应用时可获得有选择性的治疗效果,并最大可能地降低术后的光毒反应。目前在应用于眼科治疗视网膜增龄性血管病变的光敏药物(BPD)就是具备上述优点的药物。它可以亲血管性分布在视网膜的病变血管,并且经脉宽极短的激光的激发就可发挥光动力效应。术后分解代谢较快。当然事实是目前可用的光敏药物非常有限,临床开发应用的潜力巨大,尚有相当长的路要走。

另一类局部涂布应用的光敏药物前身药物的光动力疗法即"区域性光动力疗法"。其显著的优点是患者经治疗后无需避光。这在激光美容领域有很大的应用前景。近年来国外及我国将这种治疗方法成功地应用到痤疮、皮肤光老化、嫩肤、银屑病、基底细胞癌、口腔黏膜白斑等非典型增生等疾病的治疗。

光源也是影响光动力疗法的重要因素。早期光动力治疗时代是拿来主义,各种可以利用的光源均被采用到治疗中,有太阳光直接照射;阳光经棱镜分色后照射应用。现阶段应用各种激光,强脉冲光(IPL)等等。早期的研究考虑是采用何种波长能够获得较深的组织穿透而达到较好的疗效。目前更多的研究思考是针对不同的光敏药物如何选择激励光源的波长以获得最佳的疗效并减少周围组织的损伤。由于光动力疗法的光敏化作用的特殊机制。因此除了在眼科应用时特别短的时相,在人体其他组织应用时应主要采用连续激光模式而非脉冲模式。因此强脉冲光(IPL)等均不是最佳的激励光源。另外近年来涌现的新颖光源(LED 发光二极管)虽然具有节能廉价的优点,但是与激光相比其光学物理性能相差较大,尚无法全面替代激光来进行光动力治疗。在激光光源的发展看,新型半导体激光和微束光纤激光的器械不断研发,具有体积小、稳定性能好的新型激光将更多地应用到光动力疗法中。

靶器官即靶组织方面是光动力疗法的关键环节。也是临床要解决的问题所在部位。以面部的基底细胞癌为例,靶组织即为面部发生肿瘤的部位。但是实际上是面部皮肤组织内的基底细胞癌细胞。又以鲜红斑痣为例,靶组织是位于表皮和真皮层之间的毛细血管后畸形的微静脉丛。痤疮的靶组织是痤疮丙酸杆菌和其他细菌;增生的皮脂腺。由于不同的靶组织在细胞水平的不同,因此采用光动力疗法时需要破坏的目标截然不同。具体治疗的方法应用上就应该有不同的考虑。简单地概括光动力疗法的精髓是要将产生光化学反应的光敏药物有分布上或者是浓度上的选择性分布到靶组织细胞,形成与周围正常组织的显著差异;选择最佳的光敏药物吸收和最佳组织穿透匹配的激励激光波长和合适的激光模式;以此达到选择性破坏靶组织细胞并保留周围正常组织的理想疗效。为达到此目标而进行的光敏新药、激光光源和靶组织细胞甚至分子水平的研究是光动力疗法发展的关键。

综上所述,激光光动力治疗和诊断技术(光源包含强光、LED 光源等)是近数十年来正在不断发展和完善的一种光敏化学治疗和诊断方法。随着新型光敏药物的不断问世,新型光源的研制,光动力疗法必将更多地造福于患者,带来疾病控制和美容领域的双丰收。

(周国瑜)

第一节 外用光动力治疗

日光性角化是老化皮肤最常见的早期肿瘤。估计 60% 超过 40 岁的易感人群至少有一处日光性角化。如果不加治疗,这种皮损可能发展为侵蚀性的鳞状细胞癌。冷冻治疗是最常见的日光性角化的治疗方法。对于只有几处皮损的患者,它是一种快速、有效、经济的治疗方法。侵入性强的治疗方法有时会导致色素减退和瘢痕形成。这对于有多处皮损的患者尤其令其烦恼。在这种病例,局部治疗,如使用 5-氟尿嘧啶或咪喹莫特,但是可能仅有部分皮损取得一定的疗效,另外治疗的依从性也可能是一个问题,因为这种治疗经常导致几周的激惹和严重的红斑,在美学上很难接受。相比之下光动力治疗(Photodynamic Therapy,PDT)可能是一种有希望的可选择的方法。它可以与 5-氨基酮戊酸(5-aminolevulinic acid,ALA)联合运用局部治疗皮损,再用可见光照射。在体内肿瘤细胞选择性摄取 ALA 后,在酶的催化作用下转化为原卟啉 IX(Pp IX),这种光感物质,接受光照时促进治疗细胞的破坏。这种治疗的功效是有文献证明。局部使用 ALA 进行的单次光动力学治疗对于面部和头皮的皮损有 71% 至 91% 的疗效。由于 ALA 对于疾病细胞的选择性,从美学角度考虑,结果相当出色。

ALA 局部给药结合可见光辐照进行光动力治疗(photodynamic therapy,PDT)是近年来兴起的一种肿瘤治疗新技术,已广泛应用于治疗各种体表肿瘤,如基底细胞癌、鳞状细胞癌、Bowen 病和光化性角化病等,同时亦用于心血管疾病、妇科疾病、消化道疾病和泌尿系统疾病的诊断和治疗。虽然 ALA-PDT 作为一种光动力治疗表浅性恶性病变及非恶性病变的新方法,很有应用价值和前景。但它也存在着一定的局限性:只能用于表浅性肿瘤的治疗,不适用于大而深且生长迅速的肿瘤。同时,ALA 的局部浓度、渗透性及病灶组织对其吸收的量,都将影响到 ALA-PDT 的疗效。为增加其渗透性,尝试着将 ALA 制成酯类使用,ALA 酯类比 ALA 自身更具有亲脂性和渗透性,通过细胞内酯酶作用转换成 ALA 进入靶细胞。5-氨基酮戊酸甲酯(商品名:Metvix)已由挪威 Prioto CtIre 公司研制成功,并在瑞典首次上市,适应证为光化性角化病和表面结节性基底细胞癌。

作为血红素的前体物,ALA 在 ALA 脱水酶等一系列酶作用下生成具有强光敏作用的原卟啉IX(proto-porphyrin IX,PpIX),它是血红素生物合成的最后一步中间体。正常情况下,血红素生物合成途径受机体负反馈机制调节,即 ALA 的合成受细胞内血红素含量调控,所以体内不会有过多的 ALA 蓄积。当给予过量的外源性 ALA 时,上述调节机制被打乱,机体某些增殖较快的组织或者某些肿瘤细胞即产生过量的 PpIX,此时经激光辐照即发生光动力学反应,生成具有杀伤细胞作用的单线态氧($^-O_2$)或其他自由基等细胞毒性物质,杀伤肿瘤细胞,达到治疗目的。一般认为,ALA 光动力学疗法的作用机制是:ALA诱导肿瘤细胞内特异性地蓄积 PpIX,后者在一定波长的激光辐照后发生光动力学反应,而产生单线态氧($^-O_2$)等氧游离基,杀伤肿瘤细胞,达到治疗目的。但氧化作用对肿瘤组织周围的蛋白质、脂质和其他亚细胞结构无特异性损伤[1]。

一、5-氨基酮戊酸盐

ALA 是一简单的 5 碳化合物(图 1-5-1),是内源性化学物质,参与体内血红素的生物合成。系统给予 ALA 一般不会产生明显的体统症状,脉搏、血压、自主神经功能及周围神经传导速度等均无改变,也没有观察到光敏毒性,提示持续的高 ALA 血浆浓度不会导致卟啉病样症状。动物试验给予不同剂量的 ALA 无动物死亡、未发现与用药相关的毒性反应、通过测体重表明 ALA 对生长无抑制作用;对实验动物的血液学、肝脏、肾脏、脾脏、性

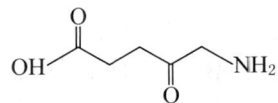

图 1-5-1 5-氨基酮戊酸
(5-aminolevulinic acid,ALA)

腺的重量和器官没有影响。以往担心肿瘤的光动力治疗会造成肿瘤毗邻正常组织中动脉的损伤及引起出血和血栓形成。而现已证实,ALA-PDT 不会引起动脉血栓性闭塞或出血。

啮齿类动物肿瘤模型实验研究表明无论口服还是静脉给予 ALA,在组织中 ALA 产生卟啉的动态生物分布情况非常相似,只是口服剂量相对要高一些才能达到静脉注射 ALA所产生的卟啉浓度。ALA 全身给药后 3～6h,其产生的 PpIX 在肿瘤中达到峰浓度。ALA产生 PpIX 在肿瘤中蓄积的选择性与肿瘤模型、时间、ALA 的剂量、分次给予 ALA 以及ALA 转运体系有关。在大多数正常组织中,ALA 产生的 PpIX 在全身给药后 24～48h 内被清除。

　　局部给药后,小鼠肿瘤部位的荧光强度及选择性均较全身给药为强。提示局部给予 ALA 对治疗浅表性皮肤肿瘤更有效。局部给予 ALA 其渗透入深部病灶的量随着局部给药时间从 3h 至 19～24h 延长而增加。外用最常见的不良反应为一过性局部症状,包括刺痛、灼热、瘙痒、红斑和水肿,刺痛和灼热感,在光照结束后 1min～24h 内消失。此外,亦可见鳞屑、结痂、色素沉着等。

二、临床应用

　　考虑到 PpIX 波峰的吸收光谱范围在 350 至 450nm 之间,起初使用蓝光激发 PpIX。这种治疗方案需要在治疗的前夜使用 ALA,再用蓝光照射。然而接着可能发生严重的疼痛、水肿、红斑和结痂。后来发现 PpIX 的吸收光谱很宽,使得其他光源发出的光可能发挥作用而较少引起副作用。近来的数据表明局部应用 ALA1 至 3 小时后再使用 IPL 或 PDL 照射,两者引起患者的不适都比蓝光轻。PDT 成功治疗日光性角化激发了其对鲍文氏病、基底细胞癌和其他肿瘤的试验性治疗。对于各种浅表肿瘤的早期结果很有希望。PDT 治疗痤疮、疣、鲜红斑痣和斑秃的疗效仍在研究中。最近发现在 IPL 或 PDL 治疗前使用光感物质可以提高老化皮肤的再年轻化治疗。这种"增强"治疗方法可以取得理想的临床目标,而治疗次数比传统的非消融性治疗少。

　　ALA-PDT 用于临床已经有十多年,不仅能成功地应用于临床治疗,也能应用于临床诊断。ALA 可局部给药后直接激光照射进行光动力治疗,与口服给药及静脉给药途径相比要方便得多。该特点使得 ALA-PDT 被广泛地应用于皮肤及浅表性疾病的治疗。同时,将 ALA 生物转化的 PpIX 作为一种荧光标记物,可用于各种恶性肿瘤、癌前病变及某些良性病灶的激光激发荧光的诊断。故其在临床上的应用前景十分可喜[2]。

　　1. 诊断应用　给予 ALA 后用 490nm 波长的光辐照,可见正常组织部位的荧光灵敏度下降,而在恶性和癌前病变区域可观察到红色荧光增强。5mg/kg 剂量的 ALA 是区分正常组织和病变组织的界限,因为正常组织荧光很低,正常组织中最强荧光出现于药后 3～4h,而恶性组织中则可较长时间观察到更强的荧光。利用这一特点应用 ALA 可用于组织发育不良、早期膀胱癌和转移性尿道癌等。据称荧光技术与显微技术的联合应用,诊断准确率可达 100%,特异性 68.5%。欧洲 Dusa 公司声称,应用 ALA(Levulan)对高危性膀胱癌患者的光检测(photodetection,PD)已进入 2 期临床试验阶段。

　　2. 光老化治疗　IPL 与采用光敏剂如氨基乙酰丙酸的光动力治疗联合,为严重光损伤皮肤的治疗提供了新选择;这种联合治疗被称为光动力学嫩肤(photodynamic skin rejuvenation,PSR)。PSR 通过 Vasculight 或 Quantum 系统提供的常规 IPL 激活光敏物质(如 ALA),进行光动力治疗。这个过程激活细胞内氧,导致细胞清除或破坏。外用活性物 ALA 是血色素合成途径中原卟啉-9 的前体,可破坏细胞结构。美国 FDA 已批准外用 ALA 联合连续 410nm 蓝光照射治疗日光性角化,该方法有明显的远期效果。但在临床实践中,光动力治疗常采用不同光源以减少治疗时间,减轻患者不适感,提高临床疗效和美容效果。Alexiades-Armenakas 等首次采用 595nm 脉冲光与 ALA 联合治疗日光性角化。与蓝光治疗相比,治疗中患者痛感减轻,治疗后红斑脱屑减少。595nm 并不是 ALA 的最适吸收峰波长,IPL 能提供宽带光波谱,对激活 ALA 可能更有效。正在进行的研究将 IPL 治疗与光动力治疗结合以提高光动力治疗效果。短程 PDT 治疗(Levulan,15～60 分钟)

联合 IPL 治疗在治疗癌前病变如日光性角化及皮肤光损伤等方面已显现出明显优势。同时,早期研究还显示这种联合治疗可以促进患者美容方面的明显改善。

　　一个新的二期临床研究正在申请和进行当中,这是使用 DUSA 专有的外用溶液涂抹物(Levulan Kerastick),再结合 DUSA 的 BLU-U、Lumenis 的 Quantum SR 强脉冲光(IPL)和 Cynosure 的 V-Star 长脉冲染色激光(LP PDL)的照射活化,治疗与修复面部光损害。Kerastick 中有一个纸板做的管子,内置一个塑料管。塑料管内还有两个玻璃管:一个装药粉,另一个装赋形剂。压碎玻璃管,活化 Kerastick,摇晃这个棒子,最后将药加在日光性角化的皮损处,然后留置过夜。BLU-U 光就可以活化 PDT 过程。临床应用的显示出新的希望。2002 年 9 月与 2003 年 9 月间 Dr. Batbara 的研究表明整个面部外用 ALA 溶液一小时,再用蓝光活化,可以明显降低疼痛和光毒性反应,并可以清除日光性角化的皮损。这与过夜使用 ALA 的疗效相当。作为一个额外的发现,她发现各种与光损害有关的症状,包括细微的皱纹、皮肤苍白、质地、斑驳的色素沉着和 Griffith 积分等均有显著改善,统计学意义。

　　3. 寻常痤疮及酒糟鼻　　PDT 在不久的将来最令人兴奋的应用将在于炎症性痤疮领域,实际上这是每位皮肤病医生都治疗过的疾病。不久的未来,使用蓝光,痤疮将不仅仅被清除,而且皮肤也能获得改善。考虑到长期以来关于抗生素和维 A 酸的争论,PDT 治疗痤疮将会显得更为重要,这种联合治疗具有美容功能,可作为蓝光光动力治疗的替代疗法。局部应用 5% ~20% ALA 后选择性地被痤疮病灶吸收,尤其是皮脂腺比较容易吸收,结合蓝光对面部痤疮(粉刺)光动力治疗是有效的,但是应用 633nm 的红光照射似乎同样有效,而且穿透更深。整个治疗过程能被患者充分接受而无严重不良反应。

　　最初的研究还显示外用 ALA 联合 IPL 嫩肤可用于中到重度痤疮和酒糟鼻治疗。联合治疗痤疮和酒糟鼻的机制是 ALA 的皮脂腺吸收增加,通过 IPL 活化,造成皮脂腺损伤,引起皮脂腺退化。皮脂腺缩小和/或活力下降均使痤疮病变改善。IPL 联合药物治疗如甲硝唑霜外用显著提高了治疗酒糟鼻的成功率。此外,IPL 联合其他各种脱色剂可大大提高雀斑的消除率。

　　4. 皮肤肿瘤及癌前期病变　　临床研究充分表明,局部应用 ALA 进行光动力治疗是治疗皮肤肿瘤很有效的方法[3]。ALA-PDT 的治疗过程分两步进行:首先由医生直接将 ALA 局部用于日光性角化病病灶处,14 ~18h 后进行光动力治疗。治疗日光性角化等疾病是外用 ALA 后通过一专门设计的蓝色光源对头面部的病灶进行光辐照来完成的。在用蓝光治疗过程中,患者会感到治疗区域有刺痛感和灼烧感,治疗结束后,该反应迅速缓减,24h 内恢复正常。疼痛的程度和治疗的效果与 ALA 使用的时间长短有关。光动力治疗后,日光性角化病灶部位及周边的皮肤也可能出现红肿,此反应是暂时的,1 周内得到显著改善,治疗后 4 周完全消退。ALA-PDT 治疗的其他副作用包括出现脱屑、瘙痒和皮肤色素改变等。

　　徐世正等报道和评估了 ALA-PDT 治疗皮肤癌的疗效[4],88 例患者首次接受 ALA-PDT 治疗,其中包含 34 例基底组织癌、32 例鳞状细胞癌、2 例基底细胞癌、1 例疣状癌、9 例 Bowen 病、2 例乳房 Paget 病和 8 例乳房外 Paget 病。结果显示。经过 1 ~4 次 ALA-PDT 治疗所有基底细胞癌病例,包括 1 例浅表型和 29 例实体型病变,都获得完全反应。除 1 例腺样鳞状细胞癌(3 级)外,全部鳞状细胞癌病例(1,2 级)经过 3 ~6 次治疗后。9 例

Bowen病1例经1~4次治疗后都获得完全反应。对于Paget病,单纯ALA-PDT虽不能使之治愈,但可以控制其症状。治疗后随访1~3年,基底细胞癌的复发率为11%(4/34),鳞状细胞癌复发率为22%(7/22),再次治疗有效。可以认为ALA-PDT是一种疗效好、无痛苦、无创伤、无副作用的治疗方法,尤其适用于年迈体弱、不愿手术以及部位特殊的肿瘤患者。

ALA-PDT治疗Bowen病是有效的。局部外用新鲜配制的20% ALA霜,3h后用波长632.8nm的He-Ne激光照射,输出功率为100mW,每次能量密度60~100J/cm^2,照射时间8~15min,具有确切疗效,皮损可完全消退恢复正常皮纹,而且复发率很低[5]。

ALA-PDT作为治疗各种皮肤肿瘤有效的疗法,它具有以下优点:①由于ALA吸收并转化为PpIX后呈现肿瘤选择性分布特点,因此治疗的选择性较好,可选择性地杀死肿瘤细胞,对周边正常细胞的干扰较少;②毒副作用相对要低。ALA即使系统给药也不会引起明显系统的副作用。局部给予ALA-PDT的治疗非常安全,患者无需刻意避光。尽管激光治疗区有刺痛和灼热感,但光照结束后一般会自行消失;③使用方便,易于操作。可根据患者的具体情况,ALA以静脉注射、口服或局部的方式给药,再进行ALA-PDT治疗而不会影响疗效;④具有较好的美容效果。ALA-PDT对体表性的恶性病变有较好的疗效,使得患处得到很好的控制,达到满意的美容结果。

5. 病毒性皮肤疾病及其他 近年来,国内外专家对ALA-PDT治疗尖锐湿疣进行了探索与实践并获得了成功,其机制初步研究证明可以通过细胞凋亡及坏死两条途径选择性杀伤病变区域内的角质形成细胞。初步临床试验显示ALA-PDT治疗尖锐湿疣,尤其治疗男性尿道尖锐湿疣具有简单、有效、耐受性好、复发率低,无尿道狭窄等副作用的优点,有良好的应用前景。王秀丽等应用ALA-PDT治疗60例男性尿道尖锐湿疣患者,取得较满意的效果。在所选择的5个ALA浓度中(0.5%、1%、3%、5%、10%)显示,5%和10%的ALA,当湿敷3~5小时后再治疗,效果最好[6]。

ALA光动力脱毛似乎有一定的临床意义,在局部应用20% ALA溶液制剂,给药后4h,用635nm的红色激光或宽谱非激光性红光以各种功率和总光剂量进行照射均获得成功,但是ALA加激光以高光剂量治疗后,似乎疗效更好。治疗后可能的局部反应包括轻微至中等程度的烧灼和刺痛感,以及部分患者出现色素沉着。另外,局部给予20% ALA-PDT也对女性外阴苔藓硬化症具有治疗作用。

6. 其他临床应用 ALA-PDT对食管癌、十二指肠癌和结肠癌也具有较好的疗效。患者口服ALA 30~60mg/kg,继而用628nm波长的红色激光辐照肿瘤,治疗对肿瘤具有很好的选择性,最终病变黏膜发生坏死。ALA-PDT亦用于治疗月经过多、子宫内膜异位、着床异位等非恶性妇科疾病的治疗。

(周展超)

第二节 系统给药光动力治疗

血管性疾病是脉管性疾病的一大类,它是除淋巴管性疾病之外的所有病变。包括:血管瘤、血管畸形、脉管炎及皮肤疾病所伴随的血管异常增生如:酒渣鼻、银屑病、毛细血管扩张症、蜘蛛痣、化脓性肉芽肿、痤疮性血管增生、外伤性血管畸形等等。治疗血管性病变的传统方法有多种。如手术切除、药物治疗(激素、硬化剂、干扰素)、冷冻、激光、微波、电凝、核素、电化学、放疗等。目前学界达成共识的是:对于一般意义上的血管性疾病治疗首选方法是激光治疗。由于本章节介绍光动力疗法(PDT)在血管性病变治疗中的应用,因此适合于常规单纯激光治疗的病变便不再罗列。

光动力疗法主要针对的血管性疾病是血管畸形如:微静脉畸形(鲜红斑痣)、微动静脉畸形、毛细血管扩张。对于血管瘤而言,由于缺乏将光敏药物选择性输送到瘤体的方法,临床上无法获得理想的效果,国外仅有前期动物实验。哈佛大学教授 R. R. Anderson 等在 2007 年美国激光医学年会上报告了应用 PDT 成功地抑制了裸鼠的移植血管瘤的生长。但是目前尚未有临床应用报告。

光动力疗法治疗微静脉畸形(鲜红斑痣)的研究已有二十多年历史。我国学者马宝章教授开创了激光 PDT 治疗鲜红斑痣的动物模型——鸡冠实验研究。基于上世纪八十年代初的八五攻关项目《血卟啉衍生物激光光动力治疗口腔癌症的研究》,马教授首先发现人体口腔恶性肿瘤经激光 PDT 后主要产生肿瘤组织内血管结构的破坏。并由此萌发了激光 PDT 可以应用来治疗皮肤略为表浅的血管病变即鲜红斑痣的思路。随后的动物模型——鸡冠实验研究,应用氩离子激光 PDT 处理鸡冠模拟的鲜红斑痣病灶。经过大体及电镜等方法观察发现,鸡冠的毛细血管丛(血窦)在 PDT 后发生破坏,大体观察为动物鸡冠可褪去红色。并自 1984 年起开展氩激光泵浦染料激光 630nm PDT 治疗鲜红斑痣的临床应用研究。然而,临床患者的结果是差异性较大,一般要获得较好的疗效往往术后皮肤有炎性破坏反应。主要表现为治疗区皮肤的即刻紫癜、一周内的渗出、结痂等等。采用降低激光照射的能量密度的方法换来的是疗效的不显著甚至无效。换言之,临床疗效的照射剂量与产生皮肤损伤、破坏的阈值剂量极为临近。而众所周知,皮肤经 PDT 后损伤的程度不同会导致各种不良反应和后遗症。轻者出现皮肤色素异常如:色素脱失、色素沉着、重者表现为皮肤的纹理异常改变、瘢痕形成。这些不良反应制约着 PDT 治疗鲜红斑痣技术的推广。笔者曾在马宝章的指导下进行氩激光 PDT 治疗鲜红斑痣的应用研究,希望研究不同波长激光方法的安全性和有效性。当时研究未获得预期结果。

临床首先报道 PDT 治疗鲜红斑痣成功的是美国学者,在对膀胱癌实行 PDT 治疗时,对患者腿部的鲜红斑痣取得褪色的疗效。1991 年我国学者顾瑛、李骏亨在北京"第一届国际 YAG 激光暨激光医学研讨会议"上首先报道了:应用氩离子激光 PDT 治疗鲜红斑痣临床获得成功,并在翌年的"中国激光医学杂志"创刊上发表论著。当时所采用的激光是氩离子激光(混合谱线,488nm 和 514.5nm 波长两种主要的能量输出)。笔者曾在同期进行的氩离子激光 PDT 临床研究中发现,如要获得良好的治疗效果,必然会需要调高激光照射的功率密度。而如此产生的临床反应是面部皮肤病灶区的激光术后结痂、渗出、甚至坏死。即实际上皮肤有一个创面形成、愈合的过程。往往经过这样的治疗后,病灶颜色虽然退却,但是皮肤的形态会有如下的改变:轻者仅有皮肤纹理的细微改变、重者出现明显的瘢痕。因此这一时期的激光 PDT 是有创的,无法保证取得非常满意的疗效。故而未能获得临床上的进一步推广应用。笔者那时的临床研究开始关注不同激光波长对疗效和安全性的影响。我们分别开展了氩离子激光单一谱线 PDT 效应的比较研究。结果也未发现这两种波长中的哪个更加安全和有效。当时面临的技术困惑是:要么提高照射激光的强度(即能量密度)去获得更加有效的治疗结果,带来的是更高的皮肤结痂、坏死风险;要么降低照射激光的强度,随之而来的便消除了皮肤的结痂的风险,但是临床疗效明显减弱。这一阶段我们明显感觉到了激光光动力疗法在治疗鲜红斑痣的应用中存在的瓶颈。

顾瑛等继续开展铜蒸汽激光(波长 578nm 为主)的新研究。其思路是利用畸形血管内血红蛋白对于 578nm 波长激光的强吸收而产生的光凝作用和激光光动力的双重作用来加强疗效。于是铜蒸汽激光 PDT 治疗鲜红斑痣便在全国范围推广应用,并取得了一定的显著疗效。由于作者等坚持认同激光 PDT 主要依赖光敏剂对激光光能的吸收和转化,而卟啉类结构光敏剂的吸收峰值在 408nm 左右。因此上述的铜蒸汽激光波长并非最佳的波长范围。这样波长的激光 PDT 就无法获得最佳的能量转化,要想获得较强的光动力效应,就必须将激光照射的能量提高,因此激光照射本身时的高能量就带来皮肤热损伤的高风险。对于鲜红斑痣治疗首先考虑美观要求的思考使得作者转向新型激光光源的探索。于是便有了光敏剂吸收峰匹配波长激光光动力治疗鲜红斑痣的思路。并且利用这样的原理可获得在较低的热辐射时进行激光照射,并保证较高的光能与化学能的转化而获得较强的光动力效应。因此,所谓的"非热效应激光光动力方法"便初步提出。我们选择了与光敏剂血卟啉甲醚吸收峰 408nm 十分接近的 413nm 波长的氪激光作为光源。

在对临床志愿者手臂部位病灶的试验摸索成功的基础上,我们确立了氪激光光动力治疗鲜红斑痣(微静脉畸形)的方案。氪激光治疗微静脉畸形的方法如下:将光敏制剂血卟啉甲醚(PsD-007)按 3 ~ 5mg/kg 浓度,静脉缓注后即刻采用氪激光照射。激光波长选择为 413nm 紫色光,激光功率密度为 100mW/cm^2,每个光斑照射时间为 10 分钟。每次根据病灶大小依次照射 1 ~ 4 个光斑。即刻的皮肤反应是苍白、轻微紫癜、轻度潮红并略有肿胀。患者在治疗中常主诉为皮肤发痒、温热感。在眼周、口周和鼻部照射时有轻微灼热、轻度刺痛等不适。未经注射光敏剂的人员在接受同样能量的激光照射时仅有微温的感觉。因此,患者接受治疗的耐受性和依从性明显好于以往的氩激光和铜蒸汽激光照射。我们实际应用中成人患者无需麻醉,儿童则需要采用氯胺酮结合静脉分离麻醉。与前面已叙述的各种激光 PDT 治疗后的不同是:经氪激光 PDT 治疗后病灶处皮肤在三天内有紫癜和明显肿胀,历时一周会自然消除,无需特殊处理。而以往其他激光治疗后常有皮肤结痂、水疱形成,皮肤经历创面愈合的过程。临床资料显示:氪激光光动力治疗微静脉畸形安全性方面没有患者年龄的差异、病灶部位的差异。疗效非常恒定,没有单纯染料激光治疗时的顽固性病灶情况。即使对于像伴有各类综合征的患者也有显著效果,仅仅是需要疗程的次数增加。实践表明氪激光 PDT 治疗鲜红斑痣避免了皮肤的热损伤,对于志愿者的组织活检证实光动力效应仅破坏表皮和真皮内的畸形微静脉,周围的皮肤结构未有破坏。同时证明了选择性激光 PDT 治疗的决定因素是正确的照射时间、匹配的激光光源、合适的功率密度和合适的光敏剂浓度。临床数以千次的病例应用后均取得一致的有效结果,并且无一例出现皮肤损伤的不良反应。当然激光 PDT 的常见不良反应如色素沉着时有发生,约占 6.32%。这是由于激光后避免强光方面的不严格有关,经过数月的避光后均可自然消退。氪激光 PDT 治疗鲜红斑痣是一种非剥脱性治疗。安全可靠,重复性良好,是目前治疗微静脉畸形的最佳方法。当然其缺点是该激光器是一类精密的气体激光,体积庞大,激光调试和维护的技术要求极高,造价昂贵不利于临床推广应用。同时激光术后的避光期尚需要一个月,因此,限制了临床的广泛应用。笔者坚信随着激光制造工艺的提高和大功率半导体激光的不断涌现,新型半导体激光将在不远的将来得到迅速的发展和普及。激光光动力疗法将普遍用于鲜红斑痣等血管畸形的治疗。

　　针对新型光敏剂的研究在国内外是方兴未艾,探索具有快速代谢特点的新型光敏剂以缩短激光后的避光周期的意义重大。例如美国正在研究的 BPD 光敏剂配合 630nm 红色激光的 PDT 治疗鲜红斑痣的动物研究获得成功,但是用于临床初步的研究未有实质性突破。我国的医学工作者正在研究新型光敏剂海姆泊芬的临床 III 期试验,有望在不久应用到临床。另一方面,国外学者报道了初步应用激光 PDT 治疗静脉畸形(即以往称为海绵状血管瘤)研究,临床仅获得一些有潜在效果的结果。由于静脉畸形的组织结构是以静脉窦腔和纤维组织组成的富含血液的血管构建,所以激光光动力效应必须足够强才能达到破坏静脉窦腔和纤维的功效,所要求的激光穿透也必须有足够的深度才能起效。而这方面的研究尚刚起步,其效果比较单纯的激光光凝治疗静脉畸形还差不少,但是却从另一种角度来考虑治疗的安全性,值得探索。

　　总之,激光 PDT 疗法是一种极有潜力的治疗血管瘤、血管畸形的新方法,深入研究将进一步拓宽其应用范围并成为理想的治疗方法。

(周国瑜)

参 考 文 献

[1]　李峻亨主译. 光动力疗法与医学美容. 北京:人民军医出版社,2007

[2]　Kennedy JC,Marcus SL,Pottier RH. Photodynamic therapy(PDT) and photodiagnosis(PD)using endogenous photosensitization induced by 5-aminolevulinic acid(ALA):mechanisms and clinical results. J Clin Laser Med Surg,1996,14(5):289-304

[3]　Baptista J,Martinez C,Leite L et al. Our PDT experience in the treatment of non-melanoma skin cancer over the last 7 years. J Eur Acad Dermatol Venereol,2006,20(6):693-697

[4]　徐世正. 王秀丽. 张春荣等. δ-氨基酮戊酸光动力疗法治疗皮肤基底细胞癌和鳞状细胞癌. 中华皮肤科杂志,1999,32(3):185-186

[5]　王秀丽. 徐世正. 张春荣等. 5-氨基酮戊酸光动力疗法治疗 Bowen 病. 中国激光医学杂志,1999,8(1):9-11

[6]　王秀丽. 王宏伟. 过明霞等. 光动力治疗法治疗尿道尖锐湿疣的临床研究. 中华皮肤科杂志,2006,39(12):685-688

6

第六章
皮肤麻醉与冷却

麻醉与冷却虽然不是激光与光子治疗技术,但是在实际治疗过程中是非常重要的技术。合理的应用,不但能减少患者的痛苦,而且能提高疗效,减少激光与光子治疗时所产生的皮肤损伤,降低激光与光子治疗并发症的风险。

第一节 皮肤麻醉

尽管很多的脉冲激光治疗相对连续激光来说,疼痛并不十分明显,但是大部分的激光治疗仍然伴随着疼痛,有的甚至疼痛还非常明显,即便是 Q 开关激光治疗,尽管在理论上作用时间非常短暂,引起的疼痛会相对不明显,但一些大面积的治疗,如半个面部,或者疼痛比较敏感的部位会发生明显甚至剧烈的疼痛,在临床上诱发一些诸如癫痫、或者低钾血症的症状发作也能碰到。因此,治疗前适当的选择一些皮肤麻醉还是比较重要的。疼痛的程度可以从微热到被橡皮筋弹痛感或像烹饪时油滴到皮肤上的疼痛直至剧烈的烧灼样痛。局部麻醉可以减轻很多不适。对那些侵入性治疗,疼痛很厉害,需要用麻醉药、镇痛剂和/或抗焦虑药。我们将讨论局部麻醉、局部浸润性、区域性的阻滞麻醉和全身麻醉。实施镇静和全麻可能需要专业的麻醉师配合。

一、局部外用麻醉

现在已有几种局麻制剂在应用。其中利多卡因是最常用的局部麻醉药物之一,它的优点是容易获得、价廉而且有效[1]。利多卡因凝胶长期以来用于黏膜表面麻醉,一般几分钟就能起效。然而完整的表皮其皮肤角质层具有强大的屏障作用,使得这些外用麻醉药物很难透过皮肤,麻醉的疗效通常不好。因此,要获得良好的麻醉效果,必须采用高性能的透皮制剂,或者采用封包措施,这样来增加药物的透皮吸收能力,所以制剂的透皮性也很重要。目前有多种渗透皮肤的方法可供选择。

人体皮肤的角质层因部位不同厚薄不一样,角质层屏障可以因为外伤、疾病、化学和机械剥脱或者微晶磨削被破坏。一旦突破表皮,局麻就能到达真皮中的神经末梢,干扰钠离子通道,阻断神经冲动的传导。用塑料纸将局部封包起来,有利于麻醉剂渗透到真皮。所以,获得有效麻醉的时间取决于用何种渗透剂、用在身体的何处和是否进行封包。

皮肤上的使用方法相对简单,首先要清洁皮肤,去除任何污垢或者能影响药物穿透的外用物品,可以使用肥皂清洁,也可使用酒精等清洁,清洁后待其自然干燥后,然后外涂药物,厚度一般要求 1～2mm 厚,或者更厚一些,以保证有足够的药量,最后用封包膜进行封包,封包膜也可用保鲜膜来替代。等待足够的时间后(通常要超过 1 小时,药物才能有效透入到皮肤内),再用水清洁掉残存的药膏,局部消毒后可进行激光的治疗。

一般来说外用麻醉药物的副作用相对来说是比较轻微的,如 EMLA 外用可能会出现:皮肤红斑和或白斑、瘙痒、烧灼感、紫癜、过敏,高铁血红蛋白血症和化学性眼睛损伤等。

需要说明的是,点阵激光治疗时的疼痛建议不要使用局部麻醉药物,因为经过治疗后皮肤会形成大量的机械性通道,外用麻醉药物后,药物有可能经皮吸收后引起中毒[2]。而在鲜红斑痣的部位应用时,麻醉效果可能不理想。另外,无论是外用光动力治疗还是静脉的光动力治疗,治疗时患者都具有明显的疼痛感,是否可以采用局部麻醉来减轻这种疼痛尚没有严格的论证,但是有人认为,现有的光敏剂(如 ALA)等能与利多卡因等药物产生相互影响,可能会降低前者的治疗活性和作用,因此不主张在光动力治疗时使用局部麻醉。

以下介绍几种业已商品化的供局部使用的麻醉药物[3]:

EMLA 由美国的 Astra Zeneca 公司生产,包括有 5% 低共熔混合物,2.5% 利多卡因和 2.5% 丙胺卡因的乳剂,在美国的应用已经超过十年。EMLA 比黏膜用的 2% 的利多卡因胶的局部麻醉效果要好得多,特别是时间放的长一些并进行封包。许多研究都证明 EMLA 在各种皮肤治疗中很有效,其中也包括激光治疗。在用染料激光治疗鲜红斑痣时恰当地使用局部麻醉不会影响治疗效果。部位和角质层状况会影响麻醉起效时间。黏膜表面只要 5～10 分钟就能完全麻醉,完整的皮肤通常需要 30～60 分钟。EMLA 封包 2.5 小时,皮肤能够充分麻醉,就能顺利完成获取深达 6mm 的皮肤活检标本,也能支持其他的治疗,如剥脱性激光皮表重建。封包可以使皮肤水分增加,能减少二氧化碳激光皮表重建的副反应。外用 EMLA 后开始会引起血管收缩,在用后 1.5 小时达高峰,但 2～3 小时后出现血管扩张。有趣的是,EMLA 并不影响染料激光对鲜红斑痣的治疗,很可能是病变血管的神经分布缺陷。

虽然 EMLA 的成分里有氨基化合物丙胺卡因,但通过斑贴试验对此发生超敏反应罕见。最引起大家注意的 EMLA 的副作用是高铁血红蛋白血症,这也是丙胺卡因的副作用。由于新生儿中,特别是早产儿的高铁血红蛋白还原酶通路没有成熟,所以易发生高铁血红蛋白血症。该症还可以发生在葡萄糖-6-磷酸缺乏者或药物抑制该通路者。限制 EMLA 的用量和封包的面积能减低该病发生的危险性。体重小于 10kg 的婴儿,EMLA 不能超过 2g,封包面积小于 $100cm^2$。体重 10～20kg 的婴儿用量少于 10g。另外,EMLA 在眼睛旁使用一定要格外小心。为了加强渗透作用 EMLA 中加了氢氧化钠,如果不注意 EMLA 进入眼睛,又没有迅速和彻底的清洗,氢氧化钠可以引起角膜的损伤甚至溃疡,万一药膏进入到眼睛要尽快用生理盐水冲洗,灼痛会减轻,也避免产生进一步的后果。正确的使用能良好地发挥麻醉作用,表 1-6-1 列出了 EMLA 的使用方法,可以参考[3]。由于表面血管可能对药物的大量吸收和正铁血红蛋白的形成引起大脑低氧血症,因此,对于小于六个月的儿童,欧洲国家不建议使用[4]。

表 1-6-1　EMLA 表面麻醉使用方法

外用 EMLA 的方案

- 用热肥皂水洗治疗部位 5～10 分钟
- 在治疗区域敷上厚厚一层 EMLA,然后用塑料薄膜覆盖
- 在治疗前 45 分钟,用镇静剂(地西泮 10mg),镇痛剂(通常 2 份 vicodin,darvocet,maxidone 或 percocet)。然后再在治疗部位敷上第二管 EMLA(因为先前的药物大部分被皮肤吸收了),再用塑料薄膜覆盖。
- 治疗分成若干小区域进行。治疗前将一个小区域内的 EMLA 擦干净。一个区域治疗完成后再移到下一个小区域。

　　LMX 由美国密歇根州 Ferndale Laboratories 公司生产。它是最早的局部麻醉剂,是由 4%～5% 的利多卡因溶于脂质溶液中组成。它的介质既便于渗透,又增加吸收,而且还能延长药物的作用时间。5% LMX 霜效果好、起效也快。在市场上销售的该产品是用于治疗肛门直肠疼痛,其实,它可以用于皮肤的任何部位。在使用这种产品前先向病人解释标签的内容,以免引起不必要的误会。LMX 不作用于血管,起效比 EMIA 快,但麻醉效果是一样的。30～60 分钟后,LMX 的麻醉作用已足够进行轻中度疼痛的激光治疗。

　　陀匹卡因、倍他卡因-LA 和丁卡因也是常用的表面麻醉剂,但不是容易得到,大家对这些药也不甚了解。陀匹卡因与 4% 的利多卡因做成微乳剂已使用超过五年。倍他卡因-LA、利多卡因、丙胺卡因和一种血管收缩药按一定的比例配制的凝胶麻醉作用快效果好(30 分钟内)。丁卡因的作用也在 30 分钟内,但它要与一种从制造商或药剂师处得到的 4% 的乳膏和凝胶混合使用。当敷药时间在 30～60 分钟时,这些麻醉药与 EMLA 的效果相同。时间分别是 40、60、120 分钟时,一个研究报告 EMLA 效果较差,而另一个报告则显示 EMLA 和 ELA-max 较好,这表明麻醉药物的配方很重要。另外,EMLA 可以使皮肤发白而丁卡因则使皮肤发红。

　　由美国盐湖城 Zars 公司生产的 S-卡因是一种利多卡因和丁卡因 1:1 的混合制剂。用药后 15～60 分钟可以进行激光治疗。这个药不但有 FDA 的批准,还有多篇临床研究证明它的麻醉效果非常好。腿部静脉位置深,治疗往往疼痛更严重,所以敷药时间要长些,使药物渗透更深。S-卡因还可引起血管舒张,这对治疗血管有好处。

　　近年来,国产经皮吸收的局部麻醉也出现在市场上,复方利多卡因乳膏是由北京清华紫光制药厂生产的药物,其主要成分为利多卡因和丙胺卡因(每克药膏中利多卡因和丙胺卡因各含 25mg),可用于气管插管、牙体治疗、生殖器黏膜治疗、皮肤治疗的麻醉,局部外用或者封包的时间从 5 分钟到 2 小时不等,商家甚至声称在进行一些较大皮肤手术时也可以采用这种药物进行麻醉,但是建议封包的时间要超过 2 小时。如果采用封包,建议用量为 $1.5～2g/cm^2$,封包的时间与麻醉的疗效相关,1～2 小时的封包后能达到最大的皮肤麻醉深度和效果,短时间的封包很难达到理想的效果。药厂报告封包 1 小时,麻醉深度为 2mm,封包 2 小时麻醉深度为 3mm,3～4 小时后可达 6mm。外用后经皮吸收后可通过阻滞神经冲动产生和传导所需要的离子流而稳定神经细胞,达到局部麻醉的作用。该药能产生的副作用包括:皮肤苍白(37%)、红斑(30%)、水肿(6%)、瘙痒(2%)和皮疹(1%)等,也有暂时的感觉异常(7%)。另外,药物引起过敏性休克及丙胺卡因理论上可

以导致血中高铁血红蛋白的水平升高都不能完全排除,但是即便发生也极为罕见。

二、局部注射麻醉和面神经阻滞

局部浸润麻醉可用于疼痛较明显的激光治疗或作为神经阻滞麻醉的辅助使用。一般采用 7 号针头进行注射,但是有时即便是 7 号针头,对于比较精细的治疗来说,也显得太粗,因此在大多数情况下可以选择使用皮试针头注射,一方面针头直径比较小,针眼出血少,另一方面,小针头在穿刺时的疼痛感也轻微一些。还有,很多患者事实上对针头具有恐惧感,太长或者太粗的针头对这种患者有时是一种不良刺激。常用的注射药物是利多卡因。普鲁卡因一般要求作皮试所以很多医师不愿意选择。如果在利多卡因中加入适量的肾上腺素可以增加麻醉作用的时间,另外,由于肾上腺素的血管收缩作用,气化性治疗的出血会减少,同时由于血管收缩后形成的皮肤苍白,也有利于治疗者对麻醉范围的判断。但是肾上腺素也能引起某些敏感患者兴奋和心跳加剧等反应。

局部浸润麻醉操作相对简单、麻醉效果好。因此,大部分医师都愿意采用,缺点是皮肤穿刺太多,增加了穿刺时的痛苦,而且对于面积较大的治疗,相对来说用药量也比较大。神经阻滞麻醉用药量不大,皮肤穿刺的痛苦也较小,但是对麻醉施行技术要求较高,同时面部皮肤的神经交叉太多,影响了面部麻醉的效果。因此,很多时候,面部神经阻滞麻醉常和局部浸润麻醉联合使用,以达到最佳的麻醉效果。然而,临床上面部的神经阻滞麻醉一般很少有人关心,因为过去没有人重视这一问题,北京协和医院口腔科联合解剖教研室进行了阻滞麻醉的研究,获得了较好的初步结果,但是目前尚未见广泛推广。

面部的很多神经经过皮肤或口腔穿刺是很容易麻醉的。但如果可以通过口腔给利多卡因或其他表面麻醉剂,能大大减低注射时的不适(图 1-6-1)。

眶上神经、眶下神经和颏神经是位于瞳孔中央的垂直线上,滑车上神经和滑车下神经位于眶上神经内侧 1.5cm 处,这三根神经可以一次注射封闭。方法是:从眶上切迹旁进针,向内侧推进 2cm 到达内眦的中部,边退针边注射 2ml 麻醉剂。

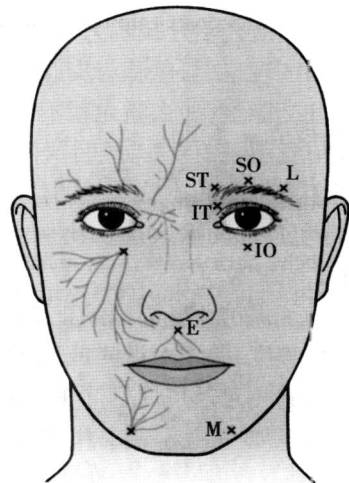

图 1-6-1 脸部神经阻滞位置图
ST = 滑车上神经,SO = 眶上神经,L = 泪腺神经,IT = 滑车下神经,IO = 眶下神经,E = 筛状神经,M = 颏神经

对眶下神经的麻醉可以通过口腔进行。在尖牙底部的沟中对着眶下孔进针,可触及眶下沿,然用 2ml 药物作扇面注射。如果经皮注射,位置在瞳孔中线眶下沿约 1cm 处。经口腔阻滞颏神经,可从二尖牙底进针 5mm 后注射 2ml 药物。经皮阻滞颏神经的进针位置在瞳孔中线口角线和下颌骨沿的中间。另外,若要进行全脸麻醉,还需要阻滞泪神经和筛状神经,以及口角的浸润麻醉。

三、系 统 用 药

常用的药物有:可待因及其衍生产品。另外,抗焦虑药物可以通过降低病人的焦虑程度、提高病人的痛域来降低疼痛的感觉,如劳拉西泮。全身系统用药对麻醉的实施是有帮助的,因此经常与其他方法一起使用。当然全身用药也可以单独使用,但更多的是和表面麻醉、局部麻醉或神经封闭联合用。在激光治疗时,尤其是血管性疾病治疗时通常会禁止使用非甾体抗炎药物(NSAIDs),因为这类药物的应用能降低紫癜形成的域值,因此可能会增加紫癜或者出血的可能性。但是在大多数的激光治疗过程中仍然可以使用非甾体抗炎药来降低疼痛,毕竟出血现象并非很常见(除非患者的确有出凝血异常)。最常用的非甾体抗炎药物是布洛芬和萘普生。另外对于比较疼痛的治疗,酮咯酸(ketolorac)也是个不错的选择,它的用法是 60mg 肌注或口服。年龄大于 60 岁剂量减半。它和其他的非甾体抗炎药物一样禁止在哮喘、阿司匹林过敏、胃肠道出血和溃疡病人中使用。

(周展超)

第二节　冷　却

现代激光治疗技术大多数是应用激光能量吸收后的热动力学作用来达到治疗目的的,因此,理论上,色基与皮肤之间光的吸收系数相差越大越好,如果色基周围皮肤完全不吸收激光能量,那么激光就不会对周围皮肤产生任何影响,也不会引起皮肤损伤。但是,皮肤毕竟不是 100%"透明",总能吸收一定的能量并产生一定的影响,甚至灼伤。一般来说当色素细胞和血管病损的热吸收是周围正常组织至少十倍时是比较有效和安全的。但是,深色皮肤的病人这个比例会下降,所以,治疗有效量和皮肤灼伤量之间的区间就相当窄。

为了保护色基周围的正常皮肤不受激光能量的损伤,或者为了减少激光对这些组织的损伤程度,除了对激光或光子技术本身进行不断的改进外,运用皮肤冷却方法是一个合乎逻辑的相对通用而且简单的方法。对皮肤冷却原理的认识,有助于医生们更富有创造性和始终如一地运用现代冷却技术。几乎所有的激光治疗都依赖于恰当热效应和冷效应。

在表面冷却运用以前,即使中度黑色的皮肤,有效的能量密度和表皮损伤阈值量之间非常接近。因此,这种治疗常会引起不必要的灼伤。然而当使用了皮肤冷却后,这种风险会得到一定程度的降低。最典型的例子是橄榄肤色的西班牙人用脉冲染料激光治疗鲜红斑痣,能量为 $5J/cm^2$ 时几乎没有效果,但是第二次治疗时能量增至 $6J/cm^2$ 却出现结痂和色素改变。如果用冷却剂作表面喷雾冷却,这个病人即使用 $8J/cm^2$ 或 $9J/cm^2$ 的能量治疗表皮损伤的危险也很小。

事实上,现代激光与光子技术来进行脱毛、血管治疗,或者所谓的嫩肤治疗时,色基基本上都位于真皮,表皮完全是无辜的旁观者,然而激光却必须通过表皮,这时表皮完全有可能吸收能量而受伤,因此,这些治疗通常需要使用皮肤冷却,因为这时的激光能量比较大,而且脉冲宽度大,如果不使用皮肤冷却,非常容易造成皮肤损害,如实验中将两根同样纤细的电热线圈放在皮肤表面测量皮肤温度,当应用 IPL(Quantuan,Lumenis Inc.)照射参数为:2.8ms 和 6.0ms,延迟时间为 20ms,能量密度 $24J/cm^2$,使用冷却时表皮温度只上升到 42℃,而不用冷却时表皮的温度上升到 65℃[5]。现已明确,表皮中的黑色素吸收光线使表皮受热。黑色素分布在整个表皮,但主要集中在基底细胞层。黑色素吸收可见光使黑素体的温度升高,通过热弥散最终导致整个表皮层的损伤,尤其是波长较短的黄-绿光治疗时表皮非常容易受到影响。总的来说,波长越短皮肤表面损害的风险越大,因为此时表皮比真皮吸收的热量比率也更高。这种现象的产生有两方面的原因:①波长越短黑色素的吸收越高;②短波长光子的散射限制了光的穿透。这使得能量在表真皮连接处聚集。

色素对红外线激光的吸收性较差,因此,这类激光在表皮的吸收会明显减少。但是,当应用较宽的脉冲宽度、能量密度较高的近红外线激光进行治疗时,冷却也推荐应用,因为表真皮连接处不只有来自表皮的热量,还有由于红外线的高穿透性带来的大量的热量。至于中红外线激光(波长为1320、1450和1540nm),由于它的色基是水,所以即使用很低的能量,表面冷却也是必不可少的,否则,皮肤中普遍存在的水使得激光治疗时引起皮肤从上到下的损伤。

表面冷却有三个主要的目的:①保护表皮,这是最直接的目的。基底层细胞受热会引起水疱、结痂,有时还会形成瘢痕;②使高能量治疗成为可能。因为只有高能量才能将能量传递到深处的作用靶上。(如,毛球和隆凸部位,表皮下的血管)。此时必须使用冷却将表皮保护起来,换言之表面冷却在提高安全性的同时提高了疗效;③减轻疼痛。几乎所有的冷却方法均能使疼痛减轻。

另外一个相关的问题是冷却时间的选择,这与激光的脉冲有关。冷却可以在激光脉冲前、中和后使用。这三个时间段都很重要。如,脉冲后冷却可以阻止返流热对表皮的损伤(如热从血管返流到表皮)。激光脉冲产生的热量是瞬间的,而冷却是缓慢的,特别在接触冷却时,能使冷却介质保持冷却状态。冷却的中介物,如蓝宝石窗口或者铜质的冷却头,一旦接触皮肤就开始变热。冷却介质的保冷时间与很多因素有关,其中就有材料的导热性。如铜的导热性比蓝宝石好,蓝宝石比石英和玻璃好。

有些情形冷却可能无效:①当用水吸收性很强的那些波长的激光进行治疗时,如铒激光和二氧化碳激光,冷却和加热是作用于同一靶位,因此表皮活性的保存是不可能的;②用532~1064nm波长的Q开关激光治疗时,虽然冷却可以不同程度地减轻疼痛,但不能降低由于超短脉冲在黑色素和外来染料中所产生的峰值温度。

现有的冷却技术基本上分为三大类别(接触式冷却、冷空气冷却和制冷剂喷射冷却),冷却可以按时间(前、中、后)来分类,也可按技术(接触、制冷剂和冷风)和激光仪器的整合(整合或非整合)水平来分。这些技术各有优缺点,非整合的冷却装置,如Ccol Roller和激光仪器是完全分开的。冷却也有主动和被动之分。主动是指冷却介质能自动制冷(如蓝宝石窗口是用循环水持续制冷)。被动则如用冰袋冷却皮肤。

一、冷 却 方 法

1. 接触冷却法　大多数的冷却方法是将冷却的中介物直接接触皮肤。制冷的效果与温度差和皮肤与制冷物的"热接触"有关。最简单的方法是皮肤的预先冷却。现代典型的主动型整合型冷却系统是使蓝宝石窗口冷却至4℃,在皮肤上预先冷却,其冷却时间即为蓝宝石窗口在皮肤滑动的时间。预先冷却的时间取决于窗口光斑的大小和重复频率。采用这种冷却方式的设备有维纳斯中的VPW532nm激光,半导体脱毛激光也是采用这种冷却方式,这种冷却方式的最大优点是在整个的治疗中,皮肤都处在冷却的保护之下,是一种真正意义上的同步冷却,同时,冷却头和激光治疗头合二为一,因此,治疗也非常方便。在短脉冲治疗中同步冷却不是很重要,但脉冲宽度为毫秒时,尤其是超过100ms时冷却的应用就非常有必要。治疗中当手柄在皮肤上滑动时往往还有些脉冲后冷却效应。蓝宝石导热性很好,但需要有效的外来冷却介质(如两片蓝宝石中间的冷却水)。另外,蓝宝石在连续接触治疗皮肤时温度会升高。这种冷却方法是有效的。用蓝宝石不但可以看见治疗目标,而且对光束的影响最小。有些强脉冲光治疗仪(IPLs)用石英或蓝水晶的主动冷却方式来冷却。这样,治疗目标虽然不能看见,但仍有接触冷却功能。

铜的导热性极好是蓝宝石的十倍。由于铜的良好的导热性,即使缺少同步冷却效应,皮肤表面在治疗时和治疗后也能保持冷却。但是这种冷却方式实际上并不是同步冷却,因此,当光斑重叠或者治疗较大的血管(需要数秒钟冷却时间),这种冷却有些力不从心。

用铝滚筒、冰或冷却胶组成了预先冷却的非整合型被动型的冷却方法。最近发明的冷却器是冷却滚筒(Cool Roller)。这种铝制滚筒导热性很高,在皮肤上来回滚动10次达10秒钟以上可以使真表皮结合部的温度下降10℃~15℃。此外,还有其他一些成功的冷却和无痛方法。

冷却滚筒是一种一次性冰棒。它有极好的导热性可以使皮肤降温。冰棒在皮肤表面的滚动次数决定皮肤温度的下降幅度。操作者必须注意滚筒的温度。经过20分钟的滚动,由于滚棒本身温度的增高而失去降温作用。

冰也可以用来保护皮肤,其优点是容易用。它可以放在塑料袋中,在治疗前放在皮肤上几分钟。冰可以用于大面积的冷却。如果在皮肤上放足够长的时间的话,它也有很好的镇痛作用。它的副作用最小。只要在治疗前简单地将冰在皮肤上放几秒钟,就可以对表皮有一定的保护作用。它的缺点是对冷却缺乏可预知性。冰在皮肤上放1分钟和放10秒钟所获得的保护效果是完全不同的,所以,治疗者要不时停下治疗,来用冰袋使皮肤冷却下来,并且不同部位的冷却效果也很难一致。

冷却胶的问题是它太容易变热。为了使皮肤冷却,过几秒钟就要更换新的冷却胶。当冷却胶比皮肤的温度低时,就像建造在皮肤上的水池一样,它确实能从皮肤中吸走热量使温度下降,而且它吸走的热量比绝缘体的冷风要多。同样,冷却胶有光学的能量衰减,能防止部分激光能量积聚在皮肤表面。在使用具有同步冷却功能的光子或脱毛激光治疗时,冷却胶的冷却作用并不重要,胶的作用更多的是保证治疗头与皮肤的良好接触。

2. 对流空气冷却法(convective air cooling) 冷风通常用于皮肤的冷却。Zimmer这种德国设备能将零下10℃的空气很快地传输到皮肤(1000L/min),有时甚至能吹出更低温度的空气,这时要防止冻伤的可能。

冷风有几个缺点。最主要的是,如要达到表皮保护需要与冷空气接触很长的时间。但是,它不影响激光束,没有耗材,如果不是对鼻和耳的治疗,病人的依从性也很好。它几乎不会引起冻伤。如果只是为了安慰病人,治疗时可以让病人自己拿着喷头直接对着治疗部位。如果要保护表皮,操作者要将喷头尽量贴近皮肤并用最大的空气流量。

3. 冷凝剂喷雾冷却法(DCD) DCD(动力学冷却设计)可能是使皮肤表面迅速冷却的最好的方法。它的热传送率是接触冷却法的两倍。冷凝剂,四氟乙烯的沸点是-26℃,使用时皮肤表面达-44℃。80~100ms DCD的一次喷射不会引起皮肤的冻伤。然而连续的喷射对皮肤可能造成一定的损伤并发生色素沉着。如果连续喷射热交换就多,冷却的效果可能更好,但是皮肤冻伤的可能性也会因此增加。

有人提出冷凝剂会阻挡激光光束。由于只喷射一次并且冷凝剂与激光脉冲之间有一定的延迟时间,使得激光的发射不会受到影响。另一种情况是冷凝剂喷射后窗口的结霜现象。实验证明这种现象是冷却反肤周围的水蒸气凝集所致,它发生在 30ms 冷凝剂喷射后的 100ms 左右。

激光能量不会由于结霜引起散射而受影响,因为激光的延迟时间一般少于 100ms。可是,临床治疗时,激光手柄经常是从一个治疗点直接移到相邻的点。如果用 1.5Hz 重复频率治疗和较长的冷凝剂喷雾,结霜在下次脉冲时可能出现。所以,移动手柄要避免光束穿过有雾的位置。

总的来说,就表皮和真皮上层的冷却而言 DCD 提供了最好的选择性。例如,冷风冷却需要 20 秒使真表皮结合处降温,而达到同样的温度 DCD 只要 40ms,冷风冷却要扩散到表皮下 1600μm,而 DCD 只有 100μm,换言之前者可能会造成更广泛的冷却,也许因此冷却过头了。

冷却保护系数[3](Cooling Protection Factor,CPF)可以定义为不使用冷却和使用冷却时能引起表皮损伤的最小激光能量密度的比值。可以用以下的等式来表示:

$$CPF = (T_c - T_{ic})/(T_c - T_i)$$

在上面的等式中 T_{ic} 和 T_i 分别是激光照射前用冷却和不用冷却的基底细胞层的温度。T_c 是引起损伤的临界温度。经某些作者的测定,DCD 的 CPF 值是 1.8,蓝宝石窗口是 1.5,冷风是 1.3(例如当使用 KTP 或 PDL 来治疗血管时)。

DCD 的优点是快速和可重复冷却。有报道用 DCD 后 PDL 的体外实验的能量可以安全地提高 5J/cm²。这个发现与临床情况相符合。用 DCD 喷 40ms,停 30ms 后,可以用 9J/cm² 来治疗肤色较黑的西班牙人。如果不用 DCD 通常能量只能用到 5~6J/cm²。它的缺点是要购买消耗品,有时可以引起冻伤,有些情况可以影响激光束。

二、冷却的应用

脱毛提供了一个很好的表面冷却的例子。因为真表皮结合部(表皮黑色素)与毛球的距离较大(2~5mm),大部分的冷却方法都有效,特别当毛发与皮肤颜色差距大时。冷风法和接触法对大面积的冷却更有效。DCD 对小面积表皮的保护更好。同步接触冷却有一个优点,手柄压在皮肤上可以减少与毛球的距离。所有这些都为了增加毛球的能量密度。

冷却法另一个运用是增加激光损伤血管时的安全性和有效性,特别是对鲜红斑痣和小腿静脉的治疗。通常血管在皮下 300~1300μm。经精确的模拟,DCD 法比直接接触法好,而后者比冷风法好。但在实践中,任何方法都能有效保护表皮。冷风法对表皮的保护最小,但疼痛减轻最明显。有人认为,冷风法和接触法易致血管过冷反而达不到激光治疗的热量。但是,血管的充盈使血管保持在体温的温度状态,因此与未使用皮肤冷却时比较,激光在治疗血管时若使用上述的冷却方法,要达到损伤血管的目的需要更高的能量密度。

毫秒级激光治疗时用接触凝胶或蓝宝石能保护表皮,使表皮色素受热比较温和。冷却可以保护角质层,使得色素斑的剥落会晚些,炎症反应也轻些。DCD 这种最有效的冷却方法,往往对表皮色素冷却"太好",在治疗色素异常时避免使用。有报道,在光子治疗雀斑时,使用冷却时疗效会比不使用冷却时要差。但是在使用紫翠宝石激光治疗时,喷射少量的 DCD 并加大能量也能达到很好的效果。

对于中红外激光,冷却和加热要结合在一起进行设计,因为没有固定的模式可供选择。冷却使用的量是根据所需加热皮肤的层面来决定的。如在皱纹的治疗中,日光引起的弹力纤维变性通常在 $100\sim600\mu m$ 下面,因此,要治疗皱纹可能要损伤此层。若用接触冷却法(典型的冷却时间为 $0.2\sim1.5s$),真皮的上层就会过冷,治疗时高温就会集中在弹力纤维变性层的下面。也就是说当加热层和需保护层很靠近时,冷却的空间限定是非常必要的(如:中红外激光的嫩肤设计)。

表面冷却还根据其减轻疼痛的能力进行设计。一方面,冷却通过使皮肤"神经紊乱"的方式来转移疼痛。这种现象在白皮肤使用 1064 激光加 DCD 时可以见到。激光治疗和冷喷都不舒服,但两者加在一起却似乎提高了病人的耐受力。这种情况下,表皮由于缺少色素,所以也不会因为 DCD 产生大量的冷却,所以其损伤相对较轻,但的确能"麻痹"真皮。DCD 使皮肤出现了冷冻层,这时候与激光产生的热是分开的。另一方面,DCD 可以显著减轻表皮受热所产生的疼痛。如,DCD 可以减轻 PDL 在治疗血管性疾病时的疼痛。表皮得到有效的保护,来自真表皮交界部的疼痛也减轻了。但是,DCD 用于 1064nm 激光治疗腿部深静脉时,由于不能大面积的冷却与冷风法相比存在不足。有时冷却会减轻术后皮肤的水肿和红斑,但不会使皮肤表面发生变化,也不会改变疗效。经观察表明,用 1064nm 激光治疗腿部小静脉时,使用 DCD 法、铜片和蓝宝石窗冷却均能提供良好的表皮保护,其中,DCD 法的减痛作用最好。由于冷风法的传热系数较低,所以,就需要病人在冷风中待较长的时间,这使得受冷却的组织扩大。病人感觉像在寒冷中"沐浴"。

当长脉冲宽度的激光或光子在治疗浅表的血管或色素时,如果同时使用了皮肤冷却,与不使用冷却时相比通常需要增加能量,但是,增加的能量一般很小,相反如果过度冷却皮肤则可能同时损伤靶目标(如小血管或色素),因此,会影响治疗效果。但是如果治疗深部的组织,(如毛发或血管),可能就不需要增加能量,因为冷却区域和靶组织在空间上是分开的。

对瞬时组织加热的激光,激光前冷却通常是需要的。同步冷却对长脉冲的激光治疗很重要。但脉宽小于 10ms 时,冷却就不太有价值。至于脉冲后冷却,当表皮的受热超过一定极限后,任何方法都不能挽救皮肤的损伤,何况一个冰袋。但有些情况下,及时的激光后冷却能减轻表皮的损伤。当激光用于加热表皮下大面积组织的治疗,如,用 MIR 或 NIR 治疗能量较高时,或治疗表皮下的大血管时,激光后冷却就非常重要。因为,这些血管需要几秒钟才可以冷却下来,此时热量仍能扩散到表皮。另外,随后的冷却,如冰袋冷敷,可以减轻由于激光引起的炎症介质扩散所致的损伤。

虽然冷却使得皮肤激光手术有了革命性的进步,但是任何设计不管多完美,都有可能失败。一些制造商在设计和生产冷却仪器时会考虑到设备的故障问题,为了保证设备始终能正常运转,一些冷却器一旦故障随机的监视器能显示出故障的发生者报警,有些仪器安装了温度监视器,有些监视器在冷却装置故障时能关闭激光的发射。但是必须注意,即便是这样,治疗时操作者仍应注意每个细节,在任何治疗以前,操作者都要检查一下所用的冷却设备,感受一下手柄的蓝宝石窗口是否冷,DCD 的罐中是否有冷却剂。如果是外

接设备,要放在激光机的旁边并开启。下面是冷冻过程中可能出现的问题:

在应用 DCD 冷却时可能发生的事情是冷却剂罐中的冷却剂已经用完了,却仍然在给病人喷。在用激光治疗前一定要注意有没有特征性的"嘶嘶"声。新的 DCD 样式已有更多的限定,不允许空罐喷射了。但是也应该注意,过度的冷却可能会引起皮肤冻伤或者色素沉着,有人认为,Vbeam 在进行血管性疾病的治疗时,皮肤色素沉着的并发症可能来源于 DCD 参数设计的不合理。

使用蓝宝石窗冷却时操作者要注意冷却开关是否开着,蓄水槽是否满的。不然,手柄温度就会升高,表皮可能会损伤。

在用被动冷却做 IPLs 治疗时,手柄会在每次光反射中吸收热量,每次脉冲手柄的温度可以增加 2℃。如果治疗时不经常停下来使手柄重新冷却,皮肤就有可能因为过热而出现红斑、水疱和轻度的长时间的色素减退。需要强调的是在使用高能量治疗时,即便将冷却开启到最大,也很难保护表皮不受损伤,因此,不要因为开启了冷却就贸然将 IPL 治疗的能量调大,治疗时要注意皮肤的即刻反应,必要时进行光斑能量测试,这比什么都重要。

使用冷风冷却要注意送气管道是否通畅,如果喷嘴直接对着皮肤但没有气流流向那个部位,有可能是送气管折叠堵住了。在应用冷却滚筒时如果病人在治疗过程中抱怨疼痛,操作者要检查以下滚棒的温度。20 分钟后由于冷却筒的温度已经上升到室温,所以失去了对表皮的保护作用和止痛效具。使用铜板冷却时操作者必须保持手柄沿着纵轴。在对弯曲的表面进行治疗时,要注意铜板与皮肤的接触。

在激光治疗时情况随时会发生变化。特别是在治疗大的血管和大面积潮红时,皮肤表面的温度往往较高,接近体内温度。此时就要求冷却系统比治疗刚开始时要更多地吸收掉热量。例如,治疗颈部皮肤异色症时,开始用基本能量可以减少毛细血管扩张,但同样的参数在治疗几分钟后就可能导致表皮轻度变白,表明有了表皮的损伤,在这种情况下就要调低激光的能量。

晒黑的皮肤,正确来说是受伤的皮肤。除了用 Nd:YAG 或 MIR 激光,即使用好的冷却手段,其他的激光治疗也会不安全。但皮肤本身就是偏黑的患者则是比较"稳定"的,治疗也是可以预见的。如果一定要治疗晒黑的病人,接触冷却的时间要长一些,要增加 DCD 的喷撒,或增加冷空气的流量。

在治疗时先做几个试验性光斑是很有用的,当然试验区的色素与将要治疗的部位要一致。如果皮肤红斑明显或治疗 15 分钟后出现浅灰色,表面能量要降低或冷却要加强。

除了 Nd:YAG 激光,大部分的冷却方法,包括 DCD,均不能为很黑的 Ⅵ 型皮肤提供有效的保护。

被动冷却方法不仅为了减轻疼痛而且是为了保护表皮,使用时要谨慎。

长脉冲间隔对表皮保护是有利的。在激光慢慢加热深层组织时长脉冲间隔能使表皮冷却下来。但是,这是一把双刃剑,长脉冲间隔会使毛发、血管这样的靶组织的热量散发出来传递到周围组织,从而降低了这些组织的峰值温度。所以,长脉冲间隔会削弱激光或光子对毛发和血管,特别是小的毛囊和小血管的治疗效果。

(周展超)

参 考 文 献

［1］ 周展超,陈云. 配制局麻药与 EMLA 在激光中麻醉疗效比较. 岭南皮肤性病杂志,2000,7(3):53-54

［2］ Marra DE,Yip D,Fincher EF. Systemic toxicity from topically applied lidocaine in conjunction with fractional photothermolysis. Arch Dermatol,2006,142(8):1024-1026

［3］ Goldberg DJ:Laser and Light vol 1. Philadelphia:Elsevier Inc,2005

［4］ Adamic M,Troilius A,Adatto M,et al. Vascular lasers and IPLS:guidelines for care from the European Society for Laser Dermatology(ESLD). J Cosmet Laser Ther,2007,9(2):113-124

［5］ Negishi K,Wakamatsu S,Kushikata N,et al. Full-face photorejuvenation of photodamaged skin by intense pulsed light with integrated contact cooling:initial experiences in Asian patients. Lasers Surg Med,2002, 30(4):298-305

7 第七章
激光治疗后的护理

随着激光与组织相互作用的深入研究,一些以高能量脉冲激光为代表的新型美容激光机正广泛应用于皮肤科,使过去在支肤科难以治愈的疾病取得了显著的疗效。新型激光安全性高、创伤小、出血少、痛苦小的优点已得到广大医务工作者的共识,但对激光在治疗过程中皮肤结构的影响以及如何减少和防治激光术后的并发症、促进皮肤生理功能的恢复尚未得到足够重视。相反,医师在遇到激光治疗后出现的问题时感棘手,影响激光治疗的效果。

由于大多数激光是通过热效应、玉强效应、光化效应等作用达到治疗的目的,但治疗的同时也会导致皮肤正常结构的损害,从而影响皮肤的生理功能。进行激光治疗的过程中,应该建立新的理念:在治愈疾病的同时还应注重皮肤的再生修复,达到预防疾病发生,产生美容效果的目的。因此,本章节将就皮肤结构与激光治疗相关内容做一些阐述。

第一节 皮肤正常结构及功能

想了解激光治疗对皮肤结构产生的影响,或者理解治疗前后皮肤护肤品应用的重要性,就必须首先了解皮肤正常结构及功能。

一、角 质 层

角质层是皮肤的最外层,主要由角蛋白构成,在角质细胞间填充着脂质、黏多糖、天然保湿因子等成分。

角质层具有:①保护功能:角质层中的角蛋白能保护皮肤免受外界各种物理、化学因素及微生物的伤害;②防晒功能:角贡层可吸收大量 UVB、少量 UVC,起到防晒的作用;③保湿功能:角质层中的保湿因子可减少由于清洁、老化等因素导致的水分丧失,以增强皮肤自身的保湿能力;④吸收功能:角质细胞的最外层是磷脂,最表面又有皮脂膜覆盖,根据相似相容原理,皮肤容易吸收脂溶性物质,如:维生素 A、维生素 E、药物性化妆品等;⑤美学功能:角质层厚薄及皮肤表面的散射现象可以影响肤色。若角质层较厚,则皮肤会偏黄。在皮肤较薄处,因光线的透光率较大,可以折射出血管内血色素透出的红色来;在皮肤较厚的部位,光线透过率较差,只能看到皮肤角质层内的黄色胡萝卜素,因此,皮肤呈黄色,如:我们的手掌、脚掌由于角质层很厚,皮肤呈黄色。

二、皮脂膜

皮脂膜为覆盖于皮肤表面的一层透明薄膜,又称水脂膜(图1-7-1)。主要由皮脂腺分泌的皮脂、角质层细胞崩解产生的脂质与汗腺分泌的汗液乳化形成,呈弱酸性,光镜下可见皮脂膜向下渗透,分布于角质形成细胞之间,其主要成分为具有保湿作用的神经酰胺、抗炎作用的亚油酸、亚麻酸及脂质成分以及具有防晒作用的角鲨烯。因此,皮脂膜具有屏障、保湿、防晒、抗炎作用[1]。

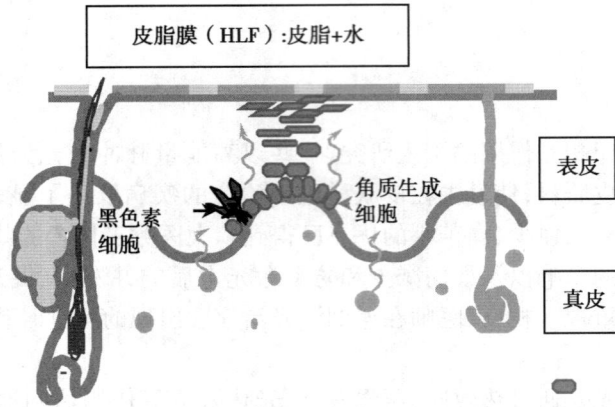

图1-7-1 皮脂膜示意图

三、皮肤"砖墙结构"

1. 角质形成细胞 角质形成细胞如同砖墙结构中的砖块(图1-7-2),由表皮基底层的角质形成细胞不断增生分化而来。角质形成细胞膜是一种脂质双层结构,具有封包膜的作用,可防止保湿因子丢失,并通过调节皮肤的水平衡而达到防止经皮水分丢失(TEWL),维持稳定皮肤的水和状态。

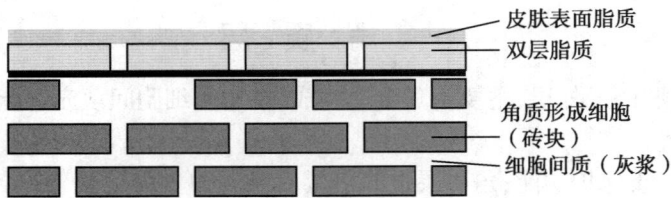

图1-7-2 皮肤的"砖墙样结构"

2. 细胞间隙脂质结构 角质细胞间隙中脂质成分如同砖墙结构中的灰浆,它包括三酰甘油、脂肪酸、蜡酯、胆固醇酯等。颗粒层树状突起释放一定量的水解酶如酸性磷酸酶、蛋白酶、脂肪酶家族、糖苷酶家族等,将分泌出来的脂质分别转变成具有保湿作用的神经酰胺(50%)及脂肪酸(10%~20%)、胆固醇(25%)等物质,以及具有防晒作用的角鲨烯。

"灰浆"把"砖墙"紧密地连接起来,形成皮肤稳定的结构(图1-7-2),具有维持皮肤正常屏障、光保护、保湿、抗炎功能[2]。

四、水通道蛋白

1. 水通道蛋白(AQPs)　水通道蛋白(AQPs)是细胞膜的主要组成部分(图 1-7-3)，AQPs 家族成员主要存在于动物和植物中,目前哺乳动物中已发现 13 种 AQPs,AQPs 的分子量为 28kDa,一个 AQPs 分子每秒钟可以允许 30 亿个水分子通过,由于 AQPs 的存在,细胞才可以快速调节自身体积和内部渗透压。

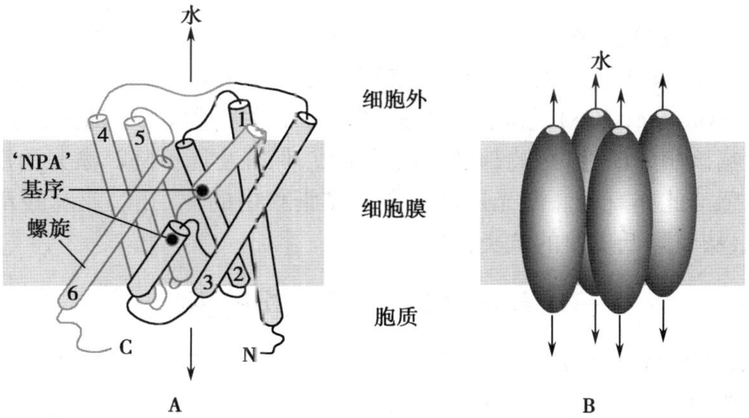

图 1-7-3　水通道蛋白(AQPs)

2. Aquaporin 3(AQP3)　AQP3 是水通道蛋白中的一种,在角质形成细胞中是一个完整的跨膜蛋白通道。由于 AQP3 的存在,细胞才可以快速调节自身体积和内部渗透压,而且也能转运尿素和甘油等物质进出皮肤,是维持皮肤水合作用的一个关键因素。AQP3 与细胞的迁移以及皮肤的创伤愈合有密切的关系,还与脂质和水分的渗透有重要的相关性[3]。

我们的研究表明:UV 经过一系列的细胞信号传导途径,可诱导角质形成细胞中 AQP3 表达的下调以及细胞迁移和创伤愈合能力的减弱,破坏皮肤的"砖墙结构"。

五、基　底　层

基底层位于表皮的最下层,是皮肤的生发层,主要由角质形成细胞和少量的黑素细胞构成。基底层的作用有:①决定皮肤自我修复和更新,基底层再生能力旺盛是受损皮肤恢复正常的基础;②与瘢痕形成有关,若激光损伤未伤及基底层或只是小面积的基底层受损时,基底层细胞具有表皮再生修复能力,一般不会留下瘢痕,如大面积基底层受损,只能由纤维结缔组织修复时,皮肤就会留下瘢痕。

第二节　激光对皮肤正常结构的影响

在激光治疗过程中,皮肤的角质层、皮脂膜、皮肤"砖墙结构"、水通道蛋白、基底层等都可能受到激光一定的破坏,从而影响皮肤的屏障、保湿、抗炎和防晒功能。

一、激光对皮肤角质层的影响

激光产生的热效应一旦使角质层中的角蛋白变性,破坏角质层的正常结构,将使角质层丧失了对皮肤保护、防晒功能,日晒会直接促使黑素细胞产生黑素增多,易形成色素沉着,角质层的吸收、保湿功能下降,经皮水分流失增多,皮肤易变得干燥、敏感。

二、激光对皮脂膜的影响

皮脂膜的主要成分是神经酰胺、亚油酸及亚麻酸。其中神经酰胺是一种链长约为 $16 \sim 18$ 个碳原子的长链脂肪酸以酰胺键与鞘磷脂相连而构成,糖基化神经酰胺合成酶(glucoceramide synthase,GCS)是调控神经酰胺代谢的关键酶之一,激光的热效应及光化效应或许能影响该酶的活性,影响神经酰胺的生成,保湿功能下降。激光治疗后皮肤变得干燥、脱屑、敏感与此亦有关。激光还可能会对皮脂膜中的亚油酸、亚麻酸及脂质等成分有一定的影响,从而降低皮肤的抗炎作用。

三、激光对皮肤正常结构的影响

皮肤"砖墙结构"中的"灰浆"是角质细胞间隙中脂质,可在酶的作用下转变为保湿因子。而激光的热效应可引起酶蛋白变性,影响酶促反应,导致保湿因子、脂质生成代谢障碍。

皮肤受到激光的照射后,由于吸收了激光的能量而使被照部位温度升高,当温度达到 $43℃ \sim 44℃$ 时皮下微血管扩张充血,出现热致红斑,当温度升到 $47℃ \sim 48℃$ 时,皮肤真皮内有炎性细胞浸润,表皮出现细胞内水肿及细胞间海绵样水肿,产生红斑、肿胀,甚至水疱、渗出。

四、激光对水通道蛋白的影响

水通道蛋白是一种蛋白质,维持分子空间构象的次级键键能比较低,因此,分子不稳定,容易受到物理、化学因素的影响,破坏其空间构象,使其理化性质发生改变,稳定性降低并失去其生物学功能。激光的热效应可使水通道蛋白变性,失去其正常的生理功能。激光的光化效应可使 AQP3 表达的下调以及细胞迁移和创伤愈合能力的减弱,皮肤出现干燥、脱屑、老化。

五、激光对基底层的影响

当激光光束达到皮肤的基底层,使基底层受损的程度超过其自身的修复能力时,可能引起瘢痕的形成。

总之,激光在治疗皮肤病的同时,亦可使皮肤产生红斑、肿胀、水疱、脱屑、敏感、色素沉着甚至瘢痕。

第三节　激光术后皮肤的护理

一、减轻红斑、水肿、渗出

　　激光术后,根据皮肤的即刻表现进行冷敷,一般为 15～30 分钟,冷敷的时间取决于治疗的强度、医师的个人经验和患者的需求。但是在冷敷过程中建议不要摩擦皮肤。建议冷敷的温度不能太低,以 4℃ 左右比较合适。有些治疗由于靶组织中吸收了大量的激光能量,如鲜红斑痣的治疗后,血管内会稽留大量的热量,这时进行必要的冷敷可保护这部分热量的释放,避免对组织造成的进一步激光治疗后的热损伤。另外冷敷也能缓解治疗所带来的不适,如红斑、肿胀、渗血明显,可用 3% 硼酸溶液湿敷。然而要记住,一旦皮肤真正被灼伤,任何冷敷将无济于事。

二、恢复皮肤生理功能

　　由于激光术不同程度为及了皮肤的角质层、皮脂膜、砖墙结构、水通道蛋白、基底层,故应促进皮肤的再生和修复,在治疗后 3 个月至半年的时间内,运用合适的医学护肤品进行有效的皮肤护理(保湿、润肤、抗炎、修复、防晒)是非常必要的。

　　医学护肤用品如:雅漾、理肤泉、薇诺娜等,与一般化妆品不同,是介于药品和化妆品之间的特殊化妆品,即有辅助治疗作用。采用天然原料,不含有任何色素,香料,防腐剂等易引起皮肤敏感的添加剂。因此,医学护肤品比传统的化妆品更具有安全性及有效性。由于雅漾舒护活泉水主要成分是天然泉水,富含二氧化硅及碳酸氢盐,钙离子和镁离子之间的比率保持平衡,盐分含量低(烧灼残留值为 210mg/L),pH 为 7.5,具有天然的舒缓、抗刺激和抗炎症作用。研究表明,雅漾活泉水对于敏感受损的皮肤或伴有轻度炎症的皮肤都有很好的辅助治疗和护理作用。舒缓面霜的成分主要为雅漾活泉水、亚油酸、神经酰胺等,能保护皮肤,促进细胞再生。而薇诺娜医学护肤品系列主要含从天然植物中提取的有效成分:马齿苋、甘草提取物、洋甘菊复合舒缓精华等,能有效缓解皮肤过敏、减少皮肤炎症反应,降低皮肤敏感性,特别是专门针对激光术后受损的皮肤设计了舒敏面贴膜,可快速、有效缓解激光造成的皮肤即时反应及迟缓反应。因此,激光术后可外用医学护肤品。

　　事实上很多具有清洁、安抚、抗炎、保湿的医学护肤品都能选用,品牌也很多,医师可根据治疗的需要进行选择。

三、预防感染、减轻炎症反应、促进创面愈合

　　为了防止创面感染,可用庆大霉素针剂或莫匹罗星软膏等抗生素外用制剂薄薄外涂于创面,如激光治疗面积大,炎症反应重,可口服泼尼松片:10mg,每天 3 次,连服 3 天,以加强非特异性的抗炎作用。若有表皮破损,应促进伤口愈合,可外用牛成纤维细胞生长因子喷于创面上。

四、避免日晒

　　由于激光术后容易引起色素沉着。因此,一定要选用安全性高且防晒效果佳的防晒产

品。目前,市场上的防晒剂大致分为:物理性紫外线屏蔽剂、化学性紫外线吸收剂、生物性防晒剂等。物理防晒剂主要通过反射、散射紫外线达到防晒的目的,主要成分为:高岭土、二氧化钛、氧化锌、滑石粉等。物理防晒剂比较温和,完全无毒性,不易被皮肤吸收,不容易引起皮肤过敏。因此激光术后首选物理防晒剂。

在选用防光剂时常常要碰到两个术语:SPF 和 PFA。SPF 值(sun protection factor)是防晒剂保护皮肤防止发生日晒红斑的指标,由于日晒红斑主要是 UVB 诱发的皮肤光毒反应,所以 SPF 值代表了对 UVB 的防护效果指标。PFA(protection factor of UVA)值是防晒剂保护皮肤防止发生日晒黑化的指标,由于日晒黑化主要是 UVA 诱发的皮肤光氧化反应,所以 PFA 值代表了对 UVA 的防护效果指标。

因此,激光术后所选择的防晒剂应该是:SPF >30;PFA > + +医学护肤品的防晒剂。

除了选择使用防晒剂外,外出戴太阳帽、穿棉质长袖上衣及长裤,打遮阳伞,最好是防紫外线伞等,有时这种措施比防晒剂的使用更为有效;另外要避免在每天日光照射最强烈的时间外出,如早晨 10 点至下午 4 点,此时如果长时间暴露在日光下,将会增加皮肤日晒后产生的风险。

五、饮 食

饮食对皮肤修复作用是不可忽视的。蛋白质、脂肪和糖类都是皮肤所必需的营养成分,维生素和微量元素能影响皮肤正常代谢及生理功能,如:B 族维生素、叶酸可使色素增加;维生素 C、维生素 A 可使色素减退;某些微量元素铜离子可促使黑素生成。因此,大面积激光术,尤其是创伤性较大的激光治疗后应避免进食含铜、B 族维生素的食物,少吃辛辣食物。而应多进食富含维生素 C、维生素 A 的食物,如:多吃水果、蔬菜,以及含铁、锌等微量元素较多的食品,如瘦肉、鱼、豆类、大白菜、萝卜等,并注意多饮水,以增进皮肤的修复过程。

(何 黎)

第四节 化妆品及其他治疗

我们治疗的目的是让皮肤呈现出一种自然的、光洁而漂亮的状态,很自然,其他的治疗方法也会同时配合使用,事实上除了激光和光子治疗外很多其他治疗方法同样具有重要的意义,适当选用能协同我们的治疗。如:药物治疗、功效化妆品应用及皮肤护理(cosmeceutical & skin care)、处方药物皮肤护理(prescription skin care)、美容 SPA、化学剥脱、皮肤微细磨削、注射美容和外科等。这些方法的联合使用会增加治疗效果,也能提高患者的依从性。在治疗深色皮肤患者时,预先判断治疗的风险和疗效有时会有困难,我们无法准确预知治疗后是否会发生某种并发症,如炎症后色素沉着是否会真的会发生。

一、药 物 治 疗

1. 色素增加性皮肤疾病治疗药物[4] 可应用各种祛斑药物。酪氨酸-酪氨酸酶系统的抑制剂,如氢酯制剂:3% ~5%氢醌霜,3%对苯二酚单丙酸酯(MPHQ),2,6-叔丁基对苯酚霜,20%氢醌单苯醚霜。这类外用药物通常需要持续使用数月才能显效。0.05% ~0.1%全反式维 A 酸外用也有效果。另外,皮质激素外用能明显抑制色素形成。其他的祛斑药物还有20%壬二酸霜、3%曲酸霜、复方丝蛋白霜(丝蛋白、白降汞),1%～3% 4-异丙基儿茶酚霜、3%熊果苷搽剂、0.1% SOD霜等。维生素C,能使深色氧化型色素还原成浅色还原型色素,阻止黑素代谢的氧化过程,抑制黑素形成,但口服效果不好,2～5.0g/d加入液体中静脉滴注,每日一次,20次为一疗程,效果要明显一些。维生素C外用效果不好,可能与透皮吸收差有关,但左旋维生素C的透皮吸收较好,外用有效。中药提取物,如斑克霜、当归柿叶霜;柿叶祛斑霜、蛇油霜、中药面膜等据报道有一定效果。另外,根据中药辨证施治也能起到一定的疗效,如针对肝气郁结型、肝脾失和型、脾湿上浮型、肝肾阴亏型,从肝、脾、肾三脏着手,施以疏肝活血汤、逍遥散、柴胡疏肝散、桃红四物汤、荟檀术甘汤、知柏地黄汤等加减对不同原因引起的色素性皮肤疾病有一定疗效。常用中成药有六味地黄丸、养血疏肝丸、二至丸、知柏八味丸、参苓白术丸等。

2. 色素减退性皮肤疾病治疗药物[4]　主要采用光化学疗法进行治疗,如口服补骨脂或8-甲氧基补骨脂素(0.3～0.6mg/kg),1～2h后照射长波紫外线(UVA)或进行日晒,每周2～3次。也可外用补骨脂素或8-MOP,半小时后再照UVA或日晒。这种治疗有时约需1～2年时间,但要注意避免光毒性皮炎。外用皮质类固醇激素,对白癜风非常有效,具体的治疗机制不明。如卤米松(适确得),但要注意长期使用可能出现的各种皮肤副作用。外用药物如5-FU软膏、蒽林软膏也有效果,但对皮肤刺激性较强,慎用。小剂量口服皮质激素类药物,适用于泛发型白癜风、活动进展型白癜风的治疗,以小剂量、短疗程安全有效。其他中成药如白癜风胶囊、白蚀丸等药物也可选用于白癜风的治疗。

3. 寻常痤疮治疗药物[5]　根据其发病机制可选用抑制皮脂腺功能的药物:口服13-顺维A酸、达因-35,抑制痤疮丙酸杆菌药物:口服四环素类、大环内酯类、喹诺酮类及中药丹参酮等药物,外用过氧化苯甲酰、壬二酸、克林霉素等,抑制毛囊漏斗部角化异常药物:外用水杨酸、维A酸、维胺酯等。寻常痤疮需要规范而系统的治疗,否则容易反复发作。系统治疗需要足够长的疗程,一般口服维A酸的疗程为4～6个月,抗生素治疗通常为6～12个月,而性激素治疗疗程可能需要更长的治疗时间,达到1～2年。系统治疗要注意对肝肾功能的检测,外用药要注意药物的使用方法,通常是患病区均要使用药物,而不是仅仅涂抹在皮损处,但在使用外用药时,还要注意考虑皮肤的耐受程度和药物可能的刺激反应。在联合药物治疗时应以痤疮的发病机制为基础、以病情轻重和皮损类型为治疗原则、以药物间的相互作用为指导、在充分考虑患者的皮肤耐受性的情况下,制订和选择合理的治疗方案,并进行足疗程的治疗。

4. 皮质激素类药物[6]　这类是皮肤科最常用的药物,是面部皮炎、色素增加和减少性皮肤疾病以及敏感性皮肤的治疗不可缺少的药物。但是皮质激素本身具有很多潜在的副作用,如毛细血管扩张、皮肤菲薄、皮肤萎缩、痤疮样发疹、局部多毛、皮肤对激素的依赖以及敏感性皮肤的形成等,因此,在使用这类药物的时候要注意:选择温和的和副作用相对较轻的激素进行治疗,如氢化可的松、17α-丁酸氢考等,在选择较强疗效的激素时,要注意只能短期使用,而且要注意观察可能出现的各种潜在的副作用,一旦发现应立即停药。

5. 维A酸类药物[6]　维A酸类药物对寻常痤疮、角化性皮肤疾病、光老化、色素增加性皮肤疾病具有明确的疗效。这类药物种类较多,包括维胺酯、全反式维A酸、13顺维A酸、阿达帕林等。共同的特点是疗效与药物浓度成正比,但药物的副作用也与药物的浓度相关。疗效通常较慢,一般均要坚持使用1个月以上才能获得较明确的疗效。其中全反式维 A 酸对光老化具有明确的疗效。常见的副作用有：皮肤刺激、皮肤过敏、光敏感、皮损一过性加重等。副作用的产生与药物分子结构有关，也与药物的制剂有关，一般霜剂对皮肤的刺激性较小，皮肤的副作用要比凝胶少。避免副作用的产生主要是要使皮肤逐渐适应药物的治疗，有两种方法：或者外用时从最低药物浓度开始、以后逐渐提高药物浓度，让皮肤逐渐耐受药物的治疗。另一种治疗方法是在治疗的早期，缩短药物与皮肤的接触时间，以后随着皮肤耐受性的提高，逐渐增加药物在皮肤上停留的时间。

6. 其他[6]　VitE、C 具有相互协同的作用，对色素性、光老化等疾病均具有辅助治疗作用。其中 VitE 能增加毛细血管的抵抗力、维持血管正常的通透性，对皮肤血管性疾病具有辅助治疗作用，也能用于冻伤、皮肤老化的辅助治疗。β 胡萝卜素及 $VitB_6$ 能提高皮肤对紫外线的抵抗能力可用于光敏感性皮肤疾病的治疗。

二、肉毒素及填充剂

1. 肉毒素[7]　肉毒素是肉毒杆菌产生的毒素，是一种强烈的神经毒素。其生物学作用是在神经肌肉接头处阻滞神经末梢释放乙酰胆碱，Carruthers1992 年最先报道了在治疗眼肌痉挛时，皱眉纹也同时消除，从而用于治疗各种痉挛、强直，以及震颤性疾病，并应用于美容皮肤科的治疗。肉毒素使用简便、效果显著、安全可靠而广受欢迎。据美国整形外科医师协会统计，肉毒素的应用已居美国整形外科医师所开展的非手术治疗项目的首位，常用于面部除皱及面部轮廓整形，或与其他治疗方法联合使用。目前比较公认的适合使用肉毒素除皱的人群包括：年纪较轻，症状轻微，尚不适于手术治疗者；多次除皱手术的受术者；需改善动力性和功能性皱纹者，以及面部不对称者。在眼轮匝肌眶部注射肉毒素，则是为了改善外眦部鱼尾纹，同时改善眉尾和外眦角下垂。这些效果比单纯切除多余皮肤、皮肤化学剥脱术或软组织填充术更加有效。口唇周围皱纹的成因包括一些特殊习惯（比如吸烟），以及红唇部的萎缩。软组织填充或激光换肤治疗均能暂时改善这些皱纹，但都不能改变根本性的原因——口唇的动作。低剂量肉毒素注射红唇缘能明显改善口唇皱纹，并且能使红唇轻度外翻，产生类似填充后的效果。

肉毒素用于面部皱纹的治疗，已经获得广泛的重视，尽管其本身不能替代手术、化学剥脱术、软组织填充及皮肤护理等，但可以作为一种有效的备选方案或其他的辅助治疗，已经成为美容专业中安全有效的，使人年轻化的非手术性治疗手段，与其他治疗方法联合应用，如 CO_2 激光除皱、眼角和眉部悬吊术、除皱术、睑袋整形术、填充剂可获得理想疗效[8]。有人担心，光子与激光治疗是否会和肉毒素产生不利相互影响，是否安全，最少有一篇研究结果回答了这个问题，那就使 IPL 与肉毒素的联合使用不但安全可靠，相互没有不利影响，相反能协同相互的治疗作用，互补长短[9]。

2. 填充剂[10]　皮肤老化和瘢痕与皮肤的结缔组织和皮下组织的减少有关，而注射填充剂能起到代替这些减少的成分的作用。在各种皮肤提升手术或者相关的激光与光子治疗的过程中，或者治疗前一般都能进行填充剂的注射治疗，这样能协同其他治疗的效果。有人担心，填充剂的治疗是否会增加激光和光子治疗的风险，笔者认为，具体问题应该具体分析，因为填充剂的种类比较多，有永久性的也有暂时性的，材料不同，性质可能不同。从笔者参加的几次国际会议的相关交流来看，大多数医师是主张联合使用激光与光子、肉毒素和填充剂治疗的，大多数医师认为能增加疗效，至今尚没有见到关于这种联合治疗的负面报道。

有时仅仅使用填充剂就能获得非常理想的疗效,联合使用肉毒素可治疗症状更重的患者。然而尚没有发现完全理想的填充剂来满足临床所有需求,或许联合各种填充剂的治疗是一种合理的思考[11]。

三、化 学 剥 脱

化学剥脱(Chemical Peeling)曾经被避免使用。但是,现在人们重新对它产生了兴趣。化学剥脱促进表皮脱落,导致新的表皮和真皮的再生,产生婴儿皮肤的外观。化学剥脱从某种程度上被认为是一种非创伤性整容术。有三种类型的化学剥脱:浅表的、中等的、深度的。浅表的化学剥脱刺激表皮的生长,中深度的化学剥脱破坏受损伤的皮肤而代之以新生的美观上更好看的皮肤,这在治疗色素沉着和皱纹时尤其有帮助[12]。

最常用的化学剥脱是那些建立在 AHA(α-羟酸)的基础上的。AHA 包括羟基乙酸、乳酸、苹果酸、丙酮酸、葡萄糖酸内酯等,经常是需要 70% 以上的浓度才能达到疗效。其他浅表的化学剥脱包括 β-羟乙酸、水杨酸、多羟基酸、丙酮酸。中度和深度的剥脱使用(35%)三氯醋酸和酚来进行。必须注意酚可以引起瘢痕。先进的或联合的化学剥脱为了特殊需要而被发展起来,包括 70% 羟基乙酸和 35% 三氯醋酸合用,70% 羟基乙酸和 Jessner 溶液合用(包含 14% 的乳酸、14% 水杨酸、14% 间苯二酚),Jessner 溶液和 35% 三氯醋酸的合用。这些组合能提高酸的渗透作用,减少每种药物所需的浓度。另外,并发症也减少了,可以达到更加均匀一致的剥脱效果。两种近来发展起来的化学剥脱是 TCA 化妆膜和 β-羟基乙酸剥脱。TCA 化妆使用容易,而且能被自行中和,而 β-羟基乙酸剥脱对治疗前臂的光老化有效。

轻微的皮肤光老化、细小的皱纹、斑点、黄褐斑和雀斑等是比较浅表的,只有表皮受累,因此适用于浅表的化学剥脱。更深的化学剥脱适用于光线性黑子、更深的皱纹和严重的皮肤光老化,在这些病例中,皮肤损伤发生于真皮浅中部。70% 以上浓度的 AHA 的剥脱适合治疗皮肤老化、柔嫩皮肤和轻度的瘢痕。如果化学剥脱是为了治疗轻度的皱纹,35% ~70% 的羟基乙酸是适合的。联合治疗如 Jessner 溶液剥脱和 35% 三氯醋酸可用于治疗日光暴露引起的黄褐斑。

深度的化学剥脱后的皮肤反应非常类似于剥脱型激光治疗后的反应,会出现持久的皮肤红斑,最初 Bitter 在进行所谓的光子嫩肤治疗时,认为 IPL 能帮助化学剥脱和皮肤磨削治疗后的这种持久性红斑的恢复。

四、功效化妆品

Cosmeceutical 一词是由 Albert M. Kligman 在 25 年前的一次化妆品化学师学会(The Annual Meeting of the Society of Cosmetic Clemists)上首次使用并创造出来的。这一名词当时并没有被重视,也没有被所有学者接受,甚至在欧洲被认为是一个混淆概念的词汇,因为他们认为这一名词和分类既没有什么帮助,也缺乏科学依据,也不合理。然而随着相关学科的发展,尤其是对各种外用产品的重新认识,这一名词开始逐渐得到重视,一些学者开始转变态度进而接受这一概念,但是不接受的人也大有人在[13]。

1938 年,国际上立法将外用于皮肤上的产品基本上分为两类:外用药物(Drugs)和化妆品(Cosmetics)。药物是指那些用来预防和治疗皮肤疾病或减轻皮肤疾病症状的产品，而化妆品是指那些用来改善皮肤外观所开发出来的外用产品。前者需要通过严格的疗效和安全性的评价才能应用，而后者并不需要这些评价过程就能进入市场销售。但是，随着相关科学的发展以及对各外用成分的生物学特性了解的加深，简单地将外用产品分类为药物或者化妆品的做法越来越显得过于简单。第一，不同地区对药物的界定并不相同，例如在美国防光剂和抗汗剂等被列入药物，而在欧洲则被列入化妆品；第二，过去很多被认为是经典的化妆品或者赋形剂实际上是有一定的皮肤功效的，甚至产生副作用，如水，长时间接触皮肤会严重影响皮肤角质层的功能，甚至造成损伤，而皮肤长时间应用凡士林等也能对皮肤角质层产生很大影响，从这个角度来说，这两种纯"化妆品"的物质产生了"药物"作用；第三，近50年相关科学和产业的发展，外用产品中出现了很多"中间产品"，很难将之归类于传统经典的药物或化妆品中，例如，一些加入了维A酸的产品，当强调保湿作用时，它是化妆品，而强调具有一定的抗老化作用时，它就是药物，这些中间产品开始兼有药物和化妆品的部分功能，这就促使了 Cosmeceutical 的诞生，这是一个本身概念都不十分明朗而且具有争议的词汇，因此我们很难将 Cosmeceutical 翻译成中文，它是指那些对皮肤具有一定作用甚至疗效的外用产品以及使用方法，它涵盖的内容很多，从保湿到抗皱纹，从减轻一些症状到减轻色素斑等。从词汇的直接意思来看，这是由两个词汇所组成：Cosme-(化妆品)，ceutical(制剂的，并具有一定疗效的意思)，因此，这一词汇强调的是化妆品再通过添加一定的成分，或者改变其使用方法后，有可能对皮肤产生区别于传统化妆品的"传统"作用之外的作用。在日本有一种(quasi-drugs)的产品在国内被翻译为类药，其概念和内涵非常接近 cosmeceutical，在我国有一种被称为特殊疗效的化妆品，或者称为功效化妆品也非常接近这一概念，因此个人认为在国内 cosmeceutical 可以翻译成功效化妆品。当然近来一些国外公司，尤其是法国公司在推销一种医学护肤品，实际上其内容更类似于 cosmeceutical，只是赋予了更多的市场色彩。也有人将 Cosmeceutial 翻译成"药物化妆品"，恐怕在字面上有一点误差。

与 Cosmeceutical 类似的还有一种被称为 Nutraceutials 的外用品，是指通过外用一些具有所谓营养成分的制剂对皮肤起到一定的保健作用，尚没有人对该词进行翻译[14]。

尽管目前尚没有太多的研究去探讨这类产品与美容激光与光子治疗的协同作用，但毫无疑问，这类产品的辅助治疗对美容激光与光子的治疗是有帮助的，因为在绝大多数从业医师的经验和习惯来看，他们的诊所或医院里都在联合这类产品的使用，无论在国内还是在国外都如此，甚至在国外更普遍。由于体制的原因，大多数的公立医院不能很好地开展这类服务，直接影响这一亚学科的发展。

五、皮肤的保健与美容SPA

除了上面提到的功效化妆品外，普通化妆品在美容皮肤科中也具有非常重要的作用。防晒霜能明显降低紫外线对皮肤的作用，能减少皮肤的损伤也能减轻皮肤色素性疾病的发生和发展。皮肤清洁剂能在清洁皮肤的同时，尽可能地维持皮肤微环境的平衡。保湿霜能有效维护皮肤的生理功能，对皮肤角质层及屏障功能具有修复和维护的作用，是干性皮肤、敏感性皮肤及多数湿疹样皮肤疾病重要的辅助性治疗产品。

1. 皮肤性状类型 皮肤及表面的皮脂膜是机体与环境直接接触的结构，因此也非常容易受到环境的影响。根据皮肤及表面皮脂膜中所含水分、油脂肪状态、皮肤屏障功能的状态等,可将皮肤分为 5 类[6]。

干性皮肤:皮肤角质层含水量低于 10%,皮脂腺分泌减少,因此皮肤表现为缺少油脂、干燥,容易发生细小皲裂和皮肤脱屑。这种人皮肤显得较为菲薄,毛孔也不明显,但容易出现皮肤松弛和皱纹。

油性皮肤:此类皮肤的主要特点是皮脂腺分泌旺盛,但角质层的含水量相对正常。这类皮肤常表现为毛口扩大、油腻,容易附着灰尘、容易发生脂溢性皮炎和痤疮。但这类皮肤弹性较好、皮肤较厚,不容易老化,也不容易形成皱纹。

中性皮肤:是比较理想的皮肤状态。皮肤中所含水分、油脂等都比较适中,皮肤既没有像油性皮肤那样油腻,也不像干性皮肤那样干燥,皮肤滋润光滑、富有弹性。

混合性皮肤:常常为干性皮肤和油性皮肤混杂、共同存在的一类皮肤,通常是前额、鼻部周围皮肤油腻表现为油性皮肤特点,而其他部位皮肤干燥、脱屑,表现为干性皮肤的特点。

敏感性皮肤:这是指皮肤对一般的皮肤护理和化妆品产品均不能耐受的一种状态。这类皮肤对环境、皮肤用品、外用药物的耐受性明显比正常人低,常发生红斑、丘疹等湿疹样皮损。形成的原因比较复杂,与皮肤角质层功能的削弱、屏障功能的减低等有关。

2. 皮肤的清洁和保养

(1) 皮肤中有各种具有分泌功能的腺体,能不断分泌出汗液和皮脂等液体物质,这些物质在皮肤表面混合形成皮肤的皮脂膜,皮肤借助这层皮脂膜与环境直接接触,皮脂膜的成分、酸碱度以及各种正常寄生状态的微生物之间的生态平衡对维护健康皮肤状态非常重要。但是皮肤由于直接接触环境,因此环境中的各种粉尘、化学物质、植物花粉等能直接黏附于皮肤上,有的甚至能改变皮脂膜的生态情况进而影响皮肤的健康状态,因此健康的皮肤需要适度的皮肤清洁。

理想的皮肤清洁剂应该具有较强的去污能力、较低的脱脂能力、对皮肤不构成刺激。去污能力太弱达不到清洁能力,但脱脂能力较强的清洁剂能脱除正常角质层中的类脂结构,使皮肤干燥、脱屑,实际上对皮肤的正常结构有害。

现有的用于皮肤清洁的产品非常多,如各种洁面乳、奶、霜等,也有湿纸巾类的产品。这类产品主要设计用来清洁皮肤用的,多数产品中添加了一定浓度的保湿性物质,使皮肤清洁后有一种柔和的感觉。

如何清洁皮肤、每天清洁多少次等并没有严格的规范,多与个人的生活习惯有关,很多所谓“规范”的清洁方法大多带有商业公司推销的色彩。一般原则是:当环境清洁干净、皮肤并不十分“脏”的情况下,用温水清洁皮肤即可,无需采用清洁剂,当皮肤油腻、比较脏的情况下可选用适当的清洁产品清洁,但通常情况下不要使用肥皂、磨砂和任何对皮肤有刺激的清洁方法来清洁皮肤,以免损伤皮肤。当然,激光与光子治疗后的皮肤护理要征求医师的意见,通常有创伤的治疗最少在最初的一段之间内(通常 1 周左右)是不允许清洗的,而无创的治疗,例如脱毛、IPL 治疗等一般不影响日常的皮肤清洁,但是对于利用热效应进行治疗的患者,治疗后强烈建议在 12 小时内不要用热水清洁,因为这样会增加皮肤干燥、疼痛或者水疱形成的风险。

(2) 皮肤的保养:皮肤是人体最大的器官,具有各种生理功能、维护正常皮肤的状态,对机体健康非常重要。

第一,皮肤的健康与机体的整体健康状态是分不开的。健康的皮肤依赖健康的体魄和愉快的生活。适度的体育锻炼增强体质、使机体精神饱满,是健康皮肤的基本要求。避免过度疲劳、保证充足的睡眠对皮肤的健康具有重要的意义。

第二,是合理的膳食不但对机体的健康非常重要,同时对皮肤的保养也非常重要,过度偏食会影响皮肤的生理功能。

第三,对皮肤进行适当的按摩、适当的水疗,增强皮肤的新陈代谢功能、促进皮肤的血液循环,对防止皮肤松弛、衰老和皱纹的产生具有一定的作用。

第四,避免各种物理、化学以及昆虫等对皮肤有害的刺激。如不能过度搔抓、烫洗皮肤、不能使用各种对皮肤有刺激性的药水等,也不要过度暴晒皮肤,要防止紫外线对皮肤的过度照射等。

第五,合理选择皮肤护理产品。适当选择使用防晒霜、保湿霜等。这些产品不但对面部皮肤是重要的,同时对身体其他部位皮肤的养护也是重要的。也可选用各种对皮肤具有营养作用的皮肤产品,如 VitE 霜等。但是很多营养霜是否确实具有营养作用是值得怀疑的。

3. 皮肤 SPA   SPA 是一个很难直接翻译的外来语。SPA 的意思就是通过水的作用来达到治疗和健康的目的[15]。现在 SPA 已经变得越来越流行和时髦,例如 SPA 健身、SPA 瘦身、毛发 SPA、皮肤 SPA 等,在商业的炒作下,SPA 变得神秘而诱人。SPA 是拉丁语,是缩写,本意是通过水对人体的作用对机体进行保健和治疗的过程。了解了 SPA 就能理解皮肤 SPA 了,皮肤 SPA 简单地说就是对皮肤进行补水和保湿的护理过程。方法可以是很多,并没有一个固定的、标准的皮肤 SPA,甚至很多皮肤科专业著作都不关注这些问题。合理使用保湿面膜、保湿霜,甚至结合一些物理性的导入治疗,都可以称为皮肤 SPA。由于激光与光子治疗后,皮肤的屏障作用会暂时性削弱,经皮水丢失和吸收过程都可能增加,因此合理使用皮肤 SPA 对激光与光子治疗后具有一定的意义,尤其是以美容为目的的非创伤性治疗,具有一定的价值。

(周展超)

参 考 文 献

[1] 何黎,刘流. 皮肤科医师推荐—皮肤保健与美容. 北京:人民卫生出版社,2007:75-76
[2] Rawlings AV and Matts PJ. Stratum corneum moisturization at the molecular level:an update in relation to the dry skin cycle. J Invest Dermatol,2005,124(6):1099-1110
[3] Choi EH,Man MQ,Wang F et al. Is endogenous glycerol a determinant of stratum corneum hydration in humans? [J]. J Invest Dermatol,2005,125(2):288-293
[4] 朱铁军主编. 色素性皮肤病. 第1版. 北京:北京医科大学中国协和医科大学联合出版社,1996
[5] 周展超. 寻常痤疮的治疗对策. 国外医学·皮肤性病学分册,1995,21(6):321-324
[6] 赵编主编. 临床皮肤病学. 第3版,南京:江苏科技出版社,2001
[7] William J. Lipham. Cosmetic and Clinical Applications of Botulinum Toxin. Slack,2004
[8] 夏炜,郭树忠. 肉毒毒素在面部美容中的应用进展. 中国美容整形外科杂志 2006,17(4):299-301
[9] Carruthers J,Carruthers A. The effect of full-face broadband light treatments alone and in combination with bilateral crow's feet Botulinum toxin type A. Dermatol Surg 2004,30(3):355-366

［10］　刘秉慈(主译). 软组织填充剂与医学美容:美容皮肤科使用技术. 北京,人民军医出版社,2006

［11］　Rigel DS,Weiss RA,Lim HW,Dover JS. Photoaging. New York:Marcel Dekker Inc,2004:289-307

［12］　Tosti A,Grimes PE and De Padova M P. Color Atlas of Chemical Peels. Berlin:Springer,2006

［13］　Draelos ZD. Cosmeceuticals:Procedures in cosmetic dermatology. Philadelphia:Elsvier inc,2005

［14］　Morganti P. Reflections on cosmetics,cosmeceutials,and Nutradceuticals. Clin Dermatol,2008,26(4):318-320

［15］　Katz B. Incorporating a medical SPa into a physician-run practice. Dermatol Clin,2008,26(3):307-319

第八章

治疗禁忌与并发症

新技术以及物理学中新的概念的应用,使激光的应用变得非常广泛,不仅在工业上也在医学领域中得到了广泛的应用。高能量的激光可安全而有效地用来进行各种艰难的工作,如从工业金属的切割到美容外科的治疗。今天的激光不但安全而且功能多样,对光生物学以及组织动力学的不断深入的了解,使医生-研究者能按照自己的要求设计和生产激光,使激光类型以及激光能量释放的方式符合临床的要求,来选择性地销毁特异的组织结构而减少对周围邻近组织的损伤。

在过去的 30 年中,医疗激光发展非常迅猛,对激光外科并发症的了解必须建立在激光物理学之上,以便提供一个基础性的相关知识。新的激光器出现及对老式激光的改进,使现代激光看上去更加神奇。为了了解甚至预测一个特殊激光的副作用,就必须了解激光的工作原理。最早设计的医疗激光是一个连续波的激光,治疗虽然有效但对操作人员要求较高而且会导致大量的瘢痕形成。1983 年,选择性光热作用理论的提出使医师—研究者设计的激光系统具有高的选择性和更好的安全性。依据选择性光热作用原理设计的激光能特异地治疗靶组织,同时减少了形成瘢痕的风险和色素改变的风险。通过对光波长和脉冲宽度的选择,使特异的靶组织具有最佳的吸收特性,从而出色地完成治疗。但并非所有的现代激光器均是在选择性光热作用原理的基础上进行工作的,现代激光的工作模式有连续波、半连续波、脉冲或 Q-开关等模式。连续波激光选择性很小,趋向于产生非特异性组织损伤以及由于热弥散所导致的瘢痕的形成。半连续波激光是通过释放一串短脉冲激光,或对连续波激光束的斩断而获取的,以此来限制非特异性的热损害,但仍会引起非特异性组织损伤及热损伤,因此它具有相对高的治疗风险。脉冲激光及 Q-开关激光系统是最符合选择性光热作用原理的,治疗时选择性最强,热弥散少,瘢痕形成的风险最小。当然,任何激光都有引起瘢痕和组织损伤的潜在风险。因此,在使用任何医疗激光之前都有必要进行激光治疗技术的培训。

从皮肤类型来看,我们最少能将人类的皮肤颜色分为亚洲人、非洲人、西班牙人、阿拉伯人、地中海人、印度人,他们的皮肤颜色状况不同,虽然都能接受激光与光子的治疗,但在参数的设置上一定是有差别的,因此白种人的治疗经验(文献)可能对亚洲人来说只有参考价值,而不能直接使用。对皮肤颜色较深的人种来说,通常的激光或光子治疗的参数更保守一些,如在脱毛治疗时通常选择长脉冲的 Nd:YAG 1064nm 激光或长脉宽的半导体激光、嫩肤时选择长脉冲的或微秒级的 Nd：YAG1064nm 激光、紧肤治疗则选择红外线激光和射频等。很多深色皮肤的患者事实上具有不同民族的血统，即便汉族人也是如此，这使得皮肤的类型实际上存在着极大的变化。毫无疑问，深色皮肤的人治疗时发生各种并发症的风险肯定要大一些[1]。因此治疗时通常选择安全的激光、宽的脉冲宽度、使用皮肤冷却、保守一些的能量密度。而在与患者咨询的过程中应该坦率地交流这些可能的问题，亚洲人在接受治疗时诸如色素沉着事实上非常常见，瘢痕也容易发生。在美国事实上医师受到起诉的原因多为：红斑反应、色素沉着、感染和瘢痕，导致这些并发症发生的原因多为：职责因素、认真程度、治疗的损伤[2]。这一点与我国的情况非常类似。因此要保证治疗的安全性，要求医师要对所使用的技术非常熟悉，对患者的皮肤状况非常了解，患者所患疾病非常熟悉，充分了解患者的心理动态，并且非常认真负责地进行各种治疗。

2007 年美国 AAD 会议中关于激光治疗的并发症讨论中，认为发生并发症的最常见原因是：对激光-组织间相互作用不了解、治疗技术欠佳、不注意治疗中的各种细节、粗心大意、缺乏控制、不注意皮肤的晒黑反应等。从我们的临床经验来看，国内的情况也基本如此。因此想要避免在治疗中出现的各种并发症，首先要强调对激光-组织间相互作用的学习。治疗中要注意，不要堆积过多的治疗脉冲，使用手具要规范，治疗区不要漏治，发射各种脉冲时要均匀一致等。在晒黑的皮肤治疗时，能量设置要低，有条件可以使用色素计来帮助对这种皮肤的判断，而皮肤类型对这种皮肤状态的判断没有太大意义。如在局灶性光热作用治疗时如果能量设置过大可能会引起水疱和灼伤，在脱毛时如果皮肤上有文刺有可能导致文刺区皮肤的灼伤。要想减少这些并发症，您必须：了解您使用的激光、了解患者的皮肤状态和类型、治疗中要注意观察、和病人交流、密切观察与治疗相关的各个事项、治疗要专注不能分心。

第一节　治疗禁忌证

现代激光与光子治疗已经变得非常安全，绝对的禁忌证并不多，这里仅就普遍的问题进行简述。由于激光和光子的种类非常多，治疗的具体禁忌还应该参照各个具体的治疗技术（表 1-8-1）。

尽管现代激光都比较安全可靠，但是要记住，和药物一样，任何安全的激光，当使用不当的时候会出现各种并发症。避免各种并发症发生的第一步是了解您的患者，了解他们的治疗动机和期望值，通过询问病史，包括既往史和现病史，了解患者的皮肤，通过体格检查和皮肤检查，了解患者的皮肤类型，判断患者在治疗过程中可能出现的反应。最后，给患者制定一套完整的治疗计划，并且尽量详尽地与患者沟通并达成共识，让患者对您的每一个治疗步骤都了解，并能理解治疗过程中不能避免的那些治疗反应，这些都必须以书面的形式记录下来，这就是所谓的知情同意书。

治疗前要让患者明白，医师，即便是非常高明的医师，即便是使用现代高科技技术，治疗往往也是有局限性的，因为医师不可能突破现有医学发展所能提供的治疗技术的极限。医师和患者在治疗过程中始终类似于同一战壕的战友，相互努力、共同面对并战胜疾病，而不是将治疗的方方面面都交由医师，由医生来承担。对于医生来说，他要做的是为患者提供完整的、规范的、现代化的治疗。对患者来说，他们应该做的是配合医生、理解医生、

表 1-8-1　激光与光子治疗的相对禁忌证[3]、[4]

治疗相对禁忌
• 不愿意签订知情同意书的患者
• 治疗期望值过高的患者
• 不愿意接受术前拍照的患者
• 肿瘤患者或有肿瘤史的患者,尤其是恶性黑色素瘤或复发性皮肤非黑色素性肿瘤,或癌前病变如多发性发育不良痣
• 患者有任何活动性感染:包括细菌、病毒和真菌感染等
• 患者有易被治疗激惹的疾病,如光子与激光能使复发性单纯疱疹,系统性红斑狼疮,或卟啉症等激惹,射频能使心脏病心率紊乱,有人工植入物或安装有心脏起搏器的患者不能进行射频治疗
• 患者使用光敏药物和/或中草药,如异维 A 酸,四环素,或贯叶连翘等,可引起对光线敏感引起光毒性反应
• 免疫缺陷病患者,包括艾滋病和 HIV 感染者,或使用免疫抑制剂者
• 有激素或内分泌疾病史的患者,如多囊卵巢综合征或糖尿病。病情得到控制的患者除外
• 有凝血功能障碍史或使用抗凝药物的患者
• 有瘢痕疙瘩史的患者
• 皮肤非常干燥的患者要注意(仅对于 IPL)
• 治疗前 3～4 周有日光暴晒史或人工晒黑史的患者
• 皮肤类型属第Ⅵ型皮肤者(仅对于 IPL)
• 怀孕期和哺乳期

了解现代医疗的缺陷和不足、正确地面对治疗中所出现的各种并发症和副作用。只有这样,疾病才能得到最大程度的控制和治疗。如果患者不能理解这些,拒绝签订治疗的知情同意书,那么,这种患者将不是合适的患者,要拒绝对其进行任何治疗。

患者通常不会理性对待疗效,而且随着时间的流逝,患者通常对数月前自己的皮肤状态已经淡忘,会产生治疗无效的错觉。因此治疗前对患者治疗部位进行认真详细的拍照将非常重要,这样有利于疗效的对比和评判,也有利于增加患者的满意度和信任度,更重要的是治疗前的照片也是法律依据,能减少日后很多不必要的纠纷。对于那些不愿意接受拍照的患者,建议不要进行任何治疗,除非他们能改变他们的想法最终接受治疗前的拍照记录。

了解现代医疗技术的缺陷和不足非常重要,因为医学的发展远没达到令人满意的程度,医师并不是魔术师,而现代医疗技术也不具备任何超自然的魔法,不可能满足任何患者任何要求。因此对于患者来说,过高的治疗期望值是不现实的,如果您不能让患者回到合理的、现实一些的治疗期望值上来,那么最明智的方法是拒绝对他进行治疗。如果患者过高的期望值事实上是精神疾病的一种症状,那么,对这类患者进行的任何治疗将充满风险,作为美容激光治疗医生,除了拒绝对他进行治疗外,恐怕没有别的选择。

治疗前对患者进行详细的询问了解他过去和现在的一些医疗情况,对顺利的美容激光治疗是有帮助的。比如,面部是否接受过其他治疗:外科手术会导致面部的血流的改变或者遗留皮下的瘢痕,植入体可能会影响激光的治疗,或者激光会对植入体产生不利的影响等。过去是否有过外科治疗史,伤口愈合如何,如果是瘢痕体质,那么各种治疗都要非常小心谨慎。既往有没有接受其他的治疗,如化学剥脱,或者是否有皮肤过敏病史,激光治疗可能会对这些治疗产生相互的影响,是否可以接受治疗医生应该权衡。另外患者是否有系统性疾病,如糖尿病患者皮肤愈合会延迟且容易感染,心脏病患者在接受射频治疗时可能有风险,治疗时的疼痛可能会引起部分癫痫患者的症状性发作等。孕妇和哺乳期患者一般不治疗,因为治疗时的疼痛可能对妊娠和哺乳产生负面影响。皮肤上有感染或外伤建议推迟治疗,如果在近期有服药史,应该评估这些药物是否对治疗产生不利的影响,例如抗凝血作用的药物可能会增加治疗中出血或紫癜的风险、维 A 酸类药物会使伤口瘢痕性愈合的风险增加,一些药物具有光敏特性,会增加治疗中光毒性的风险或色素改变的风险。

特殊体质的患者可能需要特别重视。所谓特殊体质一般是指:精神类特殊体质、瘢痕体质和色素体质。精神类特殊体质通常表现为一种神经质,很难与其达成治疗上的统一认识,即便治疗了,也很难与其达成满意度的统一,这类病人会在一些次要的问题上表现出极端的"挑剔"。也有部分人实际上是一种精神疾病的症状,这类患者要特别注意。瘢痕体质的患者治疗后皮肤的愈合通常不顺利,很小的伤口会导致一个明显的瘢痕产生,因此应该特别注意。一些患者具有非常明显的色素沉着的特点,任何一个微小的皮肤刺激或者皮肤伤口都会引起明显的色素沉着反应,这类患者通常皮肤都较黑,常见的主诉是:蚊子叮咬后皮肤最后会形成黑斑,或者烹饪时不小心被油溅到皮肤会引起明显的色素斑等。这类人的治疗也要注意,各种治疗后形成明显的色素沉着的风险很大。当然黄褐斑的患者本身就是一个色素沉着型皮肤,任何过度的治疗都可能适得其反。

最后要强调的是,以上这些所谓的禁忌证并非绝对意义上的禁忌,而是提醒医师要特别注意对以上类型患者的治疗风险。医师通过对患者风险/疗效的评价和权衡后可以选择合理的方法进行治疗。因此不能将上述禁忌条款生硬的应用于临床治疗上。

第二节　治疗的并发症

第一台医疗激光是连续波的激光,尽管这种激光能有效地治疗一些皮肤疾病,但是由于在治疗的同时会对周围邻近组织造成损伤,导致瘢痕的形成,因此限制了它的广泛使用。应用前述的激光-组织间作用的理论,我们可以根据激光的波长、激光能量的释放方式等对激光治疗时的副反应有一个大概的预见。总的来说,连续波和半连续波的激光引起瘢痕及皮肤质地改变的风险较大,这是由于治疗时热的蓄积以及热向周围正常皮肤结构弥散所造成的(表 1-8-2)。根据选择性光热作用原理而设计的脉冲激光系统,治疗时的这些风险要小得多。脉冲激光由于波长和脉冲宽度的不同,可能会引起色素改变、表皮损伤、皮肤质地改变、结痂和表皮飞溅等现象(表 1-8-2 和表 1-8-3)。必须牢记如果使用不当,即使是最安全的激光系统也会引起明显的组织损伤。激光的重复频率、光斑间的重叠、过高的能量设置以及不合适的病人选择等均可能导致副作用或并发症的发生。本章将讨论现行各种激光的并发症的一般情况。

表 1-8-2　各种激光的副作用[5]

激光类型	结痂	皮肤质地改变	增生性瘢痕	紫癜	色素沉着	色素减退
连续波激光						
CO_2(10600nm)	+++	+++	+++			+
氩(488~514nm)	+++	+++	++		+	+++
半连续波激光						
铜蒸气(511,578nm)	++	+	+		+	++
溴化铜(511,578nm)	++	+	+		+	++
氪(520~530nm)	++	+	+		+	++
KTP(532nm)	++	+	+		+	
氩-泵染料(585nm)	++	+			+	
脉冲激光						
510nm				+	++	+
585nm				+++	++	

+,低,++中级,+++重

表 1-8-3　Q-开关激光系统的副作用[5]

红宝石激光器	翠绿宝石激光器	Nd:YAG 激光
色素减退	色素减退	组织飞溅
暂时性表皮萎缩	暂时性皮肤质地改变	暂时性皮肤质地改变
组织飞溅	点状出血	色素减退
文刺变黑	文刺变黑	文刺变黑
文刺过敏反应	文刺过敏反应	文刺过敏反应

一、连续波和半连续波激光系统

1. 氩激光(Argon Laser)　氩激光是最早流行的医疗激光系统之一,最初主要用于血管性疾病的治疗,如鲜红斑痣和血管瘤。氩激光释放 488~514nm 的激光,靶基是氧合血红蛋白,但是该波长的激光也能被表皮中黑色素所吸收。早期的有关该激光的临床报道认为,这种激光能对异常的皮肤血管进行治疗,而且并非没有什么副作用。事实上由于氩激光是一种连续波激光,治疗时会由于热的弥散而引起治疗区的组织损伤,在治疗 3~6周后 38% 的患者会出现明显的增殖性瘢痕。瘢痕形成在儿童患者被认为是最为普遍的。尽管在正式治疗前采取试验性治疗有可能会对形成瘢痕的风险的预测有一定帮助,但是却不能消除正式治疗时带来的皮肤质地改变及瘢痕形成的风险。鼻翼、鼻唇褶皱、上唇等部位尤其容易受到氩激光的损害,常常会引起凹陷性瘢痕。氩激光治疗也可以引起永久性的色素改变,如色素减退或色素沉着。

2. 氩-泵可调染料激光(Argon-Pumped Tunable Dye Laser)　这是一种连续波的激光,能释放 577nm 到 595nm 范围的激光,使用一个机械开关后会产生脉冲时间为 20ms 的脉冲,和连续波的氩激光一样,这个激光系统曾被用来治疗血管性皮损。但是在理论上它和连续波激光是不同的,由于脉冲时间较短,故限制了组织的热损伤范围。这种激光治疗后在局部可能会立即发生红斑、水疱,以后演变成结痂和线状的痕迹。其他的副作用包括暂时性的色素沉着,据报道发生率可高达12%。偶尔也能发生色素减退。在治疗时病人可能会感到轻中度的不适,但据报道较闪光灯—泵脉冲染料激光(FPDL)要轻。而出现疗后紫癜的风险则非常少。

3. 连续波 CO_2 激光(Continuous Wave CO_2 Laser)　　CO_2 激光能释放 10600nm 波长的红外激光,可以连续波方式输出也可以脉冲波方式输出。连续波的 CO_2 激光可用来作为切割的工具以及用来治疗真表皮中各种肿瘤和增生物、肥大性酒糟鼻、瘢痕疙瘩和疣等等,但这种治疗对组织的损害是非特异性的。

与其他非选择性激光一样,连续波 CO_2 激光不仅对靶组织具有损伤作用,对周围的皮肤组织同样具有损伤作用,导致瘢痕的形成、皮肤质地的改变以及色素的改变,也可出现轻度的粟丘疹和脓疱的形成,但通常是暂时的。在治疗肥大性酒糟鼻时,诸如皮肤变白、鼻翼上翻、增生性瘢痕等据报道发生率高达3%。事实上,增殖性瘢痕是这类激光最为常见的远期副作用,尤其是在治疗文刺和血管瘤时更是如此。特别是在治疗肩部及上臂部的文刺时,形成瘢痕的风险最大,可高达25%。即便是治疗非常表浅的表皮色素也能引起永久性的皮肤质地的改变。有29%的黑子患者在连续波激光治疗后会发生色素减退或萎缩性瘢痕。在很多解剖部位也曾报道发生了瘢痕疙瘩及创面愈合期延长。

4. 氪激光(Krypton Laser)　　氪激光是一个连续波的激光,能产生 568nm 的黄光和 520~530nm 的绿色光。它可以是连续波的模式、长脉冲的模式或通过自动化扫描装置而成为半连续波模式进行治疗。在皮肤科领域中的应用,尚没有对这一激光的安全性和疗效进行研究和评价的报告。然而,可以推测,其并发症可能会类似于其他的半连续波长的激光。

5. 铜蒸气激光和溴化铜激光(Copper Vapor and Copper Bromide Laser)　　这种激光可释放 511nm 的绿色光和 578nm 的黄色光,激光输出方式是半连续的。因此,可利用这类激光分别治疗色素性疾病和血管性疾病。治疗时,可使用人工手控制,也可以借助于六边形的扫描器。由于这种激光释放的是一组极快速的脉冲链(15 000Hz),每个单一脉冲的脉冲宽度为20ns,因此,在照射组织后所产生的结果与连续波的激光非常相似。因此常常将这种激光归类于半连续激光。和其他的半连续波激光及连续波激光相似,铜蒸气激光在治疗的同时可产生热损伤造成瘢痕、皮肤质地改变、皮肤色素改变等。治疗的当时可出现红斑并持续约 2~3 小时。也可发生软组织的水肿,尤其是在大面积治疗时,水肿可持续长达 4 天。在治疗毛细血管扩张时,通常并不需要局部麻醉,但据报道有 28% 病人有中度疼痛。18% 的病人可发生术后色素沉着,通常会在 6~8 周消退。色素减退是这一激光另外一个可能的副反应,报道可达 47%。也可发生增生性瘢痕。暂时性皮肤萎缩据报道可达 20%,但一般会在数日后消退。

二、脉冲激光和 Q-开关激光

1. 闪光灯-泵脉冲染料 585nm 激光(Flashlamp-Pumped Pulsed Dye Laser FPDL)　　该激光产生 585nm 黄光,是用来治疗皮肤各种血管性损害的,也用来治疗增生性瘢痕及疣。根据选择性光热作用原理 FPDL 能有效地治疗皮肤血管,同时能使伴随而来的热损伤和瘢痕的形成减到最小程度。对 FPDL 照射后的皮肤进行组织学检查显示,表皮除海绵状水肿外未受到损伤,而真皮浅层的血管内皮细胞受损。尽管也有报道有增殖性瘢痕形成,但非常少见。有报道曾对 500 例经 FPDL 治疗的各类血管性病变患者的临床研究,没有发现增殖性瘢痕的形成,萎缩性瘢痕发生率仅为 0.1%。在使用高能量密度时,据报道会发生暂时性的皮肤塌陷并可持续 6~8 周。其他轻中度的暂时性的治疗反应包括有结痂、剥脱并可持续约 5 天。

FPDL 治疗后可发生即刻性的皮肤紫癜,通常会在 7~14 天后消退。其他暂时性的色素改变如色素沉着,在治疗后的前 2 周可达 85%,6 周后可为 38%。色素减退在 2 周时为2.2%,而 6 周时为 26%,但这些通常为暂时性的,3~6 月后可消退。

尽管在治疗儿童时,会因不适而哭闹,但成人通常能很好地耐受。这种治疗的感觉常被描述成被橡皮筋弹射的感觉。小面积的治疗通常无需麻醉,然而报道有 35%~85% 的患者在治疗时有中重度的疼痛不适。

在使用 FPDL 治疗疣时通常需要高的能量密度、光斑的重叠及以反复多次的照射,50% 的患者可感觉暂时的疼痛,通常持续数小时。尚没有看到形成瘢痕的报道,在治疗甲部疣病时也未见有甲萎缩的情况发生。治疗皮肤疣时的并发症包括红斑、水肿、结痂,发生这种反应的主要原因可能是能量密度较高或光斑的重叠。

2. 钛氧磷酸钾激光(Potassium Titanyl Phosphate Laser KTP) KTP 激光能释放 532nm波长的激光,常被用来治疗血管性皮损如鲜红斑痣、面部毛细血管扩张和血管瘤。这种激光是以半连续波方式释放的,其脉冲宽度为 1~20ms,有时也可达到 50ms。治疗时用手具按血管方向进行照射治疗。在治疗面部毛细血管扩张症时,疗后 4 周由于血管的再通导致治疗失败的风险最高。大约有 1/3 的病人在沿血管的方向可出现浅状的结痂,这是较常见的副作用,出现后可持续大约 1 周。由于 532nm 波长也是黑色素特异性的激光,所以也会引起术后的色素减退,尤其是在治疗肤色较深的患者时,在不太多的有关治疗毛细血管扩张的报道中显示,所观察到的瘢痕的形成风险较低。

3. 脉冲染料 510nm 激光(Pulsed Dye Laser PLDL) 该激光系统的波长为 510nm,脉冲宽度为 300ns,用于治疗表皮黑色素。这种绿色激光的穿透能力较小,主要作用在表皮,黑色素对激光的吸收良好而氧合血红蛋白吸收相对较少。这一特异性使该激光成为一种理想的治疗表皮良性色素性疾病的激光,而且很少引起真皮损伤形成瘢痕。治疗时能量密度设置为 $2~4J/cm^2$。组织学检查资料提示 $2.0~2.5J/cm^2$ 时,表皮角朊细胞不受损,而且色素细胞则有不同程度的细胞损伤。

PLDL 最常见的并发症是色素减退和色素沉着,但均是暂时性的。色素沉着的发生率为 15%~33%,可在 2~6 周后消退。偶尔可发生皮肤颜色变浅,但常很快消退,然而有报道在治疗咖啡牛奶斑时发生的色素减退可持续 6 周。尚没有出现瘢痕、萎缩及皮肤质地改变的报道。

治疗的即刻反应是皮肤出现灰白色改变以及中度的疼痛。60% 的人可发生紫癜,而且在使用高能量密度时更容易发生,紫癜通常 1~2 周后消退,尚没有看到由于紫癜的形成而引起的长期后遗副作用。

在 PLDL 治疗美容文刺,尤其是白色、粉红色和肉色染料时,可立刻发生不可逆的染料即刻性的黑变。这种黑变被认为是由于激光的作用,文刺染料中的高价铁转为低价铁所致。

4. Q-开关红宝石激光（Q-Switched Ruby Laser）　1960 年，Maimannm 发明了第一台实用的激光器，这就是红宝石激光的原型。红宝石激光产生 694nm 波长的激光，至今仍然十分流行，并被广泛地应用于治疗表皮和真皮的色素病，如黑子、太田痣、文刺、色素细胞痣等。依据选择性光热作用原理 Q-开关红宝石激光减少了治疗时对周围邻近组织的损伤。然而 Q-开关红宝石激光治疗可引起组织的飞溅、针尖状出血、紫癜等，尤其是在能量密度较高、治疗深部的色素性皮损时容易发生，一些病人口服阿司匹林或抗凝药时已容易发生。由于表皮色素细胞也能良好地吸收这种激光，因此治疗时可以引起表皮的损伤，引起暂时性的色素减退，其发生率可达 25% ~ 50%。也可因为炎症后组织改变造成色素沉着，但这种情况相对较少见。也有报道治疗区可发生毛发白变或毛发的脱落。治疗后可发生水肿并持续数小时。也可发生局限性瘙痒、水疱和结痂。尽管 Q-开关红宝石激光治疗后有 50% 病人发生表皮的萎缩，但发生永久性的皮肤质地改变的不到 5%。大多数的副反应是暂时性的。瘢痕的发生率大约是 5%。在治疗黄褐斑时可能会发生永久性色素减退、色素沉着及炎症后色素沉着。

在治疗文刺时可发生一些不可预知的组织反应，包括文刺染料的黑变，Ⅳ 过敏反应等。1993 年，Anderson 等报道了 5 例美容性文刺病人（特别是白色，粉红和肉色染料），在红宝石激光治疗后发生即刻的不可逆转的黑变，这一化学反应推测是在激光热能的作用下使染料中的高价铁变为低价铁。尽管进一步的激光治疗有可能会最终清除这些黑变的染料，但结果是难以预料的。结合诸如外科切除或 CO_2 激光磨皮术有可能有助于色素的彻底的清除。

有报道在激光治疗文刺时可发生皮肤过敏反应。这个反应被认为是由于细胞内的色素进入细胞外而成为抗原所致。Ashinoff 等报道，既往没有过敏性病史的病人在接受几次激光治疗后，发生全身性或局限性的荨麻疹、瘙痒和湿疹样反应。作者推测并认为染料颗粒的大小影响着抗原性。作者认为在染料颗粒的大小减小到足以引起过敏反应的大小之前，进行反复多次的激光照射可能是有必要的。当发生这种过敏反应后，临床治疗包括应用中效外用皮质激素及口服抗组胺药物等。

5. Q-开关翠绿宝石激光（Q-Switched Alexandrite Laser）　与红宝石激光及 Q-开关 Nd:YAG 激光一样，翠绿宝石激光也是一种 Q-开关激光，并用于文刺、良性色素细胞痣和太田痣的治疗，翠绿宝石激光波长为 755nm 能有效地穿透表皮，表皮中的黑色素吸收较少。这一激光也是以选择性光热作用为基础进行工作的。能有效地将热局限在靶目标上而且减少了对周围邻近组织的影响和损伤。

由于翠绿宝石激光对真皮表浅部和中部的色素均具有治疗作用，表皮的黑色素也能吸收部分激光能量，因此，据报道治疗后有可能发生色素减退或少见的色素沉着。在使用翠绿宝石激光治疗文刺时，有 50% 的患者发生了色素减退。几乎所有的病人在 3 ~ 6 月后消退并恢复正常。在肤色较深的患者皮肤颜色变浅的趋势更常见，因为肤色深的患者反肤内具有更多的黑色素来竞争地吸收激光能量。色素减退的风险也与治疗的次数有相关性，翠绿宝石治疗后引起皮肤颜色的变浅，可能需要大约 7 次的治疗。色素沉着发生较少，大约不到 1%。

据报道，在伤口愈合困难的患者治疗后可出现瘢痕，但这种情况非常少见，也有报道可引起轻度可逆转的皮肤质地的改变，类似于红宝石激光和 Nd:YAG 激光治疗后所出现的皮肤改变。翠绿宝石激光治疗后尚可出现点状渗血、组织的飞溅，尤其是在使用高能量密度进行治疗时，但是出现这种情况并不像应用红宝石及 Nd:YAG 激光时那样常见。对一个未经治疗的深色的文刺，7.5J/cm² 的能量足以引起皮肤的渗血。而经过治疗的、已消退的文刺，9.0J/cm² 时可能引起组织的飞溅。尚没有治疗后文刺染料变黑的报告，但是在理论上治疗美容性文刺、白色、肉色和粉红色文刺时会和其他 Q-开关激光一样，是有可能出现即刻的、不可逆转的文刺染料的黑变。

6. Q-开关 Nd:YAG 激光（Q-Switched Neodymium:yttrium-Aluminum-Carnet Laser） Nd:YAG 激光波长为 1064nm，可以连续波模式和 Q-开关模式进行治疗。Q-开关模式用于治疗皮肤损害时，脉冲宽度为 10ns。在治疗蓝色、黑色文刺以及良性色素细胞痣、太田痣时是很有效的。Q-开关 Nd:YAG 激光在光谱中远离黑色素的吸收峰值，能穿透皮肤浓度达 4~6mm。因此，可以推测应用这种激光能治疗深部的色素，而且表皮损伤的风险很小。1064nm 激光也能被水、黑色素和血红蛋白吸收一部分。因此，有可能对皮肤的结构造成一定的损伤。事实上在应用 Nd:YAG 激光时可直接损伤色素小体。

Q-开关 Nd:YAG 治疗后的即刻反应是皮肤的灰白变，接下来的是皮肤的水肿。治疗时还可发生组织的飞溅，其他常见的副作用包括皮肤质地改变、色素减退、色素沉着和点状渗血。皮肤质地改变的发生率可达 8%，一些作者推测可能是激光的穿透深、对真皮的作用强所致。幸运的是，这种变化通常是暂时的，而且只在疗后的前 4 周时较明显。在一组研究中观察到，39 例患者接受 Nd:YAG 治疗后有 3 例发生色素减退，较报道的红宝石激光治疗的色素减退发生率要低。Q-开关 Nd:YAG 激光治疗时可能会有疼痛感，据报道当应用重复频率模式进行治疗时，其疼痛感觉要比红宝石激光治疗更重。另外，治疗时可以发生明显的组织飞溅，通常在治疗时需要使用一定的保护，以避免飞溅的组织飘入空气中。

有报道在 Nd:YAG 激光治疗文身时会引起全身的皮肤过敏反应，这种情况也见于红宝石激光治疗时。在治疗美容性文刺、白色、粉红色、肉色文刺时，也可发生即刻的不可逆的黑变。

7. 倍频 Q-开关 Nd:YAG 激光（Frequency-Doubled, Q-Switched Neodymium:Yttrium-Aluminum Garnet Laser） 当 Nd:YAG 激光通过一个肽氧基磷酸钾晶体时，激光的频率会增加一倍，而产生 532nm 波长的激光。这种倍频 Nd:YAG 激光被用来选择性地治疗表皮的色素性皮肤疾病和血管性皮肤疾病，也用来治疗红色或黄色文刺。532nm 激光能被黑色素良好地吸收，也能被血红蛋白吸收。因此这种激光的副作用包括轻度红斑、紫癜、色素减退和色素沉着、皮肤的质地改变、水疱，这些副作用大多数是暂时的。未见到发生永久性瘢痕的报道，如果发生紫癜常可持续 1 周。疗后的红斑可持续 4~6 周，而且看来与能量密度的高低有关。疗后的色素沉着可达 8%，这种情况多见于肤色较深的患者。在能量密度较高时可发生紫癜和点状出血，这可能是血红蛋白吸收 532nm 激光的结果。疼痛感和渗血，据报道较红宝石激光要重。在治疗时可有轻度的烧灼感，而且灼伤感可能会持续 1~2 天。

8. 脉冲 CO₂ 激光（Pulsed Mode CO₂ Laser） 根据选择性光热作用原理设计的脉冲和所谓的超脉冲模式 CO₂ 激光，可以减少在治疗时焦痂的形成，并减少热弥散和热损伤。CO₂ 激光波长为 10600nm，作用于细胞内和细胞外的水，在激光能量较高时，便引起组织的汽化。当激光照射皮肤的时间处在 $250\mu s$ 到 $1ms$ 之间时,可避免皮肤组织受到不希望的损伤,从而限制了瘢痕的形成,因为皮肤的热弛豫时间被认为是在 $1ms$ 以内。但是,我们应该知道,尽管采用了新的技术,目前所产生的这种脉冲 CO_2 激光,也并非是完全无损伤性的,完全可以发生瘢痕、皮肤质地改变、色素改变、感染以及其他的副作用,即便是非常有经验的医师进行治疗,有时也会发生这些不愉快的术后副作用,尤其是在治疗一些特殊体质的患者时更是如此。

9. 脉冲强光(Intensive Pulsed Light,IPL) 脉冲强光是一种类似脉冲激光的治疗技术,由于不是激光,因此输出的光子波长在一个相当宽的范围内,治疗的选择性没有激光强。另外,光子发射的脉冲宽度为毫秒或数十毫秒,因此能量较大时将会有灼伤皮肤的风险,尤其是那些深色皮肤的人,表皮中含有大量的色素,能吸收大量的光子能量。在治疗血管性皮肤疾病时,由于采用的光子能量较大,发生灼伤的风险就较大,光子治疗的即刻反应有红斑、轻微的水肿等,治疗时的发生率几乎为 100%。能量较大时会产生明显的红斑和水肿,或者更严重时产生水疱,此时实际上就是一种灼伤。远期的并发症有:色素沉着、色素减退、瘢痕等。少数情况下可能会出现痤疮样发疹、皮肤敏感、皮肤黑变病样改变等。推测可能与皮肤屏障功能的暂时性削弱有关。

10. 射频(Radio Frequency,RF) 低能量的射频近来被用于皮肤松弛和皱纹的治疗,相比之下,这种治疗痛苦小而且安全。但是能量过大时同样会烫伤皮肤,导致色素改变和瘢痕形成。由于脂肪组织对射频的敏感性较高,所以在少数情况下,射频治疗会引起皮下脂肪的溶解和萎缩,导致皮肤的塌陷。这是一种令人非常尴尬的并发症,因为一旦皮肤塌陷,除了外科治疗,似乎没有更好的方法来弥补。除此以外,眶周的皱纹使用射频治疗是否会导致白内障的发生尚在争议之中,如果射频的确具有诱导白内障的风险,那么一些射频,尤其是穿透深的单极射频最好不要使用在这个部位。

三、各种治疗时的并发症

1. 气化型激光皮表重建(ablative laser resurfacing) 在过去的几年中,脉冲 CO_2 激光皮表重建术(Laser resurfacing)已成为治疗瘢痕、皱纹、色素异常及表皮肿瘤的一种流行方法。激光皮表重建术相对来说没有出血也不会形成焦痂,这一手术比传统的磨皮术和深层化学剥落更具优势。激光磨削术的轻度副作用包括持久性红斑、水肿、粟丘疹的形成、痤疮加重、过敏性或刺激性皮炎、烧灼感、湿疹形成、阵发性瘙痒等等。中度的副作用包括局限性单纯疱疹的泛发、暂时性的术后色素沉着、不规则的长时期的色素减退等。最为严重的并发症为组织纤维变性、增殖性瘢痕、感染、眼外翻的形成等。有关脉冲激光副作用的概要见表 1-8-4。

皮表重建术(Laser resurfacing)治疗后,几乎所有的患者都会发生疗后的红斑反应,并持续数周至数月。曾观察到,组织汽化的深度与术后红斑的程度及持续时间的长短有相关性。组织汽化的深度如很深,则可引起长时间的红斑反应。

接触性过敏性皮炎是皮表重建术(Laser resurfacing)后所发生的最为常见的并发症。这种皮炎最可能的原因是再生的表皮组织的屏障功能的削弱,而使化学性刺激物及过敏原对机体有更强的作用。据报道大约有 65% 的患者可发生接触性皮炎。如果发生这一反应可外用皮质激素进行治疗。如果进一步作斑贴过敏试验,则会发现大多数情况下结果是阴性的,这提示大多数的反应是由于局部刺激造成的。其他的研究显示,激光治疗后应用抗生素软膏则发生接触性皮炎的机会要小,平均只有 4.3% ~38% 的患者发生湿疹样反应。

表 1-8-4 皮肤 CO_2 激光磨削术副作用[1]

轻 度	中 度	重 度
持续性红斑	暂时性色素沉着	播散性感染
痤疮加重	延迟消退的色素减退	增殖性瘢痕
粟丘疹形成	局限性单纯疱疹复发	组织纤维变性
水肿	对局部治疗过敏	眼外翻
结痂、渗血		
组织敏感		

有报道约 2% 的患者在接受 CO_2 激光磨削手术后发生了单纯疱疹病毒的感染,这种感染可能是局限性的也可以是全身性的,这种感染常常发生在表皮重建术后一周的愈合过程中。激光手术后可使潜在的 HSV 重新活动,尤其是在进行口周的治疗时,激光手术是引起感染的一个主要原因。有报道在施行全面部激光磨削术后,在表皮再生重建期,由于直接接触具有传染性的疱疹皮损后引起广泛的 HSV 感染,并不得不住院治疗。也有作者报道术后发生带状疱疹的典型皮肤红斑,但作者并未进行病毒的培养或实验室研究来明确病原体。

其他的感染,如那些术后不愿接受预防性抗菌治疗的病人中有 3% ~7% 的人发生了细菌性脓疱疹,并影响术后的愈合。也有报道术后有发生急性酵母菌的感染,并不得不口服酮康唑治疗。

应用脉冲 CO_2 激光也可对诸如疣的这种感染性增殖性皮损进行有效地治疗,但是乳头瘤病毒可飘浮在激光的烟雾中,也可能形成新的潜在的感染因素,尤其是 6 型和 11 型病毒可因吸入而引起上呼吸道的感染,因此,手术室的通风清洁及手术者配带防护口罩是很重要的。

面部皮表重建术(Laser resurfacing)后的色素沉着是相对较为常见的并发症,尤其是肤色较深的患者。报道的发生率从眶周的 5% 到面部其他部位的 17% ~83% 不等。色素沉着的发生通常发生在术后的第一个月左右,使用氢醌和遮光剂后通常 3 ~4 月内消退,即使是肤色较深的人也是如此。延迟消退的色素减退是近年来才被认识的,这是面部皮表重建术(Laser resurfacing)另外一个相对少见但较严重的并发症。尽管这种色素减退反应是酚剥脱术和机械性磨皮术固有的并发症,但是,从目前的初前的临床部实践看来,脉冲 CO_2 皮表重建术(Laser resurfacing)治疗后发生永久性色素减退和色素脱失并不常见。目前尚在进行有关患者的长期追踪性调查研究。由于目前采用这一治疗技术的医师在增多,因此色素减退的病例也在开始增多起来。有人认为在激光治疗前如有过磨皮治疗史,则形成色素减退的风险会很大。

较严重的并发症如局限性萎缩和增殖性瘢痕较少,但对于皮表重建术(Laser resurfacing)来说却是一个非常恐怖的并发症。虽然关于形成瘢痕的倾向存在个体差异,但激光皮表重建术(Laser resurfacing)后的瘢痕大多是因为手术中的治疗技术问题所引起的。使用过高的能量密度、脉冲或扫描的堆积或重叠、或在激光脉冲发送之间不能完全去除脱水的组织,从而引起治疗组织中发生过多的热残留产生热性坏死,最终形成瘢痕。治疗后发生伤口感染或接触性皮炎、或有放射线治疗史、治疗前6个月内使用异维A酸、或有瘢痕体质的患者发生瘢痕的风险性高。报告局限性的皮肤萎缩发生率为1%,而且发生皮肤萎缩时治疗区并没有明显的感染和伤口延迟的愈合。一些部位如口周、眶周、颏部、颊部及颈部特别容易形成瘢痕。因此,这些部位的治疗要保守地使用回合数较少的激光治疗。激光治疗参数包括能量密度的设置、扫描的次数等对瘢痕形成的风险有一定的影响。病人的特征,如既往13-顺维A酸的使用史和治疗时的13-顺维A酸的应用、既往的美容治疗史、瘢痕疙瘩形成的风险等均可能是造成严重并发症的因素。

下眼睑的外翻是一个非常严重的并发症,自行缓解的可能性很小,通常需要整形外科治疗。那些在进行激光磨削术的同时又接受过外科手术治疗的病人,或者那些既往有过睑成形术和面部整容术史的病人发生这种情况更为常见一些。

痤疮和粟丘疹形成是激光皮表重建术(Laser resurfacing)治疗后比较常见的副反应,这主要是因为在急性恢复过程中使用封闭性愈合软膏和生物合成的敷料有关。在愈合过程中,异常的毛囊上皮形成也能导致术后1~2周内痤疮加重。激光磨皮术后表皮再生大约需要7~10天,而且大约有14%的患者会伴有粟丘疹的形成。治疗数周后可发生轻中度的痤疮加重,原因尚不清楚。在表皮再生并愈合的过程中,表皮重新与毛囊及汗腺导管连接相通。在这一过程中,皮肤附属器结构可以变成塞状物,导致囊肿、丘疹和脓疱的形成。一些作者认为当应用维A酸或α-羟酸时可减少粟丘疹的形成。

2. 非气化性皮表重建(non-ablative laser resurfacing) 非气化性激光皮表重建术后恢复很快,副反应很少,因而它对患者和医生来讲同样是一种有吸引力的操作。治疗最常见的副反应包括术后红斑、轻微水肿,通常持续时间短于24小时。暂时性炎症后色素沉着的发生率远远低于剥脱性激光皮表重建术(Laser resurfacing)后的发生率。这种色素沉着可能与治疗中冷冻剂过度冷却表皮有关。口周行非气化性激光治疗时,可能会激活HSV病毒,因此,对有唇部疱疹史的患者预防性口服抗病毒药物是合适的。非气化性激光皮表重建术后发生萎缩性、凹陷性瘢痕是罕见的,通过正确操作这一装置(尤其是表皮冷却装置)以及仔细地使激光脉冲不重叠可使这一副反应减少至最低。

3. 皮肤血管治疗 血管持异的激光系统能销毁各种先天性和获得性的血管损害,它的色基是血管内的氧合血红蛋白。通常皮肤血管治疗时的激光与光子能量都较大,脉冲宽度也宽,因此治疗的并发症均是由于灼伤以及灼伤后的色素改变与瘢痕形成。已经用来治疗血管性损害的激光和其他光源包括氩激光(488~514nm)、可调的氩泵染料激光(APTD,577,585nm)、钛氧磷酸钾激光(KTP,532nm)、氪激光(568nm)、铜蒸汽/溴化物激光(578nm)、脉冲染料激光(PDL,585~595nm)、Nd:YAG(532/1064nm)激光以及强脉冲光(IPL,515~1200nm)。这些激光与光子的并发症已经在前面讨论过。

PDL激光根据选择性光热作用原理,特异地用于治疗皮肤血管性病变。由于这种激光治疗靶血管时伴随的热损伤以及随后的瘢痕形成的风险性最小,因此已被证实是目前为止最安全的血管特异的激光,被广泛用于治疗儿童和成人的先天性以及获得性血管性病变,包括鲜红斑痣和血管瘤。相反连续激光治疗后会遗留明显的皮肤质地改变以及瘢痕。IPL光源产生波长范围为515~1200nm的非相干光,已成功治疗一系列血管性病变。用滤光片除去短波长的光,因此使能量集中,在皮肤中的穿透更深。管径细的血管病变用短波长(515或550nm)的光治疗较好,而管径粗的病变用长波长(570nm或590nm)的光治疗反应较好。因为波长越短的光,与表皮中的黑素越容易发生作用,所以滤掉短波长的滤光片只能治疗皮肤白皙的患者。随着脉冲持续时间的延长,IPL光源能逐渐加热更深部的血管,因此,能提高治疗作用,并且减少手术后紫癜和色素沉着的发生率。

最近,基于血红蛋白在电磁波谱的红外线区的一个小的但明显的吸收峰,长波长的脉冲激光已用于治疗中等深度的大管径的蜘蛛痣和网状静脉病变。因为破坏血管常常必须要高能量,所以使用同步冷却系统来限制不希望的但却总会伴随着的热损伤。长脉冲的翠绿宝石激光已证实能改善大口径的网状静脉病变。然而,由于色素对755nm波长的激光吸收有特异性,因此患者常出现暂时性色素改变。几个临床试验已证实长脉冲Nd:YAG(1064nm)激光治疗下肢小至中等大小的静脉病变有良好效果。另外,脉冲持续时间延长的Nd:YAG激光已用于治疗直径增至3mm的腿部静脉病变。副反应通常都很少,包括紫癜、水疱、浅层血栓形成、暂时性色素沉着以及毛细血管丛状扩张。

黑色素对冷刺激比皮肤其他组织更敏感,容易受到损伤,尤其是在使用喷射冷却时(如DCD动态冷却)更是如此,很多治疗相关的并发症事实上是来源于不合理的参数设置。最后,尽管在激光治疗血管性疾病时,非甾体抗炎药物(NSAIDs)能降低紫癜形成的域值,但在大多数的激光治疗过程中仍然可以使用非甾体抗炎药,毕竟出血现象并非很常见。最常用的非甾体抗炎药物是布洛芬和萘普生。另外对于比较疼痛的治疗,酮咯酸(ketolorac)也是个不错的选择,它的用法是60mg肌注或口服。年龄大于60岁剂量减半。它和其他的非甾体抗炎药物一样禁止在哮喘、阿司匹林过敏、胃肠道出血和溃疡病人中使用[6]。

4. 色素特异的激光 这类激光大多数为Q开关激光技术,这是选择性光热作用应用得最为成功的激光,激光在治疗时组织飞溅、点状出血、水肿、瘙痒、起疱以及紫癜等是这类激光共同的特点。其中波长较短的激光(如波长为510~694nm),引起暂时性的色素减退和色素沉着的可能性要大。而波长较长的激光则具有引起皮肤质地改变的可能风险。

美容性文刺(尤其是白色、粉红色以及肉色的墨水)用红宝石激光照射后,已报道会出现即刻的和不可逆的色素加深,推测这是由于文刺色素中含有的铁从氧化铁形式化学还原成氧化亚铁形式。继续用红宝石激光治疗可最终使变深的色素颜色褪去,这个结果是无法预言的,其他的治疗如外科切除术或气化型CO_2激光治疗对其进一步有效的消除可能是必须的。

激光去除文刺也已经报道会出现IV型皮肤过敏反应,推测激光治疗使细胞内色素颗粒释放出来进入细胞外成为抗原,可发展成荨麻疹性的、瘙痒性的以及湿疹性的反应,可以用中效的皮质类固醇口服或外用,以及抗组胺药来治疗。很少情况下,会出现肉芽肿性的过敏反应并随后形成肥厚性瘢痕。皮损内皮质类固醇激素注射或封包/压力治疗能使这样的皮损面积缩小,而不会再加重刺激性过敏反应。

5. 激光和强光脱毛 目前FDA批准用于脱毛的系统包括长脉冲的红宝石激光

（694nm）、长脉冲的翠绿宝石激光（755nm）、长脉冲的半导体激光（800nm）、Q-开关和长脉冲的 Nd:YAG 激光（1064nm）以及强脉冲光 IPL（515~1200nm）。这些激光系统由于能以毛干和毛囊中的黑色素为靶目标，并渗透进入合适的真皮深层，选择性破坏毛囊而常用来进行脱毛治疗。

虽然激光脱毛的目标是永久性的毛囊破坏，但在脱毛过程中，也会有表皮损伤的风险。在用红色和红外线光照射时，任何含有黑色素的结构，如黑素细胞、角质形成细胞或痣，也可能会遭受热损伤。虽然毛干的颜色比周围皮肤组织的深，但表皮的色基也会部分吸收激光的能量。激光脱毛时保护表皮的方法包括使用接触式冷却头、冷冻剂喷雾以及局部外用冷凝胶。表皮的冷却用于减轻激光治疗时表皮遭受的热损伤。

虽然采用许多方法保护表皮免遭损伤，但激光和强光脱毛在临床上可以产生许多明显的不良反应。激光和强光脱毛后的并发症受皮肤类型、身体部位、季节变化以及患者最近日光曝晒史的影响。肢体末端发生的副反应最多，避光部位，如腋下和腹股沟，发生的副反应最少。用长脉冲激光脱毛引起的副反应通常是轻微的，并且是暂时的。最常见的副反应包括治疗时的疼痛感、暂时性的红斑、毛囊周围的水肿；然而，已经证实也有小水疱的形成、色素的改变以及瘢痕的形成。后面这几种副反应大多发生于最近皮肤晒黑或肤色较深的患者（皮肤类型 IV ~ VI）。因为 1064nm 波长的激光被内源性的黑色素吸收很少，肤色深的患者或皮肤晒黑的患者用这种激光治疗后，起疱、结痂以及色素紊乱的副反应发生率要明显低。

6. 光动力治疗　外用氨基酮戊酸的光动力治疗（ALA-PDT）的副作用包括疼痛或不适，被治疗区域往往有烧灼感、蚁刺感或刺痛感。这种感觉是由活性氧类物质刺激神经和/或组织损伤所引起的。至少，对于面部的日光性角化，绿光较红光引起的疼痛轻。外用和/或注射麻醉剂，术前使用镇静剂，让患者使用风扇，或向患者喷洒清水，可减轻疼痛。ALA-PDT 治疗后常见红斑和水肿，而结痂和糜烂一般在 2~6 周缓解。尽管 PDT 治疗后组织学上可见瘢痕形成，但临床上罕见瘢痕。炎症后色素沉着和色素减退也可发生，一般在 6 个月内消退。有趣的是，ALA-PDT 治疗后可发生永久性脱发。在 PDT 治疗前延长 ALA 在皮肤上的作用时间（14~18 小时），会使治疗相对疼痛。短时间接触（30 分钟至 3 小时）的方法之所以流行，是因为其方便且耐受性更好。光动力学治疗是中等度的反肤光毒反应。如果照光过度，可能发生严重的光毒反应，产生过度灼伤、刺痛和水肿。有些医生建议短期口服激素以避免过度的皮肤反应[6]。

静脉注射血卟啉衍生物治疗鲜红斑痣时主要并发症为光毒性反应，这种反应程度和持续时间随所用光敏剂不同而有较大差异。在治疗过程中患者自觉治疗区有烧灼感或者明显的疼痛感，一般能忍受；术后 2~3 天治疗部位水肿明显，5 天后基本消退；5~7 天部分患者有薄痂形成，10~15 天反应过程结束[7]。如果发生感染或意外将结痂碰掉则有可能形成瘢痕。少数病人在避光期内早日晒后会出现不同程度的皮肤光毒性反应。顾瑛等[8]回顾分析了 1216 例光动力治疗的两组病人，发现使用血卟啉衍生物（HpD）作为光敏剂进行治疗时治疗后皮损结痂率 >70%，其中薄痂 45%，中等厚度痂 28%，厚痂 27%，结痂时间为 3~6 周；治疗后感染率 <3%；不良愈合 <7%，其中 >70% 为感染所致，色素沉着重，色素消退时间为 4~12 周；多数患者的避光期为 30~90 天，重复治疗间隔需 3 个月。但是这种反应由于使用了新的光敏剂，发生率明显降低，在使用海卟伯芬（血卟啉单甲醚,HMME)后,其结痂率<50%,其中薄痂67%,中等厚度痂26%,厚痂7%,结痂时间为2~4周;治疗后感染率<1%;不良愈合率<3%,其中>70%为搔抓所致;色素沉着轻,色素消退时间为1~4个月;多数患者的避光期为7~14天,重复治疗间隔需1个月。HMME为近年新开发的光敏剂,在临床应用中显示了良好的临床应用前景。

(周展超)

参 考 文 献

[1] Goldberg DJ. Laser and Light vol 2. Philadelphia:Elsevier Inc. 2005

[2] 2007 年美国皮肤科年会大会交流记录

[3] Adamic M,Troilius A,Adatto M et al. Vascular lasers and IPLS:guidelines for care from the European Society for Laser Dermatology(ESLD). J Cosmet Laser Ther. 2007;9(2):113-124

[4] Trelles MA,Allones I,Velez M Non-ablative facial skin photorejuvenation with an intense pulsed light system and adjunctive epidermal care. Lasers Med Sci. 2003;18(2):104-11

[5] Nanni. C. Complicatioins of laser surgery. Dermatol Clin 1997,521-534

[6] Goldberg DJ:Laser and Light vol 1. Philadelphia:Elsevier Inc. 2005

[7] 王开,顾瑛,刘凡光等. HMME-PDT 治疗鲜红斑痣 238 例临床疗效分析. 中国美容医学,2003,12(5):476-478

[8] 顾瑛,刘凡光,王开等. 光动力疗法治疗鲜红斑痣 1216 例临床分析. 中国激光医学杂志 2001,10(2):86-89

9

第九章
治疗的安全性与防护

激光技术为临床医师提供了一个新的知识领域,并给医师对病人安全的职责重新定义,扩展了病人健康计划的概念,使之包括设备测试与监督、安全检查和安全的激光治疗环境等内容。

激光治疗时的危险可分为两大类[1]:光束危害(直接或偶然的)和非光束危险(烟雾、机械的、电的),光束危险是指与激光光束直接相关的危险。整个安全事项中,团结使用及良好的交流是最重要的。医生、护士、技术员在处理病人、操作仪器、注意安全方面要齐心协力。

一、光束危险

激光是一种具有高温高热特性的治疗,因此不当的操作会引起医师或者患者的损伤,如火、热损伤等。

1. 治疗室的布置   激光治疗室的布置应该尽量简单明快,虽然治疗室内可以布置得艺术化或者其他的装饰,因为在有氧气的环境中有时也能因为激光的高温而点燃可燃性物品而引起火灾,所以不主张在室内存放易燃物品包括窗帘、毛巾或海绵等,这些物品有可能被激光直接点燃,或被反射回来的激光点燃。为了减少这一风险,在治疗区尽可能放置潮湿的或不可燃的物品,不应该垂挂任何多余的窗帘。

工作时关闭手术室房门,挂"危险"警示牌,护目镜挂在门口,以便任何人在手术中进入手术室时佩戴。激光未工作时应取下警示牌。窗户上用遮光物或滤光物覆盖,防止光束透过。只有 CO_2 激光可被玻璃或塑料窗阻挡,不需其他防护措施。标准中规定,平时关闭设备,只有授权操作激光者才能打开,这样可最有效地限制激光的使用。另外在治疗室内应该配备消防工具以备不时之需。

2. 消毒用品   酒精是极易燃烧的,激光所产生的高热很有可能点燃并引起燃烧。因此,在激光治疗的部位应避免含酒精的溶液,即便根据临床需要使用,也应该等待酒精充分挥发消失了以后再进行治疗。有些染料激光的染料也是一种可燃性物质,也应引起足够的重视。消毒液可以用其他非易燃物品替代,如碘伏等。CO_2 激光术前即刻的皮肤消毒不应用易燃药物,如氯己定、异丙醇,除非用水彻底地洗净这些易燃药物。氯己定还有视觉毒性,尤其是对服用镇静剂的病人。

144

3. 治疗器械　一些外科器械具有明亮洁净的表面能反射光线,应进行必要的表面处理,如涂黑或用潮湿的海绵或布遮盖,以防止意外的激光照射,因为光束可经镜面反射在一些意想不到的区域引起火灾。手术时使用的所有器械也需特别处理或以湿海绵覆盖。如果将手术器械覆以黑色,只是不散射光线,但并不安全。特氟隆或防火层也不安全,照射后易剥落或烧毁,碎屑落入治疗区反而会形成反射面。激光治疗区使用的器械要刷净,或侵蚀形成粗糙的界面,光线被散射从而减少了反射的危险。

4. 治疗　只要激光机工作,就可能有光束危害(包括火灾、烧伤和眼部伤害)。正因为如此,手术者应注意,在停止治疗时应将仪器置于 standby 方式(关闭状态),治疗时才置于 ready(就绪)状态。光束经过的通路上不应有障碍物。当经过在高氧条件下使用或直接照射或反向至布帘、毛巾、海绵上时,易发生燃烧,引起火灾。为防患于未然,手术区域只能有潮湿的或非易燃物,房间里可以放一满盆水和灭火器,或置于随手便可拿到之处。

有一种情况虽然不会发生在面部的美容性治疗上,但还是值得我们提出来,这就是在肛周的激光治疗,因为在有些时候,我们也会进行这个部位的激光治疗。肛周激光治疗时的风险在于肛管内甲烷气体的释放。如果病人治疗前不排空大便,手术时释放的气体可能灼伤患者和医生。将潮湿的纱布垫、填塞物或棉塞放在肛门处可避免危险发生,如果病人已被施以局部麻醉术,则应在两臀之间塞一潮湿纱布垫保护。

在进行 CO_2 激光治疗时,手术前护士就询问病人有否使用定型发胶或含酒精的喷雾剂,若有则应在对近发际处(如耳瘢痕、面部损害)手术前洗净。当皮损被连续性 CO_2 激光气化时,常常形成一层碳层。如果这层屏障不去除,偶发的光束会燃着碳层,引起广泛的组织损害。碳火花可引起燃烧,导致皮肤灼伤,并可伤害手术医生。如果出现这种情况,应在继续治疗前清洗手术区,去除碳层。

在使用激光治疗的时间,眼睛的损害是最为关注和重要的。激光可直接或通过反射回来的光束来损伤眼睛。波长不同,激光与组织间的作用方式有所不同,也会引起不同的眼损伤。生物物理学家解释说,每一种波长与组织的相互作用各不相同,由此产生不同的眼部损害。CO_2 激光波长为 10600nm,很容易被水吸收,如果该激光对眼进行照射,眼角膜将会吸收激光,导致严重的角膜损伤。400～780nm 波长范围的可见光激光以及近红外线激光(780nm～1400nm)可以穿透眼角膜和眼玻璃体,到达眼视网膜,由于眼视网膜含有大量黑色素,故一旦被这个范围的激光照射后,会引起视网膜的烫伤或损伤,这样必然会影响视力。如钕:钇-铝-石榴石(Nd∶YAG),氩,钛磷酸钾(KTP),染料和其他段波长的激光可穿过水和其他澄清的组织,如果不注意能量密度,它们能被人的晶状体重聚焦达到视网膜,引起视觉损伤。

CO_2 和 Nd∶YAG 等看不见的光束有可见的聚焦瞄准光,(多为氦氖毫瓦激光或半导体激光)用以指示使用者红外光的位置。即使仅有瞄准光束,也要注意眼睛保护。但如果没有瞄准光束的话,激光就不能发射。须知,纵使看不见光束也可产生危害,不能想当然。

手术时戴护目镜完全可以避免眼部的伤害。护目镜应根据光学密度和波长,每一种波长都有一种护目镜,后者应具有特定的光能衰减量及足够的光学密度,它们之间多数不能互换。一些新型的市售护目镜能防御较大范围波长的光,且不会改变物体颜色。对所有护目镜的检测应成为安全常规,使用者应每次使用前检查标签及护目镜的完好程度。

所以要求在激光工作时,手术室内所有人员需佩戴护目镜。在使用内窥镜或视频图像过程中,为防止因纤维断裂或机械意外在房间内释放出难以控制的看不见的光能,必须佩戴护目镜。治疗区的内窥镜和护目镜应配有波长特异的安全透镜或滤光镜,以保护手术医师。不能用隐形眼镜或处方眼镜,它们缺乏外周防护,不能衰减光束或外包装易燃,对阻挡激光能量不适用。

如果手术中是清醒的,同样应保护眼镜。眼镜应佩戴舒适,适于患者变换体位或移动。对处于全麻下的患者应在眼部覆以湿毛巾保护。眼部润滑油、干燥的眼部纱布垫和金属或塑料面罩,均有害而不能使用。如果护目镜方便安全且不影响麻醉的话,则应佩戴。

二、非激光光束危险

1. 激光治疗后的烟雾　这种危险包括激光治疗后的烟雾及目前广泛关心的一些事情。研究表明 CO_2 激光治疗后,会产生烟雾并混入空气中。烟雾危害,不管是由激光或其他任何设备产生的,如外科电动仪器、超声手术刀、氩光凝固器,都会造成细胞损伤。人们从 1986 年开始注意到烟雾的危害,但对其性质及范围的研究尚未结束。研究显示 CO_2 激光气化组织产生的烟雾中含有有害微粒,包括完整的病毒及病毒 DNA。烟雾中含碳和有毒化合物,如甲醛和苯,其毒性情况尚不清楚。有害气味和厚烟可以引起头疼、恶心,还能引起肺气肿、支气管炎和充血性间质性肺炎。

有报道在使用 CO_2 激光治疗后其烟雾中发现了有活性的人类乳头瘤病毒。经激光治疗后的烟雾来传播和感染乙型肝炎病毒和人类免疫缺陷病毒代表了最为严重的潜在危险。有人用分子学研究技术证实,使用连续 CO_2 激光照射感染了人类免疫缺陷病毒和猴免疫缺陷病毒的培养细胞,在激光照射后产生的烟雾中确实含有这两种病毒。但是,这些病毒是否具有感染性尚不得而知,因为在激光照射的过程中,病毒遭到损伤。

所有外部产烟的操作过程要用排烟系统排除烟雾,如果在治疗区使用适当的集烟技术可以减少吸入危险。当收集管离治疗区 1 厘米时能产生 98.6% 的功效,移至 2 厘米时效力下降 50%。护士和助手应注意拿好烟雾收集装置,不能因怕它移位而捆绑或夹在床单上,市售的装置滤过水平不一,多数对直径低于 $0.1\mu m$ 的微粒有效。

2. 激光治疗时皮屑的飞溅　目前有人提出了在超短脉冲激光治疗时的安全性问题,如 Q-开关红宝石激光和 Q-开关 Nd:YAG 激光治疗时,组织细胞会发生显微型爆炸,形成细小的碎片,在这些碎片中含有有活性的细胞成分、微生物及血液等,这种显微爆炸的速度是惊人的,达到或超过音速,因此,这些成分也将以这一速度向空气中传播,这样完全有可能混入空气中。目前已有一些生产厂商注意到这一危险的存在,因此,在手具上装配了一定的保护性装置,如 Versapulse C(coherent. USA),其 Q-开关激光的治疗手具上就装配有一个玻璃筒的隔板来阻止飞溅的细胞碎片。但是有时这些碎屑包括组织碎片、血液和组织液,很难防护,所以还应该采取其他排除污物或防护的方法,建议在进行 Q-开关激光治疗时,治疗者仍应佩戴手套和口罩,有条件可更换治疗服装。

对血源性致病因子应注意防护。使用面具或遮挡装置、护目镜、手套、衣服、帽子和鞋套,要以防范激光治疗时飞溅组织的污染,同时也保护了病人。只有正确佩戴面罩才能起到保护作用。如果边缘或鼻子部分留有空隙就不能起到过滤作用。对所有会产生烟雾的操作过程都要佩戴面罩,一旦潮湿就要更换,因其功效将打折扣。除此之外,治疗室内定期通风和消毒很重要。因此,要做好激光的防护,工作人员应穿戴工作服,戴手套和口罩,要注意佩戴防护眼镜以保护眼的安全性,空气的过滤与通风很重要,这是防止或减少经空气传染疾病的一个重要措施。

3. 射频辐射　激光或光子工作时,可能会产生一定的电磁波辐射,尤其在进行单极高频率射频治疗时,较高频率的射频能释放出来,这种电磁波辐射对人体是否有负面影响并没有可以信赖的结论。由于现代社会中,我们实际上是处在一个射频辐射的世界中,如手机、电视、无线电等,至今美国的主要公司的研究(如摩托罗拉公司)的研究结果仍然显示,这些工业的低能量的射频似乎对人体没有什么影响。治疗时对孕妇会有影响吗?迄今为止似乎没有答案,也许是安全的,但是在临床上确实能碰到这么一些医师,当她们在怀孕的时候,她们实际上不愿意操作设备,或许她们是太过谨慎。

4. 电器使用　所有激光与光子治疗都是依靠电来工作的,因此会存在这方面的危险。激光的电能较高,须注意用电安全。操作者不能将溶液或含液体的容器置于激光仪上或放在附近,并限制其使用。由于激光设备内部有高压电流,因此,也可能造成治疗者或患者意外的电击伤。然而现今的激光生产者都很注意这方面的保护,其设计都能使电源与治疗者和患者隔开,因此通常是非常安全的。即便如此,治疗者仍然应该在治疗前阅读设备的使用说明,一些设备的问题可与公司的工程维修人员沟通和交流。当然一些非正规甚至是非法拼装商是否会在设计时对此予以足够的重视是值得怀疑的。

激光和光子治疗设备实际上也是一种电器产品,因此要按照各公司的要求进行维护,在清洁的过程中,注意不要将水或其他容易渗入到设备内造成短路或者触点事故。在治疗的过程中,不要在设备上堆放物品,如患者的衣服,或者医师的使用品,这样一方面不利于设备的散热,另一方面也增加了触电的可能性。当设备有故障或者不正常的时候,应该停止治疗,查明原因后才能进行治疗,或者报告公司工程维修人员,在证实设备的正常工作状态后才能治疗。

最后要提醒的是很多设备的用电量非常大,尤其是一些功率较大的设备,启动或者在治疗时对电力线路的要求较高,因此要注意治疗室内的电源负荷是否符合要求,否则应该增容处理。

(周展超)

参 考 文 献

Goldman MP,Fitzpatric RE. Cutaneous Laser Surgery. 2nd ed,New York:Mosby,1999

第二篇

激光

第十章

血管性皮肤疾病

皮肤血管性疾病的发病率并没有过去我们想象的那样低,事实上各类皮肤血管性疾病的发病率非常高。对新生儿的调查发现,在出生年龄为 48 小时的新生儿中,血管性的"胎记"发生率为 23%[1],而另一项研究则认为鲜红斑痣在新生儿中的发病率就高达 0.3% ~ 0.5%[2]。因此对于皮肤血管性疾病的治疗就显得非常重要,尤其是近来,一方面治疗技术的提高,使得过去我们束手无策的那些疾病得到了有效的治疗,另一方面,社会的进步和经济的改善,使得人们越来越重视这些过去并不重视的疾病的治疗。

在皮肤病学中,在选择性光热作用期间,激光-组织间的相互作用的很多细节尚不清楚,但是目前有很多的理论来解释这些观察到的现象。最好的例子是可见光激光对微小血管的作用,这确实导致了现代脉冲黄色染料激光在儿童鲜红斑痣(PWS)的临床应用。事实上,儿童鲜红斑痣的组织学观察曾用于这种激光治疗的临床研究。有些激光也能用于成人的鲜红斑痣、毛细血管扩张和其他微小血管性皮损。但是其他不同的激光应用不同的参数来治疗这些皮损中的某些病变时可能更为有效一些,这将要在下面进一步进行论述的。

一般而言,理想的激光参数并不是决定疗效的唯一要素。一个富有经验的激光外科医师经常会使用不理想的激光而取得较好的临床结果。而一些医师即使使用很理想的激光,完全可能得到不满意的疗效甚至是很坏的治疗结果。使用 6 ~ 8J/cm^2 的能量密度时,长脉冲(300 ~ 500μs)的闪光灯-泵可调染料激光(波长为 585nm)是曾经利用选择性光热作用原理治疗鲜红斑痣最多选用的激光。因为这种治疗形成瘢痕的风险是非常小的。但是,这些激光的效果还远不理想,这是由于激光与皮肤血管间的相互作用以及临床应用等因素所决定的。在这里我们不对临床资料进行描述,只对已知的激光-组织间的相互作用进行简单的总结。

随着激光技术的不断发展和改进,今天皮肤血管性疾病已经成为皮肤激光治疗的主要适应证之一。1963 年,美国的 Leon Goldman 医生根据选择性光热作用理论,首次采用连续波长氩激光治疗鲜红斑痣和血管瘤,在当时受到业界的广泛关注,后来由于易发生瘢痕和永久性色素改变的副作用,这种治疗手段逐渐被淘汰。上世纪 80 年代出现的脉冲染料激光(PDL),是血管性皮肤疾病治疗的又一个里程碑,不仅大大提高了疗效,而且显著降低了不良反应的发生率,至今为止它都是治疗 PWS 的金标准。

临床上皮肤血管性疾病主要分为先天性和获得性两大类。其中获得性血管性疾病主要包括:毛细血管扩张、蜘蛛痣、樱桃状血管瘤、化脓性肉芽肿、静脉湖、腿部静脉异常等,组织学上表现为不同程度的血管扩张。先天性血管性疾病主要分为两类,血管瘤和真性血管畸形,前者为内皮细胞增生,后者表现为正常的内皮细胞更替,但管壁扩张。

根据 2007 年欧洲皮肤激光协会(ESLD)的指南[3],先天性皮肤血管性疾病的分类如下:

(一) 血管性肿瘤(有血管内皮增生)

血管瘤:增生或消退

(二) 血管畸形(血管畸形但内皮正常)

(1) 高流量:

- 动静脉瘘
- 动静脉畸形

(2) 低流量:

- 毛细血管畸形
- 静脉畸形
- 淋巴管畸形:巨囊性或微囊性
- 混合性

而激光和强脉冲光(IPL)主要用于治疗以下一些血管性疾病:

(1) 先天性血管性疾病:

- 血管瘤
- 鲜红斑痣(PWS)

(2) 获得性血管改变:

- 血管纤维瘤
- 蓝色橡皮疱痣综合征
- 老年性血管瘤
- Kaposi 肉瘤的皮肤损害
- 面部毛细血管扩张
- 化脓性肉芽肿
- 腿部静脉和毛细血管扩张
- 遗传性出血性毛细血管扩张
- 蜘蛛痣
- Civatte 皮肤异色症
- 酒渣鼻
- 其他疾病相关的毛细血管扩张:Goltz 综合征,静脉血管瘤,静脉湖

(3) 其他伴有血管改变的皮肤疾病

- 痤疮
- 早期不成熟的萎缩纹
- 炎性线状表皮痣
- 银屑病

- 红色的或增生性瘢痕
- 病毒疣
- 睑黄瘤

尽管现代激光技术的应用极大地提高了皮肤血管性疾病的治疗效果和安全性,但是和色素性皮肤疾病不同,在这个领域中仍有很多挑战。很多的血管皮损治疗困难,如鲜红斑痣的治疗依然是一个非常困难的事情。血管性皮肤疾病的治疗更加困难,很多脉冲激光或者强脉冲光都能够获得一定的治疗效果,但是都很难达到满意的结果,例如鲜红斑痣可能仅有 10% 的病例经过多次治疗后皮损完全清除[3],另一方面,大约有 30% 的皮损对脉冲染料激光(PDL)没有治疗反应,原因可能主要与血管的管径大小和深度有关。但是即便如此,过去面对这类疾病的治疗所抱的消极等待的态度(wait and see),目前已发生改变,大多数医师认为在今天很多治疗方法有效而安全的情况下,消极等待有时会错过最佳的治疗时机,尤其是血管瘤一般主张应尽早干预[4]。但是从另外一个角度来看,关于这类疾病的现代激光治疗在一定程度上可能存在一定的混乱,这或许是为什么欧洲皮肤激光学会(ESLD)制定了一个旨在指导激光与光子治疗指南的原因。依据这一指南,疗效与正确的诊断分类、激光器的选择和治疗技巧是有关的。

激光治疗血管看来很复杂,很多因素都必须考虑。如血红蛋白的变性或凝固、红细胞在治疗过程中的形态由凹陷的碟形改变成为球形、正铁血红蛋白的产生、红细胞膜的损伤、内皮的和细胞质的凝固。一些新的发现可能对开发新的治疗技术有帮助,例如,当血红蛋白吸收一定激光能量后(如经过 500~600nm 激光的照射)会转变成正铁血红蛋白(methemoglobin),此时血液呈现淡棕色外观,对红外线吸收明显增强,如果紧接着用 1064nm 激光进行照射可能会取得更好的疗效[5]。

采用多脉冲技术可能是一个好的选择,能提高治疗的效果,这是一种利用现有设备进行低能量多脉冲的治疗技术,从目前的临床观察结果来看,治疗效果非常不错。联合激光治疗技术可能是另外一个选择,如选择 532nm/1064nm 激光的组合,或者选择 595nm/1064nm 激光的组合照射,也能起到血管治疗作用,532nm、585nm 或 595nm 激光照射后,血红蛋白会迅速转变为正铁血红蛋白,而后者对 1064nm 的吸收性会大大增加,因此联合这种治疗技术可能会增加治疗的选择性的同时也增加了激光治疗的深度,能否增加疗效尚需临床检验。Cynosure 公司新近推出的一种联合治疗设备 Cynergy™ 具有 MultiPlex 功能。就是这种理论的实际应用。所谓 Multiplex 功能就是将两套激光管安装在同一激光设备上,在治疗的时候将 585nm 的染料激光和 1064nm 的 Nd:YAG 激光先后发射出来进行治疗,每种激光的脉冲宽度和能量大小可以任意调节,而依据临床的需求不同,两种激光循序发射的时间也能调节(0.25~1ms)。当设置为 595nm 激光为 $8J/cm^2$,脉宽 10ms 进行照射,停顿 1ms 后发射 1064nm 激光,$50cm^2$,脉宽为 40ms 时,对鼻部的毛细血管扩张疗效非常理想。

相比之下光动力学治疗鲜红斑痣疗效较高,据报道基本治愈率可能达到 40% 左右[6],或许是一种理想的方法,新型的光敏剂血卟啉单甲醚正在 II 期临床验证中,预计在不久的将来会在临床推广。但是这种治疗方法相对脉冲激光来说繁琐而且必须面对治疗后无法避免的光敏反应和急性光毒反应所带来的不良反应。

未来血管的治疗可能会尝试低能量密度的多脉冲照射来提高治疗的安全性和有效

性,血管内注射光敏感药物进行光动力治疗,或者注射药物胶囊,当激光照射后药物释放进入靶位血管进行治疗,或者寻找一些能增加光穿透性的方法改善目前治疗的困境,当然这一切都只是停留在概念中。

第一节　选择性光热作用与皮肤微血管[7]、[8]

理论上认为对大多数的皮肤微血管的治疗,当波长为 577nm,脉冲宽度 1ms,能量密度为 $2J/cm^2$ 时将会是理想的。然而,最初并没有能够满足这种临床要求的长脉冲激光。在正常的人体和动物模型上进行过波长为 577nm、脉宽为 $1\mu s$ 脉冲染料激光的试验,这一脉冲宽度仅为理想脉冲宽度的 1/1000。该试验观察到,这种激光照射后在组织学研究中发现,引起了真皮血管的选择性损伤并伴有广泛的出血,这种损伤是温度依赖的。要达到损伤所需的能量密度,就必须在治疗时肉眼能观察到紫癜的出现。这一损伤过程是由于血管内红细胞的蒸发汽化导致了血管壁的机械性损伤所致。为了减少蒸发汽化的损伤,加强血管的热凝固,需要将激光的脉冲宽度延长。当脉冲宽度增加到 $20\mu s$ 时,在正常人体试验中能明显地减少血管的破裂和出血,但是在理论上,引起血管损伤时所需的能量密度也要相应地增加。

正因为如此,设计和产生了 577nm,$400\mu s$ 的脉冲染料激光,并在临床上进行了治疗鲜红斑痣的试验,试验中注意到治疗儿童鲜红斑痣效果良好,形成瘢痕的风险很低。波长较长的 585nm 激光,其穿透深度几乎两倍于 577nm,也显示了相类似的血管选择性,同时治疗的深度却加深了。因此不久 585nm 的激光便应用于临床。目前的标准 585nm 波长激光通常是 $400\mu s$ 脉冲宽度的染料激光,它能产生能量密度为 $6\sim8J/cm^2$ 单一的不重叠的脉冲,光斑大小为 5mm。在组织学上,这种长脉冲黄色光染料激光导致了选择性血管内和血管周围的凝固坏死。在肤色较黑的患者还伴有达到基底细胞层的表皮损伤。治疗后色素减退和炎症后色素沉着同样是会经常发生的副作用,但通常是暂时的。这种激光治疗后引起的暂时性的、有碍美观的紫癜是由于出血和迟发的血管炎所引起的,推测可能是因为这种激光的脉冲宽度仍短于理想的脉冲宽度。另外,通常需要进行 6 次或更多的治疗,以消除鲜红斑痣,其原因尚不清楚。对于儿童的鲜红斑痣最理想的脉冲宽度可能是 $1\sim5ms$,成人的鲜红斑痣一般血管更粗,可能需要更长的脉冲宽度。

对于波长的考虑,通过使用 577nm 和 585nm 的激光的比较,很明显 585nm 波长增加了激光的穿透深度,这确实使我们几乎有理由发展和使用较长波长的激光。尽管研究的结果导致了对 585nm 波长激光的选择,但是仍有着内在本质的缺陷。在一项动物实验中为了从组织学上比较各种波长对真皮血管的损害深度,将能量密度固定再进行照射,结果发现随着波长从 577nm 开始延长,血液的吸收参数 μa 降低!而要取得任意血管相同的热效应则需要提供更大的局部能量密度。通过对一个固定范围的能量密度的比较,发现更长波长的激光其选择性损伤血管的能力似乎消失了。因此这一研究得出的结论是长波长的激光不能有效地引起高选择性的微小血管的损伤。

使用较高的能量密度,穿透性较强的 600nm 的红色激光以及更长波长的其他激光,能引起选择性的微小血管的损害,在白肤色人中引起紫癜形成的光谱就是能被血管很好吸收的光谱,这一光谱最少能到达 630nm 的波长。当血管对激光的吸收参数,接近或等于周围邻近真皮组织对激光的吸收参数时,激光的血管选择性损伤作用将会完全失去。在红光波长范围内,真皮(如无血管成分)的光吸收参数仅为 $0.1\sim0.3cm^{-1}$。波长达到 700nm 时真皮和血管的吸收参数才相近,使用红色激光治疗鲜红斑痣的最根本的限制是表皮黑色素对光线的吸收。事实上,694nm 的 Q-开关红宝石激光,对含色素的细胞具有非常高的选择性损伤作用。尽管如此,长脉冲、高能量密度的红色脉冲激光(如 590~610nm)似乎能有效地治疗鲜红斑痣和毛细血管扩张。在适合于鲜红斑痣治疗的较长的脉冲宽度的情况下,色素细胞的损伤会减少到最低限度,表皮的损伤趋向不留瘢痕的愈合。在一个小样本的临床研究中,600nm 的染料脉冲激光在治疗成人鲜红斑痣时疗效优于 585nm 脉冲宽度。

另外一个重要的因素是在同一个部位照射的脉冲的数量。每一次的脉冲照射,色素性靶目标便会经历一次加热和冷却的循环。在治疗微血管过程中,一旦激光脉冲的照射引起血管出血,接下来的激光脉冲的照射会使热损伤扩散,因为靶目标的色基不再局限在血管内。但是,Arrhenius 模式提示,热损害是时间累积性的。因此,理论上,如果使用多次、低能量密度(不会导致出血的脉冲),可能会引起累积性、选择性、更为缓和的和更为完全的微血管损伤。这为我们提供了全新的达到选择性光热作用的能量释放方式。有人报道了使用 585nm,160μs 染料激光脉冲以 0.5Hz 的频率多次照射微小血管引起微血管损伤的研究。50μm 管径的地鼠臀部静脉,其引起出血的能量密度阈值是 $6J/cm^2$,应用这一能量密度进行照射,当照射一次时,仅有一半的血管发生闭塞(血栓形成)。相反使用 $2\sim4J/cm^2$,照射 10~100 个脉冲时,血管获得完全的闭塞而且没有发生出血。这一研究提示,之所以鲜红斑痣需要多次反复的治疗,其原因之一就是导致微血管的不可逆的损伤可能远非单一的阈值能量密度的脉冲所能做到的。鲜红斑痣可能对多次、低能量密度、不引起明显热损害的平均辐射度的激光照射反应更快一些。

1983 年 Anderson 和 Parrish 发表的选择性光热作用理论,是指通过选择适当波长、脉宽和能量密度,优化激光治疗参数,使靶组织被特异性破坏,而激光对周围组织的损伤,如产生瘢痕和色素改变等不良反应,则降至最低。此时激光的波长接近皮肤内靶色基的吸收峰,可被靶色基选择性吸收,而不损伤周围皮肤组织。

一、波长的重要性[9]

血管的靶色基是氧合血红蛋白和去氧血红蛋白,两者均有多个吸收峰(如氧合血红蛋白的吸收峰为 418nm,542nm 和 577nm,见图 2-10-1)。同时,波长也影响激光的穿透深度,在 1200nm 以下,波长越长,穿透越深。因此治疗血管性疾病的激光波长往往比 577nm 略长(585~595nm),这样可兼顾靶组织的选择性吸收和穿透性。而且激光需要穿透表皮的黑色素屏障到达靶血管。过去使用氩激光就是个很好的例子,它的波长是 488nm 和 514nm,可以被表皮黑色素竞争性吸收,造成表皮严重损伤,瘢痕形成。黑色素对光的吸收是随着波长的增加而降低的。此时,选择长波长的光优于短波长的光。在治疗血管性疾病时,首先是浅表的血管吸收光并被凝固,因此在治疗鲜红斑痣时需要经过多次治疗,才能达到较为理想的效果。血液在 532nm 也有一个吸收峰,倍频 Nd:YAG 激光治疗浅部的血管性疾病也有效,但它在皮肤内的穿透性差,并且更易被表皮的黑色素吸收,因此这个波长激光对治疗区的表皮冷却非常重要。

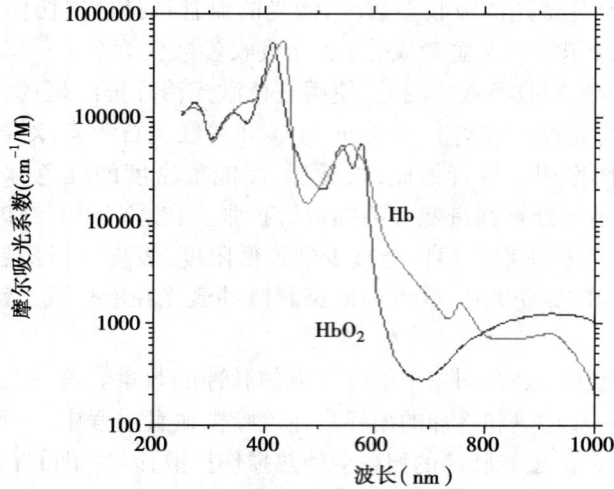

图 2-10-1 氧合血红蛋白和脱氧血红蛋白的吸收曲线
摘自 http://omlc.ogi.edu/spectra/hemoglobin/summary.html

二、脉冲宽度的重要性[10]

为了使热损伤局限于理想的靶组织,激光的脉冲宽度应短于靶组织的热弛豫时间(表 2-10-1 和表 2-10-2)。因为脉冲宽度过长时,会使热量从治疗的靶传导到周围组织,导致瘢痕和永久性色素沉着等不良反应,同时靶组织反而因热量损失而不能得到充分的治疗。但如果脉冲宽度过短,如小于 $20\mu s$,则不足以使血红蛋白吸收的热量传导到整个血管,从而造成继发于红细胞爆破的血管破裂出血,形成紫癜,并由此引发含铁血黄素沉积性色沉。所以,单脉冲激光在治疗上有一定的局限性,多脉冲激光的出现,旨在使能量成功的传导到血管内皮而不致血管破裂出血。究竟是增加单脉冲激光的脉冲宽度,还是增加激光的脉冲数,这在目前尚有争议。

表 2-10-1 不同直径血管的热弛豫时间(Tr)

直径(μm)	Tr(ms)	直径(μm)	Tr(ms)
10	0.048	100	4.8
20	0.19	200	19.0
50	1.2	300	42.6

表 2-10-2 不同靶组织的热弛豫时间(Tr)

靶组织	直径(μm)	Tr
表皮	60	2ms
基底层	20	$400\mu s$
黑色素小体	1	$0.2\mu s$
血红蛋白	5	$5\mu s$

目前治疗血管性疾病的激光,脉冲宽度在毫秒级,常用的市售激光的脉冲宽度从 0.45ms(PDL)到 50ms(翠绿宝石和倍频 Nd:YAG)和 100ms(Nd:YAG)。

三、适当的能量密度

为使靶血管能够被充分凝固破坏,血液的温度应达到 70℃ 左右并持续一定的时间(脉冲宽度)。能量密度过高时,即便波长和脉冲宽度适当,也会产生多余的热量,损伤周围组织结构,引起不良反应。

四、光 斑 大 小

由于大光斑减少了边缘的散射,因此比小光斑的组织穿透更深。Ross 和 Domankevitz 发现 6mm 光斑治疗 1.3mm 直径的深部血管时,在同等参数条件下,比 3mm 光斑加热更均匀,加热的组织体积更大。但是,大光斑由于加热的组织体积大,降低了治疗的安全性。因此 Kauvar 和 Khrom 建议,治疗光斑的大小应该与血管的直径吻合,使血管充分吸收热量,最大限度地降低周围组织吸收能量后引起的不良反应。

五、有效的表皮冷却

表皮冷却可以增加激光有效热凝固的深度,提高治疗的能量密度,而不增加瘢痕和色素改变等不良反应的发生率,同时减轻治疗的疼痛感。

表皮冷却的方法包括:冷凝剂喷雾冷却、玻璃或蓝宝石晶体接触式冷却和空气冷却。其中冷凝剂喷雾冷却方式一直是较为公认的最有效的冷却方法,它采用的是四氟乙烯(沸点 -26.2℃),使皮肤表面的温度降至 -30℃,但基底层的温度不会低于 0℃,可以冷却表皮但不影响靶血管的温度。这种方法可能的问题是冷凝剂是否阻挡激光光束,在一项对 594nm 和 785nm 光的研究中发现,持续喷射冷凝剂 30ms 后,延迟 30ms 发射激光,会降低 3% 的激光能量。接触式冷却主要用于脉宽较长的光,它的缺点是会使血管受压,同时低温也会收缩血管。但 Goldman 认为,用同步冷却手具压紧皮肤,可以调节和优化血管内的血液量,使血管更好的凝固变性。空气冷却装置产生最低 -30℃ 的气流(500 ~ 100L/min),作用皮肤 8 秒后,可使皮肤表面温度降至 -15℃。一项用不同冷却方式对多毛、文刺和血管性疾病激光治疗的研究显示,86% 的患者认为空气冷却优于其他各种冷却方式,37% 的患者认为其止痛效果比冷凝胶强,分别有 70% 和 83% 的患者减少了红斑和紫癜。

（林　彤　周展超）

第二节　鲜 红 斑 痣

一、激光治疗概况[7]、[8]

在激光被发明和推出之前,对于毛细血管异常疾病的治疗,其治疗的选择非常有限。过去鲜红斑痣可选用外科切除、冷冻治疗或者放射线治疗,或者应用与肤色相近似的文刺加以修饰和遮盖。对于小面积的鲜红斑痣而言,外科切除是可以接受的,尤其是对美容要求不高的部位。然而要切除较大的皮损,将会面临较大的困难,因为形成的较大瘢痕,使其疗效很不理想。

冷冻外科治疗通常疗效较差,并且有形成色素减退的危险,尤其是对于那些深肤色皮肤的人来说尤为明显。放射治疗偶尔也能使病变面积缩小。但是,远期疗效并不理想,相反由于过度的放射导致皮肤的色素改变、质地变化和萎缩性瘢痕以及皮肤的塌陷常常使得皮肤外观比未治疗前更为难看。更糟糕的是这种治疗给后续的更为有效的治疗(如脉冲激光或光动力治疗)增加了治疗的难度。

文刺通常会留下伪饰的外观,由于日光的原因,皮肤的颜色实际上在不同的季节是有改变的,因此很难将文刺的颜色与皮肤的颜色调和一致。另外从文刺技术来说,要调和文刺染料使之成为与皮肤颜色相同或接近的颜色通常是很困难的。对于深肤色的人来说不得不文刺很厚重的颜色来掩饰鲜红斑痣的颜色,这样会使文刺后的外观极不自然。

氩激光是一个连续激光,能采用两种方式进行治疗:或者通过一个开关装置使其产生100ms脉宽的脉冲光,或者让连续激光光束在皮损上迅速移动来进行治疗。这是一个很强的光源,它能被扩张的血管内的血红蛋白良好地吸收。氧合血红蛋白,假定在皮损中有较高浓度,对激光有三个吸收峰值:418nm、542nm 和 577nm。尽管氩激光波长与这三个峰值波长并不吻合,但其所释放的 488nm 和 514nm 激光仍能被氧合血红蛋白所吸收。黑色素是皮肤中主要的竞争性色基,也能吸收这种激光,但是与氧合血红蛋白相比其吸收性稍弱。氧合血红蛋白和黑色素对氩激光吸收性的这一差异使得氩激光能侥幸地用于血管性疾病的治疗,以提高美容效果,也减少了副作用。

使用氩激光治疗后的皮损尽管皮损颜色能获得不同程度的减淡,但不久便发现氩激光治疗鲜红斑痣不但对医师的治疗经验和技术有一定的要求,而且这种激光技术本身也有潜在缺陷,能形成非常明显的副作用。即使氩激光与靶血管的作用具有选择性,其治疗参数也不是理想的。因为氧合血红蛋白对这种激光的吸收并不是最大的,因此必须在治疗区内提供足够高的能量密度来产生足够强的热损伤来治疗血管,加上激光与皮肤接触的时间相对较长,这样,无论是脉冲形式或者是连续波状态,氩激光均能引起严重的血管周围的热损伤,最终会造成萎缩的瘢痕、皮肤凹陷、纤维化以及增殖性瘢痕等改变。黑色素同样也能吸收大量的激光能量,这导致了皮肤的色素减退,皮肤色素减退通常是永久性的,在一些解剖部位,如上唇、躯干、四肢,肤色较深、血管管径较小易产生副作用,尤其是儿童。很显然这种激光技术是不能很好地满足临床需要的。

直到 1980 年,随着更多的功能较完善的激光的发明,氩激光很快便被人所淡忘。近来应用自动化扫描释放系统,能使激光以毫秒级的脉冲宽度释放,即使是连续波的激光也能做到这些,这样便减少了血管周围的热扩散。尽管氩激光也能应用这种技术,而且氩激光在部分患者的治疗上的确也获取了一定程度的成功,但由于明显的副作用,使用氩激光治疗鲜红斑痣仍应十分小心。

依据 Anderson 和 Parrish 等提出的选择性光热作用理论,激光治疗鲜红斑痣的技术不断地获得改进。所要解决的问题是:要想达到更高的治疗选择性、增加疗效、减少副作用,什么样的激光参数才是较为合适的呢?

很明显光波长是一个重要的参数,要使激光的波长与靶组织的光吸收特性尽量一致才较理想。就鲜红斑痣而言,色基为氧合血红蛋白。氧合血红蛋白有三个吸收峰值,418nm、542nm 和 577nm。418nm 是氧合血红蛋白最大的吸收峰值,如果我们只考虑色基对激光的吸收能力,这一波长的激光无疑将是最理想的。但是这一波长的激光波长过短,而且还能被表皮中的黑色素良好地吸收,穿透能力太差,所以和另外两个峰值的波长相比,尽管另外两个吸收峰值相对较小,但这两个波长的激光穿透性较好,而且黑色素吸收也不如 418nm 光那样多,故它们是治疗鲜红斑痣的最理想的两个候选激光光源。激光波长在一定范围内,波长越长,穿透越深,因此 577nm 激光被认为是更理想的治疗光源。

第二个需要考虑的重要参数是脉冲宽度,也就是激光束照射血管的作用时间。激光的治疗目的就是要使靶血管有足够的时间暴露在激光的照射之下形成理想的结构改变。但激光照射的时间过长会使热传导到周围组织引起副作用。通过对鲜红斑痣的研究,看来脉冲宽度在 1～10ms 对血管的治疗是较为理想的[11]。这一结论是通过对血管管径的形状和尺寸的分析以及对热弛豫时间的计算而获得的。这一时间被认为是既能将热量限制在加热组织内部而又不使其发生热弥散的时间,但是现在看来,更长的脉冲宽度可能也有效,这更符合扩展的选择性光热作用原理。

这一参数的重要性在氩激光中也能获得证实。因为它所释放的激光不是血红蛋白理想的吸收光,所以激光能量无论是脉冲式释放或自由式连续释放都能引起副作用的发生。如果通过使用自动化扫描装置使脉冲宽度缩小,氩激光将变得安全得多,而且疗效不变。尽管氩激光使用这种技术后也能应用于临床,但毕竟血管的选择性和穿透性都很差,仍然不是理想的治疗选择。

能量也是一个需要考虑的很重要的因素。能量本身并不具备选择性,它必须巧妙地加以运用,否则就难以获得局限在靶血管中的光热效应。如果激光的能量太低则不足以产生足够的热能使靶血管发生理想的结构性的改变,这样将不会起到治疗作用。激光能量如果太高,即使这一能量是在理想的时段内释放(小于热弛豫时间),仍可引起热的潴留,在激光光束撤除后,潴留的热能仍能引起后续的问题,产生副作用。

理想的激光参数就是要有利于鲜红斑痣病人的治疗,显然早期的激光技术是无法满足这一要求的。直到 1980 年,长脉冲染料激光的开发,这一状态才有所改变。使用染料激光可以获取 577nm、300μs 的激光,正如前面所讨论的那样,这个激光波长与氧合血红蛋白的吸收峰值波长相吻合,而且黑色素的吸收也较少,激光的穿透性也较好。

曾对脉冲宽度为 360μs 的激光治疗鲜红斑痣的疗效进行过广泛的研究。激光的这一脉冲宽度较鲜红斑痣皮损中异常血管的热弛豫时间要短,这样激光照射后能使热能局限在血管内。但问题是这一激光所产生的能量是否能足以引起血管内皮的损害。早期研究中,临床应用脉宽为 1.5μs 的脉冲激光治疗鲜红斑痣导致了血管的碎裂,原因可能是热的急剧扩张。但是碎裂的血管通过修复后可恢复到它原来的大小,所以疗效是非常有限的。尽管激光的脉冲宽度明显地短于血管的热弛豫时间在选择性治疗上是非常重要的,因为这样能使热局限在治疗的血管内,但是现在看来,治疗血管并达到对血管结构的彻底和永久性的破坏,需要较长时间的加热时间,这样可产生足够强的热损伤,不但使血管内血栓形成,更重要的是由于热的传导,使血管内皮组织乃至血管外膜组织受损并产生永久性的改变,这对鲜红斑痣的治疗是非常必要的。

最初不知道是否把脉冲宽度增加到 360μs 是否便足够了。幸运的是,研究显示这个脉冲宽度能足以引起血管的损伤,并最终使鲜红斑痣的临床治疗出现了疗效,使皮损的颜色慢慢地变浅,研究的这一发现支持了激光选择性光热作用治疗血管的参数的重要性和实用性,而且在氩激光治疗中令人非常担心的副作用戏剧般地减少了。

通常对同一皮损区进行多次的一系列的治疗能使病变获得最大限度的减淡,而仅仅治疗一次并不一定能取得理想的疗效。由于安全性的提高,使得临床医师有可能对病变区进行重复治疗,而且副作用形成的风险很小。在这以前,使用老式的激光是根本不可能的。疗效并非是在激光治疗后的当时就能看到,通常在 2~3 月后才能获得最大疗效。据推测,治疗后皮肤需要有一段时间的恢复过程,在这段时间内由于机体的修复机制,小的血管可更换受损伤的鲜红斑痣的异常血管。由于目前尚不完全清楚的原因,这一过程看上去要持续相当长的一段时间。可能有其他因素,如神经系统对管径大小的调节作用,或血管周围的结缔组织及其排列方向等,可能是决定激光治疗后临床总体反应的部分原因。两次治疗间需要有一定的间隙时间。

由于新式激光能对同一皮损区进行反复多次的治疗使皮损颜色不断地变浅,同时副作用减少,即便是儿童的鲜红斑痣,治疗也是非常安全的。儿童鲜红斑痣的血管管径较小,但随着年龄的增长,血管逐渐地演变成熟,管腔变大。较大的血管含有较多的红细胞,因而对激光治疗来说是一个较好的靶位。但儿童的鲜红斑痣的血管很小,它所含的红细胞少,作为靶色基的氧合血红蛋白不足以吸收足以引起疗效的激光能量。另外,血管壁的厚度也可随着年龄的改变而改变,管壁越薄,血管扩张越明显,对激光反应越好。

过去应用氩激光治疗儿童鲜红斑痣,对年龄的限制是随意的,一些医师对 12 岁以下的儿童不治疗,而另外一些医师对小于 8 岁的儿童不治疗。自从使用脉冲染料激光后,提高了治疗的选择性,使治疗变得更加安全,所以即使是新生儿的鲜红斑痣,治疗也是较为安全的。

在一些特殊的解剖部位也证实了这些治疗参数的安全性和有效性,尤其是上唇部、颈部、前胸以及四肢,这些部位用氩激光治疗通常无效,也会引起非特异性和不希望的热损伤。而利用脉冲染料激光,这些部位的治疗变得安全而有效。

很明显更为有效的治疗方法已经被开发出来并成功地应用于鲜红斑痣的治疗。在过去的 20 年中,脉冲激光被应用于所有年龄以及所有部位的鲜红斑痣的治疗,而且还在不断地进行实验和临床研究以进一步发展未来激光技术。

尽管 577nm 激光与血红蛋白的吸收峰值相吻合,为了提高激光的穿透性,对长波长的激光也进行了评价,研究显示,一些皮损对 577nm 反应较好,而另外一些皮损则对长波长的激光反应较好。因此对于鲜红斑痣而言,看上去似乎并没有最理想的光波。

脉冲宽度加长以取得对较大血管的热损伤的治疗作用。染料激光开始使用的脉冲宽度为 350μs,现在已有 450μs,500μs 以及 750μs 和 1.5ms 可供使用,现在这些染料激光的脉冲宽度已经达到了 40ms,而且可以根据临床的要求任意调节治疗时的脉冲宽度。这也增加了临床疗效。

最后光斑大小也是很重要的,光斑大小是指激光治疗时光束照射在皮区上的面积大小。光斑直径现已从 3mm 加大到 10mm,这不仅使治疗的速度得以提高,更为有效,也增加了治疗后颜色的均匀性。同时由于光斑中央的光子密度较高而周围散射较多,与 3mm 光斑比较,用 10mm 光斑治疗时,治疗相同的皮损取得同样疗效需要的能量要少。

经过 20 年的临床实践证明脉冲染料激光是治疗鲜红斑痣较为有效的工具。即使是儿童的鲜红斑痣也是一个较好的治疗选择。然而这一治疗方法仍有不少缺陷,尽管治疗后皮损的颜色能明显减淡,但并不理想,只有 75% 能获得 50% 的减淡。与成人相比儿童的临床疗效更明显一些,当然这一结果的准确性目前受到一定程度的怀疑。几乎所有的患者均需要一系列多次的治疗。一般而言,经历六次的治疗后,大多数皮损会明显减淡。尽管进一步治疗通常是有益的,而且进一步的治疗也有可能使皮损进一步地减淡,但令人失望的是只有很少部位的人的皮损能获得彻底的清除。

二、激光治疗[12]、[13]、[14]、[15]、[16]

鲜红斑痣是一种先天性的真皮浅部毛细血管畸形,出生时即发生,90% 累及头颈部,特别是三叉神经第一、第二支,病理表现为真皮乳头层或网状层上部的血管扩张,平均血管深度 0.46mm。皮损随儿童生长而成比例长大,可发生于身体的任何部位,早期表现为红斑,随年龄增长逐渐加深,少数患者皮损表面可逐渐隆起,形成结节,累及唇部则易出现软组织增生,一般不会自然消退。

需要鉴别的是另一种先天性血管畸形,俗称"天使之吻"、"鲑鱼斑"等,临床上为淡红色斑片,50% 生后第一年消退。有些表现为中线的 PWS 样皮损,激光治疗 1~2 次后即完全清除,这类皮损并非典型的血管扩张引起的 PWS,可能是血管成熟延迟,因为 60% 的损害可自行消退。

视频显微镜下 PWS 血管扩张分为三种类型:乳头血管丛垂直环路扩张;乳头血管丛深部水平血管扩张;不同深度的垂直和水平血管扩张混合。

可选择治疗 PWS 的激光设备包括:PDL,IPL,Nd:YAG,KTP。

ESLD 根据 PWS 受累血管的大小分为 Ⅰ 级:早期小血管,50~80μm,淡或深粉红色斑,推荐用 PDL、KTP、IPL 治疗;Ⅱ 级:80~12μm,肉眼可见血管,推荐用长脉宽 PDL、KTP、IPL 治疗;Ⅲ 级:120~150μm,红斑,血管扩张更明显,推荐用长脉宽 PDL、大光斑 KTP、IPL 治疗;Ⅳ 级:皮损增厚,发紫,有搏动感,可形成结节,血管扩张 >150μm,推荐用 IPL、翠绿宝石激光、Nd:YAG、半导体激光治疗。治疗间隔 8 周左右。多数需要 4~12 次治疗。

应该注意的几个问题:

(1) 影响疗效的因素:

1) 年龄:PWS 随患儿年龄增长皮损逐渐增厚,颜色逐渐加深,因此尽可能及早治疗,越早治疗,皮损越易清除。

2) 皮损颜色:粉红色 PWS,尤其在儿童,比深红色 PWS 更难治疗。暗紫红色结节性皮损治疗反应差。可采用长波长激光,如 755nm、800~900nm 和 1064nm 治疗。Goldman 的观点有不同,他认为外生性结节性皮损治疗反应好,紫色和斑片状皮损反应差,因为上述皮损的血管深而大。

3) 血管性皮损的深度和范围:皮损较深的血管畸形,PDL 无法穿透达到,可改用 Nd:YAG 或 IPL 治疗。范围小于 20cm² 的 PWS,疗效较大皮损好。一项对成人 PWS 的研究表明皮损面积大于 60cm²,6~15 次治疗后,皮损消退小于 75%;面积大于 100cm²,平均 17 次治疗后,皮损消退小于 50%。

4) 部位:额部正中皮损反应最好,其余依次为眶周、面部边缘和颈部。位于面正中和三叉神经上颌支的皮损比面部其他部位皮损疗效差。肢体远端皮损较近端更难治,其原因尚不知道,推测与重力或循环中的还原血红蛋白有关。由于重力作用和功能性原因,肢端血管的管壁厚,需要提高治疗参数,且治疗反应差,因此早期在患儿还不会走路活动前治疗,可能更有效。头颈部皮损比身体其他部位皮损疗效好。

（2）儿童 PWS:PDL 最早就是为治疗儿童的小血管而设计的。

ESLD 建议,由于 PWS 可能出现皮损颜色加深或增厚,因此应积极治疗。1 岁以内开始治疗效果显著,并能避免皮损进展,增加完全清除的可能。儿童年龄越小血管畸形越浅而小,更易治疗。还有人认为 3~8 岁的儿童比年龄更小或更大的儿童需要更多次的治疗,这些孩子在治疗间期,由于内源性因素的影响,残留的扩张血管生长迅速。

Mitchel P. Goldman 认为尽早治疗 PWS 的好处在于:①治疗次数少,缓解快;②治疗范围小(儿童从出生到 2 岁皮损面积增加两倍,2 岁到 8 岁再增加一倍);③对麻醉方法的要求低,外用麻醉剂、冷凝剂喷雾或用冰块表皮冷却即可实施治疗,仅部分 8 岁或以下儿童需要请儿科麻醉师进行全身麻醉。但 ESLD 建议外用麻醉剂 EMLA 不宜用于 6 月以下婴儿,因为血管性皮损可增加麻醉剂的局部吸收,形成高铁血红蛋白,有潜在的引起婴儿大脑缺氧的危险。此外 EMLA 还可使血管收缩,增加治疗难度。对葡萄糖-6-磷酸脱氢酶缺陷或血红蛋白病患儿也存在较大风险。此时可采用局部注射麻醉或全身麻醉。

对于 12 岁以下儿童,Goldman 建议使用产生轻度紫癜的治疗参数,10~12mm 的 PDL 大光斑或 IPL 的大治疗头能够减少治疗遗漏。他们的经验是第一次治疗可消除平均 50% 皮损,以后每次治疗疗效再以 10% 递增,六次治疗后 40% 患者皮损被清除,剩余者平均消退 80%。深色皮肤患者需要降低治疗的能量密度,加强表皮冷却,增加治疗次数,才能达到与浅色皮肤患者同样的效果。四肢皮损的疗效低于颈部和躯干皮损。

（3）成人 PWS:

Goldman 认为,疗效与儿童类似。由于皮损颜色和厚度不同,PDL 治疗的能量密度往往高于儿童。采用 7~12mm 光斑,增加皮肤的穿透深度。治疗间期为 3~4 个月。最初 5~6 次治疗每次消退 10%,以后治疗反应逐渐下降,需要约 20 次治疗才能达到 90% 的效果。在用 IPL 治疗 PWS 时,每次治疗均适当提高能量密度、脉冲宽度、滤光片波长和脉冲数。

（4）治疗抵抗皮损的处理:

对于 PDL 效果不理想的皮损,可加强冷凝剂喷雾冷却时间(持续 40~80ms),提高 PDL 的波长(最大 600nm)、能量密度($15~20J/cm^2$)和扩大光斑直径,波长从 595nm 改变为 585nm,脉冲宽度由 0.45ms 增加至 1.5~20ms,每次治疗时可采用不同脉冲宽度进行重复回合治疗,还可用翠绿宝石激光、KTP 激光、Nd:YAG 激光和 IPL 等治疗。

有报道,粉红色和红色 PWS 对 585nm 疗效好,而蓝色或深红色 PWS 对 595nm 疗效好。这可能与血红蛋白经激光诱导后形成正铁血红蛋白,变为对更高波长吸收效果好有关。

单次治疗可进行 2~3 个回合,间隔 30 秒,使皮肤冷却。

有些时候还可使用止血带,以增加血管直径,提高 PDL 的吸收。

（5）复发:Waner 报告,102 位 PWS 患者的 118 处皮损,3% 治疗后 1 年内复发,20% 1~2 年复发,40% 2~3 年复发。PWS 的小静脉受交感节后神经元和感觉神经元支配,小静脉畸形的发病原因,是皮肤血管丛的自主支配神经缺陷。Smaller 和 Rosen 也证实 PWS 血管周围神经缺陷,Kane 等发现治疗反应差的 PWS,自主支配神经缺陷。因此 Waner 和 Goldman 均认为,即使已有效的治疗了扩张的 PWS 血管,血管所处的微环境仍能够促使其继续扩张,导致皮损复发。但对于完全封闭的毛细血管畸形,尚未见复发报道。

治疗时的副反应包括疼痛,因此可应用局部麻药或浸润麻醉加以解决。成人大多数部位对治疗的疼痛是能忍受的,但儿童常常难以耐受。其他不可预测的副反应是治疗区皮损变黑,而其他类型的激光系统不会引起这种反应,这可能是血管内的血液凝固引起的。在较大的儿童,这种反应通常要一至二周后消退,成年人更是如此。

如果选择合适的治疗参数,其他的副作用如瘢痕、纤维化、萎缩,以及色素的改变则很少发生。其中瘢痕及纤维化的发生率少于1%,萎缩及皮肤塌陷和色素改变似乎也不多见。这些副作用的发生率是很低的,与新近报道的所有其他介入性治疗系统包括另外的激光治疗系统所引起的副作用相比较,这些副作用可能是最低的。

鲜红斑痣对染料激光的治疗反应与皮损分布的部位相关,面颈部中线部位的皮损疗效相对要差,如颊中部位、上唇部和鼻部等疗效要差,而框周、前额和颞部、颊的外侧部、颈部和骶部的皮损疗效相对要好一些[17],四肢末端的皮损疗效要较四肢近心端的要差,儿躯干部的皮损疗效相对要好一些。这一临床观察的结果与其他激光治疗的结果看来是一致的。如光动力治疗或者应用其他波长的激光治疗时,都出现类似的疗效-部位的相关性。

目前各种治疗效果都远远不能达到100%使皮损消退的目的,如染料激光对鲜红斑痣进行治疗时,大约只有40%～100%的皮损显示出对激光治疗有效。迄今为止,随着治疗技术的发展,鲜红斑痣的治疗在以下方面是获得了进步的:我们可以对新生儿和儿童的皮损进行治疗、治疗后可出现皮损明显的减淡、很少出现治疗后的瘢痕、色素沉着也很少、能有效治疗表浅的血管皮损、浅的皮损治疗后一些增生的情况能得到抑制、溃疡能愈合。但是在以下方面我们仍然没有任何进展或者进展不大:各类皮损获得彻底清除还很少、大多数情况下需要多次的治疗才有明显的效果,一次治疗往往无法获得理想的治疗结果、而且不同的解剖部位治疗的效果相差很大、皮损深以及混合的血管瘤效果不好、皮损深时治疗后不能有效抑制血管瘤的增生、此时的溃疡也无法使其愈合。未来对血管性皮损治疗的目的将集中在:增加对深部和复杂皮损治疗的效果、减小疗效-解剖部位的相关性、减小治疗时的疼痛、争取早期治疗并获得良好的效果、对各类的血管畸形、淋巴血管瘤以及血管角皮瘤都具有良好的治疗效果等等。

（林　彤　周展超）

第三节　皮肤血管瘤

一、治疗概况[7]、[8]

对血管瘤的治疗有很多的争议,这些争论不仅仅是什么治疗方法是最理想的,也包括是否需要治疗。这些病变的自然过程是增生和持久隆起,紧接着是自行消退,大多数能最终获得完全的消退。因此,在一开始就有必要决定对这种皮损是否有必要进行治疗。

在一些严重的病例中一般使用非激光的治疗方法,因为这些治疗方法具有系统的治疗作用。这两个治疗选择包括:皮损类固醇(皮损内注射或系统应用)、平阳霉素和干扰素。对于幼儿,局部注射皮质激素通常也会引起系统吸收,其结果仍然是通过全身的作用达到的。激光相比之下要安全一些,扩大了血管瘤治疗的适应范围。

使用激光来进行治疗已经有很多年了,最初使用的是氩激光,长期的治疗实践显示,其具有与鲜红斑痣相同的缺陷,潜在的副作用是影响是否要进行治疗的重要因素。

另外一种激光 Nd:YAG 也曾用于血管瘤的治疗,1064nm 的激光具有更好的穿透性,尤其是对较厚的皮损。在有些病例联合外科切除及 1064nm 激光的照射治疗。同样,由于激光-组织间作用的选择性较差,不希望的热损伤导致了明显的副作用,因此临床应用受到限制。

一般来说经过氩激光及 Nd:YAG 激光治疗的血管瘤是会增加其消退的机会的,一些残留的部分可能会自行消退。由于激光治疗这些类型的血管瘤后形成永久性皮肤质地改变、纤维化等变化的可能性非常大,另外由氩激光和 Nd:YAG 激光所引起的非特异性热损伤不可避免,因此,出于对这方面的考虑,有可能使医师作出放弃使用连续激光来治疗血管瘤的打算。

由于脉冲染料激光的发展并成功地应用于鲜红斑痣,尤其是这种激光治疗减少了副作用的发生,使人们有使用染料激光治疗血管瘤的考虑。该激光的血管选择性要强于氩激光和 Nd:YAG 激光,这使得它的安全性明显提高。使用这种激光治疗血管瘤具有较好适应证,它不仅适合治疗那些治疗后容易形成引起永久性皮肤改变副作用的血管瘤的治疗,而且对一些不明显的皮损也可考虑进行治疗。是否要进行激光治疗的考虑包括:血管瘤位于口腔周围部位、血管瘤对所在部位的皮肤功能有潜在的影响、溃疡形成或形成溃疡的可能性较大的部位如尿布部位的血管瘤以及对未来美观有影响的血管瘤等等。

很明显一些血管瘤对脉冲染料激光具有较快的反应,但另一些血管瘤仅部分有反应。有效的治疗反应通常发生在血管瘤相对表浅的部位,这部位血管能较好地吸收激光能量。而深部血管组织由于激光穿透较困难,故反应要差些。如果血管瘤的厚度小于 3mm 或伴有溃疡形成的血管瘤,激光治疗能取得较理想的治疗效果。经激光治疗后溃疡的修复可能要比预料的要快,明显要比正常的自然恢复要快,皮损中部位较浅的血管瘤组织则停止增生并逐渐消退,那些较为平坦的血管瘤皮损,经过多次的治疗后有可能完全或接近完全消退。小面积的治疗无需麻醉,大面积的治疗需要进行有效的麻醉。有溃疡的皮损治疗一般均有疼痛感是需要麻醉的,治疗的年龄基本不受限制。

脉冲染料激光对深部血管瘤的疗效很差。即使相对较为表浅的血管瘤,如厚度在 3~4mm 的血管瘤治疗的反应也较慢,多次治疗后可能会获得不完全的消退。对混合性的血管瘤的治疗,当表浅的血管消退或停止生长后,深部的血管继续增生或增大的情况并不常见。

一些医师选择应用脉冲染料激光来解决混合性血管瘤的表浅部分,而用皮损内注射或口服皮质激素来解决混合性深在的血管组织。但也有一些争议,因为尤其是系统应用皮质激素,即使没有激光治疗,深部和浅部的血管组织均会有治疗反应,因此有可能没有必要应用激光进行治疗。也有认为,如果联合应用激光,表浅的血管组织会更快地消退或更快地愈合,而溃疡性皮损也加速愈合。

因此,重要的是明确哪些血管瘤皮损合适使用激光治疗。因为大多数血管瘤组织是会自行消退的,所以医师必须要仔细地考虑哪些血管瘤是合适治疗的,哪些是需要观察等待其自然地消退。然而,脉冲激光目前仍是治疗血管瘤的一种方法学上的选择,这并不是因为前面所述及的那些治疗鲜红斑痣非常有效的激光在治疗血管瘤时没有效果。事实上,这些激光治疗血管瘤都很有效,而是因为儿童血管瘤完全有可能自行消退。因此,治疗的安全性要特别的予以重视和考虑。从安全角度来讲,脉冲染料激光是目前最安全的治疗激光。

基于这一观点,激光对血管瘤的治疗主要是涉及相对增生或高起的那些血管瘤,对有消退趋势的血管瘤的治疗并不强调。当血管瘤消退时,大约有15%的血管组织会残留下来,多数情况下,这是由相对平坦的表浅血管组成,管径细小。有些病例,更深的血管瘤消退后,由深部的血管纤维-脂肪组织替代,如考虑到这种具有缺陷的结果,可考虑采用整形外科手术。但是近年来消极等待血管瘤自行消退的观点开始被颠覆。多数医师认为,等待只能让我们错过最佳的治疗时机,因为现代的激光治疗非常有效,而且安全,应该尽早治疗。

二、激光治疗

血管瘤多于婴儿期发病,可发生于皮肤、黏膜和其他软组织,50%发生于头颈部。可出生时即有,但新生儿期可能仅表现为小片红斑、局限性毛细血管扩张或色素减退斑,皮损在生后几周逐渐明显,并在数月内长大。组织学上表现为增生的圆形内皮细胞,是一种良性的血管性肿瘤。按照 Waner 和 Suen 的分类方法,根据血管瘤在皮肤中的深度,可分为表浅、深在或混合性三类。临床上根据皮损的发展可分为四期:①早期斑片期;②增生活跃期;③消退期;④消退的血管瘤。50%患者消退期持续5年,70%持续7年。由于血管瘤和血管畸形(PWS)的治疗和转归均不同,因此对疾病明确诊断非常重要。虽然多数血管瘤仅引起美容性问题,但有些在增生期可能产生严重的并发症。

ESLD 建议,本病可用 PDL、IPLS、Nd:YAG 或 KTP 治疗。激光主要是治疗浅部皮损,并不能阻止其向深部生长,一般间隔2~3周治疗一次,采用较高的能量参数。对复杂的血管瘤,可能涉及多学科的治疗手段。具有生命威胁的血管瘤,需要结合激光、皮损内注射干扰素 α、系统应用激素、外用免疫抑制剂等多种方法。并发出血和溃疡的皮损,对激光治疗反应好,一般治疗1~2次即可使皮损得到迅速改善。对未完全消退的血管瘤,可治疗其浅部扩张的血管。

Stier 等建议 PDL 对儿童浅部和溃疡性血管瘤的治疗参数,波长585或595nm,能量密度5~7.5J/cm^2,脉宽0.3~0.45ms,光斑5~7mm,同步冷却。Goldman 的经验是能量密度6.25~8J/cm^2,间隔2~3周治疗一次,光斑重叠10%~15%,治疗终点是皮损均匀变暗。Kauvar 用1.5ms 595nm PDL 治疗,他的建议参数是:婴儿7mm 光斑,7J/cm^2;成人7mm 光斑,8J/cm^2;增生性皮损7mm 光斑,9J/cm^2。

对血管瘤开始治疗的时间目前仍有争议,有人认为应该尽早治疗,也有人认为激光治疗的改善不明显,与等待不治疗相当;还有人认为早期治疗可以阻止血管瘤进一步向深部发展,但也有人认为不能影响其进一步生长。即使浅部皮损经过激光治疗而消退,深部皮损仍有可能增生;与之相反的是,深部皮损对局部注射皮质激素有效,浅部皮损则无效。

血管瘤的治疗与疾病进展的不同时期相关。其中毛细血管型血管瘤对激光治疗的反应最好,平均 2 次之后皮损可完全清除,但是部分患者可自发性消退,不留或仅残留少量红斑。

针对不同时期血管瘤的治疗:

(1) 早期斑片期:现在认为对这类皮损尽早治疗,清除或防止其进一步发展。低剂量 PDL 治疗可启动早期的浅部皮损消退机制,阻止浅部皮损向深部发展。但早期的皮损非常罕见,往往患儿来就诊时,已进入增生期。

(2) 增生活跃期:婴儿 3 ~ 9 个月时皮损进入此期,少数可延长至 18 个月,血管瘤有时发生出血、溃疡、感染。是否治疗增生性皮损,目前尚有争议,但已明确的是激光治疗可以促进血管瘤的消退。PDL 治疗增生期和消退期溃疡效果显著。一般低能量密度便足以封闭血管,诱导损伤修复,同时还可避免形成新的溃疡。

(3) 消退期:此期也易发生溃疡,可选择 PDL 治疗。

(4) 消退的血管瘤:残留的毛细血管扩张多采用标准参数 PDL 治疗,但后者对纤维脂肪化的血管瘤无效,此时可选择手术切除。

对于较深的皮损,可选择 Nd∶YAG 激光,其穿透深度达 2 ~ 8mm,但组织选择性差,易引起瘢痕。有些医生建议这类激光仅能用于黏膜皮损。KTP 激光也可用于治疗表浅的血管瘤,其疗效低于 PDL。

还有人用 600μm 的光纤传导 8 ~ 10W 的连续模式 Nd∶YAG 激光和 532nm KTP 激光,深入到血管瘤的中心,使瘤体凝固。光纤进入的速度为 0.5mm/秒,每月治疗一次,治疗后有水肿和疼痛,持续约 6 小时,经 1 ~ 4 次治疗后,多数患者皮损消退可达 90%。但是,这种治疗精确度差,并有潜在引起表皮非特异性热损伤,造成溃疡、瘢痕和神经破坏的危险,因此这种侵袭性治疗最好用于较大的、影响功能的血管瘤。

本病持久存在对患儿及家长均会造成社会心理影响。

出现下列情况时必须治疗:

• 血管瘤造成了机体功能和结构的异常(如气道阻塞、眼科疾病等)。

• 溃疡和出血。

• 继发感染。

• 造成毁容和瘢痕。

• 血管瘤表现为轻度生长必须治疗,以避免其进一步对美容或功能的影响。

需要重视的是,面颈部的大血管瘤可能与后颅窝的血管畸形有关,包括 Dandy-Walker 畸形。

激光对深部血管瘤的疗效并不理想。血管瘤的消退机制也尚不清楚,不能以单纯的血管封闭来解释。手术治疗尤其对于纤维脂肪化的血管瘤,仍然是一项非常重要的治疗手段。手术后的瘢痕可考虑采用二氧化碳激光改善,残留的毛细血管扩张可用 PDL 治疗。

(林　彤　周展超)

第四节　其他皮肤血管性疾病

半连续波和脉冲染料激光均能有效地治疗获得性血管性疾病。脉冲染料激光符合选择性光热作用原理,疗效满意且副作用形成的风险小。半连续波激光,如氩-泵可调染料、铜蒸气、溴化铜、氪以及 KTP 激光是另外的可供选择的治疗手段。由于热的弥散和传导,半连续波激光引起副作用的风险要大一些,新的激光系统及非激光系统也被发展并用于获得性血管性皮肤疾病的治疗,包括腿部毛细血管扩张。

在过去的几十年中,激光技术的发展使获得性血管性疾病的治疗获得了明显的进展。最初激光主要是应用于先天性皮肤血管性疾病的治疗,如鲜红斑痣及血管瘤,这些激光在治疗获得性血管性疾病方面也非常有效[18],如面部毛细血管扩张、酒糟鼻性毛细血管扩张、Civatte 皮肤异色、假性肉芽肿、静脉湖以及其他血管问题。现今的激光技术已得到了显著的发展。不但疗效得以提高,而且与既往的治疗方法相比,安全性也大为提高。

尽管连续波的激光是最早用于获得性血管性疾病的激光。但是这一激光治疗后通常会伴有难以接受的副反应。遵循选择性光热作用的脉冲染料激光的应用是皮肤血管性疾病治疗的里程碑。其他用于血管性病变治疗的激光有氩-泵可调染料、铜蒸气、溴化铜、氪、KTP 激光等。新型激光及其他光源系统也在发展之中。

一、面部毛细血管扩张

毛细血管扩张指肉眼可见的浅表皮肤血管,一般直径 $0.1\sim1.0$ mm,在皮肤内的深度 $200\sim250\mu$m,可以是扩张的动脉、静脉或毛细血管。来源于小动脉者直径小,呈亮红色,不突出皮肤表面;来源于小静脉者范围大,呈蓝色,往往突出皮肤表面。

毛细血管扩张临床分为四型:①单纯或线状;②树枝状;③蜘蛛样;④丘疹样。常见前两者,好发于面部,尤其是鼻、颊和下颌部,也发生于腿部。蜘蛛样又称蜘蛛痣,丘疹样多见于一些综合征和胶原性疾病。

本病好发于皮肤白皙者,由血管壁破坏导致持续性血管扩张引起,当日晒或外用皮质类固醇激素后周围胶原和弹力纤维破坏,血管可进一步扩张。这类患者一般有家族或遗传背景,可伴有红斑痤疮。

PDL 是最有效的方法,不良反应很少。用 3、5、7 或 10mm 光斑治疗,重叠 10%～20% 以覆盖全部皮损,能量密度 $5\sim10$ J/cm^2,脉宽 0.45ms,根据皮损的治疗反应和部位可调节治疗参数。治疗终点是靶血管立刻凝固或消失,照射后 1 分钟内产生紫癜,但不引起过度水肿或结痂。一般不测试光斑,如确实需要,应先用测试参数治疗完整条血管再观察。治疗 5 日后可化妆,被治疗面积较大时,需要 7～10 日的恢复期。有效率在 75% 以上。62% 的患者仅一次治疗即可显著改善,少数需治疗多次。Goldman 的经验是,直径大于 0.2mm 的血管需要多次治疗,PDL 治疗直径大于 0.4mm 的血管时,脉冲宽度调至 20～40ms。要使 PDL 治疗不产生紫癜,可以增加脉冲数,缺点是可能增加治疗次数;其次还可增加脉宽减少紫癜的产生。但也有研究证实,产生紫癜性反应后,皮损消退更快。

KTP 激光治疗有效,可采用或不用表皮冷却,以达到疗效。IPL 也很有效,其优点是不良反应少,可能会出现轻度紫癜,持续 2～4 日,或表皮剥脱;对皮肤较黑的患者,应增加波长,增加脉冲延迟。

其他如氩-泵可调染料激光,氩激光,铜蒸气激光仅作为二线治疗。

二、蜘 蛛 痣

正常人群发病率15%,儿童多见,也易发生于孕妇和肝脏疾病患者。皮损中央血管是一条小动脉,由此流向外周,再通往毛细血管网,外观呈蜘蛛样。蜘蛛痣中央的小动脉是浅表血管丛的一条异常分支,直径0.1~0.5mm,深度约300μm。

ESLD建议一线治疗:KTP,PDL,IPL,Nd:YAG;二线治疗:氩激光、铜蒸气激光。

三、化脓性肉芽肿

是一种获得性血管瘤,儿童多见,外伤后易出血和形成溃疡,可于虫咬或轻微外伤后发生,患PWS的患者更易患本病。

ESLD推荐的一线治疗:Nd:YAG,IPL;需要多次治疗。二线治疗:二氧化碳激光,氩激光,PDL。Landthaler建议用二氧化碳激光治疗,治疗小皮损可用氩激光或KTP。

对于较深的皮损,可采用压迫手法治疗深部血管。

四、樱桃状血管瘤

好发于中老年患者,随年龄继续增长,有消退趋势。组织学上表现为真皮乳头血管或乳头之间连接血管扩张。

KTP,Nd:YAG,IPL,PDL均有效。

五、血管角皮瘤

组织学上表现为表皮角化过度,棘细胞层肥厚,毛细血管扩张。浅部皮损可用氩激光和KTP激光治疗。有人建议角化皮损可用二氧化碳或铒激光治疗,残留的皮损再用KTP激光治疗。

六、静 脉 湖

静脉湖是一种老年性血管瘤,表现为面颈部、唇部或耳部扩张似湖状的静脉。临床上呈深蓝或紫色、软而隆起的结节,一般直径2~10mm,易出血。组织学上可见高度扩张的薄壁静脉,无真性血管瘤的血管组织增生,这种血管扩张是由血管外膜和真皮结缔组织退化引起的。

可选择的激光包括:KTP,Nd:YAG,PDL,IPL。

这类皮损也可用半连续激光,如氩激光治疗,直径小于5mm的皮损,治疗后往往不留瘢痕。对较厚的增生或结节性皮损,可用长脉宽Nd:YAG激光。在用PDL治疗本病时,选择性光热作用不是目的,为了达到疗效,可对同一区域用压迫或非压迫手法重复发射脉冲,但这样可能引起表皮和血管周围组织热损伤。

七、腿 部 静 脉[19]

约40%女性和15%男性发病,主要是静脉扩张,70%有家族史,与孕期和其他原因导致的激素影响有关,虽然与美容相关,但一半以上患者有临床症状。

腿部静脉分两组,一组是深部肌肉丛,一组是浅表皮肤丛,两组血管之间有交通支。真皮乳头的小血管流向深部的网状静脉,大的网状静脉再流向真皮网状层和皮下脂肪层。浅表的静脉直径 1 ~ 2mm,网状静脉直径 4 ~ 6mm。大的血管管壁厚,深度可达 4mm,含较多还原血红蛋白。不同大小、深浅的血管,以及血管内氧合血红蛋白的含量不同,治疗的效果也不一样。因此长期以来激光治疗腿部血管扩张的效果不如面部毛细血管扩张。

虽然硬化治疗仍然被认为是本病的金标准,随着激光技术的发展,越来越多的患者开始选择激光或光学疗法,特别是对于硬化治疗有禁忌、恐惧,硬化治疗失败或病变范围较小的患者,不失为一项有效的选择。

以下患者应首选激光治疗:有针头恐惧症;不能耐受硬化治疗;硬化治疗无效;硬化治疗产生严重不良反应,有产生毛细血管丛倾向。其他还包括浅色皮肤患者,同时受累血管直径小于 2mm,或皮损位于足或踝部,难以进行硬化治疗。

近年来,Nd:YAG 激光成为治疗腿部静脉的选择,此外对孤立的,小于 1mm 的腿部毛细血管扩张,KTP,长脉宽 PDL,Nd:YAG,IPL 均可治疗;大口径中等深度腿部血管可选择Nd:YAG,翠绿宝石激光,半导体激光,IPL。

有时候,在治疗含不同血管的片状皮损时,同时用长波长、长脉宽激光治疗大血管和短波长、短脉宽治疗小血管,疗效与硬化疗法相当。

其他的一些治疗包括射频和皮损内激光治疗。$100J/cm^2$ 射频能量结合 915nm 半导体激光治疗,能够在不改变疗效的情况下,减少炎症后色沉的发生。对大而深的血管,皮损内激光治疗较为有效,其方法是在荧光或超声监测下,通过光纤传导连续或脉冲形式的半导体或 Nd:YAG 激光,导向皮损处进行治疗。

八、红斑痤疮

表现为面部红斑,毛细血管扩张,对外用和系统药物治疗反应差。

ESLD 推荐的一线治疗:PDL,KTP,IPL;二线治疗:氩-泵可调染料激光,氩激光,铜蒸气激光;在红斑期时,仅可用 PDL,KTP 或 IPL 治疗。

九、Civatte 皮肤异色症

是一种毛细血管扩张的变异,位于上胸部、颈侧缘、偶见面颊侧缘伴对称性萎缩和不规则色素沉着,日晒可诱发加重。对多种治疗无效。

ESLD 推荐的一线治疗:PDL,IPL;二线治疗:KTP(当治疗参数不恰当时,会引起瘢痕)。治疗颈部和上胸部时等易产生瘢痕的部位,宜降低能量密度,使用大光斑。注意避免过度色素沉着。

（林　彤　周展超）

第五节　治疗后的护理

选择性光热作用原理治疗血管,仍然是利用热的作用导致的组织学的变性和坏死。而热本身是不具有特异性的,它对组织的变性作用是一种"盲态"的。也就是说,只要暴露在热的环境下,无论是靶组织还是周围的正常组织都会受到热变性的作用。选择性的光热作用之所以能起到热限制达到控制对周围正常组织热损伤的目的,是因为激光作用的时间短暂。但是即便是这样,热量仍然有可能对皮肤具有热损伤作用。

第一,皮肤并非像玻璃那样完全透光,事实上皮肤只是一个半透明的组织,它含有除色素外其他很多的组织,对光线都有一定的吸收能力。也就是说,无论您采用哪种激光治疗,皮肤事实上还是能吸收部分光子能量。

第二,血管中含有大量的血红蛋白,能吸收大量的光子能量。皮肤血管畸形越明显,血窦越多吸收的热量就越多,因此即便激光照射结束,热量也有可能从皮肤中释放出来,累积到周围的"无辜"组织,造成损伤,即后激光热损伤。

激光治疗后的损伤事实上是一种烫伤,只要在浅 II 度范围之内,组织是能完全恢复的。因此,治疗后的护理也非常类似于烫伤的护理:通过冷敷以减少进一步的后激光治疗的热释放,保持治疗区的无菌,减少可能感染的机会,由于治疗后的皮肤脆性增加,因此要避免搓揉。

大多数情况下激光治疗,如翠绿宝石激光、半导体激光、Nd:YAG 激光和强脉冲光治疗后,皮肤会出现红斑或水肿;PDL 治疗后,皮损周围易出血发生紫癜。

治疗后的护理原则是:

- 为避免和减轻水肿,治疗较大皮损如颊部或颈部后,可用冰块或冷风冷却,直至疼痛或红肿缓解。
- 治疗眼周皮损易产生水肿,这种水肿可持续 1~2 日,建议患者睡觉时垫高枕头,通过重力作用减轻水肿。
- 避免摩擦治疗区。
- 7~10 日内外用抗生素软膏,避免继发感染。
- 避免搔抓、摩擦治疗区。
- 指导患者避免日晒,使用 SPF30 + 的防晒霜,以防发生炎症后色素沉着。
- 治疗区可每日用温和无刺激性的肥皂清洗 2 次。
- 如果没有水疱发生,治疗后可以立即化妆。
- 治疗后可淋浴,但建议不要进行长时间盆浴或桑拿。创面愈合前,避免游泳和可能接触治疗区的运动。

(林 彤 周展超)

第六节 禁忌与不良反应

一、禁 忌 证[20]

由于现在的患者大多具有过度维权的趋势,因此,治疗前后充分与患者进行沟通,告知治疗中可能的风险和注意事项是非常有必要的。尽管现代的治疗非常安全而且可靠,但是我们还是要以书面的方式告知患者所有的风险和不良反应。通常情况下,治疗本身并没有太多的禁忌,只要治疗谨慎并给予必要的重视,一般不会出现严重的不良反应。但是以下的情况我们仍然应当注意:

1. 有瘢痕疙瘩史　这类患者可能出现不能预料的皮肤愈合,甚至产生瘢痕。除非和患者有良好的沟通并且非常谨慎的治疗,否则不要对这种患者进行治疗。尤其是以美容为目的的治疗尤其要注意。

2. 有光敏性疾病史或系统使用光敏性药物如异维 A 酸等　这类患者对光线表现出过度的光反应,容易出现光损伤,尤其是在治疗过程中使我们很难把握治疗的能量,治疗后的一些反应也很难预料,因此这类患者最好不要治疗。

3. 复发性单纯疱疹史　这类患者实际上是单纯疱疹病毒的携带者,任何治疗都有可能激发单纯疱疹的活动,因此这类患者治疗后存在单纯疱疹活动的风险。如果您认为病毒的活动您能控制,那么可以进行小面积谨慎的治疗。

4. 有凝血功能障碍史或使用抗凝药物者　这类患者具有出血趋向,因此治疗中可能出现出血,或者发生严重的皮下出血、紫癜等,因此对这类患者的治疗,疗前必须很好的沟通并告知可能的风险。但是只有那些严重的凝血功能障碍的人才被列入真正的禁忌证中,通常情况下对那些异常但并不严重的患者仍然可以谨慎地进行治疗。

5. 怀孕　目前并没有太多对孕妇的安全性评价,但是我们习惯地将这类患者排除在治疗之外,以保证治疗的绝对安全,因为大多数情况下,治疗并非非常紧急,我们完全可以等到患者分娩之后再选定合适的日子进行治疗。另外设备的电场和磁场是否对孕妇有影响尚没有确切的证据,当然治疗中的疼痛完全可能导致某些敏感的孕妇流产,因此安全起见,我们应该排除这类患者的治疗。

6. 治疗前 3~4 周有日光暴晒史或人工晒黑史　要知道皮肤本身是黑色的和被日光晒黑的皮肤是完全不同的状态,后者事实上是一种日光损伤,治疗后会导致皮肤难以预料的结果,这种皮肤容易被进一步损伤,安全性减低。

7. 使用激素或有内分泌疾病史　这类患者皮肤的创伤愈合机制和能力收到一定程度的抑制,治疗后可能会导致延迟愈合,或者其他美容上的问题。

8. 有免疫缺陷病,包括艾滋病和 HIV 感染,或使用免疫抑制剂　这类患者的机体反应性降低,因此增加了治疗中的风险。

9. 有任何活动性感染　感染的皮肤创面会增加治疗后护理的难度,也增加了术后感染的可能,对这类患者最好推迟治疗,指导感染控制或者治愈。

10. 患肿瘤或有肿瘤史。

二、不 良 反 应

这里提到的不良反应事实上是治疗当中必然会出现的那些热损伤反应,因此称为治疗反应也许更为合适。常见的反应有:

1. 疼痛不适　患者有烧灼感、虫蜇感或似橡皮筋弹在皮肤上的感觉,这些不适在外用麻醉剂后可得到改善。但同时,剧烈的疼痛也是可能发生不良反应的重要观察指标之一。

2. 红斑　皮肤发生浅Ⅱ度烫伤的一种反应,有时伴有水肿。但是剧烈的红肿通常是过度治疗的一种临床反应,应当避免发生。

3. 紫癜　细小的血管被激光销毁后会发生破裂导致皮下紫癜和出血,通常是一种有效的标志,但是对一些出凝血功能障碍的患者来说,紫癜的发生可能严重一些。但是大多

170

数情况下紫癜的发生在治疗后的即刻,一般在 7 ~ 10 日内消退。

4. 水疱结痂 皮肤浅Ⅱ度烫伤的一种表现,大多数情况下这种反应是可以接受的,尤其是使用长脉宽治疗的情况下。但是如果使用过高能量密度进行治疗,水疱出现前可表现为表皮变灰或苍白,持续数秒钟。水疱可于治疗后立即出现,或延迟出现。水疱形成后,可发生表皮坏死,严重者甚至出现真皮坏死。解决的办法是治疗前进行光斑测试,并观察 5 分钟,如出现过度反应,应调整治疗参数,包括降低能量密度,延长脉冲宽度等,并加强冷却。水疱结痂一般 1 ~ 2 周缓解。

5. 水肿 可在治疗后数分钟内发生。好发于眼睑、颈部等,3 ~ 5 日内消退。同步冷却或治疗后冰敷可减轻水肿程度,过度的水肿通常提示治疗过度。

6. 出血、血肿 由不恰当的治疗参数设置引起,如脉宽过短,能量密度过高。

7. 感染 如果出现红肿热痛等症状,表明可能发生继发感染,此时可口服抗生素或外用杀菌剂。

8. 单纯疱疹复发 在治疗区有复发性单纯疱疹病史的患者,激光治疗可能诱发本病,建议治疗后预防性口服抗疱疹病毒药物。

9. 色素改变 色素沉着多见于 Fitzpatrick Ⅲ ~ Ⅴ型皮肤,日晒后可加重。一般 2 ~ 6 月消退,部分患者可能持续时间更长。建议对这类患者可在治疗前 2 周或出现色沉后外用氢醌。色素减退则大多由于过度治疗引起,好发于颈、胸和腿部,一般 3 ~ 6 个月色素恢复,少数患者色素减退持续存在,此时可用准分子激光或窄波 UVB 进行治疗。

10. 皮肤质地改变 事实上是一种瘢痕的愈合的结果,大多由过度治疗所致,如能量密度过高或光斑重叠、具有瘢痕体质的患者,这种趋势会更明显。

11. 瘢痕 由过度治疗所致,往往因为能量密度过高或光斑重叠,皮肤过度损伤。

(林 彤 周展超)

第七节　常用的激光

由于脉冲激光在治疗鲜红斑痣上取得了如此大的成功,我们或许会认为再没有其他的激光治疗供我们选择,事实上并非如此,见表 2-10-3。

表 2-10-3　治疗鲜红斑痣的激光/光子系统

激光	波长(nm)	激光	波长(nm)
氩	488 ~ 514	KTP	532
氩染料	577 ~ 600	脉冲染料	585 ~ 600
铜蒸气	578	Nd:YAG	1064
氪	568	IPL	500 ~ 1200

就在开发脉冲染料激光治疗鲜红斑痣的同时,氩-泵染料激光也被应用于鲜红斑痣的治疗。氩-泵染料激光(Argon Pumped Dye Laser)能释放 577 ~ 600nm 的激光,通常由电子开关控制或以连续波方式进行治疗。但是,即便是使用合理的波长,这两种方式的治疗均有可能使皮肤承受过大的能量。使用这种激光治疗后尽管皮损的颜色会一定程度地减

淡,但副作用较脉冲染料激光要高。应用开关系统,对氩激光来说产生脉冲宽度小于50ms是困难的。使用自动化扫描装置时,可使激光束排列成线状,这样激光停留在反损每一点上的时间小于5ms。这种装置能产生多种图形,通过这一努力,安全性有所提高,但尚没有这一激光与脉冲染料激光的大样本的临床对照研究。

铜蒸汽激光是1980年左右另外一种应用于鲜红斑痣治疗的激光,释放578nm光,它很接近577nm这一血红蛋白的吸收峰值波长,和氩-泵染料激光一样,是一个连续激光,疗效和副作用方式也很相近,但是近年来在我国通常应用这种激光来进行光动力学治疗。

在过去也曾用过Nd:YAG来治疗鲜红斑痣,这是因为1064nm激光对组织有良好的穿透性。但是氧合血红蛋白对这一波长的吸收较少,而且会产生明显的非特异性的组织损伤,因此,这种激光仅限用于结节和增殖性的皮损。诸如瘢痕、皮肤质地改变和色素改变等的副作用较常见,但是在一些鲜红斑痣严重的病例中这些副作用是能接受的。另外和585nm染料激光联合进行治鲜红斑痣,如序贯照射技术(Multiplex)的应用就比较成功。这是一种将585nm激光和1064nm激光在时间上循序发射的治疗技术(Cynogery,Cynosure Inc,USA)。

KTP晶体激光(倍频Nd:YAG激光)能产生波长为532nm的激光,尽管穿透深度较1064nm浅,但更容易为氧合血红蛋白所吸收,所以也用来治疗鲜红斑痣。由于需要较长的脉冲宽度,因此采用半连续方式输出激光,使用连续波方式输出时,会增加副作用形成的风险。这种激光也可使用自动化扫描装置。近来脉冲宽度小于10μs的532nm激光,成功地用来治疗小血管,有关其对大血管的治疗研究尚在进行当中。曾经由Coheret公司推出的一种可调脉冲宽度的532nm激光就非常成功,它对大多数的血管治疗有效,这种激光的脉冲宽度是可以在一定范围内(2~50ms)任意调节,以适应不同管径血管的治疗,其治疗参数基本上能满足临床要求,可能是目前比较理想的激光治疗系统。

最近有人对氪激光进行改进,使它能产生585nm激光,并能释放足够高的能量,使之成为另外一种用来治疗鲜红斑痣的连续波激光。这个波长比改进前的氪激光的选择性更好,安全性可能也更高。

IPL虽然不是激光,但是它仍然可以像激光那样遵循选择性光热作用原理进行血管性疾病的治疗,而且获得了成功,可参阅相关章节。

最后,CO_2激光尽管很少使用,但在大多数增殖性的鲜红斑痣的病例中,仍具有一定的作用,治疗后可形成扁平的或轻度增殖性瘢痕。

然而,这些有关激光治疗鲜红斑痣的结果来看,很难推荐一种非常理想的激光系统来治疗鲜红斑痣,大多数的临床实践来自于染料脉冲激光,考虑到安全性,它可能是最好的。尽管尚没有和其他激光足够多的对照研究,脉冲染料激光治疗时,其血管的选择性程度是最大的。这一激光曾被认为是鲜红斑痣的标准治疗,尤其是儿童患者,但是对于血管管径较大的皮损的治疗可能需要脉冲宽度更长的激光系统。四十多年来,治疗血管性疾病的激光在不断发展,现在常用的激光设备包括以下几种[5]:

一、连续和半连续波长激光

氩激光释放连续波长蓝绿色光,可以被氧合血红蛋白吸收,波长峰值在488nm和514nm,由于其具有非特异性热损伤作用,因此易产生瘢痕和色素沉着,被逐渐淘汰。

此后又出现了一些准连续激光,如氩泵可调染料激光,氪激光、铜蒸气、溴化铜激光,以及早期的钾钛磷酸盐(KTP)激光,这些激光发射的脉冲短于20nm,脉冲延迟也非常短,不能使靶血管充分冷却,最终造成与连续激光类似的组织损伤,因此也易引起瘢痕和皮肤质地的改变。

二、闪光灯-泵脉冲染料激光

1989年出现的以选择性光热作用理论为基础的闪光灯-泵脉冲染料激光(PDL),使血管性疾病的治疗发生了革命性的变化。闪光灯作用于荧光液体染料(若丹明),产生黄色的脉冲光。最初的PDL发射577nm的光,后来波长增加到585nm,以增加组织穿透深度,同时并不减少氧合血红蛋白的吸收。目前常用的PDL发射585nm或595nm的光,脉冲宽度在毫秒级,光斑3~12mm,用于治疗PWS、血管瘤、毛细血管扩张等各种血管性皮肤疾病,并取得了良好的效果。常见的副作用是紫癜,一般7~10日消退,其他包括色素沉着和色素减退也有发生,偶见萎缩性瘢痕。PDL治疗血管性疾病的疗效已得到广泛公认,近年来出现了更长波长(595nm和600nm)、更大光斑(10~12mm)、更长脉宽(1.5~40ms)和更高能量密度的PDL激光,提高了对深部血管性疾病的疗效。

三、KTP激光

是钕:钇铝石榴石(Nd:YAG)发射的激光经钾钛磷酸盐晶体(KTP)倍频得到的激光,是波长532nm的绿光,这个波长接近血红蛋白的一个吸收峰,适合于治疗$50\mu m$的浅表的血管性疾病。由于其脉宽可从1ms调节至100ms,范围较宽,故不会产生血管破裂和紫癜。它在皮肤中的穿透深度较浅,一般用于治疗面、颈和胸部皮损。Clark认为该激光治疗的脉冲宽度和能量密度应决定于血管的大小。小于1mm的小血管用脉宽10ms,能量密度10~12J/cm^2;1~2mm中等大小的血管用12ms脉宽,能量密度相同;2mm以上的大血管,用更长的脉宽12~14ms和更高的能量密度12~14J/cm^2。此外,虽然KTP激光不会产生紫癜,但是常见术后的水肿和结痂,有时出现萎缩性瘢痕。因为黑色素在这个波长吸收较好,所以KTP激光可引起先天性或日晒后的深色皮肤的不良反应。

四、红色和红外激光

用于治疗血管性疾病的红色或近红外激光包括翠绿宝石(755nm)、半导体(800~940nm)和Nd:YAG(1064nm)激光。这些设备已被成功地用于治疗含有还原血红蛋白的大血管性疾病,如网状静脉、成熟PWS、大面积的血管畸形。氧合血红蛋白和还原血红蛋白的光吸收波长范围宽,在近红外光区域(700~1200nm)有多个小峰值。No等用动态冷却的翠绿宝石激光3mm光斑30~85J/cm^{2}治疗增生性PWS。还有人把脉宽3ms、光斑8mm的翠绿宝石激光,作为深部血管瘤或局限性淋巴管瘤的一线治疗。有些研究用不同的长波长、长脉宽激光(810nm、940nm和980nm)和动态冷却,治疗大而深的血管。Nd:YAG激光在皮肤中的穿透深度达4~6mm,可用于治疗更深更顽固的血管性损害,如皮下、混合性血管瘤或静脉畸形。Yang等用Nd:YAG激光治疗PWS。需要注意的是,这类激光穿透深,易引起瘢痕。血红蛋白对近红外半导体激光和Nd:YAG激光具有类似的吸收,但后者穿透更深,黑色素对之的吸收系数更低,对表皮的损伤小,用于治疗深色皮肤患者更安全,降低了炎症后色素沉着的发生。Nd:YAG 激光还可以治疗下肢毛细血管扩张和直径 4mm 以下的网状静脉,以往认为血红蛋白对这个波长吸收差,需要加大能量密度至 $150 \sim 300 J/cm^2$,近来的研究证实,增加脉冲宽度可以跳过对浅部小血管的作用,治疗大而深的血管,但不需要过大的能量密度。

五、强脉冲光(IPL)

IPL 可产生波长 $500 \sim 1200nm$ 的非相干光,它通过不同波长的滤光片,滤除相应的光,保留对血管更具选择性的光,靶向治疗血管;IPL 还可通过滤除较低波长的光,使剩余较长波长的光在皮肤中穿透更深,以治疗深部血管性病变。此外较大的治疗头也可以增加光的穿透深度。其适应证包括 PWS、血管瘤、面部毛细血管扩张和 Civatte 皮肤异色症。治疗终点是血管消失或轻度变灰,伴短暂而轻微的红斑,Railan 等认为 IPL 的主要优势在于多波长和多脉宽,可用于治疗多种血管性疾病。对较厚的 PWS 和血管瘤,需要用高能量密度和长脉宽进行连续多个回合,以治疗大而深的血管。缺点在于易发生不良反应,疗效不如 PDL,皮损消除速度慢。

（林　彤　周展超）

参 考 文 献

[1]　Tsai FJ,Tsai CH. Birthmarks and congenital skin lesions in Chinese newborns. J Formos Med Assoc,1993,92(9):838-841

[2]　Fonder MA,Mamelak AJ,Kazin RA,et al. Port-Wine-Stain-Associated Dermatitis:Implications for Cutaneous Vascular Laser Therapy. Pediatr Dermatol,2007,24(4):376-379

[3]　Adamic M,Troilius A,Adatto M,et al. Vascular lasers and IPLS:Guidelines for care from the European Society for Laser Dermatology(ESLD). Journal of Cosmetic and Laser Therapy,2007,9(2):113-124

[4]　Landthaler M,Hohenleutner U. Laser therapy of vascular lesions. Photodermatol Photoimmunol Photomed,2006,22(6):324-332

[5]　Bucci J,Goldberg D. Past,present and future:Vascular lasers/light devices. J Cosmet Laser Ther,2006,8(3):149-153

[6]　Gu Y,Huang NY,Liang J et al. Clinical study of 1949 cases of port wine stains treated with vascular photodynamic therapy(Gu's PDT). Ann Dermatol Venereol,2007,134(3 Pt 1):241-244

[7]　Goldman MP,Fitzpatric RE. Cutaneous Laser Surgery. 2nd ed,New York:Mosby,1999

[8]　Garden JM,Bakus AD. Laser treatment of Port-wine stains and hemangiomas. Dermatol Clin,1997,15(3):373-385

[9]　Kelly KM,Choi B,McFarlane S,et al. Description and analysis of treatments for port-wine stain birthmarks. Arch Facial Plast Surg,2005,7(5):287-294

[10]　Goldman M. Cutaneous and cosmetic laser surgery. Mosby,2006,31-90

[11]　Dierickx CC,Casparian JM,Venugopalan V et al:thermal relaxtion time port wine stain vessels probed in vivo:the need for 1-10ms laser pulse treatment. J Invest Dermatol,1995,105(5):709-714

[12]　Astner S,Anderson RR. Treating vascular lesions. Dermatol Ther,2005,18(3):267-281

[13]　Landthaler M,Hohenleutner U. Laser therapy of vascular lesions. Photodermatol Photoimmunol Photomed,2006,22(6):324-332

[14]　Stier MF,Glick SA,Hirsch RJ. Laser treatment of pediatric vascular lesions:Port wine stains and he-

mangiomas. J Am Acad Dermatol,2008,58(2):261-285

[15] Jasim ZF,Handley JM. Treatment of pulsed dye laser-resistant port wine stain birthmarks. J Am Acad Dermatol,2007,57(4):677-682

[16] Railan D,Parlette EC,Uebelhoer NS,et al. Laser treatment of vascular lesions. Clin Dermatol,2006,24(1):8-15

[17] Renfro L and Geronemus RG:Anatomical difference of port-wine stains in response to treatment with the pulsed dye laser. Arch Dermatol,1993,129(2):182-188

[18] Ross BS,Levine VJ,Ashinoff R. Laser treatment of acquired vascular lesions. Dermatol Clin,1997,15(3):385-396

[19] Kauvar AN,Khrom T. Laser treatment of leg veins. Semin Cutan Med Surg,2005,24(4):184-192

[20] Goldberg D. Laser dermatology. Springer,2005:13-35

11

第十一章
色素增加性皮肤疾病

色素增加性皮肤疾病是皮肤科中非常常见的疾病之一,治疗方法非常多,包括药物治疗、物理治疗、激光治疗等。

药物治疗皮肤色素沉着的目的和策略是延缓色素细胞的增生、减少色素细胞和色素合成、增加色素小体的代谢以及增加表皮的更替速度。轻度的色素沉着可以采用以下药物或方法进行治疗:2% ~4% 氢醌、壬二酸、曲酸、果酸、左旋 VitC、甘草浸出液、水杨酸;较严重的色素沉着则采用较高浓度的氢醌,如 4% 的制剂,也可以使用复方氢醌制剂,如在制剂中添加其他药物成分,所添加的药物通常为:皮质激素、维 A 酸、曲酸、果酸、左旋 VitC、甘草浸出液、水杨酸等,或者应用化学剥脱、皮肤微细磨削、激光/IPL、点阵激光等。无论采用什么治疗,都应该将遮光剂作为基础的治疗,如二氧化钛,氧化锌。也可采用口服遮光剂的方法。常用的外用复方制剂有:4% 氢醌、0.05% 全反式维 A 酸、0.1% 氟轻松;4% 氢醌、0.1% 视黄醇;氢醌、10% 果酸;氢醌、10% 果酸、透明质酸;对苯二酚、0.01% 全反式维 A 酸;视黄醇、果酸等。其中 4% 氢醌、0.05% 全反式维 A 酸、0.1% 氟轻松是近年来比较成功的药物(商品名:Tri-Luma),治疗黄褐斑有效,但是由于制剂中存在一定含量的皮质激素,因此可产生皮质激素相关的皮肤副作用,包括皮肤毛细血管扩张、皮肤萎缩和痤疮等,因此长期使用时应该引起足够的关注。

1990 年 Q-开关红宝石激光的应用,1991 年 Q-开关 Nd:YAG 激光的应用,1995 年 Q-开关翠绿宝石激光的应用以及 1997 年开始应用 IPL 使得色素性皮肤疾病的治疗获得了飞跃的发展,甚至是现代技术应用得最为成功的一个领域。

然而很多色素增加性皮肤疾病的治疗仍然困难。如黄褐斑的治疗非常困难,尽管上述的各种外用药物均有效,但是非常理想的药物并不多,复方制剂增加了药物的疗效,如氢醌、维 A 酸和皮质激素混合配制成霜剂外用,这些方法也可以联合化学剥脱使用,或者作为化学剥脱治疗的一种基础治疗来应用[1],这种联合的治疗方法也能用来治疗炎症后的色素沉着,有效率为 88%,发生副作用的机会只有 16%,而且都非常轻微[2]。避光或者使用遮光剂是一种几乎不能缺少的治疗措施。在治疗黄褐斑时可采取两个阶段的治疗:治疗阶段和维持阶段。在治疗阶段中相对积极一些,如采用复方氢醌制剂或者高浓度的氢醌制剂,再结合使用化学剥脱和皮肤微细磨削治疗,当治疗取得一定成效后采用上述各种祛斑药物进行长时间的维持治疗,如外用维 A 酸、曲酸、壬二酸、6% ~8% 果酸、左旋

VitC、甘草浸出液、水杨酸等。新出现的一些祛斑药物有：丝氨酸蛋白酶抑制剂（Serine protease inhibitors），大豆浸出液（soybean mild extracts），鞣酸（ellagic acid），亚油酸（linoleic acid），口服抗氧化剂（antioxidants）等。

应用光子或者激光治疗黄褐斑目前尚有争议。短波长的 Q 开关激光治疗常常会导致色素沉着，IPL 对表皮性的黄褐斑可能会有效果，但是在治疗前推荐应用 Wood 等检查来排除一些真皮型的黄褐斑[3]，联合使用祛斑药物时 IPL 治疗可以明显使黄褐斑减淡[4]，因此在这类治疗的同时联合使用一些祛斑药物是大多数医师的选择，尽管也有医生认为这样做无助于色素沉着的减少。

气化型激光也被报道成功应用于黄褐斑的治疗，其治疗机制推测可能使剥脱治疗后增加了外用祛斑药物的透皮性，或者是剥脱性治疗去掉了黄褐斑色素细胞的克隆[5]、[6]。在一些国际性的学术交流会上，很多报道采用点阵激光治疗黄褐斑有效，虽然存在很多争议，认为无效的医师也很多，但这种争议似乎在减少，因为治疗的临床和实验依据正逐渐增多。对于真皮的色素性疾病，点阵激光也许能提供 Q 开关激光以外的另外一种治疗选择，据报道点阵状 1440nm 激光对太田痣似乎有效[7]。显然这种方法最终是否能走向临床，仍然需要实践的考验。

总的来看，表皮的色素增多性皮肤疾病对很多的治疗方法是有效的，在药物治疗中，氢醌仍然是最有效的外用药物，角质剥脱或者使用维 A 酸也具有一定的疗效，如果在制剂中添加一些皮质激素可以提高疗效也能减少刺激反应。对一些严重的病例联合使用这三种成分的制剂是可取的，一些表浅的化学剥脱可以帮助色素的消退，但是疗效仍然需要观察，这种治疗除了会引起局部的刺激外，导致色素沉着的可能性仍然是一种挑战。目前利用激光等治疗技术能有效地治疗皮肤色素性疾病的病种有：太田痣、各种黑子、咖啡斑、文刺、外伤性文刺等，但是我们还有很多问题无法解决，目前的治疗技术尚有局限，比如先天性小痣（congenital nevi）、咖啡斑的高复发率、部分文刺治疗很困难、深色皮肤人种的一些治疗比较困难等。在未来治疗学努力的方向可能是：先天性小痣的治疗问题、咖啡斑的治疗问题、如何减少炎症后色素沉着、减少色素减退的发生以及如何使深肤色人治疗的安全性提高等。

（周展超）

第一节　选择性光热作用与色素增加性皮肤疾病

应用选择性光热作用原理几种色素特异的激光被用来有效地治疗表皮和真皮的色素性疾病而不伴有并发症。尽量应用这一技术来治疗日光性黑子和太田痣相对来说要容易一些，但是咖啡-牛奶斑和黄褐斑对治疗的反应则不尽一致，新的、长脉冲色素特异性激光可能证实会提高那些治疗抵抗的色素性皮损以及其他情况下的治疗效果。

1960 年，Maiman 应用红宝石发明了一种能释放 694nm 的激光器，这是第一台用于治疗的激光设备。皮肤激光外科之父 Leon. Goldmen 首先应用这种激光进行了治疗并报告了其疗效。

由于黑色素对红宝石激光的吸收性较好，因此发现该激光在治疗色素性皮损时有效是不奇怪的。今天已有很多种激光被开发出来并用于色素性皮损的治疗,这些激光包括另外一种红色激光(翠绿宝石),还有近红外激光(Nd:YAG)和绿色激光(510nm 脉冲燃料激光,倍频 Nd:YAG532nm)等,之所以很多激光能用于色素性皮损的治疗,是因为黑色素对光的广谱的吸收性能。尽管如此,一些其他非色素特异性的激光也曾被用来治疗色素性皮损,包括 CO_2 激光、氩激光。CO_2 激光通过对含水的组织细胞进行气化来达到治疗目的,由于治疗本身是无选择性的,因此会对组织结构进行较大的毁坏,故治疗后常会以皮肤质地改变和瘢痕的形成来结束治疗。很低功率的 CO_2 激光似乎可减少瘢痕形成的风险,曾被用来治疗浅表的表皮色素性损害(如日光性黑子),而且治疗有效。

氩激光的绿光和黄光(波长分别为 488nm 和 514nm)均能被黑色素特异地吸收,问题是这种激光是一种连续波激光。因此,尽管激光能选择性治疗黑色素,但所产生的热会从黑色素中弥散出来,引起周围组织的热损伤,导致色素减退和瘢痕形成。

现今的脉冲激光,由于脉冲宽度短于黑素小体的热弛豫时间,已被用作选择性轰击黑素小体的手段来治疗色素性皮肤疾病。这一治疗也是建立在选择性光热作用(Selective Photothermolysis)理论基础之上的。在这一治疗过程中,治疗的目标色素小体选择性地吸收激光能量,温度急剧的升高导致黑素小体的热损伤。由于损伤的时间短于黑素小体的热弛豫时间,所以黑色素所吸收的这些能量被局限在含有黑色素的角质形成及黑素细胞内。因而,在这一选择性黑素小体的损伤过程中,并不伴有对邻近周围组织的破坏。

实验发现豚鼠的色素性皮肤和人类志愿者皮肤的黑色素,都显示出对可见光光谱中非常宽范围的短脉冲激光有治疗反应。治疗色素的激光包括脉冲染料激光(510nm)、铜蒸气激光(511nm)、氪激光(520~530nm)、倍频 Q-开关 Nd:YAG 激光(532nm),Q-开关红宝石激光(694nm),Q-开关翠绿宝石激光(755nm),和 Q-开关 Nd:YAG(1064nm),所有这些波长的激光都能有效地治疗色素性皮损。这些色素-特异的激光能分为三组[8]:①绿色激光;②红色激光;③近红外激光。

绿色激光可进一步分为脉冲激光和非脉冲激光,而红色和近红外激光,目前看来只有脉冲激光(Q-开关)系统。绿色激光由于波长较短,对皮肤的穿透深度不如红色激光和近红外激光。所以绿色激光仅对表皮色素性皮损有效。

一、绿色脉冲激光

这些激光所产生的脉宽短于色素的热弛豫时间,这类激光的代表有闪光灯-泵脉冲染料激光和倍频 Nd:YAG 激光。前者波长 510nm,脉宽 300ns,后者波长 532nm,脉宽 5ns。这两种激光对表皮的色素都非常有效,如日光性黑子和雀斑。由于绿色激光同时能被氧合血红蛋白良好地吸收,因此激光治疗后有可能导致紫癜的形成,形成的紫癜性损害可在疗后的 1~2 周左右消退。经过治疗后色素性皮损可在治疗后的 4~8 周左右消退或减淡。偶尔,形成的紫癜会引起炎症后的色素沉着,值得注意的是激光对某些色素性皮肤疾病的治疗结果是非常不同的,如咖啡牛奶斑、Becker 痣、黄褐斑等,由于临床治疗反应非常不同,故正式治疗前先进行实验性治疗可能是很有必要的,也是很重要的。有时即使是咖啡-牛奶斑和 Becker 痣在治疗后完全消退了,据报道复发的可能性很大,复发的原因推测是:尽管这类激光对色素小体有摧毁性作用,但是对产生色素体的黑素细胞仅有很轻微的损伤,这些细胞在治疗后仍然会恢复其生理活性。治疗后进行仔细的光保护可能会推迟复发,但不能预防复发。因为黄褐斑的发生与多种原因有关,如遗传、光照、性激素等等,应用这类激光治疗黄褐斑很少获得成功。绿色激光由于穿透很浅,因此对真皮的色素性损害是没有治疗效果的。

二、绿色非脉冲(准连续波)激光

非脉冲的,准连续波绿色激光,如铜蒸气(511nm)或氪激光(520～530nm),虽然这类激光也具有上述脉冲激光的一些特征,由于这类激光治疗时其照射时间已大大超过了黑素小体的热弛豫时间,因而,它们不会有上述脉冲激光治疗的临床结果。尽管使用铜蒸气和氪激光可能会成功地清除表皮色素性皮损,但通常需要较多的治疗次数,以获取临床上的治愈,理论上应用这种激光形成瘢痕的风险会明显要高一些。

三、红色脉冲激光

现今应用的红色脉冲激光有 Q-开关红宝石激光和 Q-开关翠绿宝石激光,前者释放波长 694nm、脉宽 20～50ns 的短脉冲激光,后者则释放波长 755nm、脉宽 50～100ns 的短脉冲激光。这类激光波长较长一些,穿透相应也较深一些,这类激光对含有黑色素的黑素小体和色素细胞的作用机制包括:对靶组织的选择性光热作用、光声学机械作用和化学变化等。光声学机械损害是由于靶组织瞬间的热扩张,产生压力波,这样导致真皮内色素颗粒的碎化。在真皮内,黑素小体富含Ⅲ期和Ⅳ期黑色素,这些黑色素吸收激光能量后,会导致选择性黑色素的毁坏。这类激光也被应用到表皮色素性皮损的治疗,与绿色激光相比,这类激光治疗后不发生紫癜,这是因为氧合血红蛋白对这类激光的吸收相对要少。与绿色激光相比,这类激光的最大优势在于它们对真皮的色素性皮损的治疗是有效的,如先天性色痣和太田痣。尽管这些激光治疗太田痣一般都很成功,但对先天性色痣的反应却很不一致,临床上,激光似乎只能毁坏一些但不是所有的色素细胞,颜色较深的先天性色痣的青年患者疗效似乎要更好一些,然而复发是个常见的问题。太田痣对激光的反应非常好,而且很少见到复发。对于真皮的黄褐斑,反应难以预料,复发和色素加重是非常常见的。

近来显示,长脉冲红宝石激光(300～700μs 脉冲)对 Q-开关红宝石激光治疗抵抗的先天性色痣治疗有效,这种激光也可以用作脱毛治疗。

四、近红外脉冲激光

Q-开关 Nd:YAG 激光能产 1064nm、10ns 的脉冲激光,与绿色和红色激光相比,黑色素对这种激光的吸收较少,但是它的优势在于它对皮肤的穿透能力较好。另外,它可能对较深色皮肤的患者更为有效。如同 Q-开关红宝石激光和 Q-开关翠绿宝石激光一样,Q-开关 Nd:YAG 激光对太田痣的治疗非常有效。当和含碳颗粒的外用软膏联合应用时,Q-开关 Nd:YAG 激光可作为脱毛的工具,因为碳颗粒覆盖毛发后,会吸收激光能量,这样无论是有色毛发或无色毛发都能得到治疗。然而这种脱毛似乎并没有获得想象的结果,似乎毛发的生长只能获得暂时性的抑制。这种联合碳颗粒的治疗方法近来被一些医师试用于嫩肤治疗,似乎也获得了一定的疗效。

由于这类激光对黄种人的治疗具有一定的优势,近来国内的一些公司也开始大量开发这类设备。由于固体激光发射的光束不同于气体激光,其光束具有明显的高斯分布特点:中央能量密度高,而周边能量密度依次明显减弱,因此在治疗时会出现中央部分明显渗血,有可能因此增加皮肤愈合的时间以及之后的色素沉着的机会。因此近来从激光生产工艺上对这种自然发射的、高斯分布明显的光束进行了"纠正",在采用光学膜片技术后,改变了镜片的反射率分布,获得了一种所谓的反高斯分布的评顶式的光斑,使得治疗光斑的能量分布更为均匀合理,这样在治疗时可以减少中央区高能量密度时的皮肤渗血,当然也会减少皮肤飞溅的程度。

(周展超)

第二节 真皮色素增加性皮肤疾病

一、太田痣与伊藤痣(Naevus of Ota and Ito)

太田痣又称眼上腭部褐青色痣、眼真皮黑素细胞增多症、眼皮肤黑变病、眼黏膜与皮肤的黑素细胞增多症。1938 年日本太田正雄首先报道,是波及巩膜及受三叉神经支配的面部皮肤的蓝褐色斑状损害[9]。

伊藤痣又称肩峰三角肌蓝褐痣,伊藤 1954 年描述类似太田痣的色素斑,分布于由后锁骨上神经及臂外侧神经支配的肩与上臂。太田痣可能是常染色体显性遗传,国内李长海报道一家三代人两代人患太田痣,三代人眼巩膜、结膜有色素斑。林元珠报道 50 例太田痣,2 例有家庭史,50 例均在出生后 20 岁以内发病,符合先天性疾病。但亦有学者持不同意见。太田痣皮损多分布在三叉神经第一、二支区域,伊藤痣分布在后锁骨上神经及臂外侧神经,按神经分布的特点提示黑素细胞可能来源于局部的神经组织。病理检查:在真皮网状层的上部的胶原纤维束之间聚集大量菱形、树枝状和星状黑素细胞,也可扩展到乳头层或皮下组织。与蒙古斑相比,本病黑素细胞的数目较多,位置较表浅。噬黑素细胞不多见。多巴染色黑素细胞呈现不同的反应,阳性、弱阳性或阴性。电镜观察,黑素细胞内含有许多IV期黑素体,细胞外常有鞘包围。

太田痣和伊藤痣好发于有色人种,如东方人及黑人,日本的患病率为 0.3% ~ 1.0%,65% 的患者出生时即有,其余多在 10 ~ 20 岁之间出现,偶有晚发或妊娠时发生。我国武汉地区体检 4278 人,太田痣 7 例,患病率为 0.16%,4 例出生即有,占 57.1%。本病女性多见。皮损为淡青色、灰蓝色、褐青色至蓝黑色或褐黄色的斑片或斑点,斑片中央色深,边缘渐变淡,偶尔色素斑的某些区域可隆起甚至发生粟粒到绿豆大小的小结节。斑点呈群集状分布,疏密不一,或中央为斑片,边缘为斑点。皮损的颜色因日晒、劳累、月经期、妊娠而加重。有的青春期变深扩大。本病最常见的受累部位眶周、颞、前额、颧部和鼻翼,即相当于三叉神经第一、二分支分布的区域,单侧分布,偶为双侧性(约 10% 左右),约 2/3 的患者同侧巩膜出现蓝染,结膜、角膜、虹膜、眼底、视神经乳头、视神经、眼球后脂肪及眶骨膜也可累及。沈丽玉 100 例分析,眼球有色素斑占 44%。林元珠 50 例分析,同时有支肤病变及眼部病变者 37 例,占 74%。皮损广泛者亦可累及头皮、耳颈、躯干、上下肢等部。口腔和鼻咽部黏膜亦可受累。

Tanino 提出如下分型：

1. 轻型

（1）轻眼眶型：淡褐色斑，仅限于上下眼睑。

（2）轻颧骨型：淡褐色斑，仅限于颧骨部。

2. 中型　深蓝色至紫褐色，分布于眼睑、颧骨及鼻根部。

3. 重型　深蓝色至褐色，分布于三叉神经的第一、二支支配区。

4. 双侧型　约占 5%。

此外，日本的学者还有如下分类：

1. 轻型（又分为眼窝型、颧骨型、前额型、鼻翼型）。

2. 中等型

3. 重型

两侧性分布的分为：对称型（又分中央型、边缘型）、非对称型。

根据颜色分为：褐色型、青色型。

根据组织学特点分为：浅在型（色素细胞位于真皮浅层，多呈褐色）、深在型（色素细胞位于真皮深层，多呈青紫色）、弥漫型（色素细胞位于真皮全层，多呈紫青色）。

根据年龄分为：早发型（出生数年后）、迟发型（青春期以后）。

太田痣可合并持久性蒙古斑，并发伊藤痣、蓝痣和血管瘤，亦有报道前房角因色素增生受阻而导致青光眼，合并神经性耳聋、眼球后退综合征、同侧先天性白内障和上肢萎缩。太田痣终生不消退，无自觉症状。恶变的机会极少，文献上曾报道本病合并有虹膜、脉络膜恶性黑素瘤、恶性蓝痣。

伊藤痣属太田痣的范畴，除分布部位不同外，两者的临床表现及病理变化完全相同，主要分布于一侧的肩、颈侧、锁骨上区等后锁骨上及臂外侧神经所支配的区域，有些病例可伴发同侧或双侧太田痣。

根据色素的颜色、分布及累及眼等特点，可以作出诊断。需与蒙古斑、蓝痣等鉴别。蒙古斑出生即有，能自然消退，且不波及到眼和黏膜。组织像中真皮内黑素细胞数量较少，位置较深。蓝痣为蓝色的丘疹或小结节，好发于手足背及面部、臀部，组织像中真皮内黑素细胞数量较少，位置较深。蓝痣为蓝色的丘疹或小结节，好发于手足背及面部、臀部，组织像中黑色素细胞聚集成团。

（一）一般治疗

太田痣因发生于面部影响美容，很多学者进行了种种研究，试用许多方法治疗，概括有以下几种：表面干冰压迫法、皮内干冰压迫法、皮肤磨削术与干冰压迫、植皮术、皮肤剥脱法、液氮冷冻、化装疗法等。前三种疗法过去在日本应用较多。表面干冰压迫是将干冰做成冰柱，垂直压迫于病灶部位，用胶布保护正常皮肤，压迫时间以 2～5s 为宜，压迫强度以使皮肤被冻结，出现发白略微凹陷为度，治疗间隔一般是 1 个月 1 次，疗程至少需要一年。本疗法对轻型、浅在型和浅在弥漫型效果较好。对深在型几乎无效。干冰压迫法不能达到真皮深层。作用机制是干冰的冻结作用使真皮内黑素细胞膜发生变性，黑素颗粒在真皮内扩散，被吞噬细胞所吞噬。本疗法缺点是治疗时间长，治疗间隔要 2～3 周，一般 10 次左右才能出现色素消失。皮内干冰压迫法，适应于上下眼睑、颊部、颞部、前额部、耳廓周围的皮损。切开皮肤，在真皮下剥离，去除脂肪后，从真皮内面施行干冰压迫法。压迫至皮肤表面出现冻结、发白为止,眼睑部 5~7s,颞部 30~40s 左右。压迫之后,用温和的生理盐水纱布覆盖被冻结的皮肤表面直至解冻。日本铃木曾对 40 例用表面干冰压迫法 5~10 次后,效果不明显残留有青色色素的病例施行了皮内干冰压迫疗法,取得满意效果。此外皮肤磨削、干冰压迫并用疗法,加岛先行皮肤磨削,每月 1 次,待皮肤创面治愈后 3 周,再行干冰压迫,10 次左右出现疗效。野田采取同时并用法,皮肤磨削后,在露出的真皮面上直接进行干冰压迫,对 31 例病人施行本法,累计 51 次,11 例取得满意效果。此外液氮冷冻法国内治疗报告较多,收到不同的疗效。上述方法治疗后都可能有色素沉着、色素脱失、瘢痕、瘢痕增生等后遗症。

中药或许有一定疗效,国内有人报道用"消青饮"治疗太田痣 50 例,痊愈 10 例,显效 34 例,有效 6 例,总效率 88%。作者认为,太田痣是由于先天肾气不足,引起气血失调、气血瘀滞所致,用补肾气活血法则拟成"消青饮"主要药物:生芪、当归、川芎、白芍、熟地、桃仁、红花等。3 个月为一疗程,一般 3~4 疗程,同时服用维生素 E 及 C。作者总结初生即有消退较慢,发病较晚者消退较快。年龄越轻,消退越快。年龄越大,消退越慢。但这一结论是否能普遍地接受,尚有待进一步的临床验证。

(二) 激光治疗

使用 Q-开关红宝石激光、Q-开关翠绿宝石激光、Q-开关 Nd∶YAG 激光均能获得非常满意的治疗效果。

Q-开关红宝石激光(波长 694nm,脉冲宽度 20~40ns)治疗参考参数:能量密度:5~8J/cm²,光斑直径 3~5mm。治疗时皮肤的即刻反应是皮肤灰白变。

Q-开关翠绿宝石激光(波长 755nm,脉冲宽度 50~100ns)治疗参考参数:能量密度:5.0~8.0J/cm²,光斑直径 3~4mm 治疗时皮肤的即刻反应是皮肤灰白变。

Q-开关 Nd∶YAG 激光(1064nm)治疗的参考参数:治疗参考参数:能量密度:5.0~8.0J/cm²,光斑直径 3~4mm 治疗时皮肤的即刻反应是治疗后出现轻度的针尖大小的皮肤渗血和水肿。

虽然太田痣的治疗间隔时间一般为 3~6 个月,但是,也有部分患者在激光治疗后反应较慢,有报道,经过 Q 开关 Nd∶YAG(532nm) 和翠绿宝石激光(755nm)治疗后,患者 1 年后随访,皮损完全消失,提示更长的间隔时间并不影响患者的疗效,相反更长的间隔时间有益于机体吞噬细胞处理激光治疗后的色素[10]、[11],上海华山医院卢忠医师的研究也证实了这个结论。

(三) 激光治疗注意事项

1. 治疗前应仔细清洁面部皮肤,去掉护肤品及化妆品。

2. 常规消毒皮肤(建议不要用易燃消毒品)。

3. 注意不典型的太田痣的诊断。

4. 治疗时应按皮肤的即刻皮肤反应来调节激光的能量密度,一般来说如果能量密度太低,即刻反应不明显,此时应将能量密度适当调高,如皮肤的即刻反应太强,如 694nm、755nm 激光治疗时发生水疱,或 1064nm 激光治疗时出现表皮飞溅,及大量出血,此时应下调能量密度。

5. 治疗后应嘱患者尽量避光,外用抗生素软膏预防感染,皮肤反应的急性期过后(脱痂),应仍应避光并适当使用遮光剂。

6. 治疗间隔 1~6 个月（多为 2~3 个月），但多数人主张治疗间隔期长一些更好。当治疗后形成明显的色素沉着时（这种色素改变一般发生在表皮，会影响激光的穿透能力），应待色素沉着消退后再进行下次的治疗。

7. 一般在治疗 1~3 次便能获得一定的疗效，但也有部分患者疗效要来得慢一些，通常要获取满意的疗效需要治疗次数为 2~7 次或更多。皮肤的颜色可能对疗效也有一定程度的影响。

8. 治疗中患者及操作者需保护眼睛，治疗前的一段时间内不要服用阿司匹林一类的药物，以免增加皮肤的出血趋势。

9. 瘢痕体质的患者治疗宜慎重。

二、蒙古斑（Mongolian spot）

蒙古斑又称儿斑，是发生于婴儿腰骶部的蓝灰色斑，出生即有，几年后自然消退。常见于东方人。蒙古斑的发生与隐性遗传和显性遗传因素有关，是真皮网状层中黑色素细胞产生色素的结果，这些黑素细胞是在胚胎发育时，黑色素细胞从神经嵴向表皮移动时，停留在真皮所致。Ishikawan 尸检曾患有蒙古斑的 13~82 岁的日本人，发现所有病例，包括临床上已无蒙古斑的人，真皮层内仍有黑素细胞存在。蒙古斑几乎没有终生存在，可真皮中黑色素细胞可持续存在，但失去制造黑素的能力并无活性。蒙古斑特殊的灰青色或蓝色是由于黑色颗粒位于真皮较深处所致。

蒙古斑呈灰蓝色、蓝色、黑蓝色，圆形、椭圆形或不规则形斑，色泽一致，边缘不规则，通常肤色较黑的人，皮损色泽更黑。斑疹约 0.5~12cm 大小。通常是单个的，偶然也有多个。腰骶部是最常见的好发部位，臀部中间成分、肋部、甚至肩部也有发生，极少发生于胸、腹、四肢、背和面部。蒙古斑如发生于眼睑、球结膜、巩膜时，则相同于太田痣。蒙古斑大多在 3~7 岁后自然消退，不留痕迹。在我国，患幼儿皮肤病调查中，蒙古斑发病率最高，而 4 岁以后的蒙古斑仍不少见。

病理检查：表皮正常。棘状圆形黑素细胞伴有树枝状外形，位于真皮下 2/3 处，多巴染色阳性。这些细胞广泛散布在胶原纤维束之间，其排列大致与皮面平行。无噬黑素细胞。电镜观察，真皮大部分黑素细胞含完全黑素化的黑素体，少数黑素细胞含前黑素体（Ⅲ或Ⅳ）。

诊断：蒙古斑出生即有，几年内消退，不留痕迹，是其特点。与蓝痣的鉴别是后者颜色更深，为稍高出皮面的结节，病理见嗜黑色素细胞。

治疗：因可在几年内自行消退，故此病无需治疗。

三、蓝痣（blue naevus）

真皮内树枝状和（或）棘状黑素细胞聚集临床上表现为蓝色、蓝灰色或蓝黑色的丘疹，结节或斑片。Tieche 1906 年首先报道，除皮肤外，偶发于结膜、口腔黏膜、外阴、巩膜、宫颈、前列腺等。根据组织学的特征，蓝痣有两种不同类型：普通蓝痣及细胞蓝痣。

在组织发生过程中，黑素细胞从神经嵴向表皮移动时，发生异位性聚集，停留在真皮的中、浅层中。皮损之所以显蓝灰色，是由于光线的 Tyndall 效应，可见光的长波部位透入真皮深部时被黑色素吸收，而短波部分（蓝光、紫光）穿透力弱，被皮肤散射回至皮肤的表面。除了折光这一物理现象外,有人认为细胞中黑素小体的含量,着色程度也可能有一定的影响。

蓝痣有两种不同类型,普通蓝痣即 Jadassohn-Tieche 蓝痣及细胞性蓝痣。普通蓝痣为蓝色、蓝灰色或蓝黑色丘疹或结节,孤立的分布,损害常单发,偶见多发,边界清楚。直径通常为 3~10mm,顶圆,表面光滑,好发于手背和足背(50% 以上),面部、四肢侧面、腰、臀等处亦可发生。国内来永胜报告发生于牙龈齿槽的蓝痣一例。蓝痣多发于儿童及成人期,但也可在出生时即有存在,或在 60~70 岁时出现,女性多见。女性与男性比为 2.5:1。深色皮肤人种发生率明显升高,如黑人及亚洲人。本型蓝痣不发生恶变,终身不退。

细胞型蓝痣为大的蓝色或蓝黑色坚实结节,直径通常 1~3cm 或更大。邱晓东报告前臂巨大蓝痣,切除后标本为 35cm×15cm×3cm 大小。表面光滑或呈多叶状,皮损好发于臀部和骶尾部(50% 以上)。有作者报告发生于颊黏膜的细胞型蓝痣,通常出生即有。偶见皮损发生在先天性色素痣上。细胞型蓝痣可以恶变成为黑色素瘤,或突然增大和溃疡,发生恶变。

组织病理:在普通蓝痣中,表皮中、下部黑色素细胞较多,聚集成束,黑色素细胞呈菱形,胞浆充满黑素颗粒。嗜黑素细胞分布在黑素细胞附近,无树枝状突,含有粗大的色素颗粒。长的树枝状黑素细胞占多数是普通蓝痣的特征。细胞型蓝痣黑素细胞呈树枝状和较大菱形黑素细胞聚集成束,不规则交织,聚集成细胞岛,可深达皮下组织,间有嗜黑素细胞。

电镜观察:黑素细胞主要位于真皮的深部,细胞成片分布,细胞突出不太明显,胞质中含有大量黑素小体,黑素小体着色深浅不太一致,主要为第Ⅲ期和Ⅳ期球形或椭圆形小体,也有少数大的含黑素球形体。细胞器相对较多。

根据临床和病理可作出诊断,需与色素痣、蒙古斑、太田痣、恶性黑素瘤鉴别。色素痣无特殊的蓝色。蒙古斑、太田痣、皮损范围大,呈斑片状,无丘疹和结节。早年发病,蓝色,病理学的不同可与恶生黑素瘤鉴别。

(一) 一般治疗

皮损直径小于 1cm,且多年无变化者,可不必治疗。原有的蓝痣结节突然增大,或蓝色结节斑直径大于 1cm 者,须予以切除,并做病理检查。

(二) 激光治疗

可采用 CO_2 激光外科治疗,对于斑片型的蓝痣理论上可以应用色素特异的 Q-开关激光,如 1064nm 激光进行治疗,临床应有有效但没有太田痣疗效肯定,治疗次数明显要多。

四、颧部褐青色痣(naevus fusco-caeruleus zygomaticus)

本病主要特点为颧部对称分布的黑灰色斑点色素沉着。曾认为是太田痣的一个变种,但本病和太田痣有着不同的临床特点和组织病理表现。本病实际并不太少见,据台湾地区的一个调查报告,2677 人(男 1019,女 1658)包括医院、学校工作人员和学生,结果男性患病率为 0.2%,女性为 1.21%[9]。也有人称本病为获得性太田痣样斑(Acquired bilateral nevus of Ota-like macules),或者称为 Hori's 斑[12]。

发病机制:在胚胎发育期,黑素细胞由神经嵴向表皮移行时,由于某种原因未通过表皮、真皮交界,停留在真皮内而形成的病变。也有人认为与内分泌有关,但并未得到认可。

本病多发于女性,文献报告男女比例为 1：12.8 ～ 17.7,发病年龄多在 16 ～ 40 岁,部分病人有家庭史。发病部位在面部,绝大多数在颧部,少数也可在眼睑、鼻翼部,为直径 1 ～ 5mm 左右的灰褐色、黑灰色或黑褐色色素沉着斑,圆形、椭圆形或不正形,境界比较清楚,数目不等,可为数个到数十个,平均 10 ～ 20 个,皮疹不凸出或凹陷皮肤表面,绝大多数双侧对称分布。眼、口腔黏膜无损害。患者无任何自觉症状。

病理检查:表皮正常,主要变化在真皮上部,特别在乳头下部,胶原纤维间散在细小、菱形黑素细胞,长轴与胶原纤维平行,多巴染色阳性。电镜检查,真皮黑素细胞内含有许多大小不一的黑素体。

本病一般根据临床表现即可诊断,但需与下列疾病鉴别:

1. 太田痣　临床少见,大多为单侧分布,沿三叉神经眼、上颌支走行部位,发病早,大多在出生时或 1 ～ 2 岁前发生,皮损为融合性色素沉着,常合并有眼、口腔黏膜损害,病理变化为真皮部有较多黑素细胞,长轴与胶原纤维不一定平行。

2. 雀斑　皮损为黄褐色斑点,相对较小,发病早,多在 5 岁以内发生,有明显的季节性,夏季晒后加重,病理为表皮基底层黑素增多,无黑素细胞数目增加。

3. 黄褐斑　片状黄褐色斑片,对称,日晒后明显加重。

激光治疗:同太田痣,由于本病色素部位可能较太田痣要浅,因此可能 694nm 和 755nm 激光更为有效一些。治疗时还应注意黄褐斑的鉴别。

五、外源性色素沉着症(exogenous pigmentation)

异物性色素可由金属颗粒或非金属颗粒引起,前者多由职业性或药物所致,称为金属性色素沉着症,后者多由意外事件或蓄意造成,称为文身。

1. 金属性色素沉着症(metallic pigmentation)　由于职业关系长期接触某些金属物质或因疾病长期应用某些金属制剂所引起。通过血液循环吸收到体内而沉积于内脏器官、皮肤或黏膜,也可由外部应用直接渗透到皮肤,而使皮肤及黏膜着色:一般金属性色素沉着症多由金、银、汞、铋所致。临床表现为泛发的全身色素沉着,但以暴露部位如面、手等处为著,口腔黏膜和巩膜亦可受累。唯汞剂不侵犯巩膜。金剂所致多为蓝灰色、青紫色或淡紫色。银剂多为蓝灰至铅灰色。汞剂为黄绿色或铅灰色。铋剂为蓝灰至黑色。普通病理显示在真皮内可见相应的金属颗粒沉积。

2. 人工色素斑(tattoos)　人工色素斑又称文身,是用各种色素刺入皮肤,引起人工色素斑。色素主要为:胭脂、氧化铁、硫化汞、甲基蓝、龙胆紫、墨汁、炭末、姜黄等。临床表现为刺花部位花样各异的图形或文字,以前臂为最多,亦见于躯干,有的遍布全身。治疗见文刺治疗(第四节)。

3. 爆物沉着症(anthracosis cutis)　因职业及各种意外事故使泥沙、煤渣、石末等物质的微小颗粒进入皮肤后引起色素皮肤异常性疾病。多因某种特殊职业,如煤矿工人、基建工人及某些爆破作业人员等,因意外事故使泥沙、煤渣、火药等物质进入皮肤,如不能及时清除则可形成色素沉着。根据粉末的性质和颜色以及进入皮肤的深浅不同引起的临床表现有所不同。煤粉引起者主要呈青灰色到黑色,泥沙引起者呈蓝灰色或黑色,火药引起者呈灰黑色。此外可有瘀斑、丘疹或斑疹。皮损主要好发生在暴露部位,如面部、手足部等。在发生爆炸和外伤事故后,对受伤部位要进行彻底清创、清洗,将进入皮肤的粉尘全部清除干净。已形成色素沉着者根据情况进行处理,可选用激光、电解或手术切除以及植皮整形等。

(周展超)

第三节　表皮部位色素增加性皮肤疾病

很多方法可用于表皮部位的黑子的去除,这些方法多为 Q 开关激光和 IPL。另外长脉冲的激光也有效,而且在中国人的治疗中引起的色素沉着的并发症被证实可能会较 Q 开关激光要少[13]、[14]。

目前的治疗方法很多,有的方法比较有效"立竿见影",如 Q 开关激光,通常 1 ~ 2 次就能达到满意的疗效,治疗也很经济,但是出现色素沉着的可能性会增加,而且治疗后通常会影响上下班,需要休假来配合治疗。IPL 是比较温和的治疗方法,这种治疗的优点是治疗后大多不影响上下班,无需休假,而且能同时改善皮肤色彩和质地,但是通常需要一个较长的治疗疗程,如 6 ~ 8 次的治疗,费用也较昂贵一些。而选用长脉冲激光的治疗方法(如长脉冲 532nm 激光),疗效也很好,但可能需要的治疗次数较 Q 开关多一些(如 3 ~ 4 次),疼痛感觉也强一些,这种治疗方法仍然有一定的色素沉着的发生率,治疗后仍然需要休假来配合治疗。在应用长脉冲宽度的治疗技术来治疗表皮的色素性疾病时,如果同时采用表皮冷却技术可以减低治疗时的疼痛感,但这样做同时也会削弱治疗效果。

为了减少治疗后的色素沉着,有人认为可使用 350 ~ 500nm 的 IPL 治疗,因为这种短波长的光不太容易穿透皮肤,因此能量主要集中在表皮,所以会减少色素沉着的发生。这种观点受到怀疑,第一,IPL 的光谱为宽光谱,即便使用波长短的滤光片治疗,光线中仍然有大量的长波长的光线输出。第二,尽管 350nm 的光线穿透深度很浅,但光线对皮肤的穿透并非突然停止,而是在皮肤中不断向下穿透,只是途中的衰减比较多而已。第三,几乎无法做到让光线不到达基底层而不激惹基底层的色素细胞。

一、雀斑(ephelides,freckles)

雀斑是常见于面部的褐色点状色素沉着斑,日晒可促发和加重本病。

本病是常染色体显性遗传性疾病。雀斑皮肤黑色素细胞内的酪氨酸酶活性增加,在日光、X 线、紫外线的照射后,产生大量的黑素,形成雀斑。有人提出雀斑是小的自限性的突变的黑素细胞株所致。这种突变与日晒有关。

雀斑在出生时不出现,通常在幼儿期出现。据报道,本病最早发生在 3 岁,青春期常可增多。女性多于男性。本病常发生在暴露部位。特别是面部,尤以鼻和颊最为常见,少见于手背、前臂、颈、肩部。皮损直径 3 ~ 5mm,为圆形、椭圆形及多角形,边缘不规则的淡褐色到深褐色斑点,境界清楚,孤立而不融合,可疏密不一分布。雀斑与日晒关系显著,其色素斑点的数目、大小、颜色取决于吸收阳光的量及个体对阳光的耐受性,夏季雀斑的数目多、形体大,为深褐色,冬季则相反。不同人种斑点色素可有不同,但没有黑色的。此点可与斑痣及联合痣鉴别。

根据本病发生在暴露部位,孤立而不融合的棕褐色小斑点,日晒后加重等特点,易于诊断。

主要与雀斑样痣、面正中雀斑痣、早期着色干皮病及色素沉着—肠道息肉综合征区别。雀斑样痣颜色较雀斑深，呈黑褐色至黑色，与日晒无关，无夏重冬轻的变化，可发生在任何部位。病理示黑色素细胞数目增加。面正中雀斑痣罕见，常在1岁左右发病，褐色斑仅集中在面部中央，伴有其他先天性畸形，不少伴有癫痫，智力尚有缺陷。早期着色性干皮病有雀斑样黑褐色色素斑点，常伴有毛细血管扩张，色素斑通常大小不等，深浅不匀，分布不匀。间有萎缩性斑点，光敏极为突出。色素沉着—肠道息肉综合征，色素斑为黑色，口唇颊黏膜多见，不受日光照射影响，常常伴有息肉。

病理显示雀斑损害的黑色素细胞数目没有增加，用多巴染色可见雀斑的黑色素细胞密度较周围正常皮肤减少，但可见雀斑的黑素细胞较周围皮肤黑素细胞大而且有更多更长树枝突，染色比正常皮肤深。用电镜观察，雀斑的黑色素细胞产生大量椭圆形全黑素化颗粒，类似于黑种人的黑素细胞，相邻正常皮肤的黑素颗粒量小，轻度黑素化，两者有明显的差异。

（一）一般治疗

避免日晒，可用防晒剂（选择 SPF15 为好，户外时可选择高 SPF 的产品）。冷冻治疗可能引起的色素减退或色素沉着，化学剥脱相对痛苦耗时，同时对表皮的损伤较大，外用各种祛斑药物疗效较差。

（二）激光治疗

可选用波长为 510、532、694、755nm 脉冲激光治疗，治疗效果好。

1. 脉冲染料（510nm）激光 治疗时能量密度的参考值：$2.0 \sim 3.0 J/cm^2$，光斑大小 5mm，光斑间不重叠。治疗的即刻反应应该是组织立刻灰白色改变。重复治疗应间隙 6~8 周。

2. 倍频 Nd:YAG（532nm）激光 治疗时能量密度的参考值：$1.5 \sim 2.5 J/cm^2$，光斑大小 1~3mm，脉冲频率 1~2.5Hz，治疗的即刻皮肤反应与脉冲染料激光一样，皮肤应立刻呈现灰白色。重复治疗应间隙 6~8 周。

3. 准连续波铜蒸气激光（511nm）和氪（520~530nm）激光 使用铜蒸气激光时，参考的治疗参数为 0.16~0.25w，150μm 光斑，间隙时间 0.2 秒。氪激光：700mw，1mm 光斑，0.2 秒脉冲。但是由于是连续激光故治疗后引起皮肤质地改变的可能性不能排除。

4. Q 开关红宝石激光（694nm） 治疗的参考能量密度为 $2.0 \sim 6.0 J/cm^2$ 的能量密度，1~2 次治疗可以很有效地清除，治疗的即刻反应为皮肤立刻的灰白变。

5. Q-开关翠绿宝石激光（755nm） 治疗的参考能量密度为 $4.0 \sim 6.0 J/cm^2$ 的能量密度，对于雀斑来说，1~2 次治疗可以很有效地清除，治疗的即刻反应同红宝石激光为皮肤立刻的灰白变。

6. 可调脉宽 532nm 激光 治疗的参考激光参数：能量密度：$8 \sim 12 J/cm^2$、脉冲宽度 2ms、光斑 2mm。

使用 Q 开关 532nm 激光治疗时，治疗的临床终点通常为皮损出现结霜样改变的最小能量密度（如 $0.6 J/cm^2$），但不能出现皮肤飞溅，或者水疱。当使用长脉冲宽度的 532nm 激光进行治疗时（6~8J/cm²，2mm 光斑，2ms 脉宽，Versapulse，Coherent），其治疗临床终点为皮损出现暗灰色改变，但不出现紫癜[13]，其他长脉冲激光的参考治疗能量：长脉冲染料激光：能量密度 10~13J/cm²，脉宽 1.5ms；长脉冲翠绿宝石激光：能量密度 20~30J/cm²，脉宽 3ms，临床终点也是皮损出现暗灰色改变。

国内脉冲强光治疗不同的作者报告略有不同,有报道在 138 例患者中,经过 1 ~ 3 次脉冲强光治疗(Ellipse flex,530 ~ 750nm,6.0 ~ 8.0J/cm²),患者满意率达 73.19%,但 3 例出现局部水肿和水疱[15]。

（三）激光治疗注意事项

1. 治疗前应仔细清洁面部皮肤,去掉护肤品及化妆品。

2. 常规消毒皮肤(建议不要用易燃消毒品)。

3. 要注意雀斑的类型,通常雀斑明显的患者能获得理想的疗效,而一些雀斑皮损模糊或皮损呈现出针尖状大小时,治疗相对要较困难。

4. 疗前和治疗中要让患者知道,由于黄种人的皮肤特点,部分患者在治疗后会有一定程度的色素沉着,少数人会很明显。可以在正式治疗前在不显眼的部位试作一小片的治疗,待 20 ~ 30 天再正式治疗。一般来说波长较长的激光,如 755nm 激光形成色素沉着的可能性要低一些,而短波长的激光如 510、532nm 激光形成色素沉着的可能性要高一些。

5. 防止色素沉着的发生,应在治疗后定期复诊,发现问题及时处理。

6. 治疗时应按皮肤的即刻皮肤反应来调节激光的能量密度,一般来说如果能量密度太低,即刻反应不明显,此时应将能量密度适当调高,如能量密度过高,会发生水疱,此时应下调能量密度。

7. 疗后应嘱患者尽量避光,外用抗生素软膏预防感染,皮肤反应的急性期过后(脱痂),仍应避光并适当使用遮光剂。

8. 愈后雀斑仍有可能会复发。

二、脂溢性角化(seborrheic keratosis)

本病也称老年疣(verruca senilis),大多数发生于 40 岁以后年长者,确切病因不明。损害常见于面部、头皮、躯干、上皮,为褐色境界清楚的小斑片,表面略呈乳头瘤状,渐渐增大,疣状变为明显,可形成一层油脂性厚痂,色素沉着均匀,可以非常显著,甚至呈黑色。通常多发,大小不一,直径多在 1cm 以内,也有达 2.5cm 者。偶有痒感,无自愈倾向。

病理显示角化过度,棘层肥厚和乳头瘤样增生,以此分为三型,但三型常混合存在。角化型示角化过度与乳头瘤样增生,角质内陷,可形成多数假角质囊肿,此型黑素的量多为正常。棘层肥厚型示棘层显著肥厚,形成粗网状,多数细胞为基底样细胞,有较多的黑素分布于基底细胞中。腺样型由两排基底样细胞构成的表皮细胞束,向真皮伸展,并互相交织,此型色素沉着最为显著。三怀昌(1986)分析 90 例脂溢性角化病,其中以棘层肥厚型最多,约占 2/3,角化过度型次之,腺样型少见。叶庆佾等(1981)分析 56 例老年疣病理变化,在增殖的基底样细胞中大都有色素增多,其中色素明显增生者占 52%,黑素细胞明显增多者占 35.7%,不仅见于基底层,且在高平面基底样细胞间亦可见到;同时真皮中噬黑素细胞也明显增多。另外真皮中多有程度不等的炎症。作者认为,老年疣受到刺激后,损害常出现角化不完,鳞状细胞有不规则增殖,出现很多由排列成洋葱皮状的鳞状细胞所组成的鳞状漩涡,真皮炎症较为显著。

（一）一般治疗

外用 0.025% ~ 0.05% 维 A 酸软膏,冷冻或电灼。

（二）激光治疗

可使用 Q-开关激光或长波长 532 激光治疗,治疗方法同雀斑。

也可使用脉冲 CO_2 激光治疗。

（三）激光治疗注意事项

同雀斑治疗,Q-开关激光治疗一次后,可能会有部分皮损无效,可反复治疗几次,但是部分患者即使反复治疗仍有可能无效,原因不明,其中部分人可能与色素沉着有关。脉冲 CO_2 激光疗效高,但如治疗过深,愈后会有瘢痕形成。

三、咖啡牛奶斑（Cafe-au-lait-spots）

咖啡斑是大小不同、边界清楚的持久性色素沉着斑,与日晒无关。

本病为遗传性皮肤病,色素斑处的黑素细胞和角朊细胞内黑素增多,黑素细胞活性亢进,产生大量黑素,形成咖啡斑色素沉着。咖啡斑可分为多系统疾病的一种标志,如多发性神经纤维瘤、结节性硬化病、Albright 综合征、Silver-Russel 综合征、Watsons 综合征。

咖啡斑为淡褐色斑,像咖啡和牛奶混合而成的牛奶咖啡色色素,棕褐色至暗褐色不同,大小不一,从直径几毫米类似雀斑样斑点至 20cm 或更大,圆形、卵圆形或形态不规则,边界清楚,表面光滑。可在出生时出现,亦可在出生后稍后出现,并在整个儿童期中数目增加、可发生在身体的任何部位,不会消退。90% 以上神经纤维瘤病人有咖啡斑,许多没有神经纤维瘤的人也有咖啡斑,有报告大致 1/5 ~ 1/10 的儿童有单一咖啡斑,有人认为出现 6 个或 6 个以上直径为 1.5cm 的咖啡斑时,应高度怀疑神经纤维瘤的存在。

在 10% ~ 20% 的健康儿童中,可发现单一的咖啡牛奶色斑。AIper 等研究发现,0.3% 白种人出生时即有咖啡牛奶色斑,而非洲美洲的黑人新生儿中有 18% 患有咖啡牛奶色斑。并且,在 2682 例白种人新生儿中无一例有一个以上的咖啡牛奶色斑,而 492 例的非洲美洲黑人新生儿中有 31 例患儿有两个以上的咖啡牛奶色斑。随着年龄的增长,咖啡牛奶色斑显得更为明显。<10 岁白种人和黑种人儿童有一个以上皮损的发生率分别上升至 13% 和 27%。

6 ~ 25 岁的白人中,有一个以上咖啡牛奶色斑的比例上升到 25%。单一的咖啡牛奶色斑在正常人群中常见,但是大量咖啡牛奶色斑提示可能存在遗传性疾病。0.2% ~ 0.3% 的学龄儿童存在 3 个以上的咖啡牛奶色斑,但没有证据显示其患有多系统遗传性疾病。在正常人群中,0.1% 的个体有 6 个以上的咖啡牛奶色斑,青春期前面积 >0.5cm^2,青春期后面积 >1.5cm^2 是诊断为 1 型神经纤维瘤的分界线[16]。

根据边缘清楚的牛奶咖啡色斑片出生即有等特点,可作出诊断。需与雀斑及单纯性雀斑样痣鉴别;雀斑斑点小,无大的斑片损害主要发生在面部。单纯性雀斑样痣多为单侧分布。病理亦可帮助鉴别。

组织病理示:表皮内黑素总量增加,有散在的异常大的黑素颗粒（巨大黑素体）,基底层黑素细胞数量增多。光镜下:表皮基底层分布有散在的黑素,基底上层到角质层有丛状黑素,表皮突中度延长。真皮层聚集着较多噬黑素细胞,并有炎性渗出物混合其间。电镜下,黑素细胞的数量增加,角质形成细胞与黑素细胞的比例是 7:1,而正常皮肤的比例为 10:1,黑素细胞和角质形成细胞的细胞质中都能见到巨大的黑素体。黑素体是直径 2 ~ 7μm,球形的,电子密度均一,并且呈完全黑化,有包膜的颗粒。巨大的黑素体见于患神经纤维瘤病成人的咖啡牛奶色斑中而不见于儿童患者。正常人和 Albright 综合征的咖啡牛奶色斑一般无巨大黑素小体。这些巨大黑素体的形成有两种可能:①黑素代谢的错误产物;②黑素体自动吞噬形成。自动吞噬物(堆积的黑素体)与溶酶体的融合被认为是大型黑素体最可能的来源,其形态学和酶学(如酸性磷酸酶)与溶酶体相似[16]。

(一) 一般治疗

本病一般治疗无效,传统治疗手段包括冷冻、磨削和切除,这些方法有不同程度的成功率,但常产生严重的不良反应,如永久性色素改变或瘢痕形成等,且疗效值得怀疑。有人采用外科磨皮治疗,但尚没有成功的临床报告。

(二) 激光治疗方案

可用脉冲激光进行治疗,但疗效无法预料,部分患者可获治愈,但部分患者愈后很快复发,部分患者即使应用各种短波长脉冲激光治疗也无效,原因不明,是否与激光不能完全摧毁黑色素细胞有关尚需证实。

Q-开关激光治疗咖啡牛奶色斑一般不引起瘢痕,但疗效差异较大,很难预计,目前还没有一种激光能达到完全理想的疗效。色斑可能完全去除也可能毫无作用,治疗后的复发率为 0 ~ 67%[16],相对来说,面部的咖啡牛奶色斑对激光治疗更为敏感。使用 Q 开关翠绿宝石激光、Q 开关红宝石激光和 Nd:YAG 倍频激光都能对咖啡牛奶色斑进行治疗,经过 2 ~ 3 次治疗后,约有 1/2 的患者皮损颜色减退或消失,但有可能在治疗后数月又复发。疗效及复发率与激光类型无明显联系。Grossman 等报道,20 例咖啡牛奶色斑同时用 Q 开关倍频 Nd:YAG 激光(波长 532nm,光斑直径 2.0mm)和 Q 开关红宝石激光(波长 694nm,光斑直径 5.0mm)治疗,其疗效各异,复发情况也各不相同,咖啡牛奶色斑激光治疗后复发的机制尚不清楚,并且不同的组织学类型并不能预示其激光治疗的结果。咖啡牛奶色斑需多次治疗,以免附近未受照射的黑素细胞重新造成色素沉着,治疗后须避光以降低残留黑素的活性。最近 Yoshida 等用强脉冲光-射频协同治疗系统结合局部应用维生素 D_3 软膏治疗 8 例 I 型神经纤维瘤伴发的咖啡牛奶色斑,结果。75% 的患者得到有效的改善,且至少 6 个月内没有复发,认为是治疗 I 型神经纤维瘤咖啡牛奶色斑的新方法。然而关于本病的治疗至今很少有具有强说服力的报道,很少见对照性的研究。我们目前尚不知道各类治疗后究竟有多少痊愈,复发率为多少,或者复发率是否与停止治疗的时间相关,换言之,是否停止治疗的时间越长,复发率越高? 从目前我们的临床经验来看,一旦治疗停止后 6 个月内尚没有复发,这类患者的治疗效果可能相对好一些,甚至很可能最终完全治愈。国内有人报道 Q 开关 532nm 激光治疗咖啡斑 315 例,经过 2 ~ 6 次治疗后总有效率为 67.94%,治疗过程中除有暂时的、一过性的皮肤红斑、水肿和疼痛反应外,没有皮肤感染及瘢痕发生,另外有 2 例发生色素脱失,但 6 个月后恢复[17]。

1. 脉冲染料(510nm)激光　开始治疗时参考参数:能量密度 2.0 ~ 3.0J/cm^2,光斑大小 5mm,光斑间不重叠。治疗的即刻反应应该是组织立刻灰白色改变。重复治疗应间隙 6 ~ 8 周,咖啡-牛奶斑可能需要 2 ~ 12 次的治疗。

2. 倍频 Nd:YAG(532nm)激光　治疗使用的参考参数:能量密度 2.0 ~ 2.5J/cm^2,光斑大小 1 ~ 3mm,脉冲频率 10Hz,与脉冲染料激光一样而且咖啡-牛奶斑的治疗反应难以预料。

190

3. 准连续波铜蒸气激光(511nm)和氪(520~530nm)激光 使用铜蒸气激光时,治疗参考参数为0.16~0.25W,150μm光斑,间隙时间0.2秒。氪激光:700mw,1mm光斑,0.2秒脉冲治疗咖啡-牛奶斑通常会引起皮肤质地改变或瘢痕。

4. Q开关红宝石激光(694nm) 治疗时参考参数为2.0~5.0J/cm^{2}的能量密度,咖啡-牛奶斑需要4次或更多次的治疗,治疗间隙除时间为1~2个月一次或根据临床来调整间隔时间。

5. Q-开关翠绿宝石激光(755nm) 参考参数为6.0~7.0J/cm^2,光斑3mm,其他同红宝石激光。

（三） 激光治疗注意事项

1. 治疗前应仔细清洁面部皮肤,去掉护肤品及化妆品。

2. 常规消毒皮肤(建议不要使用易燃消毒品)。

3. 治疗前告诉每一位患者激光治疗的疗效是非常重要的,尤其是当患者必须支付较高额的治疗费时更为重要。

4. 治疗时应按皮肤的即刻皮肤反应来调节激光的能量密度,一般来说如果能量密度太低,即刻反应不明显,此时应将能量密度适当调高,如能量密度过高,会发生水疱,此时应下调能量密度。

5. 有时本病的复发和治疗后色素沉着的鉴别是很困难的,随时观察并使用祛斑药有助于色素沉着的判断。

6. 治疗后避光有助于色素沉着的预防和有可能减轻本病的复发,但并不能完全消除这种可能性,疗后应定期复诊,发现问题及时处理。

7. 治疗后应嘱患者外用抗生素软膏每日1~2次预防感染,皮肤反应的急性期过后(脱痂),应仍应避光并适当使用遮光剂。

8. 仅有部分患者能得到完全治愈,部分患者虽然经过各种短脉冲激光的多次反复治疗仍然不能获取理想的治疗效果。

四、单纯性雀斑样痣(Lentigo simplex)

单纯性雀斑样痣又称幼年雀斑样痣(juvenile lentigines),多发于婴儿、幼儿及儿童期,也可发生于成年期。皮肤损害多不对称,呈片状或线条状分布于单侧,表现为针尖至粟米大小斑点,其大小、形状可有差异,颜色呈一致性的棕色或黑褐色,少数散发,单发也可多发,但不融合。

病理显示皮损的表皮突稍延长,基层内黑色素细胞增加,黑素细胞和基底角朊细胞内黑素增加,在真皮上部可见噬黑色素细胞,期间有少量炎性细胞浸润。有时在表皮突下部可见小片痣细胞巢。

本病诊断靠临床表现,常需与雀斑相鉴别,后者虽也多于幼儿或儿童期发病,但属常染色体显性遗传。色素斑点分布在日晒部位,尤其面部、鼻部较多。冬季色浅,数目减少,夏天色深,数目增多,随年龄增加,数目亦增加。雀斑的组织病理也与本病不同,区别在于基底层黑素细胞数目不多,反而比正常的少,仅表现色素增加。

（一） 一般治疗

本病常持续存在,不能自行消退。但药物治疗通常无效,可试用维A酸外用治疗。

冷冻及电外科可能有一定的治疗效果,但多数医师宁可不治疗,因为本病无任何不适,多不必治疗。

(二) 激光治疗及注意事项

同咖啡牛奶斑。

五、色素沉着-息肉综合征(peutz jeghers syndrome)

本综合征又称口周雀斑样痣病(periorificial lendiginosis)。国内常常称色素沉着-胃肠息肉综合征(pigmentation-gastrointestinal ployposis syndrome)。本病病因尚不清楚,属常染色体显性遗传,常有家庭性发病。两性均可受累,在出生时或儿童时发病。在口周、唇部(特别是下唇)、口腔黏膜有 0.2~7mm 大小圆形、椭圆形褐、黑色斑点,在口腔黏膜者较大,境界清楚,无自觉症状。色素斑也可发生在手指、手掌及足趾,较少发生在鼻孔、眼周、硬腭及舌部。色素斑之数目、大小、分布和胃肠病损无关。

肠息肉主要在 10~30 岁时出现,可发生于胃肠任何部位,但以小肠多见,呈间歇性发作。有反复出现腹痛、腹泻、肠鸣、呕吐、便血及肠套叠等,如息肉恶性变可导致死亡。

实验室检查可有贫血,大便潜血阳性,提示有胃肠出血。X 线胃肠检查及内窥镜以证实肠道息肉。

组织病理检查显示表皮基底细胞内黑色素增加,真皮浅层有噬色素细胞。

本病根据唇部、口角色素斑,伴反复发作的腹部症状,及作 X 线胃肠检查及内窥镜检查可确诊。

(一) 一般治疗

如肠道症状明显,有剧烈腹痛或反复大量出血者有时需手术治疗或选择经内窥镜高频电凝息肉摘除术;或累及胃、十二指肠、结肠等处的息肉,有时需作预防性切除以防恶性变化,一般皆系良性、无需彻底切除,也不宜做广泛肠切除以防发生吸收不良综合征。色素斑可用电干燥、冷冻疗法。约 2%~3% 的本征患者胃肠息肉可恶变。

(二) 激光治疗和注意事项

对皮损的治疗同雀斑,由于皮损清晰,通常经过 1~2 次的治疗能获得非常理想的疗效。

六、面颈毛囊性红斑黑变病
(erythromelanosis follicularis of the face and neck)

面颈部毛囊性红斑黑变病是一个独特的侵犯毛囊的红斑性色素沉着病。首先在日本报告,但在高加索等其他地方也有报告。主要在青年和中年男性中发病。本病常累及上颌区及耳前,也可由耳周伸展到颈部。为界限鲜明、对称性的色素沉着。有时色素沉着可分为斑点状。也可出现毛囊性丘疹及红斑。玻片压红褐色色素沉着区可见毛细血管扩张,色苍白且浅褐色色素沉着显得更明显。可有糠秕样鳞屑及轻微痒感。臂及肩部常出现毛周角化病。多数受损毛囊的毳毛已消失,但头皮及胡须部毛发尚留存。病程长,治疗顽固。病理显示表皮轻度角化过度。皮脂腺肥大,毛囊扩张,中有层板状角质团块。毛囊上方的表皮变平,含有过多的色素沉着。真皮扩张的血管及皮肤附件周围有淋巴细胞浸润。

根据本病的分布及色素沉着,显著的毛细血管扩张、鳞屑及明显的萎缩易于诊断。注意与眉部瘢痕性红斑、口周色素沉着性红斑、皮肤异色病、各种毛囊角化及面部黑变病鉴别。

（一）　一般治疗

目前无特效疗法,可对症处理。维生素 C、E 口腔或注射可能有些效果。局部可用氢醌霜。

（二）　激光治疗

应用短波长 Q-开关激光治疗效果不确定,部分病人可能会有一定程度的疗效,但大多数人可能无效,甚至产生色素沉着。可试用点阵激光进行治疗,但目前尚无成功报道。

七、老年性黑子（lentigo senitis）

本病也称日光性黑子(solar lentigo),在医学名词中有人将此词翻译成日光性雀斑样痣,笔者认为这种翻译不妥,我们不能生硬地将 lentigo 翻译成雀斑痣。本病发生于中老晚期到老年,在生活中长年受到强烈日光照射的人,为一种获得性黑子,常常为光老化改变的一个重要临床表现。发病随着年龄的增长而增加,据调查,50 岁以后 90% 以上的人有此病,80 岁以后 100% 有此病。病损为多数小色素沉着斑,圆形、椭圆形或不规则形,褐色、棕色,颜色一致,表面光滑,无角化,边缘清楚,排列可密集而不融合,无自觉症状,可见于身体任何部位,特别是暴露部位多见。

Miescher(1936)把本病分为三型,但三型之间可有重叠:①雀斑样的小斑型,此型好发于面、颈、手背、前臂,多发,和青年人的雀斑不同,不受季节的影响;②比指甲大的色素斑称为大斑型,此型多发于颜面,很少多发;③有弥漫性色素沉着并有小斑型、大斑型色素斑及大小色素脱失斑,称为白斑黑皮病(leuko-melanoderma)。

本病组织学表现为基底层黑素细胞增多,多巴反应增强,表皮变薄,表皮突伸长呈杵状,并可吻合成网状。角朊细胞没有或很少有发育不良(和日光角化不同);真皮有少量淋巴细胞浸润,其间常见噬黑素细胞。无恶变倾向。

老年性黑子可伴发其他老年性皮肤改变,包括老年性白斑、紫癜等。Mehregan(1975)曾观察到老年性黑子演变为脂溢性角化病。

治疗从美容来考虑,黑子损害可用 CO_2 激光或液氮冷冻去除,也可用伪装制剂遮盖。激光治疗及注意事项同雀斑治疗。IPL 治疗日光性黑子非常有效,合理的参数设置一般不会出现炎症后色素沉着等副作用,如应用 Quantun SR,选择 560 治疗头,采用双脉冲模式,脉冲延迟 20ms,脉冲宽度 2.6～5.0ms,68% 的患者获得了显著性的疗效,无一发生炎症后色素沉着。然而 IPL 的治疗设备非常多,不同的设备治疗参数都不同,即便是同一家公司的产品不同类型的 IPL 治疗参数也非常不同,不能相互套用,如 Lumenis 公司的 Quantum SR 治疗参数可能为:560 治疗头、20～29J/cm^2、2.0～6.0ms 脉宽、20～30ms 脉冲延迟,而 Lumenis One 可能是:560 治疗头、单脉冲模式、能量密度 13J/cm^2、脉冲宽度为 3.0～10.0ms,也可采用双脉冲模式治疗,此时可采用 16J/cm^2 的能量密度、3.5～5.0ms 脉宽和 10～20ms 脉冲延迟进行治疗。其他设备如 I^2 PL:7～8J/cm^2, VHP(Starlux):40ms,17J/cm^2 等。

八、日光性角化病（solar keratosis）

本病又名光线性角化病（actinic keratosis），老年角化病（keratosis senilis），为长期日光曝晒损伤皮肤而引起的癌前期损害，为易发生于中老年皮肤白皙者。损害开始为淡红色扁平小丘疹，表面有鳞屑及结痂，散在；日久可有色素沉着，表面干燥，角化显著。往往与老年皮肤萎缩、干燥等伴发。20%病例可转变成鳞状细胞癌。

组织病理表现为角化过度、角化不全，一般无颗粒层。马尔匹基层细胞发育不良，排列紊乱，部分细胞异型。一部分表皮变化具有老年性黑子的特点，表皮突延长，表皮色素增多。真皮内可见一定程度的胶原变性和弹力纤维变性，小血管周围常有淋巴细胞和浆细胞浸润。

（一）一般治疗

较大的损害可采用冷冻及外科去除，数目多的损害可用维A酸类药物（如外用全反式维A酸），结合用5%氟尿嘧啶霜剂可有较好的效果。另外局部注射干扰素 a-2b 也可试用。

（二）激光治疗

可应用CO_2激光治疗，连续波容易产生瘢痕，脉冲激光可最大程度地避免瘢痕的形成或减轻瘢痕的程度。光动力治疗是近年来治疗皮肤癌前期改变的一个重要进展，疗效高而且有效，可参阅具体章节。

（三）注意事项

由于本病可能是一种癌前期病变，故进行外科治疗时应注意给予一定的重视。

（周展超）

第四节 真-表皮部位色素增加性皮肤疾病

一、色素性毛表皮痣（pigmented hairy epidermal naevus）

色素性毛表皮痣又称 Becker 痣和 Becker 黑变病。本病较常见，以儿童和青年人多发。本病常自儿童期开始发病，男性较女性多发。典型的皮肤损害为一侧较大，不规则的斑片状色素斑，初发时斑小且淡，随年龄增长及日晒后斑可增大，色素沉着加深，也可有新的色素斑出现，斑与斑之间可互相融合而呈大片状，似地图形状。痣中央的皮肤较粗厚和有少许皱褶，而边缘无异常改变。有时痣的表现不明显，需与对侧仔细比较或在阳光直视下方可辨认清楚。经1~2年后，在斑片上或其周围可出现黑毛，皮损部位还可合并皮内痣或表皮痣。好发于肩、面、颈、上肢、前胸和肩胛部，若发生在肩部，多为单侧，而发生于其他处可为双侧。组织学检查发现表皮增厚，轻度角化过度，表皮突及真皮乳头延长，棘层肥厚，基底层内及棘细胞层内色素增加，真皮上部有噬黑素细胞，黑色素细胞数目正常或轻度增加。

激光治疗及注意事项：同咖啡牛奶斑，疗效不确定，仅部分患者有一定疗效，部分患者治疗没有疗效。

二、斑痣（Spitz naevus）

Spitz 痣又名良性幼年黑素瘤、上皮样细胞型幼年黑素瘤、菱形细胞复合痣、假性黑素瘤、大细胞痣、菱形细胞痣、上皮样细胞痣等。是一种较少见的黑素细胞瘤,病理改变呈恶性,而临床生物学过程呈良性为其突出特点。本病来自表皮黑素细胞的良性肿瘤,亦有人认为是由交界处痣细胞形成。

临床主要分三型:单发型、多发性泛发型、多发性集簇型。

1. 单发型 Spitz 痣　女性多于男性,男女之比为 1:1.34~1:1.37。发病年龄 5 个月~69 岁,14 岁以前占 39%,大于 14 岁占 61%,皮疹为单发的丘疹或结节,圆顶状,光滑无毛,结节呈粉红、红或红褐色,或呈疣状或息肉状,罕见溃疡形成,皮损直径一般小于10mm。好发于面部,常见于颊部及耳部,也可发生在下肢及躯干,少数见于上肢,亦有个别发生在眼睑、男性外生殖器、舌、眼结膜等,一般不侵犯掌跖部。此型易与血管瘤及化脓型肉芽肿混淆。已有误诊为化脓肉芽肿的病例报告,有的皮疹为淡褐色斑疹,可小于1cm,也可大于 10cm,似咖啡斑。在色素斑上有颜色更深的色素性斑点或略微隆起的丘疹样损害,有的增长迅速,随年龄的增长,可演变为皮内痣。

2. 多发性泛发型 Spitz 痣　仅报告 3 例,均为成人,皮疹分布全身,数 10 个或数以百计。

3. 多发性集簇性 Spitz 痣　限于体表某一局限的部位,可出现在先天性色素斑、咖啡斑的基础上,或类似晕痣样周围绕似浅色晕。

单发性 Spitz 痣为多见,本病开始时生长很快,然后稳定,部分病例可以自然消退或至成年后转变成复合痣或皮内痣,极少恶变。

组织学检查主要可见两种细胞:菱形细胞和上皮样细胞。约半数病人以菱形细胞为主,约 20% 为上皮样细胞为主,其余显混合型。瘤细胞分布在表皮和真皮。菱形细胞核大,细胞质丰富,细胞常聚集成巢状,偶排列成条纹状。上皮样细胞大,多核,圆形或多角形,胞浆呈嗜酸性,常聚集成巢状或条纹状。50% 病人可见核分裂象。在有表皮内痣细胞巢的病损,可见真表皮之间有人裂隙,此种现象甚少见于皮肤黑素瘤。真皮乳头水肿及毛细血管扩张和不同程度的淋巴细胞浸润。与一般黑素痣细胞相同,Spitz 痣其细胞体积随深度增加而变小,这一特点有助于与恶性黑素瘤鉴别。特殊染色:痣细胞的 S-100 蛋白的免疫过氧化酶反应阳性。血中抗恶生黑素瘤细胞质抗体阴性。电镜检查:黑素细胞中有黑素体,多数黑素体的黑素化是不完全的。在黑素细胞内仍有相当多的黑素体复合物被溶酶体分解。

本病皮疹为淡红色丘疹或结节时,要与化脓性肉芽肿、血管瘤鉴别。当损害表面呈疣状时,要与寻常疣区别,如为色素斑损害时,要与咖啡斑鉴别,或色素痣区别。Spitz 痣主要应与恶性黑素瘤鉴别;恶性黑素瘤 65% 的皮损大于 11mm,而 95% 的 Spitz 痣皮损小于10mm,病理上两者主要的不同之处在于 Spitz 痣的瘤细胞主要呈巢状分布,并随位置加深而体积变小,核分裂象少见。

治疗:一般不需治疗。若病理变化如有恶变怀疑时,则应进行手术切除或 CO_2 激光外科,也有人采用 Q-开关红宝石激光治疗。

三、黄褐斑(chloasma,melasma)

黄褐斑祖国医学称肝斑,是发生于面部的黄褐色斑片,常对称而呈蝴蝶状。病因尚不清楚,本病女性多见,目前认为可能与妊娠、口服避孕药、内分泌、某些药物、化妆品、遗传、微量元素、肝脏疾病及紫外线等有关。妊娠或口服避孕药可能是主要的诱发因素,在此期间,血中雌激素、孕激素或 MSH 水平增高,使黑素细胞活性增加,雌激素可刺激黑素细胞分泌黑素颗粒,孕激素能促使黑素体的转运和扩散,高水平的 MSH 与孕激素、雌激素协同作用而增加黑素。但临床上发现并非所有妊娠或口服避孕药的妇女都伴发黄褐斑,且部分黄褐斑患者分娩后或停止口服避孕药,其黄褐斑也可持续存在,未婚未孕的正常女性和男性患者亦发生黄褐斑,这些均提示与雌激素无关,说明尚有其他因素导致黄褐斑的发生。

某些慢性病,特别是妇科疾病如月经失调、痛经、子宫附件炎、不孕症等以及乳房小叶增生、肝病、慢性酒精中毒、甲状腺疾病(尤其甲亢及甲状腺切除综合征病人)、结核、内脏肿瘤等患者中也常发生本病,可能与卵巢、垂体、甲状腺等内分泌有关。有作者观察,黄褐斑病人患甲状腺疾病的患病率比正常人高 4 倍,因此有人认为,黄褐斑不是单一皮肤疾病,而是与自身免疫病有关。黄褐斑与情绪变化有关,精神抑郁常常导致色素加深,祖国医学认为"此症由忧思抑郁、血弱不华、火燥精滞而成"。因郁致病可能是通过下丘脑-垂体而导致 MSH 释放所致色素沉着。日光照射是一个重要因素,紫外线能激活酪氨酸酶活性,使照射部位黑素细胞增殖,从而使黑素生成增加。经常照射太阳光,使面部,尤以前额、颊部和口唇表皮黑素细胞可达 2000/mm² 或更多,而其他部位为 100/mm²,Sanchey 等认为这可能是黄褐斑好发于面部的原因之一。沈大为等分析新疆 906 例黄褐斑的病因,患病率较汉族高,认为主要与海拔高、春夏两季日照较强有关。光照射后,皮肤中许多生物化学系统发生变化,如花生四烯酸和一些环氧产物、前列腺素 D(PGD2)和前列腺素 E(PGE2)等,这些变化可能使黑色素细胞增加,调节和诱导黑素的合成和转运。化妆品可引发黄褐斑的发生,这可能与化妆品中某些成分如氧化亚油酸、枸橼酸、水杨酸盐、金属、防腐剂和香料等有关,尤以劣质化妆品更为有害。王长进分析 680 例黄褐斑病因,由永芳美容霜引起 272 例(40%);雅倩珍珠霜 109 例(16%),其他化妆品 53 例(7.8%)。长期服用某些药物如氯丙嗪、苯妥英钠、二苯乙内酰脲、安替舒通等可诱发黄褐斑。其机制不清。黄褐斑可能与遗传有关,李相平报告上海一家两代 6 例黄褐斑患者,女性 2 例,男性 4 例。Miguel 等对 28 例男性黄褐斑患者研究中发现,有 70.4% 的患者有家庭史,认为遗传是男性黄褐斑主要病因之一。微量元素对黄褐斑的发病亦有影响,有报道黄褐斑患者血清铜、锌值浓度降低,其原因是在色素形成过程中其需要量增高所致。亦有报告相反。近来有人认为皮肤的微生态失衡可能与黄褐斑的发生有一定的关系。有作者应用定位、定量和定性的方法对 51 例黄褐斑进行微生态学研究,发现产生褐色素、橘黄色素的微球菌、棒球菌及需氧革兰阴性杆菌显著增加,而常驻痤疮丙酸杆明显减少,提示皮肤菌群的改变,细菌产生色素的吸收和沉积参与了黄褐斑的形成。

黄褐斑对称分布于面部,以颧部、颊部及鼻、前额、颏部为主,一般不累及眼睑和口腔黏膜,损害为淡褐到深褐色的色素斑,大小不一,边缘清楚或呈现弥漫性。有时呈现蝶翼状。无主观症状。女性多见,尤以育龄期妇女,但也有发生在绝经期妇女。男人和未婚青年女性也可发生。临床上可见三种类型：①面中型最为常见，皮损分布额、颊、上唇、鼻和下颏部；②颊型：皮损主要位于双侧颊及鼻；③下颌型；皮损主要位于下颌，偶累及颈部"V"型区。分类亦可根据色素沉着的深浅，用 Wood 灯检查，分为表皮型、真皮型和混合型；表皮型在 Wood 灯下，色素程度加深；真皮型无明显加深；混合型两型表现均可看到。自然光下检查，表皮型为淡褐色，真皮型呈蓝灰色，混合型为深褐色。黄褐斑色素随内分泌变化、日晒等因素可稍有变化，部分患者分娩后或停服口服避孕药后可缓慢消退，但大多数黄褐斑患者病程难于肯定，可持续数月或数年。

组织学检查：表皮型的黑素主要沉积在基底层及上面，偶尔延及角层。真皮型真皮中上部血管周围有噬黑素细胞存在，真皮吞噬细胞中色素增加。用 Fontana-Masson 染色，证实角朊细胞及一些黑素细胞的黑素增加，黑素细胞树突明显增大，棘层的角朊细胞含大量的单个非聚集的黑素颗粒。

根据黄褐色斑，好发于面部，对称而呈蝶翼状，无自觉症状等易于诊断。需要鉴别的有：

1. 雀斑　色素斑点小，并非融合的斑片，夏季明显，冬季变淡或消退。临床往往两病同发者多见。

2. 太田痣　皮损为淡青色、深蓝色、蓝黑色斑片，大多数为单侧性，有的病人结膜、巩膜亦青蓝色，多自动发病，不难鉴别。

3. 瑞尔黑变病　色素斑好发于耳前、颞、耳后、颈，为灰褐色、深褐色斑，上有粉状细薄鳞屑。

（一）一般治疗

去除可能的原因，在治疗中均应避光，并使用防晒剂（应选择既对 UVB，又对 UVA 光谱有效的），慎用化妆品，保持乐观的情绪，不可忽视。

1. 局部治疗　氢酯制剂有：3%～5%氢醌霜，3%对苯二酚单丙酸酯（MPHQ），2,6-叔丁基对苯酚霜，20%氢醌单苯醚霜。氢醌即对苯二酚，系酪氨酸-酪氢酸酶系统的抑制剂，抑制黑素小体形成并促使其分解，导致黑素细胞破坏。常用 3%的浓度，持续数月有效。若制成复方制剂，如 0.1%地塞米松、5%氢醌霜、0.05%～0.1%维 A 酸霜；或 2%氢醌、0.05%～0.1%维 A 酸霜则效果更好。优于单一制剂，2,6-叔丁基对苯酚霜疗效差。20%氢醌单苯醚霜可引起永久性色素脱失之副作用，MPHQ 由氢醌和丙酮反应制得，是氢醌的一种脂肪酸酯，性能稳定，不易被氧化，无刺激性，疗效好。维 A 酸制剂，0.05%～0.1%维 A 酸有减轻色素沉着的作用，其治疗机制不清，起效时间慢，需半年。从低浓度起用，逐渐增加至 0.1%（或是制成复方制剂），以免引起红斑刺激现象。此外，10%～20%壬二酸霜、3%曲酸霜、复方丝蛋白霜（丝蛋白、白降汞）、1%～3% 4-异丙基儿茶酚霜、3%熊果苷搽剂、0.1% SOD 霜等均报道为有效治疗剂。N-乙酰-4-S 半胱氨酚，是一种新型脱色剂，据报道用 4%的乳剂治疗黄褐斑有较好的效果。本品仅作用于具有色素合成活性功能的黑素，其机制可能是减少功能性黑素细胞的数量和减少黑素小体的量。中药提取制，如斑克霜、当归柿叶霜、柿叶祛斑霜、蛇油霜、中药面膜等均见一定效果。

2. 全身治疗　维生素 C，能使深色氧化型色素还原成浅色还原型色素，阻止黑素代谢的氧化过程，抑制黑素形成，可口服或静注维生素 C 1.0g，或 2～5g/d 加入液体中静脉

滴注,每日一次,20次为一疗程。也可采用离子透入疗法。日本山盛用谷胱甘肽0.2~
0.6g和维生素C 1g混合静脉注射,每周2次,疗程10~20次,取得良好效果。维生素C
和维生素E合用有协同作用,有报道用维生素C 1.2g/d和维生素E 0.6g/d或维生素E
0.3g/d合用,较单用疗效好。止血芳酸1~1.5g/d治疗黄褐斑,报道总有效率在90%
以上。

3. 中医药治疗　中药辨证分型有肝气郁结型、肝脾失和型、脾湿上浮型、肝肾阴亏
型,多从肝、脾、肾三脏着手,临床常用有疏肝活血汤、逍遥散、柴胡疏肝散、桃红四物汤、荟
檀术甘汤、知柏地黄汤等加减。中成药有六味地黄丸、养血疏肝丸、二至丸、知柏八味丸、
参苓白术丸等。

（二）激光治疗

本病色素细胞功能紊乱,任何创伤性治疗均可能使色素异常加重。常规的Q-开光短
波长激光治疗,如510、532、755nm激光治疗后仅能获得一过性的色素减淡,但最终均会
发生色素加深,故不推荐使用激光治疗。对于大多数皮肤科医师来说,表皮型黄褐斑的激
光治疗效果与外用药物和化学剥脱术治疗效果类似,但是激光治疗后可能迅速复发甚至
颜色更深,复发与黑素细胞的过度活动和激光治疗后的炎症色素沉着有关。真皮型和混
合性的黄褐斑效果不佳。但是激光治疗黄褐斑的努力从来就没有停止过,多种激光被尝
试进行黄褐斑的治疗[18]。

1. CO_2激光和Q开关翠绿宝石激光的联合治疗　Keyvan等用脉冲CO_2激光和Q开
关翠绿宝石激光联合治疗与脉冲CO_2激光单独治疗黄褐斑做了对比性研究。他们选取
了8例病人,Fitzpatrick皮肤类型Ⅳ~Ⅵ型,在激光治疗前先外用0.05%维A酸、4%氢
醌、1%氢化可的松治疗14天。然后从中随机挑选4例病人采用联合治疗,即先用脉冲
CO_2激光(电脑图形发生器手具,脉宽950μs,能量密度300mJ/cm^2)治疗,然后再用Q开
关翠绿宝石激光(6J/cm^2)治疗。其余四人只用同参数的CO_2激光。结果联合治疗组中
所有受试者的异常色素都清退。而CO_2激光治疗组,两个病例在治疗后有周围色素沉
着。随后Suhattaya等又用超脉冲CO_2激光和Q开关翠绿宝石激光的联合治疗与Q开关
翠绿宝石激光单独治疗黄褐斑做了对比性研究。他选取了6例难治性黄褐斑病人,皮肤
类型Ⅱ~Ⅴ型。在一侧面部用CO_2激光治疗(超脉冲5000C;Coherent,Palo Alto,CA)治
疗,或者选用电脑图形发生器手具,参数为60W,300~350mJ,脉宽950μs,密度5~6,扫描
模式3(方形),光斑8mm;或者选用标准手具,光斑3mm,300mJ,功率5W。然后用Q开关
翠绿宝石激光(755nm,60ns,5~7J/cm^2,光斑3mm,频率5Hz)治疗。而另一侧面部只用
相同参数的Q开关翠绿宝石激光。结果在治疗6个月时评价联合治疗的一侧mMASI(平
均MASI)和mMAMI(平均MAMI)评分都显著下降,有统计学意义。而单独用Q开关翠绿
宝石激光治疗的一侧的mMASI和mMAMI评分下降没有统计学意义。客观评价指标
mMAMI和临床评价指标mMASI相一致。

2. Er:YAG激光　Rhesa等选取了10例难治性黄褐斑,Fitzpatrick皮肤类型Ⅱ~Ⅴ
型。用Er:YAG激光(2940nm,5.1~7.6J/cm^2,8Hz)。结果在激光治疗后四天黄褐斑有
明显的改善,但是在术后3~6周所有的病人都有炎症后色素沉着。经过6个月每周两次
30%~40%羟基乙酸和每天一次遮光剂及20%壬二酸治疗后,色素沉着较激光治疗前有
显著的改善。

3. 脉冲强光(Intense pulsed light,IPL)　Chia-Chen Wang 等选取 33 例难治性黄褐斑患者,皮肤类型Ⅲ-Ⅳ型。随机抽取 17 例用 IPL 治疗 4 次,间隔时间 4 周,第一次用 570nm 滤光片,此后用 590～615nm 滤光片,在所有治疗中能量密度均为 26～33J/cm^2,双脉冲,第一脉冲 3～4ms,第二脉冲 4～5ms,脉冲延迟 30～35ms。术后给予 4% 氢醌和宽谱防晒剂防止炎症后色素沉着。16 例病人作为对照组,只给予氢醌和防晒剂。结果在 IPL 治疗组改善率达 39.8%,而对照组只有 11.6%。IPL 治疗时和治疗后的红斑和疼痛轻微,一般在 1 天内消失。大部分病人有轻微结痂,一般在 1～2 周内脱落。治疗后可立即使用化妆品而不需创面护理,没有感染和瘢痕的形成。作者认为 IPL 对于亚洲人的难治性黄褐斑的治疗是安全有效的,比 Q 开关激光对靶组织周围热损伤和炎症后色素沉着要轻,仅有 2 例病人有短暂的炎症后色素沉着,但在应用氢醌和进一步 IPL 治疗后色素逐渐消失。

4. 点阵激光　最近根据局灶性光热作用原理(Fractional photothermolysis)推出了一种新的治疗技术即点阵激光(Fractional Laser)。当激光光束直径调节到数百微米以下后,在一定的能量密度下,激光光束能经过表皮穿透进入真皮,激光产生一系列柱状的热变性区或者在一定的能量密度下,激光穿透皮肤形成真正的孔径,而周围组织未损伤。激光束可以在真皮不同深度聚焦,柱状热变性区的直径为 50～150μm,椭圆形,深度 0～550μm。通过调整激光的参数,即使低能量密度也能在真皮不同深度达到较高能量,因此可以控制柱状的热变性区的大小、深度和密度。

据报道,对于那些对常规治疗抵抗的黄褐斑患者,这种治疗技术获得了理想的疗效[19],其治疗机制可能是点阵激光治疗后,皮内成分,尤其是真表皮连接处的色素可随着 MENDs 经表皮脱落,这种脱落可发生在点阵激光治疗后的 1～7 天过程中[20]。

1550nm,单脉冲模式,6～20mJ/MTZ,治疗 1 天后:角质层恢复完整、表皮中有小裂隙形成、表皮重新形成、色素细胞和角质形成细胞在基底层出现、真表皮连接处变薄(与 MTZ 外的正常组织形成明显的分界)、MTZ 内的真皮细胞活力完全消失,但是 MTZ 周围的组织活性依然正常。表皮中的小裂隙结构应用 Gomori trichrome 染色阳性,提示小裂隙中成分来源于真皮。但是,这一阳性染色结构也可能是由于热损伤后表皮结构失去了特征所致。然而真皮结构的经皮排出的观点被以下研究所支持:应用抗人弹力蛋白抗体染色支持了这一假定。因此认为局灶性光热作用可能造成显微的热损伤,这些真皮成分被融入到 MENDs 中最终经过真表皮经皮排出体外。据此部分医师推测 1550nm 激光或许能治疗色素性皮肤疾病,如顽固的黄褐斑、日光性弹力变性其他的变性疾病,如粘蛋白病和淀粉样变等[20]。作者的这一组织学研究观察结果也被其他作者所证实:20 例志愿者接受 1500nm 半导体激光治疗,5mJ/MTZ,1600MTZs/cm^2,治疗部位:前臂。然后进行 HE 染色的组织学分析,以及弹力蛋白染色分析。另外治疗部位应用共聚焦显微镜进行观察。结果治疗 24 小时后,表皮基底层的连续性受到破坏,7 天后完整的表皮再生完成,点阵激光治疗 1 天后就能观察到 MENDs 的形成,在 MENDs 中含有色素小体,并且在 7 天后从表皮中剥脱掉,此时免疫组化方法结果显示Ⅲ型胶原也增生,热休克蛋白(HSP70)在治疗后 1 天表达,7 天后组化结果显示成肌纤维细胞(myofibroblasts),这些发现与点阵激光所诱导的创伤愈合反应一致。但治疗 3 个月后再也没有发现有真皮纤维增生的证据。提示 1 次点阵激光治疗后诱导出真皮的创伤愈合反应,表皮中色素小体的清除机制可能是治疗色素病的机制,MENDs 可能起到了类似载体运输的作用[21]。

　　基于此临床中红外线激光被试用于黄褐斑的治疗并获得一定程度上的成功。10 例患者(皮肤类型Ⅲ~Ⅴ型)既往对传统治疗无效,接受每周或每 2 周一次的治疗(Fraxel,波长 1535 和 1550nm),能量密度 6~12mJ/MTZ,2000~3500MTZ/cm^2,共治疗 4~6 次。结果医师评价 60% 的患者获得了 75%~100% 皮损清除,仅有 30% 的患者改善程度小于25%,患者自己的评价结果与此结论类似。治疗后仅 1 例发生了炎症后色素沉着,没有色素减退者发生[19]。另外的 6 例女性患者(皮肤类型Ⅲ~Ⅳ型)接受点阵激光治疗后得到了类似的临床结果,治疗间隔 4 周,共 3~4 次治疗,所有患者都获得了最少 20% 的皮损减淡,3 例患者改善 50%,2 例获得 30% 的改善[22]。这一结论被后来的研究所证实并丰富:在 10 例Ⅲ~Ⅳ型皮肤的黄褐斑患者的治疗中发现 1550nm 激光(Fraxel SR 750,Reli-ant Technologies,Inc.),每 2 周治疗 1 次,共 4 次治疗后皮损在光学显微镜下治疗后色素细胞数量减少,电镜下显示治疗后的组织色素细胞数量减少而且周围的角质形成细胞黑素缺乏。其中 6 例Ⅲ型皮肤的患者获得明显的临床改善,而 4 例Ⅳ型患者获得了一定程度的色斑减淡,而且超微结构的观察与临床疗效较为符合,这有可能解释临床疗效的机制[23]。但是,由于使用的病例不多,因此对于黄褐斑的治疗我们还应该保持一个谨慎的态度,因为疗效和安全性之间往往很难兼顾,目前对这种激光的使用价值尚无法评价,应该对这种治疗进行更多的研究[24]。从现有的一些临床资料来看,点阵激光可能是治疗黄褐斑一种安全有效的治疗选择(可参阅相关内容)。

　　5. 低能量密度 Q 开关 Nd:YAG 1064nm 激光　近来临床上很多医师采用这类激光进行治疗,可以每周 1 次治疗,临床上的确显示出明显的疗效,但是停止治疗后,皮损很快复发,而且部分患者出现色素沉着。尽管尚没有有说服力的临床报告,但是临床上的确获得了一定的成功。治疗技术在于对能量密度的控制,通常治疗至皮肤轻度潮红即可。能量密度一般为 2~3mJ/cm^2。

　　总的来说大部分表皮型的黄褐斑对外用药反应好,并且这是一个简单、性价比高的治疗方法。化学剥脱治疗表皮型黄褐斑的疗效也比混合性的要好。因此外用药仍是治疗黄褐斑的一线方法,而激光则被用来治疗难治型黄褐斑。另外,不管哪种激光,为了使得治疗更成功,都需要综合治疗,包括脱色剂、防晒和宽谱的防晒剂。

四、炎症后色素沉着(postinflammatory melanosis)

　　皮肤急性或慢性炎症后发生的色素沉着称炎症后色素沉着。

　　正常皮肤中的巯基抑制酪氨酸氧化为黑色素,而炎症反应时皮肤中的部分巯基被除去使得酪氨酸酶活性增加而引起局部皮肤色素增加。皮肤色素沉着轻重与炎症的程度关系不大。而主要取决于皮肤病的性质。固定型药疹、银屑病、脓皮病、虫咬皮炎等发生色素沉着常见且明显。神经性皮炎、湿疹、扁平苔藓在愈后色素沉着较轻或色素减退。炎症若发生在基底层细胞或表皮真皮交界处,黑色素较易落入真皮上部而聚集在噬色素细胞内外,则能引起较为持久的色素沉着。如盘状红斑狼疮、固定型药疹等。

　　色素沉着一般局限于皮肤炎症部位,色素沉着为淡褐色、紫褐色至深黑不等,有时伴有轻度苔藓化。色素沉着常在皮炎时较快发生,炎症消失后,色素也缓慢消退。历时数周至数月,也有持续数年不退者。色素沉着形态和分布有助于追溯原有的皮肤病。

本病治疗多采用局部外用氢醌霜、维A酸霜等治疗。激光治疗同黄褐斑。

五、色素性化妆品皮炎（pigmented cosmetic dermatitis）

本病也称女性颜面黑变病（melanosis faciei faminase），是由化妆品成分所引起女性面部色素沉着性疾病，近年来发病率明显增加。目前多认为化妆品中的某些化学成分和杂质作为变应原，以致引起面部炎症反应后引起色素沉着。这种炎症反应可能为直接刺激引起的接触过敏，或是长期接触后吸收入皮肤而使患者致敏。表现为Ⅳ型变态反应。常见的致敏物质为甲醛、镍、橡胶成分、皮革成分、煤焦油和染料等。

本病面颊部弥漫性或斑块性棕褐色斑，重者扩及整个颜面，呈黑色、紫色或蓝黑色。多数患者在发病初有红斑、丘疹性皮损，伴有不同程度瘙痒。患者多能陈述引起发病的化妆品，但也有皮炎阶段表现不明显者。组织学检查：表皮轻度肥厚，基底层色素增加，真皮浅层可见嗜色素细胞，血管周围有少许炎细胞浸润。

根据有外用化妆品史，早期皮炎后引起面部的色素沉着可进行诊断，有条件时对可能的致敏性化妆品进行斑贴试验可帮助诊断。本病应和黄褐斑进行鉴别，后者一般无明显外用化妆品的病史，多无早期炎症反应、呈蝴蝶状分布，一般情况下光线和妊娠可加重病情等可进行鉴别。主要去除致敏原，部分病例可自行消退，长期不愈者可外用祛斑剂，如氢醌霜和SOD霜等。Q-开关激光治疗似乎无明显作用，其他治疗可参考黄褐斑。

（周展超）

第五节　白　癜　风

白癜风是一种获得性的色素减退或脱失性疾病，临床上表现为界限清楚的白色斑片，无自觉症状，病变部位的毛发可保持黑色或同时变白，有时皮损可发生于色素痣周围，形成晕痣，进而影响远处的正常皮肤。世界范围内白癜风的发病率约为1%，不同的国家和地区发病情况在0.1%~8.8%以上不等，男性与女性发病率相近，近半数患者在20岁前发病，70%~80%的患者在30岁前发病。

根据全国中西医结合皮肤性病学会色素病学组委员1994年扩大会议讨论，白癜风分为二型、二类、二期[9]。

（一）二型

1. 寻常型　①局限性：单发或群集性白斑，大小不一，局限于某一部位；②散发性：散在、多发性白斑，往往对称分布，白斑总面积不超过体表面积的50%；③泛发性：多由散发性发展而来，白斑多相互融合成不规则大片而累及体表面积的50%以上，有时仅残留小片岛屿状正常肤色；④肢端性：白斑初发于人体的肢端，如面部、手足指趾等部位，而且主要分布在这些部位，少数可伴发躯体的泛发性白斑。

2. 节段型　白斑为一片或数片，沿某一皮神经节段支配的皮肤区域走向分布，一般为单侧。

（二）二类

1. 完全性白斑　白斑为纯白色或瓷白色，白斑中没有色素再生现象，白斑组织内黑素细胞消失，对二羟苯丙氨酸反应阴性。

2. 不完全性白斑　白斑脱色不完全,白斑中可见色素点,白斑组织内黑素数目减少,对二羟苯丙氨酸反应阳性。

(三) 二期

1. 进展期　白斑增多,原有白斑逐渐向正常皮肤移行、扩大,境界模糊不清。

2. 稳定期　白斑停止发展,境界清楚,白斑边缘色素加深。

一、发病机制与相关环境因素

本病确切的发病原因还不十分清楚,本病的最终结果是黑色素细胞发生凋亡[25],导致这一结果可能有下面几种原因:

1. 自身免疫学　白癜风发病可能和自身免疫有关,①白癜风可伴发其他自身免疫病;②其他自身免疫病发生白癜风较一般人高 10 ~ 15 倍;③患者血清中可测到多种自身抗体;④患者血清中可测到抗黑素细胞抗体;⑤恶性黑素瘤患者白癜风发生率明显高于正常人;⑥白癜风病人存在着细胞免疫及体液免疫异常[25];⑦本病病程迁延慢性、对治疗抵抗、有时能自行消退,符合一般自身免疫病规律;⑧本病不仅影响皮肤黑素细胞,也影响眼、耳等处色素细胞;⑨皮肤损伤可诱发本病,部分病人同形反应阳性;⑩病理变化进行期白斑边缘有单核细胞聚集,符合迟发型超敏反应,白斑边缘部表皮朗格汉斯细胞数目增多;⑪皮质类固醇激素和他卡莫司等药物治疗有效。

2. 黑素细胞自身破坏学说　在黑素合成过程中,其中间产物如多巴、多巴醌、多巴色素、5,6-二羟吲哚等,都属于单酚或多酚类化合物,现已清楚,这些酚类物质的积聚或产生过多都对黑素细胞有选择性细胞毒性,能损伤黑素细胞。这些中间产物有很高活性,对细胞质结构有损伤作用。因此,黑素合成程序被控制在黑素小体内,如果黑素小体膜完整性受到破坏(如由于黑素中间产物的过多蓄积或紫外线的有害作用),黑素小体内容物将大量漏入胞质,从而导致细胞损伤。局部应用某些儿茶酚和酚类化合物如氢醌单苯醚(取代酚的一种)能导致皮肤色素减退或消失,这些酚类化合物的化学结构非常类似于黑素前身,它们对于黑素细胞的细胞毒作用也非常类似。氢醌单苯醚和有关化合物的脱色机制可能为:①醌能形成活动的自由基进入黑素细胞质,它能氧化黑素细胞的脂蛋白膜,造成细胞损伤并释放细胞抗原,抗原释放后又能活化淋巴细胞,淋巴细胞再对其他黑素细胞起反应;②氢醌能抑制酪氨酸酶活性;③将氢醌注入金鱼能使其黑素细胞受损。

导致黑色素细胞凋亡还可能与机体氧化-抗氧化失衡有关[26],体内抗氧化物质的改变、黑素细胞自身抗氧化能力下降都直接影响机体的抗氧化水平,使表皮黑素细胞处于氧化应激状态,产生细胞损伤,从而导致免疫或非免疫因素的黑素细胞死亡。在正常情况下,人体的保护机制消除了黑素代谢中间产物的破坏作用,由于各种因素作用,一旦保护机制出了问题,黑素细胞便有被破坏的可能性。本学说能解释在临床看到白癜风常发生在皮肤黑素相对比较多的地方。

3. 神经化学因子学说　神经末梢释放的化学介质如去甲基肾上腺素、乙酰胆碱或其他物质,能对黑素细胞有损害作用。

4. 遗传因素　遗传因素对本病的发生起着一定的作用。据国内外报道有 3% ~ 40% 患者有阳性家族史。但本病确切遗传方式尚未能完全肯定,有人认为系常染色体显性遗传伴有不同的外显率。HLA 与白癜风的相关研究,目前资料较少。

5. 微量元素变化　微量元素中,以铜、锌和本病的关系最密切。铜离子是酪氨酸酶的激活剂,黑素颗粒中含有高浓度的锌。关于白癜风患者血清铜的变化,各家报道不一,有些学者发现其水平降低,而另外一些报道未发现铜的变化。白癜风病人的血锌水平,大部分报道降低。有报告检测头发中铜、锌含量,也得到类似结果。

6. 其他　近来随着对本病研究的深入,推测白癜风的发病可能和黑素细胞生长因子缺乏有关。还有人发现培养的白癜风患者的角朊细胞摄取钙离子有障碍,引起细胞外钙离子浓度升高,可能通过抑制膜连接硫氧还蛋白还原酶(TR)的活性,造成自由基堆积,进而损伤角朊细胞和黑素细胞。因而提出自由基损伤是白癜风发病原因之一。

7. 相关环境因素　外伤是较为肯定的诱因,其主要证据为白斑常发生在受外伤部位及活动性白癜风的 Koebner 现象。化学因素:主要包括苯酚、邻苯二酚及其衍生物对羟苯苄醚等,这些化学物质对黑素细胞具有一定的毒性作用。精神因素与白癜风可能有一定的相关性,推测精神紧张可能通过两种途径影响白癜风发生:一是影响免疫系统的功能,诱导自身免疫状态;二是通过应激激素的产生和释放,影响黑素细胞的生存环境及激素的代谢平衡,干扰黑素的产生。暴晒与晒伤或许能加重/诱发白癜风。另外饮酒、精神紧张、饮食不规律、喜食辛辣、外伤、经常接触农药、接触油漆原料可作为白癜风的独立危险因素[27]。

二、治 疗

尽管白癜风不会对身体造成伤害,但却会影响患者的外观面貌,导致患者丧失人际交往的自信,形成心理性伤害,因此大多数患者均会积极的寻求并配合医生的治疗。但是白癜风的治疗目前仍比较困难。由于白斑中表皮黑素细胞已被破坏,因此治疗时黑素的恢复要靠其他来源的黑素细胞。有作者认为毛囊外根鞘内存在着无功能的黑素细胞,而白癜风不累及这些细胞,治疗时药物可能通过刺激这些细胞发生分裂、繁殖,成为有功能的黑素细胞,以此为中心色素逐渐恢复。

(一)药物治疗

1. 光化学疗法　目前仍然是非常有效的治疗方法,如口服或者外用补骨脂素(psoralen)、8-甲氧基补骨脂素(8-MOP)和5-甲氧基补骨脂素(5-MOP)后再照射紫外线或日光对白癜风有较好效果。实验证实,内服 8-MOP 加长波紫外线照射后,表皮中黑素细胞功能增强,黑素体数目增多。口服 8-MOP 0.3~0.6mg/kg 或 TMP 0.6~0.9mg/kg,1.5~2h 后照长波紫外线或晒太阳,一般每周 2~3 次,连续治疗 3 个月以上。局部外用 0.1% 8-MOP 溶液 0.5~1h 后照长波紫外线或晒太阳,每周 2~3 次,对限局型和仅有少数几块皮损的患者,可能更为实用和有效。

2. 皮质类固醇激素　可口服、外用或局部注射,均对白癜风有一定疗效。确切机制仍不清楚,可能和针对本病的自身免疫发病机制有关。口服泼尼松 5mg,每天 3 次,或15mg,每天 1 次,早 8 点服。见效后每月递减 5mg,至每日 5mg,维持 3~6 个月。如服药4~6 周无效,停止治疗。适用于皮损面积较大的泛发型患者。外用皮质激素做成的霜剂、软膏、溶液、涂膜剂均可。局部注射:对少数限局型皮损可采用曲安西龙混悬液(10mg/ml)、醋酸泼尼松龙混悬液(25mg/ml)或醋酸氢化可的松混悬液(25mg/ml)用 1% 普鲁卡因稀释(1:1 以上)后作皮损内局部注射,有一定效果。一般每周注射 1 次,每次激素用量不超过 2ml,4 次为一疗程。注射次数过多可造成局部皮肤萎缩或其他副作用。

3. 中药　中药对白癜风的治疗已积累了丰富的经验,国内报道也很多,中药治疗确有一定疗效,一般副作用少。如白驳丸、白蚀丸、白灵片、白癜风丸、消斑丸、白癜风胶囊、白癜风冲剂等。

4. 免疫制剂　针对白癜风的免疫发病机制,有人试用免疫制剂治疗,发现有效。转移因子肌肉注射或口服,以及左旋咪唑口服,能增强细胞免疫功能,据报道都有一定效果,但有待更多资料证实。免疫抑制剂如硫唑嘌呤、环磷酰胺等,亦曾被应用过,但疗效不肯定,副作用较大。新的外用药物他卡莫司也被应用于白癜风的治疗,临床证实有效。

5. 其他药物　如外用 Vit D$_3$ 衍生物临床证实有一定疗效。胎盘组织液肌肉注射,每日或隔日一次,对部分病例有效。国外有报道用人胎盘醇提取物外用加红外线治疗有效。铜制剂如 0.5% 硫酸铜溶液口服,每日 3 次,每次 10 滴,或局部离子透入。单胺氧化酶抑制剂异菸肼口服每天 300mg,连续数月。阿托品、654-2 局部皮损内注射治疗,也都有过报道。外用药还有 0.05% 氮芥酒精外用,显效率达 50% 左右,此药可激活酪氨酸酶,从而加速黑素合成,但部分病人有局部刺激反应,可加异丙嗪能减少发生,本药稳定性较差,最好用药前临时配制。

(二) 外科治疗

可采用表皮移植来治疗白癜风。方法是将正常的供皮区表皮移植到白癜风反损部位。供皮区的皮肤的采集可以是传统的刀片取皮法,也可以采用负压吸疱法。白癜风皮损的表皮去除可以采用刀片切除法,或者是负压吸疱法,最终将皮损的表皮去掉形成受皮区创面。当然也可以采用皮肤磨削法去掉受皮区表皮。磨削可采用传统的砂轮磨削,也可采用高能脉冲 CO_2 激光,或脉冲铒激光磨削。对于头部局限性的白癜风损害,也有人采用单纯皮损切除进行治疗。

随着治疗技术的提高,这种治疗方法的成功率目前已显著提高,一些医院已经成为常规的治疗方法。成功的病例中也有一些病例在外观上不理想,如新生色素不均匀,或有白斑边界、新生色素较深、移植皮片臃肿、皮纹改变等,这些均可通过改进治疗技术或者联合其他治疗来加以克服。但是也有些病例治疗失败,原因很多,可能与下列因素有关。感染或亚临床感染、移植皮片下积血积液、胡须、毛发生长过快使移植皮片顶起、包扎固定不可靠、受皮区不健康、移植皮片反贴、受皮区基底细胞残留较多或移植疮壁含基底细胞较少、同形反应、皮损处于进展期等等。

〔三〕 光疗法

紫外线(UV)是日光发射的一段电磁波(图 1-3-1),根据光波是否到达地球表面及其产生皮肤红斑的能力,人为地将 UV 分成 3 段:①短波紫外线(UVC,200～290nm),因其被大气中臭氧层吸收而不达到地球表面。即使照射体表,也可被皮肤角质层吸收。对细菌有杀灭作用;②中波紫外线(UVB,290～320nm),又名晒斑光,能量大。黄种人皮肤一般在接受约 $20mJ/cm^2$,照射后 24 小时皮肤可产生可见的红斑,对这一剂量的 UVB,又称为 UVB 的最小红斑量(MED),往往是用来衡量皮肤对 UVB 反应的剂量基础。UVB 达到地球表面并可穿透皮表达真皮浅层,是对人体具有最大危害的 UV 波段。近来波长为 290～320nm 时被称为宽波紫外线 B(BB-UVB),波长峰值为 311～313nm 时被称为窄波紫外光 B(NB-UVB)。NB-UVB 目前临床中得到了广泛的应用;③长波紫外线(UVA,320～

400nm),穿透力大,可达真皮深层。又分成 UVA1(340~400nm)和 UVA2(320~340nm)。紫外线产生的能量与波长相关,随波长缩短能量增强。如对皮肤产生 MED 所需的 UVB 剂量大致仅为 UVA 的 1/1000。即使在同一 UVB 波段中,如 297nm 发射产生的红斑较 313nm 产生的要强 100 倍[28]。

光疗是较为有效和安全的治疗方法之一,包括系统或局部使用补骨脂素 + 长波紫外线疗法(PUVA)、宽谱或窄谱 UVB(NB-UVB)疗法。

1. PUVA 作用机制尚不明确,但疗效已被充分肯定。主要是通过口服或外用补骨脂素一定时间后照射 UVA(320~400nm),以达到治疗白癜风的目的。其可能的机制是激活黑素细胞和黑素小体,同时诱导白细胞介素-1 的合成。

口服常用 8-甲氧补骨脂素(8-MOP),5-甲基补骨脂素(5-MOP)、三甲补骨脂内酯(TMP),用于治疗大面积的泛发性白癜风,其中 8-MOP 更为常用,后两种光敏剂在疗效上并未见优势。PUVA 治疗包括大剂量疗法和小剂量疗法,前者口服 8-MOP 0.4~0.5mg/kg,1.5h 后照射 UVA,初始剂量为 0.5~1.0J/cm^2,以后每次增加 0.25~0.5J/cm^2 直到无症状性红斑出现,最大剂量为 1.0~4.0J/cm^2,每周治疗 2 次;后者可减小 PUVA 治疗的光毒性反应,方法为口服 8-MOP 10mg/次,以 4.0J/cm^2 UVA 照射,每次增加 1~2J/cm^2,直到无症状红斑出现,最大达 14~20J/cm^2,每周治疗 2 次。PUVA 治疗应连续 1~3 年才能获得较为满意的效果,如治疗 4 个月以上未见色素再生则视为无效。不同患者之间疗效差异很大,若要色素完全恢复相当困难,深色皮肤患者疗效优于浅色皮肤患者。

PUVA 联合钙泊三醇治疗,可减少 UVA 的照射剂量,加速色素的再生,方法为 PUVA 每周照射 3 次,钙泊三醇每日外用 2 次。

外用 PUVA 治疗适用于皮损面积小于 20% 的局限性白癜风患者,或口服光敏剂有禁忌的患者。将 8-MOP 溶于酒精、丙二醇或酸性遮盖霜中配成 0.1% 或 0.01% 浓度制剂,涂于皮损 30min 后照射 UVA,剂量为 0.12~0.25J/cm^2,逐步递增至产生无症状红斑。口服和外用光化学治疗不可联合使用,以免光毒反应叠加。

PUVA 治疗的不良反应包括:瘙痒,红斑,恶心,烧灼感,晒黑,眼部损伤,皮肤老化和肿瘤。禁忌证有:光敏性疾病或某些疾病状况如红斑狼疮,卟啉症需要避光者,妊娠或哺乳期,皮肤肿瘤,肝脏疾病,儿童等。

2. 窄波 UVB(NB-UVB) 具有两方面作用机制:通过免疫抑制减少黑素细胞的死亡,增加黑素细胞的数量促进黑素的再生。紫外线介导产生黑素细胞生长因子如碱性成纤维细胞生长因子或内皮素等,激活毛囊和表皮中的黑素干细胞,使黑素再生。

最早由 Westerhof 等报道用 NB-UVB 治疗白癜风。采用外用 PUVA 和 NB-UVB 非随机比较疗效,一组分别以 PUVA 每周 2 次或 NB-UVB 每周 2 次治疗 4 个月,另一组单独 NB-UVB 治疗,分别随访 3、6、12 个月。结果 NB-UVB 治疗患者色素恢复达 67%,优于外用 PUVA 组,后者色素恢复 46%,观察 12 个月组疗效 63%,优于观察 3 个月组 8%。NB-UVB 组的不良反应明显少于 PUVA 组。另一项研究用 NB-UVB 治疗 51 例儿童泛发性白癜风,每周 2 次,最多治疗 1 年,白癜风疾病活动性评分显著下降(P=0.001),经过平均 78.3 次治疗,平均累积剂量 91.3J/cm^2,53% 的患者取得了 75% 以上色素再生,不良反应暂时且轻微。Tjioe 报道治疗 27 例患者,其中一组以 NB-UVB 单独治疗,另一组以 NB-UVB 联合维生素 B$_{12}$ 和叶酸治疗,每周治疗 3 次,持续 1 年(平均累积剂量达 126.7J/

cm^2),结果25例色素再生达100%,两组比较疗效无统计学差异。Yashar等对77例患者用NB-UVB进行每周3次治疗,经过平均62.3次治疗,39%的患者获得了66%~100%的色素再生。作者认为NB-UVB可用于各种皮肤类型的白癜风治疗并安全有效,由于白癜风皮损可视为Ⅰ型皮肤,因此起始剂量对不同皮肤类型可相同。Natta等对60例对包括PUVA在内的其他治疗无效的顽固性亚洲人白癜风进行治疗,42%获得了50%以上的色素恢复。有趣的是,作者发现,NB-UVB治疗对以往未进行PUVA治疗的皮损疗效好,而以往有PUVA治疗史的皮损疗效差。

NB-UVB的起始照射剂量为$0.075J/cm^2$~$0.25J/cm^2$,以后每次20%递增直至达到无症状性红斑。疗效与PUVA相当或更优,但缺乏后者由补骨脂素所引起的不良反应,并降低了射线的累积剂量。

NB-UVB的不良反应轻微,孕妇与儿童都可使用,且无光毒性反应,不会引起皮肤萎缩。有红斑狼疮,着色性干皮病,卟啉症或感染性皮肤病的患者禁忌使用该治疗手段。

(四) 准分子激光治疗

一份有关白癜风非手术疗法的荟萃分析显示,NB-UVB的有效率为63%,高于宽谱UVB(57%)和系统性PUVA(51%)。然而,这些疗法如果要达到满意的疗效需要一年甚至更长的时间,需要的高能量又被其光毒性所限制。308nm准分子激光是近年来治疗白癜风的一种新型激光治疗手段,它通过发射"光斑"直接对准皮损区进行治疗,操作灵活,具有高度选择性治疗皮损的特点,对于传统光疗手段难以达到的部位也可以治疗,并且能在靶皮损处达到较高的能量而不累及附近的正常皮肤,从而减少紫外线在表皮的累积剂量,在一定程度上降低光疗的不良反应。准分子激光在白癜风治疗中的具体作用机制目前仍然不清楚,但由于光较纯净、是相干性的单频光源、且能量较NB-UVB强,在临床应用上具有优势,可以选择性照射白癜风局部皮损,在较短的时间内获得较好的疗效。

1. 治疗机制　具体的治疗机制不明,大多数的结论来源于UVB的研究结果。UVB对机体具有较为明确的免疫抑制作用。UVB产生皮肤免疫抑制和耐受是一个非常复杂的过程,涉及面非常广泛,如去氧核糖核酸、尿苷酸、活性氧系列、细胞因子、调节性T细胞、补体系统等等[28]。由于白癜风的发生有自身免疫机制的参与,而NB-UVB可能通过对细胞及体液免疫的抑制作用从而抑制了白癜风病变的进展。

研究表明UVB照射后,局部TGF-β1水平升高,TGF-β1具有免疫调节作用,提示UVB诱导局部TGF-β1水平升高,从而抑制了局部免疫和炎症反应,促进局部色素恢复。

NB-UVB亦可能通过刺激毛囊外毛根鞘残余的黑素细胞来刺激色素产生。Cui等认为在正常皮肤中,仅表皮中存在激活的黑素细胞,外毛根鞘的黑素细胞作为细胞储备处于非激活状态,白癜风发病过程中这些储备的黑素细胞未被累及。在光疗作用下,储备的黑素细胞有丝分裂、增殖并沿外毛根鞘表面迁移至邻近的表皮,临床上表现为"色素岛"。细胞因子或炎性介质如白介素(IL)-1、转化生长因子(TGF)-α和白三烯C4可能在这个过程中起重要作用[29]。

也可能准分子激光治疗后促使角质细胞分泌细胞因子(如成纤维细胞生长因子b-FGF)或炎症介质(如内皮素-1:ET-1),促进黑素细胞的分裂和DNA的合成;促进角质细胞内黏着斑激酶(FAK)的表达和基质金属蛋白酶-2(MMP-2)活性,此二者均能增强黑素细胞的迁移能力。

2. 治疗方法　一般采用最小红斑量的光剂量进行照射,可以每周 1~2 次治疗。也有人采用更高的光剂量进行治疗。个人认为,最佳的光剂量应该是照光治疗后皮损发生中等程度的红斑,并持续 2~3 天。高于这一光剂量的治疗会导致过度的红斑反应,甚至出现水疱,应当避免。但是疗效一般与累积剂量相关,因此治疗时采用过低的剂量不太合理。一般初始剂量为 100mJ/cm^2~200J/cm^2,不同的部位对激光的反应存在较大的差别,因此初次治疗仔细寻找红斑量比较重要。但是要注意,皮损处和正常皮肤的红斑量是有差异的,判断最小红斑剂量应该以皮损处的数据为准。以后逐渐增加光治疗剂量,一般每次增加 50J/cm^2。长期多次的光照射会引起皮肤一定程度的干燥,可以通过使用润肤霜加以缓解。

最初由 Spencer 等首先治疗了 18 名患者(6 男 12 女)的 29 块皮损,采用自身对照,每周治疗 3 次,共治疗 12 次。结果 6 次治疗后,57% 出现轻度至完全色素恢复;12 次治疗后 82% 出现轻度至完全色素恢复。5 名 PUVA 治疗失败患者的 13 块皮损中,8 块皮损出现不同程度的色素沉着。Fitzpatrick 皮肤类型Ⅲ~Ⅵ型的患者疗效最好。

以后又陆续出现了其他报道。Taneja 等治疗了 15 例局限型白癜风患者,年龄 19~59 岁,平均 37.4 岁,病程 1.5~30 年,皮肤类型Ⅱ~Ⅵ型,均为既往治疗失败病例(外用激素、PUVA、NBUVB),每周治疗两次,共 30 周,起始剂量为 100mJ/cm^2,治疗后若无红斑反应,剂量增加 20%/次,红斑持续小于 8h 增加 10%/次,红斑持续 8h 以上,剂量不增加,结果手足部位 10 例中 2 例达 26%~50% 改善,8 例达 0%~25% 改善;腋下 3 例中 1 例≥75% 改善,2 例达 26%~50% 改善;面部 5 例中 3 例≥75% 改善,2 例达 51%~75% 改善。其中,面部的最大治疗剂量和累积剂量均最小,手足均最大。Esposito 等治疗了 24 例患者,其中 16 例为泛发型,7 例为肢端颜面型,1 例为局限型。年龄 11~58 岁,平均 33.8 岁,病程平均 5.79 年,皮损范围小于 30%,皮肤类型Ⅱ~Ⅳ型,部分为既往其他治疗失败者。每周治疗 2 次,共 9 个月,随访 12 个月。起始治疗剂量为 75% MED,出现灼伤、水疱等副反应时,停止治疗,再次治疗时剂量降低,结果 7 例达≥75% 改善,6 例达 25%~50% 改善,6 例改善 <25%,5 例无效。随访无复发,主要副反应为红斑、瘙痒。Hadi 治疗了 32 例稳定期白癜风患者,年龄 4~71 岁,皮肤类型Ⅰ~Ⅵ,每周治疗 2 次,治疗达 30 次或疗效达 75% 皮损缓解时停止治疗,起始照射剂量为 1MED,约 100mJ/cm^2,以后增加 50mJ/cm^2/次,结果 52.8% 获得≥75% 疗效,63.7% 获得≥50% 疗效;各部位中面部疗效最好,颈部、四肢、躯干、生殖器等部位疗效中等,手足疗效最低;皮肤类型Ⅲ型及以上者疗效更好;患者的年龄、性别、病史长短与疗效无关;中小皮损治疗后反应更好。

在儿童治疗方面,国内李翠华等对 85 例稳定期患者(年龄≤12 岁)进行自身对照治疗,每周治疗 1~3 次,共 30 次。结果显效率为 67.1%,有效率为 91.8%,面颈部疗效优于躯干四肢,躯干四肢优于肢端,面颈部非节段型优于节段型。

临床上准分子激光治疗可以单一应用,也可采用联合疗法[30]。

单一疗法:疗效以日光反应类型Ⅲ~Ⅵ型皮肤最好。Esposito 等对 24 例患者进行每周 2 次,共 9 个月的 308nm 准分子激光治疗,平均治疗次数为 20 次(最少为 5 次,最多为 58 次),疗效显著。并且所有靶皮损在接下来的 12 个月随访中均很稳定,无色素减退现象。Hadi 等选取 32 例患者共 55 片皮损进行治疗,每周 2 次,共照射 30 次,结果发现所有皮损均有复色,平均治疗次数为 23 次。作者还发现,面部疗效最好,其次是头颈部,会阴部皮损也有一定疗效,躯干手足部位则效果一般。有些学者在随访过程中发现一个有趣的现象,在停止治疗后一段时间内,部分照射过的皮损仍持续出现色素恢复,这可能是UV 对皮损处黑素细胞刺激后的持续作用。

联合应用:Passeron 等比较单独使用 308nm 准分子激光和 308nm 准分子激光与钙调神经磷酸酶抑制剂联合使用的效果,作者将患者分为两组,A 组皮损每周接受 2 次照射,并且每天 2 次使用 0.1% 他克莫司软膏。B 组皮损单纯使用 308nm 准分子激光。照射 24 次后,A 组中 70% 的患者和 B 组中 20% 的患者出现超过 75% 的色素恢复率;在紫外线敏感区中 A 组 77% 的患者出现 75% 以上的色素恢复率,B 组只有 57% 的患者出现相同的色素恢复率。在紫外线非敏感区,A 组中有 60% 的患者出现 75% 以上的色素恢复率,而B 组没有出现色素恢复。可见,联合治疗对疗效具有促进作用。但在与钙泊三醇的联合应用中未见疗效增加。最近的一项平行随机对照实验表明,治疗面颈部顽固性白癜风时,联合丁酸氢化可的松霜每日 2 次,治疗 3 周停 1 周,可提高疗效,治疗 12 周后,联合组有42.8% 皮损消退达 75% 以上,而单纯激光治疗组为 16.6%。

与传统光疗比较:Hong 等比较 308nm 准分子激光和 NB-UVB 治疗白癜风的短期疗效,该研究选取 8 例患者共 23 处对称性皮损,分别采用 308nm 准分子激光和 NB-UVB 治疗,每周治疗 2 次,治疗次数最多 20 次,结果发现,308nm 准分子激光治疗 10 次后有 16处皮损出现色素恢复,对照组仅 5 处。对白斑色素恢复情况进行评分,结果发现,308nm准分子激光疗效明显高于 NB-UVB 治疗组。作者指出,308nm 准分子激光在短期内较NB-UVB 起效快,疗效好,不过随着治疗次数的延长,NB-UVB 也可能达到更好的疗效,但是,短期治疗起效能够给患者更多信心并提高依从性。

3. 影响疗效的相关因素[30]

部位:很多研究表明,准分子激光对不同部位皮损的疗效有很大差别,其中“紫外线敏感”(面部、躯干四肢)的有效率为 82%,“紫外线非敏感区”(肘、腕、膝关节及手足背)的有效率为 56%,前者达到 50% 以上复色的平均治疗次数为 11 次,初次出现复色所需的平均累积剂量为 $2970mJ/cm^2$,而后者相应的次数为 20 次,累积剂量为 $10776mJ/cm^2$。

Ostovari 等对各治疗部位疗效反应进行了研究,治疗 35 例患者,年龄 11～74 岁,平均43.9 岁;皮肤类型 Ⅱ～Ⅵ;病程 1～41 年,平均 12.3 年,其中 UV 敏感部位为面、颈、胸、背、手臂,UV 非敏感部位为膝、肘、腕、手、踝、足,每周治疗 2 次,共 24 次,起始剂量 MED$50mJ/cm^2$,每治疗 2 次增加 $50mJ/cm^2$,出现持续 8h 以上的红斑、水疱时,治疗停止,恢复治疗时剂量降低,结果 UV 敏感部位中,面颈部疗效相当,胸背部疗效相当;UV 非敏感部位中,膝、肘及腕部的疗效明显优于手、踝及足部。这可能与不同部位毛囊数量不同有关。因此陶莉等认为,308nm 准分子激光应该使用于 UV 敏感区,而对于 UV 非敏感区,该治疗方法可以考虑,但必须告知患者疗效可能不理想及所需的治疗时间可能很长。

治疗频率:色素开始恢复的时间以及最终色素恢复的程度主要依赖于治疗总次数,而非治疗频率,但就不良反应发生率来讲,相对每周 1～2 次的治疗,每周 3 次的频率更易出现红斑水疱及灼痛的现象。Hofer 对治疗频度进行了研究,分别采用 1 次/周,2 次/周,3次/周,共治疗 12 周,随访 12 个月,起始治疗剂量 MED $50mJ/cm^2$,如出现红斑反应则每次增加 $50mJ/cm^2$,无明显反应时,每次增加 $100mJ/cm^2$,结果 3 次/周组起效最快,最终疗效与总的治疗次数相关,与每周治疗频度无关;要获得明显疗效,至少应治疗 12 周,特别对于 1~2 次/周治疗的患者尤为重要。疗效持续 12 个月,与治疗频度无关。国内高天文等对 187 例年龄 2 岁以上、病程 3 个月以上的面颈部白癜风患者进行治疗。治疗频度分别为每周 0.5、1、2、3 次,共 20 次。起始剂量眼周 100mJ/cm^2,面部、耳、颈部 150mJ/cm^2,每 2 次治疗增加 50mJ/cm^2,结果 0.5 次/周组疗效明显低于其他各组,其余各组间最终疗效无显著性差异,2 次/周和 3 次/周组色素恢复较 1 次/周组速度快,两组间比较无显著性差异。疗效的高低与皮损部位密切相关,与其他临床指标无关。

治疗次数:治疗皮损的色素恢复程度随着治疗次数的增加而增加。当超过一定治疗次数后,色素恢复可能存在平台期。Taneja 等对 18 例患者进行最多 60 次的治疗,每 10 次治疗后计算疗效,在前 40 次治疗内,随着治疗次数的增加,大部分皮损色素恢复评级逐渐升高,在治疗 40 次至 60 次之间,仅小部分皮损(4/13)有进一步复色。另外,Choi 等也发现,在前 20 次治疗内,皮损的有效率不断上升,在 20 次和 30 次之间出现一个平台期。

皮肤日光反应类型:Spencer 等研究发现,皮肤日光反应类型为 Ⅲ~Ⅵ 型的患者疗效最好。Hadi 等研究结果显示,在所有色素恢复超过 75% 的病例中,10.5% 是 Ⅰ 型皮肤患者,42.0% 是 Ⅱ~Ⅲ 型,47.5% 是 Ⅳ~Ⅵ 型。这提示,患者的肤色越深疗效可能越好。Taneja 等研究比较不同皮肤类型病例的手足部位皮损在总共 60 次治疗中出现的最大治疗剂量,Ⅱ~Ⅲ 型为 1.2~4.2J/cm^2,Ⅳ~Ⅵ 型为 2.1~5.6J/cm^2,肤色深者最大治疗剂量略高,作者指出,肤色较深者比肤色较浅者照射时引起红斑所需的剂量也更高。

病程:不同研究者对病程和疗效是否有关,意见不一。Esposito 等平均病程为 5.79 年的 24 例患者进行治疗,其中色素恢复率分别达到 >75% ,25%~75% , <25% 及 0% 的患者,相应的平均病程为 3.28 年,5.8 年,7.5 年及 7.2 年。作者提出,在白癜风早期即开始用准分子激光进行治疗可能疗效相对更好,但是,无法排除处于疾病早期的皮损有自发性复色的可能性。然而,Ostovari 等在对平均病程为 12.3 年的 35 例患者的研究中发现,病程长短和疗效无关。

色素出现模式:照射后的皮损色素恢复的形式有以下两种,一是从皮损周边部分开始复色,另一种是从皮损区域内的毛囊周围开始复色。手足部皮损的色素恢复以周边型为主,面部及腋下皮损则以毛囊型为主。但是,如果靶皮损上有毛发变白,则色素不会从白发所在毛囊的周围出现,而仅从该皮损的周边出现。这种现象提示黑素细胞在色素恢复的过程中占重要地位,同时也更加支持 UVB 治疗白癜风的可能机制,即刺激毛囊外毛根鞘内残余的黑素细胞,促使其有丝分裂、增殖并移行至附近的表皮。

和传统光疗相比,308nm 准分子激光治疗白癜风具有一定的优势,首先是操作灵活,可以治疗一些以往难以达到的部位如皮肤褶皱和头面部,但是准分子激光的治疗局限性,它比较适合皮损面积比较局限的患者。考虑到治疗费用和操作效率的因素,对于皮损面积较大的患者,NB-UVB 等传统光疗手段仍具有较大优势。

(五) 氦氖激光治疗

节段型白癜风对传统的药物、PUVA 和 NB-UVB 的非手术治疗反应差,这可能与这类白癜风不同的发病机制有关,即神经假说。这一理论认为,局部神经功能的紊乱导致皮肤血流障碍,引起相应部位的节段型白癜风。一些研究显示,低能量的氦氖激光(波长632.8nm)对节段型白癜风有效,其机制是低能量的精准刺激可以诱导黑素细胞的增殖和迁移,促使角质形成细胞释放碱性成纤维细胞和神经生长因子。两项研究显示,氦氖激光可诱导约 60% 的节段型白癜风患者产生 50% 以上的色素再生。最近的研究对 40 例节段型患者进行治疗,60% 显效,7.5% 达到了 100% 康复;同时研究者还发现白癜风皮损处增加的微循环也恢复了正常,肾上腺素受体的功能也得到了改善。因此作者认为氦氖激光可通过修复局部损伤的神经,改善皮肤的循环,达到治疗节段型白癜风的目的。

（林　彤　周展超）

参 考 文 献

[1] Sarkar. The combination of glycolic acid peels with a topical regimen in the treatment of melasma in dark-skinned patients：a comparative study. Dermatol Surg,2002,28：828-832. 2

[2] Grimes PE. The Safety and Efficacy of Salicylic Acid Chemical Peels in Darker Racial-ethnic Groups. Dermatol Surg,1999,25(1)：18-22

[3] Negishi K,Kushikata N,Tezuka Y et al. Study of the Incidence and Nature of'Very Subtle Epidermal Melasma' in Relation to Intense Pulsed Light treatment. Dermatol Surg,2004,30(6)：881-886

[4] Wang C. C,Hui C. Y,Sue Y. M,et al. Intense Pulsed Light for the Treatment of Refractory Melasma in Asian Persons. Dermatol Surg,2004,30(9)：1196-1200

[5] Manaloto R. M. P, Alster T. Erbium：YAG Laser Resurfacing for Refractory Melasma. Dermatol Surg,1999,25(2)：121-123

[6] Nouri K,Bowes L,Chartier T,et al. Combination Treatment of Melasma with Pulsed CO_2 Laser Followed by Q-Switched Alexandrite Laser：A Pilot Study Dermatol Surg,1999,25(6)：494-497

[7] Kouba DJ,Fincher EF,Moy RL. Nevus of Ota successfully treated by fractional photothermolysis using a fractionated 1440-nm Nd：YAG laser. Arch Dermatol,2008,144(2)：156-158

[8] Goldberg DJ. Laser treatemnt of pigmented lesion. Dermatol Clin,1997,15(3)：397-407

[9] 朱铁军主编. 色素性皮肤病. 北京：北京医科大学中国协和医科大学联合出版社,1996

[10] Monk RD：Delayed response of naevus of Ota to Nd：YAG Laser patch test. J Cosmetic & Laser Ther,2003,5(1)：53

[11] Bukhari IA：In support of the delayed response of naevus of Ota a Nd：YAG Laser patch test. J Cosmet Laser Ther,2004,6(2)：105-106

[12] Goldberg DJ. Laser and Light. Vol 2,Philadelphia. Elsevier Sauders,2005,89-103

[13] Chan HH,Fung WKK,Ying SY,et al. An in vivo trail comparing the use of different types of 532nm Nd：YAG lasers in the treatment of lentigines in Chinese patients. Dermatol Surg,2000,26(8)：743-749

[14] Chan HH：Treatment of lentigines in Asians：photothemal or photo mechanical. J Cosmet Laser Ther,2003,5(3-4)：198-200

[15] 蔡金辉,陈葵,程飚,等. 脉冲强光(IPL)治疗面部雀斑临床观察. 中国医学美容 2006,15(10)：1173

[16] 陈军,刘健航. 咖啡牛奶斑. 国际皮肤性病杂志,2007,33(6)：357-359

[17] 余文林,曾东,曾海玲,孙瑞霞. Q 开关 532nm 激光治疗咖啡斑 315 例. 中国美容医学,2006,15(9)：1064-1065

[18] 李若红,周展超. 激光与强光治疗黄褐斑. 国际皮肤性病杂志,2008,34(2)：81-83

[19] Rokhsar CK,Fitzpatrick RE. The treatment of melasma with fractional photothermolysis：a pilot study. Dermatol Surg,2005,31(12)：1645-1650

[20] Hantash BM,Bedi VP,Sudireddy V et al：Laser-induced transepidermal elimination of dermal content by fractional photothermolysis. J Biomed Opt,2006,11(4)：041115

［21］ Laubach HJ,Tannous Z,Anderson RR et al:Skin responses to fractional photothermolysis. Lasers Surg Med,2006,38(2):142-149

［22］ Naito SK. Fractional photothermolysis treatment for resistant melasma in Chinese females. J Cosmet Laser Ther,2007,9(3):161-163

［23］ Goldberg DJ,Berlin AL,Phelps R. Histologic and ultrastructural analysis of melasma after fractional resurfacing. Lasers Surg Med,2008,40(2):134-138

［24］ Karsai S,Raulin C. Fractional photothermolysis:A new option for treating melasma? Hautarzt,2008,59(2):92-100

［25］ 杨芸,骆肖群,傅雯雯. 白癜风免疫学研究进展. 国际皮肤性病学杂志,2007,33(5):278-280

［26］ 周妙妮,许爱娥. 白癜风与氧化-抗氧化失衡. 国际皮肤性病学杂志,2007,33(5):281-283

［27］ 刘江波,张学军. 白癜风相关环境因素研究回顾. 国际皮肤性病学杂志,2007,33(4):219-221

［28］ 康克飞. 中波紫外线免疫抑制机制的研究. 国际皮肤性病杂志,2007,33(6):337-339

［29］ 郭静,项蕾红,郑志忠. 308nm 准分子激光治疗白癜风的现状. 国际皮肤性病杂志,2006,32(3):150-152

［30］ 陶莉,叶莹,项蕾红. 308 准分子激光治疗白癜风及影响疗效的相关因素. 国际皮肤性病杂志,2008,34(6):356-358

12 第十二章 文 身

　　文身是由于外源性的物质,通常是文刺艺术、美容或外伤等,植入到真皮中所产生的皮肤上的图案。美容性文刺的兴起,使超过 1000 万人参与了这些文刺的行列,估计在美国文刺占人口的 16% 左右,全美大约有 3400 万文刺者,他们当中几乎有 50% 的人最终对他们进行文刺的决定感到后悔,希望将文刺消除掉。其中眼、眉、唇部的文刺是最为普遍的。另外一些文刺出现在一些有持征的人群中,如战犯、帮会成员,无论他的文刺的最初想法是什么,最终他们都希望能除掉这些文刺。

　　过去认为,外科切除是治疗文身唯一有效的治疗方法,当然这种治疗方法将以瘢痕的形成作为治疗的结果。除此以外丕有划痕法、盐擦除法、表皮磨皮术、丝刷磨皮术、皮肤分层切除等。这些方法无一例外的是损伤性的,均会以瘢痕形成而告终。近来美容院的"洗眉"业务每况愈下,与他们"治疗效果"不理想和日益增多的纠纷有关。另外还有一种解决文刺的治疗方法是重塑文身。在美容院常被称为文刺"套改",这是一种在皮肤表浅部位重新文刺一种与皮肤颜色相近的文刺,这样来覆盖并掩饰位于其下方的文刺。然而,正常的皮肤是有活性的,它会随着季节、光照、血液供应程度、温度等的变化而变化,另外,在不同的光线强度、日光和灯光下皮肤的颜色也会有所变化,而重新文刺的颜色无论如何接近肤色,仍然会显得呆板和不自然。有时,为了掩饰皮下较深的文刺,不得不重新文刺非常厚重的"套改色",这样一来,会使染料在皮肤局部堆起来,结果不但不能重塑文身,相反会引起新的更为麻烦的问题。

　　由于各种文刺是脉冲激光治疗的一个较理想的适应证,故在这里单独详细地进行讨论。目前看来所有三种(绿色、红色和近红外线)Q-开关激光系统均能有效地清除文刺,而且很少形成瘢痕或其他的伴发症。然而大部分的文刺染料是由重金属染料组成,很多时候染料由 2 种以上的成分混合而成。尽管激光技术在不断地发展,但是并非所有的文刺均能被彻底地清除,多种颜色的文刺需要数种激光的治疗,Q-开关激光治疗的最大优势在于能有效地清除文刺,同时因为治疗而形成瘢痕的风险性极小。不足之处包括:需要多次反复的治疗,一些病例可出现治疗反应不佳或无治疗反应,以及治疗区出现色素沉着和皮肤质地的改变等等。有关治疗文刺的研究以提高治疗的完美性尚在进行之中。未来治疗的努力方向将会是:如何完全清除文刺、如何最大程度减少并发症、如何清除所有的各种颜色构成的文刺、如何治疗那些肤色很深的文刺等。

一些文刺密度较大,或者有些美容性文刺具有各种颜色,或者文刺染料中含有金属物质(如镉、汞、钴和铜),这些文刺都可能是难以清除的,一些病例需要超过 10 次以上的治疗。但是,在另一方面,业余文刺的染料密集程度相对地要小一些,而且染料主要是由碳为基础的,如印度墨,这些文刺染料对 Q-开关激光激光的治疗反应较好。外伤性文刺色素很淡,如果很表浅,1~2 次治疗可获清除,如儿童在玩耍时不小心铅笔刺入皮肤时的色素等。但是有时外伤性文身是难以清除的,如伤口中有柏油或其他油性物质时或者部位很深,通常很难清除,有时甚至是无法清除。

关于文刺的清除还有很多是需要进一步地查明。当染料植入真皮后,它会被周围的吞噬细胞包缠并吞噬。这些吞噬细胞是不能再移动的,也不能被碎裂成小颗粒,所以被作为“永久性”细胞成分而存在下来。大多数情况下,Q-开关激光的脉冲将染料碎裂成更小的易于吞噬的颗粒。这些小颗粒一部分经表皮清除,一些被局部淋巴结收集,还有一些重新被周围的吞噬细胞再度吞噬。

一些特异波长的激光对彩色的文刺染料的清除能力可依据这些染料对光线的吸收光谱来进行预测。红色的文刺的清除使用 532nm 或 510nm 波长的绿光能获得最佳疗效。相反,绿色的染料最好使用 Q-开关红宝石或 Q-开关翠绿宝石(红色光)激光进行治疗,而黑色的染料对可见光及近红外光部分均具有良好的吸收特性,它对红色激光和近红外激光的反应相近,但对绿色激光的反应较差,这可能是由于它的穿透深度太浅。波长较长时激光对皮肤黑色素的亲和力较小,但穿透深度较深。对肤色较黑的患者来说,使用 1064nm 波长激光时,表皮中黑色素对激光的干扰较小,这不仅使其穿透较深直达靶目标,而且含有黑色素的角朊细胞和色素细胞较少受到损害,这样便使引起色素改变的潜在可能性得以减低。合理地选择波长,可最大程度提高疗效和最大程度减小副作用。

激光治疗后文刺是如何清除的目前并没有太多直接的证据。一般认为,短脉冲激光吸收后,产生高热以及强的声波(光声作用),导致机械性压力将色素颗粒撕裂。在颗粒周围可形成空泡,进一步损伤色素颗粒。颗粒周围可产生强烈的水沸腾进一步损伤细胞(或许能解释治疗的即刻情况),碎裂的色素颗粒碎片进入到真皮。几个可能的途径最终使文身碎片清除:激光治疗后染料颗粒进入到皮肤深层或者周边的真皮层中从而产生视觉上的“清除作用(类似溶液的稀释那样,即稀释效应);吞噬过程并通过淋巴回流系统清除;染料颗粒被更密集的真皮组织覆盖,改变真皮的光散射特征;染料颗粒被碎裂成细小的颗粒并分散在组织中使肉眼无法识别;最后表皮剥脱过程中,部分染料随之排除。

治疗前病人应该接受有关治疗及愈后的全过程的教育,这可能是手术前的准备工作中最为重要的内容。很多病人没有得到合适的教育或者甚至是错误的教育,使得他们对激光的治疗存在着不切实际的希望。治疗前给患者提供有关文刺治疗前、手术后即刻反应、数次治疗后的结果及治疗的最终结果的一系列的照片是很有帮助的。让患者了解您治疗后的平均疗效,而不是您的最佳疗效是很重要的。告知患者他治疗过程中大约所需的全部费用,这些最好是以书面的形式记录下来,因为有可能会花几个月甚至 1 年或更长的时间才能完成治疗。推荐分次治疗收费,而不是缴纳总治疗费后再治疗。因为达到理想的治疗反应所需要的治疗次数是很难预测的。尽管文刺的治疗是一个相对没有伴发症的治疗,但是疗前仍应获取有关病人的一般情况资料,包括:一般病史、近来的用药和医疗情况、过敏史、既往的外科手术史、出血倾向的了解,以及伤口愈合的情况等。对面部大范围的治疗时,如果患者有复发性单纯疱疹的病史,在每次治疗前可考虑给予抗单纯疱疹病毒药物12天后再进行治疗。对那些有色素沉着倾向的患者,在治疗前也可使用含氢醌霜制剂最少不能短于1周。在每次治疗前应进行拍照。因为文刺的消退是渐渐的,病人有可能忘记了他原来的面貌。另外,在文刺过程中发生瘢痕的情况并非不常见,但是一旦文刺染料清除后,这种瘢痕可能会变得明显起来。因此,照片的记录便显得非常有用。要给患者强调,并非所有的文刺都能获得完全彻底的清除,而且成功的文刺治疗或取得较好的治疗结果需要数次的治疗,治疗间隙时间为6周或更长的时间。一般来说业余文身常需要4~6次的治疗,而专业的文刺需要8~12次治疗。灰黑色的文刺相对较为容易清除,而彩色的文刺倾向于治疗困难,尤其在波长选择不当时更是如此。一些以美容为目的的文刺(如红色、白色和浅红色),治疗后可能会转变为棕色、黑色或灰色,这些转换来的颜色可能会很难治疗,要仔细询问文刺治疗区是否发生过任何瘙痒性的皮疹,因为激光治疗后可能会出现过敏反应。

Q-开关激光治疗通常是不需要麻醉的,如果需要,可在治疗前1~2小时外用5% EMLA或复方利多卡因乳膏,这样可能有助于减轻治疗时的不适或疼痛。如果需要更快和更理想彻底的麻醉效果,可使用1%利多卡因进行局部浸润麻醉或区域神经阻滞麻醉。但是,一般很少应用镇静剂和系统的麻醉(即使是有人应用的话)。

在应用脉冲激光时,必须考虑到眼部的损伤和感染的可能性。超短脉冲能产生较明显的组织飞溅。对每一个患者的治疗应给予广泛的预防措施,包括保护眼罩、面罩甚至衣服。在治疗室中的所有人必须佩戴防护眼镜,在治疗眶周皮损时可考虑使用眼保护罩。激光的手具应垂直于治疗皮区的表面,脉冲之间不要重叠或重叠10%,直到所有的皮损均被激光均匀照射治疗,治疗时皮肤组织的理想即刻反应是照射处的皮肤立即变白,或有很少的针尖状渗血。最好使用大的光斑进行治疗,这样会使治疗的即刻反应明显一些。如果出现明显的表皮细胞碎片的飞溅,应该降低能量密度,以后的治疗能量密度应适当提高,以清除在皮肤中部位较深的少量的染料颗粒。如果治疗彩色文刺时,文刺颜色变黑,可先试验性治疗一个脉冲来观察这种黑变。如果不发生这种黑变,可进一步进行治疗以清除文刺,如果出现这种黑变,则可再次试验性治疗,以确保黑变的染料能被进一步的治疗所清除。

创面的愈合取决于表皮出现损害的多少。黑色文刺及那些应用小光斑高能量密度的患者,常有较多的渗血。在这些病例中,可应用抗生素软膏或进行非黏着性的包扎,并保持最少24小时的干燥。以后病人可小心地用肥皂或水清洗,然后涂上抗生素软膏,并进行非黏着性包扎,直到表皮重建完好。推荐避光和使用UNA/UVB的遮光剂来减少治疗后的色素沉着。如果发生激光照射区色素沉着,可使用氢醌霜,每天两次直至色素沉着消退。

既往报道咪喹莫特外用能减淡和消除文刺,因此对于一些治疗效果不好,或者治疗很困难的病例,联合激光与咪喹莫特进行治疗也许是未来的一个选择,因为在动物实验中已经证实,5%咪喹莫特联合激光治疗对文刺的消除是有协同作用的[1]。

(周展超)

第一节　文身（Tattoos）

临床上将其分为专业性、业余性、美容性、外伤性和医源性文身。专业文身是文身师将一种或多种有机彩色染料注入深度相同的真皮层，表皮中几乎没有色素，文身边界清楚，染色均匀一致，所用染料主要成分有：红色染料含有汞剂，黄色含有镉剂，绿色含有铬剂，蓝色含有钴剂[2]；业余文身是由非专业人士施行，多用碳素或墨水（灰色或蓝黑色）注入真皮，其注入深度不一，染色不均匀；美容文身多指文眉、文眼线、文唇线或全唇，多为手工完成，常用的染料为棕色、黑色和红色的墨水，墨水中含有铁离子或氧化铁；外伤性文身是指外伤后异物进入皮肤内，异物种类较多，可包括泥土、玻璃、金属、某些含碳物质等，可进入皮肤深层，形成肉芽肿[2]、[3]；医源性文身是指为了掩饰某些皮肤疾病、损伤或缺陷而在病变局部施行文身，以掩盖原发疾病。（常用的文身染料及成分见表2-12-1）

表 2-12-1　常用文身染料、颜色及成分[3]

颜色	染料成分	颜色	染料成分
黑色	碳	绿色	氧化铬
	氧化铁		孔雀绿
	洋苏木		铬化铅
红色	硫化汞		氰化三铁
	硒化镉	紫色	锰紫
	浓黄土	姜绿	酞箐染料
棕褐色	赭石	肉色	氧化铁
黄色	硫化镉	白色	二氧化钛
	姜黄		氧化锌
蓝色	铝化铬		

文身在病理上表现为真皮中的大小、形状、密度不一的颜料颗粒，分布于巨噬细胞或游离在细胞外，以真皮浅中层血管周围较多；组织电镜学研究表现为真皮内大量外源性颗粒，吞噬细胞增多。

文身后可能会出现以下副反应：

1. 感染　寻常疣、扁平疣、毛囊炎、局部皮肤结核等；

2. 过敏反应　最常见于染料为汞、铬及钴的化合物，表现为皮炎和肉芽肿，后者在病理上表现为结核样型或结节病样型，色素颗粒播散于整个结节中；

3. 皮肤纹理和质地的改变及瘢痕疙瘩；

4. 有报道文身部位发生黑色素瘤、基底细胞癌、鳞状细胞癌等，CM Jack 等报道一例在文身邻近部位的腋下淋巴结发生转移恶性黑色素瘤；

5. 文身失败　图案不对称、色泽图案呆板等。

由于各种原因，要求去除文身的患者日益增多，目前临床上对文身的治疗方法很多，如局部皮瓣、移植、扩张术，微晶磨削术，冷冻，电灼，化学腐蚀，氩离子激光、超脉冲二氧化碳激光，调 Q-开关红宝石激光，调 Q-开关紫翠宝石激光，调 Q-开关钕钇铝石榴石激光

（Nd:YAG），倍频调 Q-Nd:YAG 激光等方法。这些方法均有一定的效果，但除激光治疗之外的一些方法，对局部的损伤较大，容易造成瘢痕、色素异常等较为严重的副作用。自 Goldman 1965 年首次应用非调 Q 开关红宝石激光去除文身以来，随着美容激光理论及制造技术的日臻完善，使得激光成为治疗文身及各种皮肤色素性疾病的主要手段。

第二节 激 光 治 疗

继非调 Q 开关红宝石激光去除文身后，1979 年 Brady 等使用 CO_2 激光治疗文身，1981 年 Apfelberg 等使用氩离子激光治疗文身，均取得一定的效果。但由于这些激光不具备选择性光热作用，因而常损伤到组织周围的真皮组织，而导致瘢痕等副作用的发生。

为了解决这一问题，许多学者对激光治疗色素性疾病的机制进行了深入研究，1983 年 Anderson 和 Baumler 提出了选择性光热作用原理，即特异部位组织或细胞选择性的吸收脉冲激光产生的热介导，对色基选择性的损伤。根据色泽互补原理，不同的色素有不同的光波吸收峰；另外由于表皮内的黑色素在治疗文身时起到了"光学屏障"的作用，短波长的激光能量被其大量吸收，会造成表皮的损伤，因而在治疗文身时，一般要选择 600nm 以上的激光来治疗。要达到选择性的损伤色基，同时又能保护周围正常组织不受损伤的目的，除选择适当波长的激光之外，还应该注意另一个方面的问题，那就是 Q-开关激光的脉冲宽度，脉冲宽度的选择取决于给定色基的热弛豫时间（Thermal Relaxation Time），所谓热弛豫时间是指物体高斯温度分布的中心温度降低 50% 所需的时间，它与物体大小的平方成正比，文身的色素颗粒的直径约为 0.5 ~ 100μm，其热弛豫时间为 20 ~ 3000ns[3]、[4]，当激光的脉冲宽度小于色基的热弛豫时间时，热能被最大限度地限制在靶位内，而不能有效地传递到周围组织中去，因而选择脉冲宽度与色基热弛豫时间相接近的激光，其治疗的效果越好，而且出现周围组织损伤的几率也越小。Ho 等[5]通过计算机模拟激光治疗的过程，得出结论，脉冲宽度越短越好，最佳的脉宽在 10 ~ 100ps 之间。Victor Ross 使用两种脉冲宽度的调 Q-Nd:YAG 激光治疗黑色文身，两种脉宽分别为 35ps 和 10ns，得出结论为脉宽较短的激光对黑色文身的治疗效果越好。

激光治疗文身的机制简单的来说是选择性光热作用原理，具体来说是文身的色素颗粒选择性的吸收特定光波的激光能量后，色素颗粒膨胀、破碎，形成更小的碎片，之后通过体表脱落，或被吞噬细胞吞噬，由淋巴组织排出体外。但也有人研究发现激光对 <10nm 的色素颗粒不起作用，而在临床上我们却看不到这种色素颗粒，认为可能是由于色素颗粒在激光作用下其大小和结构发生某些变化后，其光学特性发生了变化，肉眼观察不到它的存在[5]。

Taylor 等[6]观察红宝石激光治疗前后组织的电镜及光镜下的色素颗粒的变化表明，激光治疗前文身色素颗粒呈膜包裹的电子密度不同的团块状物质，集中于巨噬细胞和成纤维细胞内，主要分布于真皮小血管周围。治疗后文身色素颗粒处出现许多小的气泡，色素颗粒被击碎，吞噬色素颗粒的细胞膜破碎，色素颗粒释出细胞外。

根据文身的颜色、文身时间、部位、是否专业文身、患者年龄、皮肤类型等选择适当的激光器、光斑直径、脉宽、脉冲频率、能量密度等治疗参数。患者及医生戴护目镜，如果治疗部位在眼睑部位（如眼线），给患者戴内置护目镜。治疗部位消毒，对不能耐受疼痛的患者及部位,可在治疗前 60~90 分钟使用利多卡因/丙胺卡因局部封包或使用 1%~2% 的利多卡因局部浸润注射麻醉。使用激光器进行扫描,以文身部位出现灰白色为能量适当的标准[7],治疗部位光斑重叠 10% 为宜。术后即刻治疗部位及邻近正常皮肤可出现轻度水肿、充血,尤以组织较为疏松的眼睑、唇部为重,一般多在 1~5 天内自行消退;少数患者可能在局部出现水疱,嘱患者如出现上述情况立即复诊,由医生作出相应处理,多在 1 周左右消退。术后局部涂抹抗生素软膏,也可同时外用促进表皮生长的药物,直至结痂自行脱落为止,在此期间局部不用水擦洗。

由于色素排出需要 6~8 周左右的时间,因而判断是否需要再次治疗,最好在治疗后 2 个月进行。

对激光治疗文身的疗效评价方法很多,至今没有统一的评价标准,但较多的研究者使用下述的评价方法:

治愈:色素完全消失,无新增瘢痕;显效:色素明显减少,色度减少 70% 以上,无新增瘢痕形成;好转:色素减少,色度减少 30%~70%,或有新生瘢痕形成;无效:文身颜色变化小于 30%。

赵俊英[8]、[9]等总结调 Q-开关激光(波长为 1064nm)治疗文身的疗效分析,结果:蓝色文身的病例数为 363 例,有效率为 95.6%,文眉的病例数为 461 例,有效率为 89.4%,文眼线的病例数为 283 例,有效率为 77.7%,红色文身及文唇线病例数为 49 例,有效率为 85.7%。刘春利等[1]对 2600 例文身患者用三种调 Q-开关激光治疗(波长:1064nm、755nm 和 532nm),结果表明,治愈率为 78.1%,有效率为 100%,专业文身平均治疗次数为 5.2 次,业余文身平均治疗次数为 2.2 次。陈向东[10]认为 Q-开关红宝石激光和翠绿宝石激光在治疗黑、蓝、棕色文身时治疗疗效均较好,无瘢痕,两者之间无明显差异。总的来说,调 Q-红宝石激光清除紫色和紫红色色素效果最好,调 Q-开关紫翠宝石激光对清除绿色和蓝色色素效果最好,调 Q-开关钕钇铝石榴石激光(Nd:YAG 激光)对清除红棕色、暗棕色和橙色色素效果最好。

外伤性文身多是由于爆炸等外力引起异物进入皮肤或皮下,对人外部容貌破坏极大,由于其色素颗粒大小、颜色、物理性质都不同,且色素所在病理位置深浅不一,有时局部尚有瘢痕存在,因而治疗起来往往较为困难。赵俊英等[11]从 1998 年起使用超脉冲 CO_2 激光成功的治疗了数例爆炸粉粒沉着症的患者,取得了极好的疗效。刘庆丰等[12]、[13]根据外伤性文身色素颗粒大小、颜色、深度及局部有无明显瘢痕等特点将患者分为 3 组,单独或合并使用超脉冲 CO_2 激光和调 Q-开关激光治疗,取得了较好的疗效。使用超脉冲 CO_2 激光治疗外伤性文身的原理是利用该激光对表皮及真皮浅层气化后,将异物颗粒带出,再通过擦拭、冲洗、针挑等方式,逐层去除异物。对于不吸光或颗粒较大或病理位置较深的异物有时尚需要配合手术治疗。

第三节　影响疗效的因素

在临床实践中,我们感觉影响文身疗效的因素主要有:

1. 文身的性质和时间　专业性文身相对于非专业文身更难完全去除;文身的时间越长,越容易去除;

2. 文身的颜色　相对于黑、蓝色文身来说,红、黄、绿色文身更难于治疗;

3. 色素颗粒的成分　成分复杂的色素对激光的反应不一,难于选择激光类型及能量密度,往往需多种激光多次治疗;

4. 色素颗粒在真皮内堆积的数量和厚度[14]　文身色素颗粒的密度越大,越厚则越难治疗;

5. 色素颗粒大小不同[14]　有的色素颗粒过大,激光难于完全粉碎,巨噬细胞难以将其吞噬,一般来讲,因专业性文身色素颗粒较大,并含有置于深处的有机金属染料,而业余文身以碳为基质的墨汁颗粒较小,因而专业性文身更难去除;

6. 色素颗粒存在的深度[14]　位置比较深者,激光治疗难于达到相应层次,多数需要多次治疗;

7. 激光器的治疗参数　如前所述,其中影响最大的是激光的波长、脉宽和能量密度,只有选择适当的激光器才能起到良好的治疗效果。

第四节　副　作　用

Q-开关激光治疗后仍有可能发生色素性改变和皮肤质地的改变,当然与既往消除文刺的方法来比,这种情况的发生要少见和轻微得多。尤其是当使用黑色素吸收良好的波长时,激光能损伤黑素细胞,因而治疗后发生色素减退是最明显的。510~532nm 波长引起的暂时性色素减退,深度可有不同,但很快会消退,这可能是由于它的穿透深度较浅,长期的色素脱失非常少见。694nm 和 755nm 波长也可引起类似的暂时的色素的减退,但是有可能导致长时间的色素脱失,这主要是由于它们对黑色素的亲和力较好(high melanin specificity)。1064nm 对黑色素细胞损伤最小,因此,对肤色较深的文刺患者来说,选择这一波长的 Q-开关激光进行治疗是合适的。

色素沉着的发生似乎与皮肤类型相关,那些属于Ⅲ型皮肤或Ⅲ型以上的皮肤,以及那些在表皮受损时会表现出明显的皮肤黑变趋势的人,激光治疗后产生色素沉着的风险最大。此时使用 1064nm 波长进行治疗是更可取的,因为这一波长的激光穿透性好,对表皮色素细胞的影响要小,但是暂时性的色素沉着似乎仍较普遍。如果在疗前应用氢醌霜以及在疗后 1 周以后继续应用氢醌霜,则可能有利于预防或减轻色素沉着的发生。

即使发生皮肤质地的改变,通常也是很轻微的,在有些病例,最初文刺染料的植入过程中本身就能引起很轻微的瘢痕,这种瘢痕由于被植入的染料本身所遮盖,因此有时很难察觉,然而,一旦在文刺染料被清除了以后,这些瘢痕及皮肤质地的改变会变得明显并可察觉。治疗前进行拍照并作彻底仔细的临床检查有利于病历资料的记录,所检查的结果应让患者知道,这样可减少日后的纠纷的发生。另外,表皮和真皮浅部的任何损害均可导致皮肤质地的改变,尤其是当治疗伤口没有得到合理的护理时更容易发生。大光斑可减少表皮的损害,也可使皮肤质地的改变减少。在愈合过程中可能会发生瘙痒,有时因为瘙痒,患者会搔抓引起局部表皮的损伤导致瘢痕的形成,此时可适当地外用皮质激素,这样将有利于局部损伤的减少,或者如果有形成增生性瘢痕趋向,也有利于其程度的减轻。

激光治疗文刺几乎没有禁忌证,报道的脉冲激光治疗文刺最为严重的反应是系统性过敏反应,与既往的消除文刺的创伤性治疗方法不同,文刺不是从机体内清除出去的,而是当激光治疗后,文刺染料被碎化、被吞噬,并形成有潜在的过敏反应启动能力的小颗粒。那些在文刺部位有局限性过敏反应的患者,发生系统性过敏反应的可能性更大。因此,如果患者对文刺显示出皮肤反应,不推荐使用 Q-开关激光治疗文刺,脉冲 CO_2 激光看来不会引起这种反应,这是由于这种激光的吸收特征所决定的。在有些病例,当皮肤的过敏反应成为一种顾虑时,可考虑使用脉冲 CO_2 激光进行治疗,使染料经表皮途径消除,但会留下一定的瘢痕。

一些文刺在脉冲激光治疗后有可能发生染料即刻的黑变,这种不幸的事件常见于红色美容性文身、白色和浅彩色文刺的治疗中。这种黑变后的文刺并不总是能成功的被激光治疗所清除。因此对那些可疑有潜在黑变的文刺,推荐在治疗前进行试验性小面积治疗。常见的并发症有:

1. 红斑、水肿、水疱　局部受热出现红斑,多在几小时内消退;疏松组织水肿,甚至出现水疱,适当处理后多在几天内消退。

2. 暂时性的色素沉着　由于黄种人皮肤色素较多或术后护理不当,治疗后出现暂时性色素沉着的几率较大,这种副反应多在 3 个月左右恢复正常。

3. 色素减退或脱失　一般认为激光波长越短,其对表皮黑色素的影响越大,出现色素脱失的机会也越多,此种副作用更多见于使用调 Q-开关红宝石激光治疗的患者,多在几个月内恢复正常,但有时非靶组织的色素细胞的破坏可能导致永久性的色素减退。

4. 皮肤纹理质地的改变及瘢痕　由于文身颗粒较大或治疗能量密度过高会导致皮肤组织受损,从而出现了皮肤纹理质地的改变,对于一些患者还可能出现较为明显的瘢痕。

5. 不可逆的光化学变化[3]、[5]、[15]、[16]、[17]　红色或其他鲜艳色素文身黑、棕、蓝色变:少数鲜艳色素文身的患者在激光治疗后出现黑、棕、蓝色变,发生这种现象的原因尚不很清楚,认为可能为文身色素中的 Fe_2O_3 变成了 FeO,也有人认为这种文身中含有氧化钛;一旦出现这种情况,之后的治疗对其效果不理想,因此对于颜色鲜艳的文身,建议先行小面积的治疗,如无上述反应,再行全面治疗。

6. 表皮飞溅出血　此种副作用更多见于使用调 Q-开关 Nd:YAG 激光治疗的患者,由于治疗部位的表皮和真皮被染料颗粒碎片造成的机械性损伤远比邻近的胶原纤维素的热变性严重,故术中可见点状出血和组织飞溅现象,术后出现表面结痂,多在几天内恢复正常。

7. 毛囊—过性的休眠或损伤[14]、[18]　多是由于治疗的能量密度过大或重复光斑较多导致的,多数是可复性的。

8. 感染　能量过大,局部损伤较为明显(尤以眼睑等薄弱部位容易发生),术后护理不当,患者自身抵抗力较差或患有糖尿病等导致局部抵抗力下降的疾病,治疗后容易发生感染[19]。

第五节　常用激光器

各激光公司对激光波长和脉冲宽度的不同设定在临床上可能也有不同的效果。为了使皮肤色素得到有效地消除,医师必须对所有的脉冲激光有一个较好的认识。目前看来,没有一个单一波长的激光能满足所有文刺的治疗。接下来将要讨论每种激光在治疗各种文刺时的优点和局限性。另外,超短脉冲激光的研究也已开始,但是这类激光进入临床使用前,还需要进行进一步的研究工作。

一、Q-开关红宝石激光(694nm)

这是最早发展的激光,它具有 694.3nm 波长,28～40ns 的脉冲宽度,目前所使用的红宝石激光均是借助于关节臂导出的,光斑大小能在 5～6.5mm 范围内调节。脉冲频率为 1～3Hz。由于黑色素对该激光具有良好的吸收性,同时该激光的穿透性较好。因此,在治疗色素性皮肤疾病中也是很有效的。由于其波长远离血红蛋白的光谱吸收高峰,不易被血红蛋白所吸收,只对色素有效,因而术后无需特殊护理,无开放性创面,不会产生肉芽组织。但也有其固有的缺点:由于红宝石激光的波长对表皮黑色素的影响较大,因而治疗后出现色素减退和水疱的情况较其他几种激光要多。

Q-开关红宝石激光和其他 Q-开关激光一样能有效地清除黑色文刺染料,它也是一种清除绿色和蓝色染料较好的激光,但是对红色或黄色的染料相对无效。由于黑色素对该激光吸收良好,故在治疗肤色较深的病人时应对此有足够的考虑,因为很有可能会引起暂时的色素减退,而且,一旦出现将需要数月时间才能恢复。极少数情况下能引起小范围的色素脱失(1%～5% 的病例)。

在选择能量密度时,要根据治疗时皮肤的即刻性反应来确定,治疗时皮肤的即刻反应为激光照射后光斑照射区皮肤立即变白,没有或仅有非常小的皮损渗血。激光能量密度的选择依据所使用光斑的大小、文刺染料的颜色及染料的多少来决定,对于 6.5mm 大小光斑来说,大多数皮损的治疗起始能量密度的推荐剂量为 $4.0～6.0J/cm^2$。

二、Q-Nd YAG 激光(1064nm 和 532nm)

为了减少治疗时黑色素对治疗的干扰,减少前述的伴发症,发展了 Q-开关 Nd:YAG 激光,这种激光能释放 1064nm 波长波,通过 KTP 晶体后可获取 532nm 激光。激光通过反射性关节臂导出。目前使用的激光光斑大小 1.5～4.0mm,治疗时脉冲频率可达 10Hz。黑色素对长波长的 1064nm 激光的吸收最少,穿透也最深,在治疗黑色文刺时最为有效,尤其是在治疗肤色较深的患者时有一定的优势。对彩色文刺的清除效果要差一些。532nm 激光常用来清除红色文刺,通常仅需要大约 4 次或更少的次数便能完全清除红色的文刺。由于黑色素对 532nm 激光也具有良好的吸收性,因此,532nm 激光治疗表皮的色素性疾病也非常有效。由于血红蛋白对 532nm 激光的吸收,因此可引起紫癜性皮肤损害,但通常会持续 7～10 天后消退。但如果治疗后发生皮肤色素的减淡,则可能会持续数周不退,有时也会很快消退。

这种激光的优点在于 1064nm 激光穿透深度较深,并且对表皮黑色素的影响较小,不宜出现色素减退或脱失的副反应。532nm 的绿光,对红色文身的治疗效果突出。缺点在于治疗时出现表皮飞溅和出血现象。由于脉冲宽度非常短,Q-开关 Nd:YAG 激光治疗时会出现最大程度的表皮飞溅,当使用大光斑进行治疗时可减少这种表皮飞溅的发生。近来的研究表明,大光斑低能量密度治疗与高能量密度小光斑治疗疗效一致,但减少了副反应的发生。因此对于文刺的治疗来说,建议在首次治疗时,应使用低能量密度进行治疗,如:$2～3J/cm^2$。

另外,激光能量释放的平台模式,较高斯模式的释放引起的表皮损害更小。

当应用 1064nm 时,可使用 3~4mm 光斑,5.0~6.0J/cm² 进行治疗,皮肤的即刻反应是在激光照射后文刺变白,有时有针尖状出血点。能量高时出血要多,在治疗眼线时,应选择小一些的光斑。532nm 激光,选用 2~4J/cm² 来治疗红色或橙色文刺以及表皮的色素斑。

三、Q-开关翠绿宝石激光(755nm)

Q-开关翠绿宝石激光波长 755nm,脉冲宽度 50~100ns,光斑大小为 2~4mm,脉冲频率为 1~15Hz 通过光纤或反射关节臂导出激光。Q-开关翠绿宝石激光与 Q-开关红宝石激光相似,在清除黑色、蓝色和大多数绿色染料时有效。对红色和黄色染料效果较差。在治疗时,临床终点表现为中度的皮肤组织变白,没有组织的飞溅。依据光斑的大小,治疗时常使用的初起能量密度为 5.5~6.5J/cm²,视文刺的色素深浅,能量密度也可低一些。

在过去,这一激光总是和色素性染料激光配合使用,后者的波长为 510nm,能为黑色素良好地吸收,在治疗红色文刺时 510nm 激光是有效的。这种激光较红宝石激光其穿透深度较深,对表皮黑色素影响小,脉宽较长,因而治疗后色素改变、表皮飞溅及出血现象较少,但是这种激光对红色和黄色文身无效[20]。

四、超脉冲 CO₂ 激光(10600nm)

超脉冲 CO₂ 激光的波长为 10600nm,可发射连续波和脉冲波,以皮肤组织为目标,气化皮肤组织。优点:这种激光有气化作用,将浅表组织及部分色素气化,之后清洗异物颗粒,治疗中创面不渗血,无组织飞溅,可控制治疗深度,逐层去除异物,多用于较大颗粒的外伤性文身的治疗。缺点:去除深部文身时会形成瘢痕[13]。目前有几种脉冲 CO₂ 激光或扫描 CO₂ 激光可供使用,这些激光与连续波的 CO₂ 激光相似,能气化含水的组织细胞,但是它们具有非常短的脉冲宽度,使组织的光照射时间得到良好地控制,故大大限制了治疗时伴随而来的热损伤。尽管这种激光对于含黑色素和文刺染料的组织的损伤是非特异性的,但是对那些治疗抵抗的病例来说可能是有帮助的,在治疗这些顽固而抵抗的病例时,可在使用色素特异的脉冲激光治疗前,先使用脉冲 CO₂ 激光去除表皮。

表 2-12-2　常用调 Q-开关激光器及其特性

激光类型	激光器发光基质	波长(nm)	脉冲宽度(ns)	去除文身颜色
调 Q-红宝石	掺铬离子的三氧化二铝	694.3	20~40	紫、紫红、蓝、黑、绿
调 Q-开关紫翠宝石	掺铬离子的金绿宝石	755	50~100	蓝、黑、绿、褐
调 Q-开关钕钇铝石榴石(Nd:YAG)	掺钕离子的钇铝石榴石	1064	5~20	蓝、黑、褐
倍频调 Q-Nd:YAG 激光	掺钕离子的钇铝石榴石	532	5~20	红、橙、紫、黄、褐

(冯育洁)

参 考 文 献

[1] Ramirez M, Magee N, Diven D et al. Topical imiquimod as an adjuvant to Laser removal of mature tattoos in an animal model. Dermatol Surg, 2007, 33(3): 319-325

[2] 余文林, 刘春利, 增海玲. 三种 Q 开关激光祛除文身 2600 例. 中国激光医学杂志, 2003, 12(3): 167-170

[3] 王宏伟, 王家璧, 文世骏. 调 Q 开关紫翠宝石激光在文身治疗中的应用. 中国激光医学杂志, 1999, 8(1): 39-41

[4] 张美钰, 朱菁, 施虹敏等. Q-开关 Nd:YAG 激光治疗黑色文身的临床研究. 应用激光, 2006, 26(6): 462-464

[5] Ho DD-M, London R, Zimmerman GB, et al. Laser-tattoo removal study of the mechanism and the optimal treatment strategy via computer simulations. Lasers Surg Med, 2002, 30(5): 389-397

[6] Taylor R, Gange RW, Dover JS, et al. Treatment of tattoos by Q-switched ruby laser. Arch Dermatol, 1990, 126(7): 893-899

[7] 谢治, 张宁, 程波. 激光去除文身的进展. 中国激光医学杂志, 2003, 12(3): 192-194

[8] 王莉, 赵俊英, 徐薇, 等. Q 开关 ND:YAG 激光治疗皮肤色素性损害的疗效分析. 临床和实验医学杂志, 2004, 3(3): 140-142

[9] 徐薇, 赵俊英. Q 开关 Nd:YAG 激光去除文身、文眉、文眼线的临床体会. 中国激光医学杂志, 2000, 9(2): 121-122

[10] 刘健航, 陈向东, 汪蓓清, 等. Q-开关红宝石、翠绿宝石激光祛除文身等外源性色素的临床观察和实验研究. 中国激光医学杂志, 2001, 10(3): 156-160

[11] 赵俊英, 孙淑华, 徐薇. 超脉冲 CO_2 激光治疗爆炸粉粒沉着症一例. 中华皮肤科杂志, 2000, 33(2): 129

[12] 刘庆丰, 陈石海, 黎冻, 等. 超脉冲 CO_2 激光气化术治疗外伤性文身. 中国实用美容整形外科杂志, 2006, 17(2): 100-101

[13] 刘庆丰, 陈石海, 黎冻, 等. 激光治疗外伤性文身. 中国激光医学杂志, 2005, 14(4): 242-244

[14] 张文红. Q-开关 1064nm 激光去除文身临床综合评定. 激光杂志, 2003, 24(2): 87-88

[15] 周展超, 吴余乐, 戎惠珍等. Q-开关掺镱石榴石激光治疗蓝色文刺疗效分析. 中国皮肤科杂志, 2002, 35(1): 59

[16] Ross EV, Yashar S, Michaud N, Fitzpatrick R et al. Tattoo Darkening and Nonresponse After Laser Treatment. Arch Dermatol, 2001, 137(1): 33-37

[17] Jimenez G, Weiss E, Spencer JM. Multiple color changes following laser therapy of cosmetic tattoos. Dermatol Surg, 2002, 28(2): 177-179

[18] 马勇光, 王侠, 闫爱萍, 等. 绿宝石激光去除文身 116 例报告. 中华医学美容杂志, 1999, 5(4): 180-182

[19] 肖嵘, 张其亮, 文海泉. 美容文刺术后引起扁平疣五例. 中华医学美学美容杂志, 2004, 10(2): 97

[20] 李光晓. Q 开关激光器治疗文身. 光电子技术与信息, 1997, 10(6): 6-11

第十三章

多 毛 症

　　人类的毛发在美容中具有重要意义,临床上有因为毛发脱落而要求治疗的患者,也有大量希望清除多余毛发的患者,多余毛发同样都能造成患者心理和美容方面的问题,因此经常求助于医学的解决。

　　为了脱除体表多余的毛发,依据选择性光热作用原理,设计了多种的激光系统和非激光光源系统,使我们可便捷进行大面积脱毛治疗,而且能减轻治疗的不适,降低形成瘢痕以及其他并发症的发生率。随着对光学脱毛作用机制了解的加深和实践经验的积累,利用现代的光学技术已经可以达到永久性毛发脱减或推迟毛发再生时间的目的。

第一节　毛发的生理

一、毛囊的解剖

　　毛囊在胚胎中由表皮和真皮经过一个复杂的发展过程演变而来,在解剖学上由三个明确的单位组成:毛球、峡部和漏斗部。毛球是指毛囊的基底部至立毛肌的附着部;峡部是指立毛肌附着处至皮脂腺导管的开口处;漏斗部是指皮脂腺导管开口处至毛囊口的部位。另外毛囊由几个关键的结构组成,包括毛乳头、毛基质和毛干。毛球下端凹入部分称为毛乳头,乳头内有结缔组织并有丰富的神经和血管,毛乳头与诱导和维持毛发的营养和生长有关;毛球下层靠近乳头处称毛基质,是毛发及毛囊的生长区,相当于表皮的棘层和基底层,并有黑素细胞;毛干是指露出皮肤的部分,是表皮向外生长的特殊部分。毛鞘由内向外包括:表皮、内毛根鞘、Huxley's层、外毛根鞘和玻璃层鞘等。在峡部末端外毛根鞘细胞增殖,并且形成隆起(Bulge),称为"隆突",该区存在毛囊干细胞[1],是毛囊生发细胞的来源。

二、毛发生长周期

　　在毛发的生长周期中各阶段的组织学变化是不同的。毛发的生长有生长期(anagen),退行期(catagen)和静止期(telogen)。毛发生长周期的长短因毛发的种类和部位的不同而有差别。头发的生长期可达3年,退行期相对比较固定,一般为3周,而静止期通常为 3 个月左右。在任何时间,大多数头发(80% ~85%)处在生长期,约 2% 处在退行期,10% ~15% 处在静止期,头发的生长平均大约为每月 37mm。其他部位的毛发生长期均较头发的生长期短,上唇毛、腋毛、腿毛、阴毛的生长期约 4 个月,手臂毛的生长期约 13 周,眉毛和睫毛的生长期约 8 周,耳毛的生长期为 4 ~ 8 周。眉毛、耳毛、腋毛、阴毛的静止期均为 3 个月,上唇毛、手臂毛、腿毛的静止期分别是 6、18、24 周。

毛发周期性的生长和脱落有赖于毛囊干细胞,它存在于毛囊外毛根鞘的"隆突"区。

毛囊的感觉通常是毛囊中无鞘神经纤维的树枝状末梢及特异的神经末端感受器进行的。毛囊的血管供应来源于毛细动脉和毛细静脉以及毛细血管后静脉,类似于供应真皮乳头的水平伸展的乳突下毛细血管网。

三、多毛症(Hirsutism)和毛发过多(Hypertrichosis)

局限性或弥散性的体毛的增多可与很多遗传性综合征有关,也与一些药物的使用(特别是雄性激素)、卵巢及肾上腺肿瘤、或正常的变异有关。使用正确的术语采描述体毛过多是非常重要的,毛发过多(Hypertrichosis)是指男性或女性体毛的增多,而多毛症是特指女性患者雄性激素衣赖的部位出现毛发或毛发增多。多毛症和毛发过多的常见原因见表 2-13-1:

表 2-13-1 多毛症和毛发过多的原因

雄性化肿瘤	敏乐定
肾上腺	二苯乙内酰脲
肾上腺肿瘤(adrenal carcinoma)	青霉胺
肾上腺雄性化肿瘤(adrenal virilizing adenoma)	二氮嗪
先天性肾上腺增生症(congenital adrenal hyperplasia)	环孢菌素
	皮质激素
卵巢	综合征
男性细胞瘤(Arrhenoblastoma)	多囊卵巢综合征
颗粒层-间质肿瘤(Grauulosa-stromal tumor)	遗传性、正常的变异
脂质细胞肿瘤	特发性多毛症
Hilus 细胞肿瘤	营养不良
内分泌疾病	卟啉症
柯兴氏病	神经性厌食
药物	儿童甲状腺功能低下
雄性激素	皮肌炎
避孕药	

第二节 选择性光热作用与毛发脱除

随着激光和其他光学技术研究的加深,使得应用光学技术便捷地进行大面积永久性脱毛成为可能。

激光脱毛仍然是基于选择性光热作用理论,由于毛囊和毛干中有丰富的黑色素,特定波段的激光以黑色素为靶目标精确而选择性地进行脱毛治疗。黑色素在吸收了光能后,温度急剧升高,从而导致毛囊组织的破坏,将毛发去除。应用选择性光热作用理论,只要选择合适的波长、脉冲宽度和能量密度,激光就能精确地破坏毛囊而不引起邻近组织的损伤。

一、波　长

为了达到脱毛的效果,很明显毛发的生长区和毛球都必须精确地受到激光照射。由于毛球部位较深,决定了要使用波长较长、穿透较深的光源进行治疗。如果光无法穿透或穿透较浅时不能达到毛发生长区,是很难见到疗效的。

波长为 600~1100nm 的光谱可穿透至毛囊所在的深度并被黑素良好的吸收,是激光脱毛的理想的波长范围。

深肤色人群激光脱毛比较困难,因为表皮中含有较多的黑素,可与毛囊中的黑素竞争吸收激光束,从而导致表皮受损出现水疱、色素异常、瘢痕形成等不良反应。由于在600~1100nm 的光谱范围内黑色素吸收激光的数量随波长增加而减少,因此对于深肤色人群选择黑色素吸收不那么强烈的波长较长的激光仪器(如长脉冲 1064nm 激光仪)较为安全。

二、脉冲宽度

脉冲宽度简称脉宽,如果激光的脉宽过短,就不能有效破坏毛囊,但如果激光的脉宽过长,热将没有足够的时间弥散,这样就会引起周围组织温度的升高,从而损伤毛囊周围组织导致瘢痕和皮肤色素的异常改变。因此,理想的激光脉宽应该在表皮的热弛豫时间和毛囊热弛豫时间之间,表皮的热弛豫时间为 3~10ms,毛囊的直径达到 200~300μm,毛囊的热弛豫时间达 40~100ms。毛囊隆突部位有在毛发生长中起着重要作用的无色素干细胞,距靶色素结构有一定的距离,可以通过长脉冲(长于毛干的热弛豫时间)激光产生的热弥散作用损伤该类细胞[2],从而有效阻止毛发再生。所以是激光脱毛的理想的脉宽范围是 10~100ms 甚至更长。

对于深肤色人群而言,为避免表皮过快过多吸收激光能量而产生副反应,宜适当增大脉宽,在有良好的表皮冷却系统的保护下,脉宽甚至可增大到数百毫秒。

三、能量密度

激光脱毛须用合适的激光能量密度,能量密度过小达不到治疗目的,过大则会产生副反应。一般而言激光的能量密度以患者可忍受且不产生明显副反应的最大能量密度为宜。

四、光　斑

增大光斑可增加光的穿透深度,并能使治疗速度加快。

五、外源性色基和光敏剂的作用

外源性色基:在对浅色细小的毛发进行脱毛时,为了增加毛囊对激光的吸收达到有效脱毛的目的,在治疗前在皮肤表面涂抹一层含碳的黑色油剂并适当按摩,可使黑色碳颗粒渗入到毛囊。在渗入毛孔的碳颗粒的帮助下,脱毛所需的激光能量密度可以降低,低的能量密度能减小治疗时的不适感,也减少并发症的发生风险。应用外源性色基不足之处是有些碳颗粒并不能到达毛球,汗腺和皮脂腺沾染上碳颗粒后,也易受损伤。以往有学者进行了黑色碳颗粒涂抹后应用 Q-开关 Nd∶YAG 激光(波长 1064nm 的近红外光,黑色素吸收较少)进行脱毛研究,结果显示只能引起毛囊的部分损伤而达不到永久脱毛的目的,目前认为要达到永久脱毛作用需用长脉冲激光。

光敏剂:光敏剂如外用 5-氨基酮戊酸(5-aminolevulinic acid,ALA)在脱毛中的作用也被研究的较多,尽管 ALA 本身并不是光敏剂,但是它能诱导毛囊产生强效的光敏剂卟啉 IX。外用 ALA 时毛囊比表皮更为有效地选择性吸收 ALA,为了增强这一过程的吸收作用,在外用 ALA 洗剂前可首先进行蜡脱,有助于增加 ALA 的渗透;在外用 ALA 后不要马上去掉,使之在皮肤表面保持数小时,这样有利于毛囊上皮充分地吸收 ALA。然后再对治疗区进行激光照射来激活光敏剂,产生单态氧,从而引起细胞膜的损伤。这种应用光敏剂的治疗方法也称为光动力学疗法。这种技术有不少优点,可在短时间内对大面积部位进行治疗,治疗有效而且疗效与皮肤的颜色和毛色无关,但是就目前脱毛的光动力学疗法而言仍有待进一步成熟。

第三节　激 光 脱 毛

一、以往的脱毛方法

传统的脱毛方法有多种,如刮毛法、镊取法、蜡脱毛法、化学脱毛法等。但这些方法仅能去除皮肤表面毛干,难以破坏深部毛囊,阻止毛发再生。

以往只有一种方法证明是能够长久地去除毛发,那便是电解法和热溶解法。电解法(electrolysis)是利用两根电极之间的低流直流电,通过阴极顶端的化学反应,在其周围释放电子,导致水的电解及 H^+ 和 OH^- 的产生,OH^- 对电极周围邻近的组织或毛囊进行化学性毁坏。热溶解法(thermolysis)是采用高频率交流电在低电压、低电流的情况下加热组织,破坏毛囊,有时也称为电脱毛术(electroepilation)。

电解脱毛适用于一切希望达到永久性脱毛的患者,包括多毛症、家族性毛发增多等。电解法的具体方法:将电针连接到阴极,电针插入应顺着毛孔方向与毛干平行缓慢地向毛囊漏斗部推进直到毛囊的基底部,此时会有阻力感。通常插入深度为 3～4mm,如果电针插入的方向和部位是正确的,插入过程是相对平稳的,患者并不会感到过分的疼痛。疼痛通常提示毛囊壁被穿透或电针尖的置放位置不对。当电针插入到理想的部位后,然后通电治疗。电解术通常使用 0.5～1.0mA 的电流通电 15～20 秒,通电后在毛囊口可见到由氢所产生的小气泡,这提示在毛囊的基底部已形成氢氧化物,并引起理想的毛囊毁坏。毛囊乳头部遭受毁坏的临床治疗终点或征象是:毛发能用小镊子轻轻地拔出。如果毛发不能被拔出,可重新再通电治疗一次,并重新用镊子轻轻的拔出。通常每根毛发所需要通电治疗的时间累积不超过 60 秒。在最初的几个小时的治疗后,便可确定患者治疗所需的最佳治疗参数。一般而言,粗的毛发需要较高的能量和较长时间。如在电针插入过程中过早治疗,或治疗过程中过早拔针,均会引起疼痛,也能引起表层皮肤的受损导致瘢痕的形成。应用电解法脱毛时电针刺入的部位是非常重要的,如果刺入的部位离毛囊较远则达不到脱毛的目的。大多数用于脱毛的电极针是非常小的,电解术所使用的电针带有圆而钝的头,目的是防止毛囊的穿透。1983 年发明了一种能绝缘的电针,这样能使所产生的热仅仅局限在毛囊周围。这种绝缘的电针能使深层的毛囊迅速破坏,而表皮和真皮上部能较少受到损害,减小了瘢痕形成的机会。大多数的电脱毛系统均具有较精确的定时器,这样无论是绝缘的电针或非绝缘的电针使用起来都很安全。

电解法和热溶解法虽然能有效地破坏毛囊,阻止毛发再生,但操作繁琐、费时、效率低,对面部等皮肤光滑部位有遗留瘢痕的可能,尤其是在背部或腿部需要脱毛时,这种方法几乎不能使用。

二、激光脱毛术

目前有一些激光或非激光性光源系统,能便捷脱除大面积的毛发,与电解术比较,这些方法效率高,疼痛不适感轻,更重要的是并发症很少。

(一) 激光脱毛仪参数要求

激光或非激光性光源大多数的是建立在选择性光热作用的基础之上的,在特定波长、脉宽、能量密度下,热损伤可被局限于含色基的靶组织中。选择性光热作用的激光源必须满足以下条件:①波长:可穿透到毛囊毛球和隆突部位的较长波长,并能被黑色素靶色基较好吸收,波长为 600 ~ 1100nm 的光谱能满足这一要求;②脉宽:为了有效破坏毛球和毛囊无色素干细胞,激光脱毛的理想的脉宽范围是 10 ~ 100ms 甚至更长,对于深肤色的人群脉宽甚至可增大至数百毫秒;③能量密度:应使用可有效破坏毛囊且不引起明显副反应的可忍受的最大能量密度;④光斑:应大于 5mm 以上,大光斑可增加激光的穿透深度并使治疗速度加快。

(二) 表皮冷却

激光脱毛时为防止表皮损伤,需采用表皮冷却装置。早期的激光脱毛设备无表皮冷却装置,虽然脉宽短能量密度低,仍可以造成表皮红肿水疱等损伤,并且脱毛效果差。目前常用的冷却方式有治疗头直接接触冷却,冷喷式动态冷却装置,以及外敷低温凝胶冷却等。

(三) 毛发生长周期和脱毛的关系

毛发的生长包括生长期、退行期和静止期。在生长期毛母质细胞快速分裂,此期黑素最多,因此对激光极其敏感;在退行期,毛母质退化,毛乳头萎缩;静止期毛囊与毛乳头分离,毛发脱落。不同部位毛囊的生长周期见表 2-13-2。退行期和静止期含色素很少,因此对激光治疗不敏感,只有等这些毛发转入生长期后激光才能起作用,所以激光脱毛需要多次(一般需 3 ~ 6 次)治疗效果才能明显。另外,基于不同部位的毛发有不同的生长周期,因此每次治疗间隔也有差异。如头部毛发有相对较短的静止期,故间隔 1 个月治疗,可使其进展到生长期。躯干和四肢毛发静止期较长,因此治疗间隔以 2 个月为宜。

(四) 常用脱毛设备

常用的各种脱毛设备及参数见表 2-13-3。

表 2-13-2　不同部位毛囊的生长周期[3]

部位	静止期(%)	生长期(%)	静止期时间(月)	生长期时间(月)
头皮	13	85	3~4	24~72
眉毛	90	10	3~4	1~2
胡须	30	70	2~3	12
上唇	35	65	1.5	2~5
腋下	70	30	3	4
胸部	70	30	2.5	
背部	70	30		
手臂	80	20	2~4	1~3
腿部	80	20	3~6	4~6
会阴	70	30	2~3	1~2

表 2-13-3　常用的脱毛设备名称及参数

光源	波长(nm)	系统名称(公司)	脉宽(ms)	能量密度(J/cm²)	光斑(mm)	频率(Hz)	其他特性
长脉冲红宝石激光	694	Ruby Star(麦特瑞)	4	24	8,10,12,14	1	双模(可转换成Q开关模式)
长脉冲翠绿宝石激光	755	GentleLASE(美中互利)	3	最高100	6,8,10,12,15,18	1.5	动态冷却装置(冷却剂喷射)
		Apogee-6200(赛诺秀)	5,10,20,40	0~50	10,12.5,15,50×50	最高3	Smartcool冷却扫描系统(选配)
		Apogee Elite(赛诺秀)	0.5~300	100	3,5,7,10,12,15	最高3	冷气冷却
半导体激光	800	LightSheer XC400(Lumenis)	5~400	10~100	12×12	2	ChillTip接触式冷却
		LightSheer ET400/Lumenis One(Lumenis)	5~400	10~100	9×9		
	810	飞顿半导体激光(飞顿)	400	120	12×10	3	白宝石接触式冷却
		丽晶(康奥)	10~1000	1~200	24×24,24×8,8×8	0.3~100	蓝宝石接触冷却(0℃至20℃)
		MeDioStar(麦特瑞)	最长100	最高64	8,10,12,14	最高4	整合接触冷却
长脉冲Nd:YAG激光	1064	GentleYAG HR(美中互利)	0.25~300	最高600	12,15,18	最高10	动态冷却装置(冷却剂喷射)
		Cutera XO(酷蓝)(康奥)	10~100	10~100	10	最高2	接触式冷却低至4℃
		Profile超级平台(奇致)	0.3~200	20~350	3,6,30×30	1~20	蓝宝石窗口冷却系统,-5℃至30℃可调
		CoolTouch VARIA(捍马)	0.3~500	最高500	3~10可调		DCD动态冷却
		Apogee Elite(赛诺秀)	0.4~300	300	3,5,7,10,12,15	最高5	冷气冷却

续表

光源	波长(nm)	系统名称(公司)	脉宽(ms)	能量密度(J/cm²)	光斑(mm)	频率(Hz)	其他特性
强脉冲光	650~950	飞顿一号(飞顿)	30,40,50	5~20	16×40	1,3	多脉冲
	650~1200	StarLux/Lux R(捍马)	5~500	28	16×46	2	专利柔脉冲技术(Smooth Pulse),蓝宝石头冷却
		StarLux/Lux Rs(捍马)	5~500	50	12×28		
	695~1200	Lumenis One(Lumenis)	3~100	10~40	8×15,15×35	1	接触冷却,多脉冲
		Quantum HR(Lumenis)	6~18	20~45	8×34	0.5	
	695~1200	Profile 超级平台(奇致)	5~200	2~35	15×45	2	蓝宝石接触式冷却,0℃至30℃可调
		Queen(奇致)	2~8	10~48	8×34	0.5	2~3脉冲,内冷却光导晶体直接耦合
	600~950	Ellipse Flex(丹麦 DDD)	15~40	最高18	10×48		直接耦合式蓝宝石接触式冷却系统
	650~950	PHOTOSILK PLUS 肤特丝(华泰)	3~25	4~32	46×10	1	1~3脉冲,集成制冷
	590~1200	Beauty Flash(泰维兴业)		14~30	35×25,20×10		
光电结合技术	强光680~980+射频	Aurora(奇致)		强光10~45射频5~25J/cm³	12×25		皮肤表面冷却(5~20℃),结合皮肤阻抗调控
	激光810+射频	Comet(奇致)	20~300	激光10~50射频30~100J/cm³	12×15		
	激光900+射频	Polaris(奇致)		激光10~50射频30~100J/cm³	8×12		皮肤表面5℃

(五) 激光脱毛术

1. **术前准备**　在治疗前必须让受术者了解治疗过程,告之需要多次重复治疗,需要有足够的时间准备和思想准备。

确定治疗后先采集病史,检查受术者毛发情况,分析皮肤类型。对于肤色较黑的皮肤患者,术前应尽可能避免日光照射,最好用防晒霜4~6周,对暴晒致皮肤较黑者,应等待一段时间或通过积极处理后(如外用氢醌类药物)再进行治疗。对疱疹高危患者可应用阿昔洛韦预防,口服0.4g,3次/天,治疗前后各5天。

治疗区准备:清洁局部,去除油脂和污垢,剃净毛发,因为可见的毛发会因激光的烧灼引起高热而损伤表皮,还可导致治疗头的不可逆性损坏,并引起难闻气味。对于疼痛非常敏感的患者可采用表面麻醉如涂5%EMLA霜,外覆食品保鲜膜1~2小时左右即可。

2. 治疗中注意事项 医师和受术者均应佩戴激光防护眼镜,防止眼睛受激光损伤。

在使用接触式冷却手具进行治疗时,应使手具与皮肤保持较好的接触,发射激光前手具需与皮肤保持0.25~0.50秒的接触,治疗后,手具立即抬起并移向下一个治疗点。在使用半导体激光脱毛时,还要求对手具施加一定压力,一方面可驱赶局部的血液、减少氧合血红蛋白吸收激光能量,另一方面还可将毛囊和皮肤表面的距离缩短而提高疗效。在应用强脉冲光治疗时应使治疗头和皮肤表面的距离始终保持一致。

在治疗过程中要注意保持治疗头的清洁,外部灰尘会增加光的吸收而产热,增加表皮的损伤及疼痛。光斑重叠不能多,重复照射会加重皮肤损伤,光斑间距过宽则影响治疗效果。

3. 治疗参数的调整 治疗应从低能量密度开始,先做试验性治疗,在能量密度测试取得最好的效果后,方可进行全面治疗。治疗参数最好要根据受术者临床表现和治疗情况实现个性化设置。毛囊周围存在感觉神经末梢,这就提供了一个判断激光治疗时能量密度是否足够的主观指标。一般来说,如所设置的能量密度是合理的,在治疗时受术者会感到每个毛囊中有一种被针刺的疼痛感;另一个判断激光治疗时能量密度是否足够的客观指标是治疗后局部出现轻度红斑,皮肤毛囊口出现小丘疹或风团。

对于深肤色人种宜使用长波长、长脉冲并装有冷却系统的激光(如带有冷却装置的长脉冲1064nm的激光仪)。

4. 各种脱毛仪的临床应用

(1) 半导体激光(Diode Laser):半导体激光波长800~810nm,参数设计合理,多带有接触式冷却系统,性能稳定,耗材少,临床疗效显著且副反应少,是目前临床应用较多的理想的激光脱毛系统之一。

Lou等[3]应用Light Sheer治疗50例Fitzpatrick Ⅱ-Ⅲ型患者,结果在1次治疗后1个月,毛发再生率为22%~33%,术后3~20个月,毛发再生率稳定在65%~75%;2次术后毛发再生延迟时间相对较长,2次术后6个月,毛发再生稳定在47%~66%。副反应仅在少数人中有暂时的色素改变。Greppi[4]研究了波长为810nm半导体激光在8例深肤色(Ⅴ、Ⅵ型)患者中的使用情况。患者在能量密度为10J/cm²,脉宽为30ms,治疗8~10次后获得75%~90%毛发减少,仅3例患者出现短暂色素改变。

包晓青等[5]用Light Sheer对97名患者共113个部位进行脱毛治疗,能量密度:腋窝28~40J/cm²(平均34.32J/cm²),唇毛24~34J/cm²(平均31.71J/cm²),胡须28~36J/cm²(平均34.33J/cm²),前臂32~38J/cm²(平均33.57J/cm²),小腿32~38J/cm²(平均34.16J/cm²)。脉宽30ms,分别对治疗一次、二次及三次后的有效性进行分级评价。结果:97名患者共113个部位一次治疗后均出现毛发再生减少、再生延迟,再生毛发细小、浅淡。随着治疗次数的增加有效性分级提高。二次治疗后,60%以上可达到3级(毛发减少40% ~59%);三次治疗后,80%以上可达到3级。腋窝和唇毛部位约50%可达到4级(毛发减少60% ~79%)。治疗时大多数病人有轻微的针刺样疼痛,红斑及毛囊水肿都为暂时性反应,无瘢痕或永久性损伤发生。

(2) 长脉冲翠绿宝石激光(Alexandrite Laser):翠绿宝石激光也称紫翠玉宝石激光,波长为755nm,其临床效果较好,副作用也较少。也是目前临床上应用较多的激光脱毛仪之一。

Raulin 等[6]用长脉冲翠绿宝石激光治疗30例女性面部多余毛发,脉宽为20ms,能量30J/cm² 以下,光斑10或12.5mm,共经18个月,平均约8次治疗,毛发平均清除率为70%,而白色、棕色、红色毛发仅为10%,术后未见色素改变,最常见的不良作用为散在的结痂(17%)和毛囊炎(13%)。Garcia 等[7]描述翠绿宝石激光在深肤色患者中的使用情况。共治疗148例Ⅳ ~ Ⅴ型患者和2例Ⅵ型患者,能量密度13 ~ 24J/cm²(平均18J/cm²),至少3次治疗后毛发减少40%。不良反应包括水疱、短暂色素改变、毛囊炎,但没有瘢痕形成。两例Ⅵ型患者均发生短暂色素改变。

晋红中等[8]用长脉冲翠绿宝石激光进行脱毛,对1702例多毛患者经过2次及2次以上治疗的1603处部位进行疗效评价。激光脉宽40ms,光斑直径10mm,能量密度:唇部10.2 ~15.4J/cm²,平均(12.6 ±6.99)J/cm²;除唇以外的面颈部12.2 ~17.4J/cm²,平均(13.5 ±5.68)J/cm²;腋部13.1 ~20.8J/cm²,平均(17.6 ±10.54)J/cm²;躯干11.2 ~17.2J/cm²,平均(13.2 ±8.56)J/cm²;上肢12.3 ~19.2J/cm²,平均(15.3 ±9.12)J/cm²,下肢14.5 ~21J/cm²,平均(18.6 ±11.14)J/cm²。结果:1603处皮损中,439处接受了2次治疗,有效率(毛发减少20%以上)为9.79%;360处接受了3次治疗,有效率为18.33%;268处接受了4次治疗,有效率为29.10%;178处接受了5次治疗,有效率为37.64%;358处接受了6次及以上治疗,有效率为82.68%。治疗次数与疗效呈正相关,治疗次数达到6次或以上可显著提高疗效。1702例中16例(0.94%)出现色素沉着,未见瘢痕形成及其他不良反应。

(3) 长脉冲掺钕钇铝石榴石激光(Nd:YAG):波长为1064nm,由于1064nm光被表皮黑色素吸收少,故长脉冲 Nd:YAG 用于深肤色的患者比较安全,目前在临床上已得到越来越多的应用。

Tanzi 等[9]研究了36例皮肤Ⅰ ~ Ⅵ型患者,能量密度为30 ~60J/cm²,光斑10mm,脉宽分别为10ms(Ⅰ/Ⅱ型)、20ms(Ⅲ/Ⅳ型)、30ms(Ⅴ/Ⅵ型),3次治疗(治疗间隔4 ~6周)6个月后,毛发平均减少面部为41% ~ 46%,躯干为48% ~ 53%。瘢痕形成未发生。

Goh[10]征集了11例皮肤Ⅳ ~ Ⅵ型志愿者,治疗部位为面部(上唇、下巴、双颊)、腋窝、腿部,身体一半用长脉冲 Nd:YAG 激光(能量密度35 ~42J/cm²,脉宽20 ~25ms,光斑10mm,接触式冷却)治疗,另一半用强脉冲光(IPL)(能量密度12 ~ 14J/cm²,脉宽5 ~40ms,波长 >950nm)治疗,6周后前者73%的志愿者发现毛发减少,而后者仅为64%。IPL 治疗侧部分志愿者发生水疱并继发炎症后色素沉着,3个月后消失。而 Nd:YAG 激光治疗侧未发生。该研究结果显示长脉冲 Nd:YAG 激光和 IPL 在一次治疗后毛发减少程度相似,但长脉冲 Nd:YAG 激光不良反应小更适合深肤色人种。

(4) 长脉冲红宝石激光(Ruby Laser):波长694nm,可被黑素强烈吸收,由于表皮内的黑素竞争吸收激光能量,因此红宝石激光导致术后副反应较多,尤其是易导致表皮色素的改变,因而该仪器目前临床上应用已越来越少。

Williams 等[11]用长脉冲红宝石激光治疗 25 例白种人金黄色、棕色、黑色毛发,脉宽 3ms,光斑直径 7mm 或 10mm,能量 10 ~ 40J/cm^2,隔月治疗 1 次,1 次术后 1 月,计数毛发再生率为 65.5%,2 次术后 1 个月为 41%。疗效随治疗次数而逐渐提高,第 3 次术后 4 个月毛发再生率为 34%,黑色毛发疗效佳,无色毛少或无反应,腿部及背部毛发术后反应较面部及腋下毛发反应差,暂时的并发症有红斑和水肿(100%),色素沉着(20%),色素脱失(48%)。Liew[12]研究探讨了肤色类型与疗效的关系,以及术后色素改变的原因,发现 Fitzpatrick Ⅰ ~ Ⅳ 患者疗效(58%)优于 Ⅴ 型患者(41%),统计学上二者有显著差异;术后色素减退可能是由于黑素合成受抑制而非基底层中的黑素细胞数量发生变化。

(5) 强脉冲光(Intense Plused Light,IPL):强脉冲光简称强光,它属于非相干光,而不是激光,用于脱毛的强脉冲光的波段通常为 570nm ~ 1200nm,强脉冲光的能量高、波段相对集中、脉宽可调等特点与激光极为相似,也可达到选择性光热作用进行脱毛治疗。每次击发可选择 1 ~ 3 个脉冲,选用多脉冲方式释放能量可使靶组织持续升温,而让表皮充分散热,治疗时还配合使用冷却透明胶,以减少副作用。强脉冲光类脱毛仪通常具有较大的光斑,因此治疗速度较快,目前临床上应用也较广泛。

El Bedewi[13]用 IPL 治疗了 210 例皮肤 Ⅲ ~ Ⅴ 型患者,波长 615 ~ 1200nm,能量密度 25 ~ 40J/cm^2、脉宽 50 ~ 80ms,治疗 3 ~ 5 次、间隔时间为 6 周,末次治疗后 6 个月评价发现毛发平均减少 80%。Ⅳ/Ⅴ 型患者面部毛发减少 70%,四肢、腋窝、比基尼、背部毛发减少 80%。术后即刻出现短暂红斑和轻微毛囊处水肿,未发生炎症后色素沉着或减退、瘢痕形成或烫伤。

曾东等[14]应用强脉冲光脱毛仪对 365 例患者进行治疗,波长 600 ~ 950nm,脉宽 15 ~ 40ms,能量密度 14 ~ 15J/cm^2,光斑面积 10mm×48mm,每次治疗间隔时间 40 ~ 60 天。结果:365 例患者均能耐受治疗,治疗 3 ~ 7 次,总有效率 96.16%(毛发减少 40% 以上)。治疗部位不同效果有差别,2 例患者治疗后皮肤出现水疱,1 例出现一过性色素沉着,无瘢痕等其他并发症发生。

(6) 光电结合技术(Electro-optical Synergy Technology):光电结合技术充分联合光能和高频电磁波(射频)的优势互补,利用真皮胶原水分和毛囊的黑素对光能的选择性吸收引起靶组织和正常皮肤阻抗的差异,在光能强度较低的情况下强化靶组织对射频的吸收,极大减少了因光能过强的热作用可能引起的副反应和不适。射频的能量能集中作用于真皮毛囊部位且射频的作用为非色素依赖性的,因此射频能量能较彻底破坏毛囊,包括浅色和白色的毛发也有效(单纯的激光或强光对浅色和白色的毛发是无效的)。

Sadick 等[15]应用光电结合技术治疗 40 例成人多余毛发,皮肤类型为 Ⅱ ~ Ⅴ 型。光能为 680 ~ 980nm 波段的 IPL,能量密度 15 ~ 26J/cm^2;射频能量为 10 ~ 20J/cm^3,经过间隔 8 ~ 12 周的 4 次治疗后半年,结果发现毛发平均得到 75% 的脱除,该研究还观察到皮肤类型和毛发的颜色对脱毛效果无明显影响。

第四节　影响疗效的因素

激光脱毛的疗效受很多因素的影响：

1. 波长　临床上应用的脱毛仪的波段多位于 694～1200nm 之间，可被毛囊和毛干中的黑素良好吸收，同时又能保证其穿透到毛囊的深度。目前临床上应用最多的是半导体激光（波长 800～810nm）、长脉冲翠绿宝石激光（波长 755nm）、长脉冲 Nd：YAG 激光（波长 1064nm）以及各种强脉冲光仪（波段 570～1200nm 之间）。

红宝石激光波长为 694nm，可被黑素强烈吸收，表皮中的黑素也可竞争吸收较多激光能量而易出现术后色素改变。长脉冲 Nd：YAG 激光波长为 1064nm，表皮中的黑素竞争吸收激光能量少因而副反应较少，较适合于深肤色的人群。

从疗效比较，半导体激光、长脉冲翠绿宝石激光和各种强脉冲光的疗效基本接近[16-18]，相同的治疗次数下长脉冲 Nd：YAG 激光的疗效可能比半导体激光、长脉冲翠绿宝石激光稍差[19]。

2. 脉宽　激光脱毛的理想的脉宽范围是 10～100ms 甚至更长，长脉宽能使毛囊以及含有毛囊干细胞的隆突部位缓慢加热破坏，同时可避免表皮因吸收光能后骤然升温而发生损伤，对于深肤色的人群脉宽甚至可增大至数百毫秒更加安全。

Nanni 等[20]比较了采用不同脉宽的长脉冲翠绿宝石激光治疗结果，共治疗 36 例患者，平均能量密度 18J/cm^2，光斑直径 10mm，脉宽分别采用 5、10、20ms，研究发现各种脉宽的激光脱毛效果无明显差异，但 20ms 脉宽的激光副反应较少。

3. 能量密度　在患者可以忍受及不出现明显副反应的前提下，提高能量密度可以提高疗效。激光脱毛合适的治疗终点是受术者会感到被针刺的疼痛感，治疗后不久局部皮肤出现轻度红斑，毛囊口处出现小丘疹或风团。治疗时如没有疼痛感或局部皮肤无反应则往往提示能量密度过小。

Rogachefsky 等[21]对长脉冲 Nd：YAG 激光进行临床观察，结果显示，增大能量密度（60～80J/cm^2）及加大脉宽（50ms）能够有效提高临床脱毛疗效。

4. 治疗次数　脱毛治疗需要多次才能达到理想的疗效，脱毛次数与脱毛效果呈正相关。

5. 治疗间隔　目前多数学者认为治疗间隔应根据不同部位的毛发生长周期进行调整，如果脱毛部位的毛发具有较短的静止期，则治疗间隔可缩短，反之治疗间隔则需拉长。但目前的有些研究认为较短的治疗间隔疗效更好。Bouzari 等[22]研究了 800nm 半导体激光（能量密度 25～40J/cm^2，光斑 9mm×9mm，脉宽 15～30ms，治疗 2 或 3 次）治疗 24 例皮肤 Ⅱ～Ⅳ型面颈部多毛妇女的情况，在 45、60、90 天间隔组，毛发平均减少分别为 78.1%、45.8% 和 28.7%。研究表明，治疗间隔越短，毛发减少越多。Lloyd 等[23]治疗 11 例皮肤 Ⅰ～Ⅲ型患者比基尼部位多毛，能量密度 20J/cm^2，脉宽 20ms，光斑 10mm，间隔 3 周，治疗 5 次后 1 年毛发平均减少 78%，未发生瘢痕和色素改变。该研究指出较短治疗间隔（3 周）更易损伤毛球及其上方隆突。目前有些研究不论解剖部位，激光治疗间隔均为 1 个月[24]。激光治疗后是否会引起毛发生长周期的改变尚待进一步研究，临床上掌握治疗间隔一个简单的法则是只要发现毛发有较多的再生就可进行再次治疗。

6. 患者的皮肤类型、毛发情况、部位　患者的肤色越浅,而毛发的颜色越深、越粗则脱毛效果更好。长脉冲1064nm Nd:YAG激光可以通过减少表皮黑素吸收从而减少不良反应的发生,适用于深肤色患者,对于浅色或白色的毛发,常需采用光电结合技术进行治疗。

身体的不同部位的脱毛疗效有所差别,一般认为腋部、发际、颌颈及四肢脱毛效果较好,其中以腋部效果最佳,而上唇、胸腹部效果相对较差,尤其女性上唇毛发难度最大,分析原因可能为该处毛囊细小,所含黑色素较少的缘故[25]。

7. 冷却装置　带有冷却装置的脱毛仪能更有效的保护表皮,可使脱毛仪可以安全地使用较高的能量密度进行治疗,LightSheer的接触式冷却头还可利用皮肤压迫使毛囊更贴近皮肤表面而提高疗效。

第五节　治疗后护理

激光脱毛术后正常情况下术后可有轻度烧灼感,局部皮肤可出现轻度红斑及毛囊性丘疹,一般数小时内即可消失。治疗区无需包扎,治疗后可冰袋冷敷治疗区30分钟,然后局部涂抗生素软膏或护肤软膏即可。患者可每天对脱毛区轻轻清洗2次,治疗后一周复诊,为了最大程度地减少色素沉着,可在进行户外活动前使用SPF不少于15的防光剂,并防止日光曝晒。

第六节　禁忌证与副作用

激光脱毛的副作用主要有:

1. 治疗过程中有不同程度的刺痛感,但均能耐受。
2. 在治疗区可能会立即出现红斑和毛囊性丘疹,通常在数小时内自行消退。
3. 治疗后1~3天,个别患者治疗区可出现紫癜。
4. 如能量密度过大治疗区可出现水疱及糜烂渗出。
5. 可出现暂时性色素沉着或色素减退,大多数可在数月后恢复,极少数可出现永久性色素减退。

减少副作用的方法包括术前及术后避光,治疗时采取冷却表皮的措施,根据患者皮肤类型,合理选择波长、脉宽及能量密度等。

激光脱毛的禁忌证主要有:

1. 瘢痕体质者;
2. 在治疗区内有现症感染或有单纯疱疹感染病史;
3. 6周内曾使用过其他方式脱毛的患者,如蜡脱等;
4. 近期服用光敏药物的患者;
5. 治疗前6个月内服用过维A酸类药物者。

（孙林潮）

参 考 文 献

［1］ 张艺,杨恬.毛囊干细胞的生物学特性及意义.国外医学(生理、病理科学与临床分册),2004,24 (1):44-46

［2］ 冯雨苗,王淼淼,周展超.深肤色人种的激光脱毛.国际皮肤性病学杂志,2007,33(1):24-26

［3］ Lou WW,Quintana AT,Geronemus RG,et al. Prospective study of hair reduction by diode laser(800nm) with long-term follow-up. Dermatol Surg,2000,26(5):428-432

［4］ Greppi I. Diode laser hair removal of the black patient. Lasers Surg Med,2001,28(2):150-155

［5］ 包晓青,朱菁,秦梅香等. Light Sheer 半导体激光脱毛的疗效评价.应用激光,2007,27(3):241-247

［6］ Raulin C and Greve B. :Temporary hair loss using the long-pulsed alexandrite laser at 20 milliseconds. Eur J Dermatol,2000,10(2):103-106

［7］ Garcia C,Alamoudi H,Nakib M,et al. Alexandrite laser hair removal is safe for Fitzpatrick skin types IV-VI. Dermatol Surg,2000,26(2):130-134

［8］ 晋红中,王家璧,姜国调,等.长脉宽紫翠宝石激光脱毛 1702 例疗效分析.中国医学科学院学报, 2006,28(2):210-213

［9］ Tanzi EL,Alster TS. Long-pulsed 1064-nm Nd:YAG laser-assisted hair removal in all skin types. Dermatol Surg,2004,30(1):13-17

［10］ Goh CL. Comparative study on a single treatment response to long pulse Nd:YAG lasers and intense pulse light therapy for hair removal on skin type Ⅳ to Ⅵ-is longer wavelengths lasers preferred over shorter wavelengths lights for assisted hair removal. J Dermatolog Treat,2003,14(4):243-247

［11］ Williams R,Havoonjian H,Isagholian K,et al. A clinical study of hair removal using the long-pulsed ruby laser. Dermatol Surg,1998,24(8):837-842

［12］ Liew SH,Grobbelaar A,Gault D,et al. Hair removal using the ruby laser:clinical efficacy in Fitzpatrick skin types Ⅰ-Ⅴ and histological changes in epidermal melanocytes. Br J Dermatol,1999,140(6): 1105-1109

［13］ El Bedewi AF. Hair removal with intense pulsed light. Lasers Med Sci,2004,19(1):48-51

［14］ 曾东,余文林,曾海玲等. Ellipse Flex 强脉冲光脱毛 365 例.中国美容医学,2006,15(11): 1284-1285

［15］ Sadick NS,Shaoul J. Hair removal using a combination of conducted radiofrequency and optical energies-an 18-month follow-up. J Cosmet Laser Ther,2004,6(1):21-26

［16］ Handrick C,Alster TS. Comparison of long-pulsed diode and long-pulsed alexandrite lasers for hair removal:a long-term clinical and histologic study. Dermatol Surg,2001,27(7):622-626

［17］ Amin SP,Goldberg DJ. Clinical comparison of four hair removal lasers and light sources. J Cosmet Laser Ther,2006,8(2):65-68

［18］ Toosi P,Sadighha A,Sharifian A et al. A comparison study of the efficacy and side effects of different light sources in hair removal. Lasers Med Sci,2006,21(1):1-4

［19］ Bouzari N,Tabatabai H,Abbasi Z,et al. Laser hair removal:comparison of long-pulsed Nd:YAG,long-pulsed alexandrite,and long-pulsed diode lasers. Dermatol Surg,2004,30(4 Pt 1):498-502

［20］ Nanni CA,Alster TS. Long-pulsed alexandrite laser-assisted hair removal at 5,10,and 20 millisecond pulse durations. Lasers Surg Med,1999,24(5):332-337

［21］ Rogachefsky AS,Becker K,Weiss G,et al. Evaluation of a long-pulsed Nd:YAG laser at different parameters:an analysis of both fluence and pulse duration. Dermatol Surg,2002,28(10):932-935;discussion 936

[22] Bouzari N, Tabatabai H, Abbasi Z, et al. Hair removal using an 800-nm diode laser: comparison at different treatment intervals of 45, 60, and 90 days. Int J Dermatol, 2005, 44(1):50-53

[23] Lloyd JR, Mirkov M. Long-term evaluation of the long-pulsed alexandrite laser for the removal of bikini hair at shortened treatment intervals. Dermatol Surg, 2000, 26(7):633-637

[24] Rogachefsky AS, Silapunt S, Goldberg DJ. Evaluation of a new super-long-pulsed 810 nm diode laser for the removal of unwanted hair: the concept of thermal damage time. Dermatol Surg, 2002, 28(5): 410-414

[25] 孙瑞霞, 刘春利, 李勤, 等. 半导体激光脱毛的疗效观察及分析. 实用美容整形外科杂志, 2003, 14(3):123-125

14

第十四章
光 老 化

第一节　皮肤创伤愈合

选择何种治疗方法来治疗光老化一般取决于光老化的程度及患者的要求,很多方法都用来治疗光老化,如外科手术、气化的或非气化的皮表重建(resurfacing)治疗(包括 CO_2 激光、铒激光、红外线激光和射频治疗技术等)、局灶性光热作用原理治疗、注射治疗(包括肉毒素和填充剂)、皮肤微细磨削、化学剥脱,也能采用药物治疗(如外用维 A 酸等)。常用的非气化皮肤年轻化治疗方法包括去除表皮的黑子、消除皮肤毛细血管扩张和恢复皮肤弹性增加皮肤胶原含量等。大多数情况下治疗光老化需要解决皮肤的以下问题:日光皮肤损害、皱纹、皮肤松弛和瘢痕,当然色素性问题有时是亚洲人光老化的主要问题,这与西方人不同,西方人老化的表现中,皱纹可能更为突出,表 2-14-1 列出了主要的皮肤年轻化治疗技术。如何选择这些治疗技术则依赖于医师对光老化病理机制的了解以及对各种治疗技术的理解。

表 2-14-1　皮肤年轻化治疗技术

激光与光子皮肤年轻化治疗技术

气化型:

CO₂ 激光、铒激光、等离子治疗技术 *

气化型局灶性光热作用治疗技术(Fractional ablative,Reliant 公司、Lumenis 公司)

非气化型局灶性光热作用(Nonablative Fractional Thermal):

Fractional scan(Reliant 公司)-波长为 1550nm

Geometric Optical Array(Affirm,Cynosure 公司),波长为 1440nm

Fractional stamp(StarLux,Palomar 公司),波长 1540nm

真皮热刺激作用

CoolTouch(Sciton,公司):波长 1320nm

Smoothbeam(Candela 公司):波长 1450nm

射频:单极/双极

TITAN(ConBio 公司):波长 1100～1800nm

续表

激光与光子皮肤年轻化治疗技术

脉冲强光：
 光-空气动力技术（Photopneumatic）
 IPL/射频联合治疗技术（Syneoy 公司）
 Fractional 1440/IPL 联合治疗技术（Cynosure 公司）
发光半导体
Q 开关激光
 532nm
 694nm
 755nm
 1064nm
长脉冲激光
 532nm
 755nm
 1064nm
染料激光
 微秒脉冲

* 等离子治疗技术是一种对表皮损伤非常轻微的技术。

（周展超）

胶原的生理学

  胶原（collagen）一词，是来源于希腊文的复合词，意指"三条能自我聚集缠绕的物质"。十九世纪发现胶原蛋白的时候，牛津大字典将其定义为"结缔组织的组成成分，煮沸时产生胶质"，也称作"胶原质"。如今，胶原的特征性定义是："细胞外基质（EMC）的结构蛋白质，分子中至少应该有一个结构域具有 α 链组成的三股螺旋构象（即胶原域）。"

  胶原属于硬蛋白类，结缔组织中大部分不溶性纤维是由这种蛋白质构成的，它的分布遍及全身各个组织器官，其中以肌腱、韧带、皮肤、角膜、软骨和骨的胶原含量尤为丰富，是动物体内细胞外基质中最重要也是含量最多、最丰富的蛋白质。人体中，胶原约占蛋白质总量的 25% ~ 35%，相当于人体重量的 6%。在肌腱、骨骼的细胞外蛋白质以及皮肤内，胶原含量比例更是分别高达 90% 和 50% 以上。胶原蛋白作为结缔组织的黏合物质，支撑着整个人体和各个器官，提供相关结构一个稳定、有力的支撑架构[1]、[2]。

（一）胶原的类型及分布

  虽然人体内的大多数结构组织由胶原构成，但是不同结构组织中的胶原类型是不同的，主要区别在于构成胶原蛋白的氨基酸序列、多肽链组成及构象的不同。各种胶原按照被发现的先后顺序用罗马数字来进行命名，分别被称为 Ⅰ 型胶原、Ⅱ 型胶原、Ⅲ 型胶原……等。自本世纪 50 年代科学家发现人类第 Ⅰ 型胶原蛋白开始，到目前为止，已发现的人类胶原蛋白总共有不同的 27 型，其中以第 Ⅰ 型的含量最多，约占全部的 90%。按照形态的不同，不同的胶原又可以分为 6 类：纤维类胶原（fibrillar）、与纤维相关的胶原（fibril associated)、网状结构胶原(network forming)、细丝状胶原(filamentous)、短链胶原(short chain)和长链胶原(long chain)。在种类繁多的胶原中,只有Ⅰ型、Ⅱ型、Ⅲ型胶原的含量较大,主要存在于皮肤、韧带、肌腱、骨、软骨、血管等组织中。而大多数的其他胶原,仅存在于一些特定部位[3]。表2-14-2列出了主要胶原在组织内的分布。

表2-14-2　主要胶原在组织内的分布

胶原类型		组织分布
Ⅰ型	纤维类胶原	皮肤、骨、角膜、肌腱、肿瘤
Ⅱ型	纤维类胶原	软骨、玻璃体
Ⅲ型	纤维类胶原	皮肤、子宫壁、血管壁
Ⅳ型	网状结构胶原	基底膜、胎盘
Ⅴ型	纤维类胶原	皮肤、胎盘、羊膜
Ⅵ型	细丝状胶原	子宫壁、皮肤、角膜
Ⅶ型	长链胶原	羊膜、皮肤
Ⅷ型	短链胶原	内皮细膜
Ⅸ型	与纤维相关的胶原	软骨
Ⅹ型	短链胶原	软骨
Ⅺ型	纤维类胶原	软骨、脊椎盘
Ⅻ型	与纤维相关的胶原	皮肤、肌腱

在人体的皮肤组织中存在的胶原蛋白主要是Ⅰ型、Ⅲ型胶原,两者相互缠绕,存在于整个真皮层内。

(二) 胶原的结构及体内代谢

1. 胶原的形态和结构　胶原蛋白是以胶原纤维的形式发挥生物学作用。胶原纤维(collagenous fiber)是结缔组织中的主要纤维成分,具有很强的韧性、抗拉力,但弹性较差。新鲜时呈透明或白色,具有双折光性,H. E. 染色标本上呈粉红色,纤维粗细不等,它是由更细的胶原原纤维(collagenous fibril)组成,胶原原纤维则由胶原蛋白相互聚合构成。

各种类型的胶原蛋白分子都是由3条多肽链组成,通常被称作α链。对于一些胶原,所有的3条α链都不同(如Ⅵ型胶原),还有一些胶原的2条α链相同,1条α链不同(如Ⅰ型胶原)。不同种类的链被称为α1、α2……等;附属于不同的胶原α链,则在其后附带罗马数字,如Ⅰ型胶原的α1链称为α1(Ⅰ),α2链称为α2(Ⅰ)。按氨基酸排列一级结构划分,到目前为止共发现了30多种具有各自遗传特征的α链。例如,单一一种链的Ⅱ型及Ⅲ型胶原的结构分别为$[\alpha1(Ⅱ)]_3$和$[\alpha1(Ⅲ)]_3$;具有3条不同链的Ⅵ型胶原结构为$\alpha1(Ⅵ)\alpha2(Ⅵ)\alpha3(Ⅵ)$,而含量最多的Ⅰ型胶原则为$[\alpha1(Ⅰ)]_2\alpha2(Ⅰ)$。

胶原蛋白的结构非常规律,3条各含约1000个氨基酸的α链以三重螺旋方式互相缠绕而形成了胶原蛋白分子特有的三螺旋杆状结构,其分子量约为300kD。胶原蛋白的结构具有如下特点:①胶原蛋白的初级结构(前胶原)含有中心区域(三股螺旋区域、两端三股非螺旋区域)、碳端蛋白分子及氮端蛋白分子,不同类型前胶原的N-多肽和C-多肽经过不同加工处理后形成相应的胶原蛋白,例如Ⅰ型胶原需切除N端和C端多肽后才能形成正常的纤维形态,而Ⅲ型胶原则需保留N端多肽才能使产物成为组织的正常组分;②α链中甘氨酸含量最多,占胶原氨基酸残基总量的1/3;③脯氨酸、3-和4-羟脯氨酸占21%,大部分胶原以4-羟脯氨酸为主,但基膜中胶原的3-羟脯氨酸则相当丰富;④α链的中心区域含有约1000个氨基酸残基,并具有重复顺序:Gly-X-Y,每隔三位就有1个甘氨酸,其他氨基酸就位于X和Y位,但通常是pro(脯氨酸)出现在X位,而hyp(羟脯氨酸)出现在Y位上;⑤含5-羟赖氨酸,它和羟脯氨酸一样,是胶原特有的氨基酸,但含量甚低;⑥酪氨酸、甲硫氨酸含量很少,不含半胱氨酸。各胶原蛋白分子间以一定间距、呈纵向对称交错排列形成原纤维,胶原原纤维再聚集形成纤维,后再形成更大的纤维束。

以Ⅰ型胶原为例:每条链含有1000多个氨基酸,α肽链中每3个氨基酸序列组成中就有一个重复的甘氨酸。大约有35%的重复结构单元Gly-X-Y中的X和Y残基分别为脯氨酸和羟脯氨酸。螺旋和非螺旋结构区还含有赖氨酸和羟赖氨酸,有利于螺旋结构的稳定和糖组分的吸附。每一条α链形成左手螺旋,每个螺旋结构区大小约0.87nm,3条α链又相互缠绕形成右手螺旋结构,每个螺旋结构区大小约8.6nm。胶原链长300nm,直径1.5nm,分子间交错距离为67nm,纵向相邻分子间距为40nm[2]、[4]。

2. 胶原的体内代谢

(1) 合成代谢:胶原生物合成的方式与其他分泌蛋白质相似,但胶原具有其特有的反应过程,包括从细胞染色体上对胶原基因的转录、基因加工、将基因翻译成胶原分子,以及胶原单体的分泌和聚集成组织中具有生物功能的微纤等一套复杂程序,过程大致分为3步。第1步:胶原的各个肽链所对应的遗传基因信息,由mRNA将编码蛋白所需的信息转录到核糖体,在核糖体上合成多肽链的过程。第2步:合成形成的多肽链侧链的羟基化(脯氨酸、羟赖氨酸的生成)和糖基化作用后,合成3α条链的过程。第3步:分泌到细胞外的前胶原分子,N-多肽和C-多肽经切除修饰形成通常的胶原分子,形成纤维,并在纤维分子内引入交联键的过程[5]。

(2) 分解代谢:胶原是一种刚性纤维状蛋白,一般的蛋白酶难以将其降解。其半衰期较长,常以月甚至年计,但在组织迅速进行重建(如受损伤的组织、产后的子宫等)时,则其降解或蜕变相对要快得多,半衰期以小时或天计。在不同的生理过程中,其具体过程和导致的结果都不一样,主要有如下几种情况:A. 组织结构、形态改变,如在胚胎发育过程中,包括新组织结构的形成和为执行新的或改变了的功能而对旧的组织结构进行重建;B. 部分组织的修复和更换,清除旧的或损伤的组织结构并为新组织的更换清理场所;C. 病理性的组织损伤,例如恶性肿瘤的侵袭或肿物的形成等。人体内胶原酶(collagenase)是分解代谢过程中的关键酶,其作用方式非常专一,切割点是在N端1/4处,被切割成的胶原片段,在体温条件下很快自发地变性,这些变性的片段(肽段)便能进一步被其他一些酶降解成寡肽或氨基酸,这些氨基酸可被机体重新利用或代谢排出。胶原发生分解代谢时,因场所不同而分为细胞外和细胞内2条途径。胶原纤维受胶原蛋白酶、弹性蛋白酶等中性蛋白酶作用而分解成小分子多肽、氨基酸后,再进入血液循环中,这个过程发生在细胞外,称为胶原的细胞外代谢途径。另一种为先经酶作用将胶原分子打断成适当分子量大小的断片后,由于细胞的吞噬作用而被细胞吸食,在细胞内被分解成小分子多肽和氨基酸的过程,称为胶原的细胞内代谢途径[6]。

（三）胶原在皮肤组织内的生理功能

皮肤是人体内最大的器官,含有大量的胶原蛋白。皮肤组织中的存在的胶原主要为
Ⅰ型及Ⅲ型胶原,存在于整个真皮层内。胶原作为皮肤结缔组织内重要的结构蛋白,发挥
着极其重要的生理功能:①作为细胞与细胞间的黏合剂,让细胞能固定在皮肤组织上,构
造出皮肤的形状,同时保持皮肤组织的结构完整性和稳定性。②可以提供皮肤组织所必
需的养分,改善皮肤细胞生存环境和促进皮肤组织的新陈代谢,使其富有弹性与光泽,有
利于美容、消皱、养发,延缓衰老。③胶原蛋白具有独特的修复功能,与周围组织的亲和性
好,能够帮助伤口愈合与组织复原,修复皮肤疤痕。④胶原蛋白分子中含有大量的亲水
基,因此具有良好的保湿功效,能够保持真皮层内的水分,达到保持肌肤润泽的目的。
⑤胶原蛋白可以调节和稳定 pH,有乳化胶体的作用,有助于减轻各种表面活性剂、酸、碱
等刺激性物质对皮肤、毛发的损害[1]。

生理状态下,由于年龄增长、生活压力、饮食失调、物理及化学性外部刺激等多种因素
的共同作用,导致胶原蛋白变性及含量减少,失去原有功能,就会使皮肤失去光泽和弹性,
暗沉、色斑、干燥、松弛等皮肤衰老现象便随之而来[7]。同时,在某些病理状态下,由于胶
原蛋白损伤、变性以及含量上的改变,造成皮肤组织结构破坏和功能异常,就会出现诸如
瘢痕疙瘩、硬皮病,反应性穿透性胶原病等许多胶原性疾病。

（四）人工胶原产品在皮肤美容学上的应用

胶原蛋白具有低免疫性、生物降解性及可调性、生物兼容性、生物吸收性、不具毒性、
与生物活性物质协同作用、止血、可转化成不同形式等优异的特性。随着科学技术的迅猛
发展,到上世纪七十年代末期,人工萃取及合成胶原蛋白的技术已相当完备。时至今日,
越来越多的胶原产品在生物医学、组织工程学及皮肤美容学方面得到广泛应用:①以胶原
蛋白作为伤口的敷料,主要是基于胶原蛋白能够与伤口紧密结合,进入新生组织当中,并
作为细胞生长时的基质。研究显示,胶原蛋白创伤敷料,对伤口的治疗具有下列优点:
A.与血小板协同作用,加速伤口止血。B.减少分泌物形成,伤口较清洁。C.减少细菌
感染。D.增加肉芽组织的形成。E.愈合的伤口不会产生收缩。F.协助压力褥疮伤口
的愈合。G.不产生免疫反应。②高纯度、低过敏的胶原蛋白,经由整形外科技术注射到
局部皮下组织内,可用于减少皱纹的深度并修复疤痕、凹洞的填补、鼻型改造、下巴重建、
美化嘴唇、加大耳垂、丰润脸颊等,但由于胶原蛋白会在人体自然的生理状况下慢慢代谢
掉,因此平均每半年至两年需进行再次注射。③口服胶原蛋白食品可以补充人体流失的
胶原蛋白,同时增加原料供给来合成新的胶原蛋白,能强化人体免疫机能、提供美容功效。
但胃肠吸收能力不好的人,在服用胶原蛋白时,最好能够同时并服抗氧化剂,以减少自由
基对胶原蛋白的破坏。④化妆品界利用胶原蛋白作为美容保养品中的保湿剂,使得产品
具有保持水分的功效,让皮肤恢复强的水合能力与张力,促进皮肤创伤愈合及表皮自然生
长,使皮肤恢复年轻活力。分子量大于 1kD,颗粒大于 10μm 的分子不易被皮肤吸收,颗
粒小于 1μm 的粒子经皮肤吸收的效果最佳。研究显示,添加碳端 5 个氨基酸短链 Lys-
Thr-Thr-Lys-Ser(赖氨酸-苏氨酸-苏氨酸-赖氨酸-丝氨酸)的第Ⅰ型胶原蛋白可促进皮肤第
Ⅰ型、第Ⅲ型胶原蛋白合成及纤维母细胞的生成,具抗老化及除皱的效果。第Ⅰ型胶原蛋
白也证实具有抗自由基的作用,可保护细胞免受氧化[1]。

随着科技的不断发展和研究的不断深入,胶原蛋白在各个领域的应用必将拥有更广

阔的前景和更美好的未来。

（陈晓栋）

第二节　皮肤老化与光老化

皮肤衰老是由遗传因素决定并受多种环境因素影响的自然过程,包含自然老化(intrinsic aging)和外源性老化(extrinsic aging)两种形式。由于日光中 UV 长期反复的照射是环境中影响皮肤老化的最重要因素,因此,外源性老化一般又称光老化。皮肤的自然老化和光老化既有区别又有联系,且相互影响。

一、皮肤老化与光老化的临床表现

自然老化是皮肤及其附属器与机体衰老同步出现的临床上、组织学上及功能上的减退和变化。皮肤的自然老化因年龄的不同表现有很大的差别,临床上常表现为皮肤粗糙、干燥、脱屑增多,敏感性和脆性增加;皮肤松弛、弹性降低、皱纹增多,皮肤萎缩、血管突显、真皮透明度增加而使皮肤发亮,但一般能维持其整体几何图形外观,常呈灰白色。它是由内在因素决定的,不受或很少受外来因素的影响,可发生在身体的任何部位,属生理功能的退行性改变。

光老化实际上是发生在皮肤自然老化的基础上的,临床上常表现为暴露部位皮肤松弛、粗深皱纹、结节、皮革样外观、色素斑增多、毛细血管扩张,原有几何图形外观明显改变或消失,肤色常呈灰黄,可发生各种良性、癌前期或恶性肿瘤。它主要受外来因素的影响,尤其是日光的照射,其严重程度取决于患者对日光的敏感程度以及日光损伤后的恢复能力。皮肤自然老化之后降低了对紫外线的屏障作用,容易发生光老化,而后者又加速了皮肤老化,两者互相促进。

二、皮肤老化与光老化的组织学表现

自然老化的皮肤表皮变薄,表真皮连接处变平,导致表真皮之间的黏附能力下降。而真皮细胞的活性降低;朗格汉斯细胞、黑素细胞计数减少;真皮结构中重要的组成部分弹性纤维变细,数量减少,胶原纤维变直,结构疏松;蛋白聚糖减少;组织之间的血管减少。同时可出现毛囊、腺体减少,甲板异常等变化。光老化的皮肤表皮多数增厚,表真皮连接处扁平。真皮细胞的活性增加;朗格汉斯细胞、黑素细胞计数同样减少;弹性纤维增多、增粗,排列紊乱,而胶原纤维减少、嗜碱性变,并出现异常沉积;蛋白聚糖增多;血管屈曲扩张、管壁增厚。可伴有毛囊扩张、皮脂腺萎缩等损害。

三、皮肤老化与光老化的发生机制

无论是内源性还是外源性老化过程都对皮肤胶原纤维和弹性纤维数量和质量产生影响[8]。自然老化和光老化都有胶原纤维的缺乏,然而,两者胶原合成和降解的平衡失调导致胶原缺乏的机制是不同的[9]。自然老化中,胶原合成减少同时基质金属蛋白酶的表达增加。在光老化中,因紫外线照射使胶原纤维合成减少,另外,大量胶原降解使基质金属蛋白酶的表达明显增加。胶原纤维是皮肤主要的组成结构,它的改变和缺失是老化皮

肤上皱纹形成的主要原因。

研究发现,老化的皮肤中 T 细胞的含量降低(包括百分比和绝对数),对体外免疫应答降低,并且活化后产生的细胞因子也发生变化,白介素 2(IL-2)减少,干扰素(IFN)和白介素 4(IL-4)升高,细胞毒 T 细胞(CTL)、自然杀伤 T 细胞(NK)和 T 细胞抗原受体(TCR)能力减弱。B 细胞数量变化虽然不大,但功能紊乱较为明显,表现为免疫球蛋白增多、自身抗体形成、对 T 细胞依赖抗原(TD-Ag)的应答减弱等。皮肤免疫功能的下降,导致了老年人容易发生感染、肿瘤等疾病。皮肤老化的这些变化可能与调控皮肤衰老的基因有关,目前已经检测出 3 种基因:原癌基因 C-myc 和 C-fos;编码表皮生长因子(EGF)受体的 EGFγ 基因;被克隆的 GADD153 基因。前两者在抗原的识别、信号转导中起着重要作用,后者则在生长抑制、DNA 损害、对生长因子失去反应时被诱导活化。这 3 种基因的 mRNA 水平升高,说明皮肤已经开始老化,这种老化是由基因所决定的,同时也受一些内在因素,如营养、内分泌、机体的免疫状态等影响[10]。

关于紫外线引起光老化的结论已被广泛接受,紫外线主要导致细胞的 DNA 损伤。紫外线照射产生的活性氧簇自由基(reactive oxygen species,ROS)促使 DNA 形成嘧啶二聚物。最近的研究已经充分说明最初的分子反应与大多数的典型的自然老化和光老化有关,同时提供了与二者过程有关的框架。端粒主要控制与老化有关的基因表达和细胞增殖能力。皮肤的内源性老化主要依赖于在一系列的细胞分裂中不断进行的端粒缩短,而光老化又加速了紫外线辐射对皮肤的影响[11]、[12]。

最近的研究表明,紫外线诱导的基质金属蛋白酶(MMP)参与的信号转导及级联反应在光老化的发病机制中发挥了重要作用。紫外线对皮肤的辐射导致了由转录因子激活蛋白 1(activator protein1,AP-1)驱动的基因的表达,包括 MMPs,比如组织间隙的胶原酶和 92kD 明胶原酶,通过含有一系列激酶的信号转导途径。这些 MMPs 通过长期重复的损伤降解胶原从而导致胶原缺乏,进而产生皱纹[13]。近年来研究表明,紫外线照射引起细胞比如角质形成细胞、成纤维细胞和炎症细胞分泌的 MMPs,引起过多基质降解,造成了在光老化过程中结缔组织的损伤[9]、[14]。中波紫外线(UVB)可以在活体的正常表皮中引起 MMP-1,MMP-3 和 MMP-9 的表达。UVA 可以引起由表皮成纤维细胞分泌的 MMP-1 的表达和培养物中 MMP-1,MMP-2,MMP-3 的表达。这些结果表明,在长期光损伤皮肤中的胶原缺乏,是由不断增加的重复的胶原降解引起的,而这种降解又是由紫外线诱发的 MMPs 引起的[12]。

四、皮肤老化与光老化的预防与治疗

1. 药物防治 药物防治一般起效较慢、需要的周期较长,但使用较简便,其主要作用是预防和延缓皮肤老化,效果在幼年明显好于成年。目前用于防治皮肤老化的药物主要有防晒剂、保湿剂、角质剥脱剂、脱色剂、抗氧化剂、维 A 酸类化合物、雌激素、一些从天然动植物中提取或人工合成的活性成分及细胞因子等,大多已在化妆品中作为活性成分广泛使用[15]。

2. 手术防治 手术方法对皮肤老化外观的改善往往能起到立竿见影的作用,但风险和副作用也相对较大,手术方法在成人有明显老化的皮肤中疗效更明显。

(1)化学剥脱法:化学剥脱法可广泛用于皱纹、日晒损伤、皮肤瑕疵或痤疮瘢痕。是将具有剥脱作用的化学涂剂均匀涂于治疗区域，使之立即发生角质层的分离和蛋白凝固，而使表皮和真皮乳头层不同程度的坏死而引起剥脱。新生的健康上皮覆盖病变区，同时刺激皮肤弹力纤维收缩，皮肤收紧，促进表浅皱纹消失。化学剥脱剂的成分有 α-羟基酸（AHAs）、三氯乙酸（TCA）或苯酚。其中 AHA 就是人们所熟知的果酸，作用最温和，去除皮肤最浅层；三氯乙酸可以不同的浓度使用；苯酚是最强的可产生深层剥脱的化学溶液。化学剥脱法可和拉皮术结合使用，但不能代替拉皮术，它达不到拉皮的效果，也不能延缓年龄对皮肤的影响[16]、[17]。

目前化学剥脱术治疗皮肤光老化的发展已经超越了单一阶段的治疗，也包括预备性的药物治疗和后处理局部护肤治疗以维持效果和进一步阻止光损伤。

（2）皮肤磨削术：皮肤磨削术是一个磨损表皮和浅层真皮的过程，它在局麻或冷冻后用牙钻带动磨头和高速电动机磨削皮肤，可去除粗糙皱纹、瘢痕等损伤性皮肤，当新的表皮及胶原再生时皮肤外观得以明显改善。其临床疗效已得到肯定，治疗后患者皮肤油度、厚度、毛孔粗大及一般外观均有不同程度的改善。

由于此法是一个机械过程，因而可根据病情的需要在治疗中控制或改变手术的深度，尤其是治疗轻度老化与瘢痕的皮肤中，皮肤磨削术优于化学剥脱的方法。磨削深度不应超过网状真皮层中部，否则可能产生瘢痕。术后 5～8 天内磨削创面发生再上皮化。新生上皮颜色很红，常需要化妆进行遮盖。术后恢复期内必须严格避免日光照射，否则会发生色素改变[18]。

（3）充填疗法：充填疗法是指将天然或人工的充填材料注射到皮肤内通过支持作用来消除皱纹的方法。理想的注射性充填材料应当具有良好的组织相容性，与宿主组织具有一定的结合能力并具有适当的流动性，以便置入宿主体内后易于成形、塑形及固定并获得持久效果。充填材料必须为抗原性弱的物质，以避免或减少引起皮肤炎症及异物反应，同时还必须为非致热源和非微生物生存基质，不致癌、不致畸，易于消毒、贮藏。用以消除皮肤皱纹的注射性充填材料主要有液态硅胶、脂肪、胶原纤维蛋白、明胶、透明质酸、硅胶微粒、纤维蛋白、真皮微粒、琼脂葡聚糖颗粒、聚丙烯酰胺等。

随着生物材料学和组织工程学的发展，人们对注射材料的性能和质量提出了更高的要求，以求在置入宿主体内后具有适当的生物力学和生物学特征，并在此基础上具有组织（细胞）生长诱导作用或组织自身塑形作用，但这方面的研究刚刚起步。

（4）激光治疗：对于皮肤老化的防治，各种药物疗效不尽人意，皮肤磨削法和化学剥脱法操作复杂、术后副反应多、风险大，充填疗法也存在机体出现对充填物出现免疫反应导致毁容的严重后果，而激光的应用为改善皮肤老化的外观提供了一种新的技术手段。激光在整形美容领域的广泛应用给皮肤美容带来了全新的美容概念。

激光磨削除皱要达到有效而安全就必须符合选择性光热作用理论：即激光在局部的照射时间必须小于皮肤组织的热弛豫时间（1ms）。这样既能使激光气化剥脱精确地达到真皮浅层（不能超过网状层，否则会遗留瘢痕），又能保证使凝固层的范围很窄，同时又可产生一定范围的加热层。

目前，能达到选择性光热作用要求的激光仪主要有高能超脉冲或扫描 CO_2 激光、铒激光（Erbium：YAG）和 Derma K 激光系统。CO_2 激光疗效确切、恢复快，对白种人来说，除了较长时间的红斑反应外，无其他副作用，而对于黄种人皮肤，大部分患者治疗后存在明显的色素沉着,往往持续 2 ~ 6 个月左右,从而限制其在黄种人中的使用。铒激光对皮肤组织的气化深度较 CO_2 激光更加精确,对周围邻近组织的热损伤更微小。患者术后炎症反应和色素沉着更轻,恢复更快,因此比较适合于黄种人的皮肤。但铒激光穿透组织深度较浅,止血效果较差,对下方组织加热层的厚度不及 CO_2 激光。因此,对于较深的皱纹疗效可能不及 CO_2 激光。Derma K 激光系统将铒激光和 CO_2 激光技术合成在同一台装置中,在输出高能量的 Er:YAG 激光时,可向同一作用组织区域提供同步的低能量密度的 CO_2 激光脉冲,创造出一个总量可控制的热效应,从而既可精密地控制组织剥脱深度,又可提供一个显著的可控制的低于剥脱和坏死的可逆性热损伤效应,这种热变化层是获得优良去皱效果的重要因素。另外,双波长激光的协同作用减少了去皱扫描的次数,降低了手术的疼痛感,同时治疗中达到完全的止血效果,术后并发症也大大减少,恢复时间缩矩。

　　目前用于无创性嫩肤的激光包括 532nm 的 KTP 激光、脉冲染料激光、1064nm 和 1320 的 Nd:YAG 激光、980nm 与 1450nm 的半导体激光、1540nm 铒玻璃激光和 2940nm Er:YAG 激光[19]。无创性激光嫩肤主要用于提高皮肤的纹理、减少皱纹、改善皮肤表面的色素沉着、红斑和毛细血管扩张。1997 年,Goldberg 等将调 Q-开关 Nd:YAG 激光首先用于无创性去皱,并与 CO_2 激光的治疗效果进行比较,结果 11 例患者中 3 例治疗效果和磨削嫩肤术一样,6 例临床效果不如磨削整形,2 例没有明显的提高,1 个月后所有 CO_2 激光治疗的病例都有红斑,而 Nd:YAG 治疗的患者中仅有 3 例出现红斑。之后,无创性激光除皱研究变成了皮肤嫩肤的研究焦点,它把激光在皮肤美容的应用提高到一个新的台阶。

　　(5) 光子嫩肤术:近几年来强脉冲光(Intense Pulsed Light,IPL)开始应用于临床嫩肤治疗。它不属于激光,而是一种连续谱光,波长 500 ~ 1200nm,滤光器(515 ~ 755nm)可以滤掉其短波长的光,较长波长的光作用于皮肤的血红蛋白、黑色素和水。它主要用于治疗皮肤色素性病变、血管性病变和无创性祛皱,可同时改善老化皮肤包括皱纹、皮肤粗糙、不规则色素沉着、粗大毛孔和毛细血管扩张等多种改变,治疗机制主要为光热解原理和生物刺激作用。IPL 与激光的最大区别就是非相干性、非单色性和光强度相对比较弱,因此治疗过程中并不像激光那样进行选择性光热解,靶组织不是一种特异的物质,而是同时作用几种物质。光强度被分散,热损伤的程度比激光小,损伤的深度也比激光浅。由于它不破坏皮肤的色素,更适合于亚洲人的治疗。目前的一系列强光治疗仪包括 PhotoDerm(全波长强光治疗仪)、Quantum HR(光子脱毛仪)、Quantum SR(光子嫩肤仪)等。

　　2000 年,Goldberg 首次报道了 IPL 无创性嫩肤的治疗效果,30 例面部光老化的患者接受治疗,治疗 4 次,间隔 3 ~ 4 周,使用 645nm 的滤光器,能量密度 40 ~ 50J/cm^2,脉冲宽度 7ms。治疗 6 个月后,16 例患者有一些临床提高,9 例患者有很大的临床提高,5 例患者没有明显的改善。1 次治疗后,所有患者都出现红斑,3 例有水疱出现,6 个月后红斑、色素变化和瘢痕均消失。证明 IPL 无创性嫩肤是有效的。然后 Goldberg 又观察了 5 例相同条件治疗后皮肤组织学的变化,所有患者真皮乳头层都有明显的新胶原形成。Negishi 等首次应用 IPL 对光老化的亚洲人(4 ~ 5 型)皮肤祛皱,90% 患者有明显的色素改善,83% 患者毛细血管扩张有改善,65% 的患者皮肤纹理有明显的改善,仅有几例患者皮肤皱纹减轻。Prieto 等[20]探讨了 IPL 光老化皮肤祛皱后的组织学的变化。治疗 6 次,间隔 1 个月,治疗前、治疗后 1 周和 12 个月的皮肤标本 HE、Masson 和 Gieson 三重染色,常规和电子显微镜检测。治疗前可观察到明显的光老化导致的弹性纤维变性,治疗后第 3 个月和 12 个月胶原蛋白、弹性蛋白和新胶原蛋白的数量和质量没有变化,仅见淋巴细胞的浸润,电镜检查也没有发现胶原纤维和弹性纤维的明显变化。作者认为蠕螨(Demodex)可能与无创性嫩肤的治疗效果有关。由于亚洲人皮肤含有色素细胞,无创性激光除皱极易形成色素沉着,限制了它在亚洲人中的推广和应用,IPL 的出现为解决这一问题带来了曙光。

(6) 肉毒毒素注射法:肉毒毒素作用于胆碱能运动神经末梢,使肌纤维不能收缩,肌张力减低,肌痉挛缓解。将肉毒毒素的化学去神经作用用于面部除皱,能引起注射部位表情肌松弛麻痹,减轻或消除已形成的皱纹和褶印,并减缓皱纹的发展,达到即时和远期美容效果。

应用肉毒毒素(BOTOX)治疗面部皱纹始于 20 世纪 80 年代的美国,目前世界上肉毒毒素有 3 种产品:美国产的 BOTOX、英国产的 Dysport 和我国的 A 型肉毒毒素(BTX-A),1 单位 BOTOX 等效于 1 单位 BTXA,等效于 4 单位 Dysport,作用可维持 3~6 个月。最适用于消除额纹、眉间纹、鱼尾纹及鼻背部皱纹,对老年性口周皱纹、颈阔肌索条状畸形也有良效[21]。

肉毒毒素的麻痹效果在注射后 1~7 天出现,7~14 天达到高峰,12~24 周后逐渐减弱消失,故需反复注射。

(7) 外科整形手术:面部除皱术经历了从第一代到第三代的发展,总结既往的经验,人们达成了共识:最理想的除皱方法应是恢复深层结构年轻时的解剖关系和位置,而不能破坏它们间的解剖关系。复合除皱术包括深层除皱,同时行眼轮匝肌剥离松解上提复位,颧脂肪垫松解悬吊复位。复合除皱术的特点是通过恢复面部各层组织间的解剖关系和位置而改善老化征象[22]。

传统的除皱术具有创伤大、切口瘢痕明显、常出现头皮瘙痒、头皮感觉减退或麻木、脱发等缺点。为了避免这些缺点,人们将内窥镜技术引入整形外科。内窥镜下剥离面部除皱术已避免了传统的冠状切口,术者能在更加精确和安全的情况下操作,能在内窥镜下直视深层的肌肉、神经、血管,具有创伤相对较小、出血少、术后反应轻、恢复较快和脱发少等优点。适用于面部皮肤早期衰老或单纯额纹、眉间皱纹和眉下垂明显者。但手术适应证范围较小,视野不清楚,操作较困难及需要一套价格昂贵的特殊设备。

皮肤老化是遗传基础上多种因素作用的综合结果,个体的种族、年龄、性别、生理状态、生活习惯及所处环境对皮肤老化都有重要影响,皮肤老化外观表现也是多种多样的,可表现为皮肤粗糙、色素失调、皮肤松弛、皱纹等。因此,皮肤老化的防治也应当是个综合的过程,在各种防治措施的选择上也应当因人而异。在选择何种措施对皮肤老化防治时,首先要对患者的皮肤老化程度及其相关因素进行综合的评价,权衡各种措施的利弊,并对其可能的风险进行评价。另外,加强皮肤老化机制的研究,阐明皮肤老化的内在规律,建立科学的皮肤老化评价标准和方法对皮肤老化的防治有着极为重要的指导意义。

(陈晓栋)

第三节 选择性光热作用与皮表重建治疗

一、皮表重建与治疗原理

激光皮表重建是对 Laser resurfacing 一词的翻译。Resurfacing 实际上是由前缀 re-、surface 和-ing 构成,其本质意义是指通过激光治疗后,皮肤重新形成(re-)一个健康的表面(surface)的过程(-ing)。过去对于这个词汇有过很多翻译,如激光磨削术,甚至激光换肤术等等。显然换肤术是一个具有商业色彩而且具有非常"震撼感觉"的翻译,但是常常会导致歧异。在外文文献中,其用词往往也并不一定十分"规范",在文献中或者学术会议中,我们经常发现相同的意思使用了不同的词汇来表述,如 resurfacing、rejuvenation、renewal 等等,在很多的时候所表达的意思基本上是非常近似的,都是使皮肤年轻化的意思。然而经过这些年的激光治疗技术的发展后,我们常常在文献中发现,Laser resurfacing 不仅仅能像传统的皮肤磨削术那样治疗,也能够仅仅治疗局限性单一皮损,如雀斑、脂溢性角化、日光性角化等,这时的治疗事实上是有别于将整个皮肤完全去掉的那种气化型(磨削)治疗的。另外当 non-ablative Laser resurfacing(没有表皮显著创伤的治疗)一词出现在文献中时,使得我们不能再用换肤术或者磨削术来直接翻译 resurfacing 这个词汇了。事实上这个词汇在一定程度上难以翻译,但是它的最基本的含义就是重新形成一个皮肤表面-皮表重建,这样更符合本来的意思。

临床上想要精确地去掉表皮和部分真皮启动皮肤重建的过程,激光的治疗就必须符合选择性光热作用原理,否则过多的热损伤会导致瘢痕的形成。皮肤中含有大量的水分,因此水就是一个天然的理想的色基。因此治疗的第一步就是选择一种水能充分吸收的激光作为治疗工具。CO_2 激光和铒激光能被水分子大量吸收,因此这两种激光很自然就成为了激光皮表重建的理想工具。

皮表重建治疗的第二个问题是治疗的热刺激的限制性,也就是说激光治疗时的热量不能过多地释放出来导致更多的真皮损伤,否则会形成不能接受的瘢痕。我们知道 CO_2 激光和铒激光在皮肤(主要是含水分)中的穿透深度分别为 $20\mu m$ 和 $3\mu m$ 左右,对于这么一个厚度的组织来说,其热弛豫时间分别为 $1ms$ 和 $250\mu s$ 左右,也就是说如果我们要使用脉冲 CO_2 激光和铒激光来进行皮表重建治疗,激光的脉冲宽度就必须在 $1ms$ 和 $250\mu s$ 左右,只有这样,激光在一个脉冲的照射后,热量会最大程度地限制在 $20\mu m$ 和 $3\mu m$ 左右的皮肤组织内,如果激光的能量足够大,那么这么一个厚度的皮肤将会因为水分的剧烈而突然的蒸发和气化而被突然移除,其热量就不会进一步传导入更深的皮肤组织,这样治疗就能非常精确地得到控制。当然在这一过程中热量仍然会有限地传导到真皮组织中,例如脉冲 CO_2 激光一个脉冲后,其热量能传导到 $80\sim100\mu m$ 的深层组织中,正是这些向下传导的有限热量对真皮的刺激作用,使得真皮发生胶原再生和重塑,起到治疗作用。

二、患 者 选 择

激光皮表重建的理想适应证应该是健康的、皮肤白皙的(fair-skinned)患者,而且患者必须对治疗结果有较为现实的希望值。有瘢痕疙瘩形成趋势的患者,通常不进行这种治疗。患者如果在 2 年内口服过维 A 酸,应推迟治疗,因为这可增加瘢痕形成的风险,既往接受过深部化学剥脱、擦皮手术、放射治疗等患者治疗时应非常谨慎,因为附属器结构缺乏可能会影响术后的修复速度和修复程度。一些患者在进行了整容手术后,如睑成形术,由于皮肤在数月内血液循环发生了改变,如在此时进行激光皮表重建治疗会增加皮肤坏死的风险,最终会形成瘢痕。因此,这类患者,推荐在皮肤整容手术 6 月以后,再进行皮肤激光皮表重建以减少瘢痕形成的风险。手部、颈部和胸部由于治疗后形成瘢痕的风险较大,故治疗要非常慎重,通常不推荐治疗。

下列情况不宜进行激光皮表重建治疗,或者在进行这类治疗时必须要评估一下治疗的效益/风险比,然后与患者进行详细的沟通再作决定:

1. 可能引起创面愈合不良的情况　包括术前 1 ~ 2 年之内服用异维 A 酸、瘢痕疙瘩患者、增殖性瘢痕体质、硬皮病或其他胶原、血管性疾病、正在服用免疫抑制药物;

2. 皮肤附件减少的情况　包括术前有放射治疗、术前有较深的酚剥脱、烧伤瘢痕等;

3. 感染性疾病　AIDS 病或 HIV 病毒阳性者、丙型肝炎、活动性单纯疱疹、有反复感染病史、病毒疣等;

4. 患有同形反应的疾病　包括活动期银屑病、严重的湿疹、白癜风等;

5. 一些内科疾病患者　如糖尿病、难治的高血压、心血管疾病或肺病等。

三、术 前 准 备

术前所有病人应外用维生素 C(Cellex-C)每天上午一次,外用全光谱的遮光剂(TI-SILC)。正如前面所述,这些外用药物被认为能提高一般的美容效果,加快愈合和上皮形成。术前处理至少需要 2 周时间,然而,要达到最好效果需要外用药物数月时间,至少需要 2 个月。很多医师推荐在进行激光皮表重建术之前最好外用全反式维 A 酸 4 ~ 6 周,因为,在磨皮术和化学剥脱的病人中,观察到这一措施可加快表皮再生的速度,但是,在激光皮表重建术中是否也是这样的,尚没有严格的对照研究。对于容易产生色素沉着的患者,如肤色较深(Fitapatrik 皮肤Ⅲ型),应在治疗前使用氢醌霜最少几周,以最大程度减轻术后的色素沉着,疗后所有患者建议口服抗生素和抗病毒药以预防细菌和病毒的感染。

四、治　　疗

目前利用激光进行皮表重建,包括治疗皱纹和痤疮瘢痕已被广泛地接受。大多数是采用 CO_2 磨皮激光,根据选择性光热作用的原理,激光在不超过 1 毫秒的时间内对治疗的皮肤释放出超过 $5J/cm^2$ 的能量,在这种能量下,组织被气化但不会有足够的剩余热量引起瘢痕。然而,在获取这种能量的方式上激光器间具有很大的差别。有些激光器是真正的短脉冲激光,有些激光器则不是,是通过一些辅助的装置来获得相当于脉冲激光的临床效果。有人对不同激光器治疗相同对象进行过比较研究,认为在治疗皱纹的疗效、术后红斑、病人的满意程度、治疗次数及其他副作用方面,这些激光设备之间并无显著性的差异。CO_2 磨皮有 3 个重要因素:激光、手术者和患者。该研究的结果表明 3 种不同的激光设备对疗效不构成明显的影响,而所有患者均由相同的两位医师在相同的时间进行治疗,故病人的选择是影响疗效的最重要因素。因此该作者认为就疗效而言操作者的技术和病人的选择较激光器的类型更为重要。

1. 麻醉　面部皮肤皱纹 CO_2 激光修复手术,像其他手术一样,麻醉的目的是给手术医生提供理想的条件,同时要确保患者安全舒适。面部皮肤皱纹 CO_2 激光修复手术的疼痛刺激很强,需要理想的无痛手术和意识水平。肌肉松弛和反射消失是不必要的,实际上也是不需要的。

面部的感觉神经分布是复杂的,在某些部位相互重叠,所以用神经阻滞的方法很难获得满意的麻醉效果。全面部的麻醉,必须阻滞前额、眶周、鼻、面中央和两侧,颊、耳前、口周和颏的神经。前额中央部位麻醉是阻滞眶上神经和滑车上神经;面部侧面和颊部麻醉是很难施行的,因为耳前的上半部麻醉是阻滞下颌神经,颊近正中部、上唇和鼻翼上部分皮肤麻醉是阻滞眶下神经、下唇和颏部的麻醉是阻滞颏神经。颊的上外侧和额的侧面部麻醉是阻滞上颌神经,颊的最外侧和下颌缘的麻醉是阻滞颈神经丛。但是,即使面部这14 支神经完全被阻滞,耳周围和颞部仍无法麻醉。

气管内插管全身麻醉对全面部皮肤光老化及皱纹的激光修复术是可以采用的。并且有一定的优点。气管内插管全身麻醉能确保气道通畅,安全,施行快,控制适当的麻醉而不需担心呼吸抑制。然而,这需要一定的麻醉设备,也可能有一些病人和医生不愿意使用这种麻醉。深的静脉镇静联合咽部气罩能够使手术完成而不需气管内插管和麻醉机。

2. 手术操作　激光皮表重建最重要的方面是每一脉冲与组织间的作用。如果单个脉冲就完成了皮肤的气化,那么,激光与组织间作用的热将不会向皮肤深部扩散。如果组织不能被气化,即激光能量没有达到皮肤气化的阈值,那么脉宽必须小于热扩散时间。在这种状态下,激光与组织间作用的部位在热扩散之前,必须有时间冷却。如果激光脉冲相重叠,由于热的滞留,将会出现热效应叠加。如 CO_2 激光,据预测,脉冲重复率必须小于5Hz,以允许组织在脉冲间隙得到冷却,避免累积性热作用发生。

眼部应该置入眼球保护罩,以保护眼睛。首先应该用 0.5% 盐酸丁卡因眼液滴眼,或类似的眼的麻醉药点眼。然后,在表面抛光的金属眼罩上,涂上一层消毒的眼科凡士林,并置入到眼球表面。这对保护眼球是最有效的,当手术结束去除眼罩时,应用生理盐水洗去眼部的凡士林,以减少术后视力模糊。如果眶周不治疗,眼睛应该使用湿的纱布盖在眼睛上。

患者面部周围的皮肤,在手术前应该用湿的手术刀巾覆盖,以免激光不小心地损伤非治疗部位的皮肤。牙齿的釉质面应用湿的纱布覆盖于唇的下面和牙齿的上面。

通常局部治疗仅需进行局部麻醉即可,而对于全面部 CO_2 激光皮表重建治疗,需要施行全麻或静脉注射镇静剂加用局部麻醉。在治疗光老化时每个激光的脉冲可有部分的重叠,气化后留下的皮肤碎片用生理盐水海绵擦去。当这些组织碎片擦掉后,可用一块干燥的纱布拭净水分,避免第二次激光扫描时,由于这些水分的存在而吸收激光脉冲能量,妨碍激光对组织的作用。拭净水分后,可对所需要治疗的部位再次进行治疗,如果有必要,可以再次进行全面磨削一次。但要注意每增加一次激光治疗的次数,治疗的深度会增加一些,光老化皱纹会变得光滑一些,但同时也会增加并发症形成的风险。临床治疗的终点是不规则的组织或可见的皱纹纹路被去掉,这样形成一个光滑的表面。

激光皮表重建术的很多治疗经验是由皮肤擦皮术所积累的。当表皮和部分真皮被去掉后,要考虑皮肤感染的可能性,使用抗生素可能是一个较明智的措施。过去我们仅对有单纯疱疹病毒感染者使用抗病毒药,但是现在看来,那些既往没有这种病史的患者,治疗部位也经常发生单纯疱疹病毒感染。因此,预防性的抗病毒治疗已成为激光皮表重建术的标准措施之一。有也可能发生霉菌感染。

增生性瘢痕的发生率很低,瘢痕的形成也非常少见,如果在选择病人、治疗过程中的保护以及术后的护理方面加以足够的注意,瘢痕形成的风险会进一步减少。如具在治疗过程中能量密度过大、治疗扫描次数多、光斑重叠过多(尤其是第二次扫描以后)会引起过多的热损害,瘢痕形成的风险会随之增大。当有瘢痕形成时,应尽早外用或皮损内注射皮质激素并用脉冲激光来封闭扩张的血管。

尽管 CO_2 激光皮表重建术的风险/利益比值很低,但是要记住设备、治疗经验和术后护理等诸多方面对一个成功的治疗结果是有影响的。

五、术后护理

CO_2 激光皮表重建后的并发症是常见的也是可以预见的。和化学剥脱及皮肤磨削术相似,如果术后进行精心的护理,并发症的发生便会明显减少。经过激光治疗后,表皮完全去除形成了一个新鲜的创面,通常要进行适当封闭性的包扎,这样有利于伤口的愈合。在动物自身对照实验也证实,包扎后的伤口与裸露在空气中的伤口比较,包扎后的伤口愈合更快,这可能与包扎后的伤口组织所表达的 TGF-β2(transforming growth factor-β2) 相对要少一些有关[23]。术后的并发症可以大体分为五类;即刻的、可预见的、感染性的、瘢痕和色素的改变。

激光皮表重建后,可以发生水肿、渗出和结痂。这些情况主要在术后的第一天到第三天出现。水肿通常在第二到第三天时最为明显,可以通过以下措施来缓解:冲袋冷敷、夜间头部抬高及口服泼尼松。有人建议在治疗的第一周内在治疗部位反复进行冷压迫来缓解严重的渗出,并用以清除残留的组织碎片。在愈合过程中可以外用凡士林或 Aquaphor 愈合膏(Beierdorf-Jobst, Norwalk, conn) 来保持治疗部位一定程度的湿润。也可使用生物封包膜如 Second Skin(Spenco Medical. Waco. Tox.), Vigilon(Bard Patient care, Murray Hill, N. J) 或 Flexzan(Polymedica Industries, Sugar Land, Tex)。外用抗生素不是常规应用的,因为应用后会发生接触性过敏性皮炎。90% 的病人术后没有不适感,仅少许病人需要镇痛药物。激光皮表重建后,可有 6~12 周时间的红斑期,这可以通过使用绿色基质的化妆品加以伪饰,而且效果较好。

持续性的红斑通常可持续 6~12 周,这是一个最为普遍的问题,可认为是愈合过程中的一个正常现象。红斑和潮红常会引起患者的烦恼,有些患者红斑可持续 12 个月,这可能与组织气化的深度有关。

如果病人有显著的水肿(常常发现在眶周),术后地塞米松 10mg 静注,倍他米松 6mg 肌注。虽然,某些医生常规地术后用地塞米松、泼尼松或曲安奈德肌注,但必须考虑到激素对成纤维细胞活性和感染监视的抑制。地塞米松一次性静注和倍他米松一次性肌注能迅速地被清除出体外,将不会被认为有抑制方面的问题,一般地讲,因为术后水肿约 2~5 天能迅速消除,所以短效的激素能有满意的效果。

葡萄球菌感染可以通过全身用药预防,如双氯西林或阿奇霉素,或鼻内用莫匹罗星,在皮肤黏膜交界部位用氯己定清洁。热坏死层组织需要数天才能分解,局部要保持一定的湿度以促进上皮形成,虽然湿润的创面能促进上皮的形成,但这也提供了理想的细菌生长的环境,尤其是革兰阴性菌如绿脓杆菌,特别是当预防性使用的抗生素杀灭了皮肤正常菌群时,更容易造成细菌生长。为了防止这种感染,应该每天严密注视创面情况,并用氯己定清洁创面,除了鼻内使用莫匹罗星之外,还可用环丙沙星500mg,每天两次作预防性治疗。

另外一个术后感染是念珠菌病。已经发现这与阴道酵母菌感染病史非常相关。这些患者被推荐在手术当天,一次性口服氟康唑150~400mg,作预防性治疗。念珠菌术后感染的表现不但可以有典型的指征和症状,而且还有非典型的指征和仅仅表现为创面愈合慢,并且有痒和红斑。用可疑部位的皮屑制成氢氧化钾液作镜检能进一步确诊。

术后1~3天有适度的烧灼痛,术后2~5天有显著的水肿。由于水肿和表皮屏障的缺失,术后5天渗出也较重。这期间应该避免外用抗生素和其他药物,因为表皮缺失时接触性皮炎和过敏性皮炎发生率较高。

暴露创面常常要冷蒸馏水湿敷。蒸馏水加少量醋酸,一杯水加一茶匙,约1%的醋酸浓度。弱酸有抗菌作用。湿敷约1~2小时一次,把渗出液及皮肤表面的坏死组织湿敷去除。湿敷间隙,创面上应涂较多的凡士林。这样能较易地揭去纱布敷料或坏死组织。外敷冰袋能缓解疼痛。

术后3~5天,外用生物密封敷料较好,因为这样能保持渗液对皮肤的清洁,允许皮肤上皮较快地形成。但这些敷料的缺点是固定困难,使用费时,而且由于敷料下积液而不舒服。另外,某些密封敷料使创面的感染不易早期发现。然而,尽管这样,在手术后最初的3~5天,从美容的角度患者更愿意接受密封敷料。虽然密封敷料引起的术后创面感染力增加,但创面的愈合期并没有受到影响。

术后密切监视患者情绪和非正常的早期愈合过程是重要的,应该分别在术后2~3天,1周,3周,6周,3个月,6个月和1年复诊。

为了防止由于手术应激引起单纯疱疹复发和手术去表皮引起单纯疱疹播散,对有单纯疱疹病史的病人,应在手术前3天,开始口服抗病毒药,对没有单纯疱疹病史的患者应在手术当天服抗病毒药,且应持续到创面愈合。所有病人都应作这样的处理,因为患者虽然不知道自己是否曾患过单纯疱疹,但却已经注意到手术后会产生单纯疱疹发作,并且已经发现单纯疱疹在创面播散会形成瘢痕。抗病毒药在急性期的治疗的量应相当于杀灭病毒的剂量,如无环鸟苷400mg,每天3次。

其他最常见的副作用是术后的色素沉着,据报道术后暂时性的色素沉着的发生率高达36%。常见于Fitzpatrick皮肤Ⅲ型和Ⅱ型的患者。色素沉着在夏季和光照明充分的地区要更常见一些。色素沉着虽然这是暂时的可治的,然而是不可完全预防的。一般地讲,这种发生的可能与人的自然肤色深度呈平行关系,肤色深的,色素沉着的可能性大。为了减少炎症后的色素沉着,除了外用一些防光剂外,对于Fitzpatrick Ⅲ型Ⅳ型皮肤的患者术前需外用氢醌、曲酸或壬二酸1~2个月。最近有报道证实在治疗前使用一些漂白霜和维A酸会使色素沉着的发生率下降2.8%。术后一旦有色素沉着发生的早期表现应立即重新使用祛斑霜并避光。如果发生色素沉着时及时治疗,色沉通常会在数月内消退。

激光皮表重建术后发生长久性色素减退可持续12个月,据报道发生率为16%,这一发生率似乎较皮肤磨削术和深部化学剥脱时的色素减退发生率要低。有时在光损伤的皮肤上,激光治疗后的皮区变白,与周围的光损伤区在颜色上形成明显的对比,此时可通过对这一皮区也进行治疗来解决这一问题。经激光皮表重建术治疗后皮肤应进一步避光，以免形成新的黑子和雀斑样损害。

有时在激光皮表重建术后上皮再生期间，如同时外用保湿剂会造成毛口阻塞，皮肤会形成粟丘疹。一些患者治疗后会出现痤疮样损害，尤其是有痤疮病史的患者，痤疮样皮损通常在术后几周内出现，常规的抗痤疮治疗有效。

外用麻药或抗生素制剂时，治疗处可能会发生接触性皮炎，皮炎常与斑贴试验结果不一致，但对常规治疗的反应良好。接触性皮炎的发生会使术后持续性红斑及色素沉着的发生率增加。偶尔在术后四天会发生湿疹样皮炎，外用中效皮质激素及保湿剂有明显疗效。偶尔也能发生口周皮炎，通常在术后的 1~3 个月内发生，四环素治疗有效，也可自行消退。

六、预 期 疗 效

有人对光老化患者经激光皮表重建术治疗后的疗效曾经进行了对比研究，但是所使用的设备有很大不同，早期的临床结果令人振奋，尽管临床报道的结果很不一致，但大多数患者可获 50%~90% 的进步。然而，激光皮表重建术还是一个全新的治疗技术，其治疗的历史还不长，尽管在数年前接受激光皮表重建治疗的患者疗效的确保持了数年之久，但是更远期的疗效究尚未完成。目前尚没有人能明确地回答出，治疗的作用到底能持续多长时间。但是，治疗的结果往往是戏剧性的，疗后即使皱纹再次发生，也决不会达到治疗前皱纹的程度。激光治疗痤疮瘢痕似乎并不十分成功。严重的痤疮瘢痕的疗效不如轻度和中度的痤疮瘢痕的疗效。Alster 和 West 等报道中度萎缩性瘢痕治疗后在临床上和外观上获 81.4% 的进步，而 Apfelberg 报道在 4 例严重的痤疮瘢痕中仅有 2 例获得较好的治疗效果，有弹性的瘢痕疗效可能会好一些。

口周和眶周的光损害及皱纹对治疗有满意的效果。这两个部位不能通过面部皮肤提紧术得到改善。即使睑整形术可以改善皮肤松弛，但不能使眶周的皮肤皱纹变得平滑和皮肤质地得到改变。而化学剥脱和皮肤磨削术却能使这些部位的皱纹消失。这些敏感部位治疗的成功使得皮肤光老化及皱纹的激光治疗更普遍化。如果口和眶周两个部位都需要治疗，最好是对整个面部都进行治疗，以避免口和眶的治疗部位在面部呈岛状，与整个面部不协调。

通常整个面部的光损害及皱纹的治疗将产生较好的临床效果。因为颊部治疗后能使鼻唇沟和颊部皮肤较紧。同样，前额、眉间、颞部的皮肤也能变紧。另外，即使整个面部治疗会产生色素沉着，但所达到的皮肤平滑的美容外观也比局部治疗要好。因为局部治疗后，新的平滑的皮肤与未治疗的光损害皮肤混在一起会呈现花斑状。从手术操作方面来看，整个面部手术所产生的红斑均匀一致，而局部治疗需在手术创面边缘用激光修饰过渡区，这样会使手术困难程度增加。

皮肤光老化及皱纹是早期还是晚期修复常常是有争议的。皮肤皱纹在早期较细微，治疗起来较浅表，较少出现术后长期红斑、色素改变和瘢痕产生，还能较容易地去除光损害组织，从而达到较好的远期效果。然而，应该记住，这些早期的改变通常相当细微，即使全部去除皱纹，仅能产生适度的美容效果。最基本的效果可能是阻止了光损害的进行。对于比较小的美容问题，而进行较大的手术，需要与病人有较详细的讨论，使病人有切合实际的期望效果。

当处理较严重的光损害时,一次手术达到完全去除较深的皱纹是不可能的。预期疗效是 50%~70%。如果期望进一步改善,6 个月之后再进行第二次手术。这是为了允许有足够的愈合时间使新生胶原形成和重建。严重的光损害病人对临床改善效果几乎总是满意的。完全去除皱纹通常不是手术的目的,而且过深的手术会使伤口愈合延长或色素减退。这是由于过度组织去除和较深热损伤的缘故。

为了保持有正常的色素,避免去除深至真皮网状层的中、深层组织是必要的。与表情肌活动相关的皱纹,如额纹、眉间皱纹、外眦部位的鱼尾纹通常会复发。即使皱纹被完全去除,只要有肌肉参与活动,不断地折叠皮肤,就会产生新的皱纹,让患者了解这一点是非常重要的。这些部位可用手术的方法切除神经或部分肌肉,然而,肉毒毒素(Botox)阻滞支配这些肌肉的神经传导也是有效的辅助方法。在术前 1~2 周,阻滞相关的表情肌,并且防止表情肌的运动 3~6 个月,以使新生的胶原能形成和重建。这种方法能使临床效果提高,可以获得较持久的临床改善。如果患者愿意的话可用肉毒毒素重复阻滞引起表情肌萎缩,以达到更长时间的皱纹修复效果。

在美容皮肤科治疗中,脉冲 CO_2 激光还在治疗皮肤赘生物、疣和皮肤良性肿瘤,如汗管瘤等疾病中具有相当的优势[24]。

(周展超)

第四节　激光皮表重建

在西方,和其他的激光手术相比,激光皮表重建(Laser resurfacing)给医师和患者更多信心和鼓舞。虽然存在并发症,激光皮表重建(Laser resurfacing)已经成为紧肤和重建皮肤质地的有效手段。近年来,激光在医学领域发挥了巨大的潜力。对于有经验的医师来说,激光能使严重老化的皮肤年轻化,能够得到预期的效果和可预期的并发症。

激光皮表重建始于 20 世纪 70 年代,首先使用的是连续 CO_2 激光。起初用于文身的"激光气化"、光化性唇炎和增生性瘢痕的治疗,气化小的肿物如汗腺瘤和皮肤疣。20 世纪 70 和 80 年代,曾试用 CO_2 激光治疗皮肤老化,但效果不稳定。

90 年代早期,妇科医师用新的高能脉冲 CO_2 激光和扫描技术作切除手术,耳鼻喉科医生也用激光作腭垂整形术。后来,皮肤科医生用这些激光快速清除病变组织和皮肤气化。皮肤科、整形外科和面部整形外科医师马上提出用激光去除皱纹、修复痤疮瘢痕和面部皮肤年轻化[25]、[26]、[27]、[28]、[29]、[30]、[31]、[32]。激光皮表重建和年轻化很快使其他的医学用途黯然失色。许多激光生产商在最短时间内生产出高能量 CO_2 气化激光器,其中许多激光器都能获得相应的效果。

开始,由于激光皮表重建比化学剥脱或皮肤气化术操作相对简单,许多从事激光皮表重建的医师没有化学剥脱或皮肤气化的经验,也没有使用激光的经验。随着激光皮表重建病例的增加和时间的考验,出现了瘢痕、色素脱失、色素沉着、长期红斑、伤口不愈合或感染等并发症。

这些并发症使激光技术和设备得以改进,第二代激光技术使用了激光扫描仪、更新的激光器(Er:YAG、Feather Touch、纳秒级的 CO_2 激光)和更浅的治疗方法以取得最好的效果并避免并发症。

激光皮表重建不是一个孤立的技术,它需要和其他技术结合。肉毒素素能使因肌肉收缩引起的皮肤皱纹消失(如鱼尾纹)。皮肤充填物质(如 Isologen-自体纤维母细胞注射液)可以充填粉刺瘢痕或口周皱纹。然后用激光进一步使皮肤变平变嫩。

激光皮表重建技术的改进使其前途更加光明。目前有几个激光系统能在不损伤表皮的情况下作用于真皮。这些新激光的明显优点是它们不需要康复的时间。可获得一定程度的皮肤收缩,去除皱纹和改善的皮肤质地。

一、脉冲 CO_2 激光皮表重建治疗

1. 治疗原理 CO_2 激光波长为 10 600nm,该波长为组织中水强烈吸收。激光被组织吸收后,光能主要被组织水吸收并转化为局部的热。激光靶器官的皮肤必须热到 100℃使其蒸发(期望的结果)。激光照射位置产生气化坑。坑的附近因激光产生的热扩散到周围组织中而造成一层热损伤带。在组织未蒸发前,会产生可逆或不可逆的热损害。

皮肤组织包含大量的水,因此 CO_2 激光组织穿透浅。皮肤浅层组织的水在激光能量穿入更深的部位前将其吸收。与穿透深的激光器[如 Nd:YAG、红宝石和紫翠玉激光相比,这种浅穿透力使 CO_2 激光成为相对精确的手术工具。靶组织气化只在激光照射的表面发生。

激光脉冲可描述为它的能量(或功率)、脉宽、频率和光斑大小。这些数据因每个生产商的产品不同而有差异。

一台激光器的功率以瓦表示。总功率分布已聚焦的一定直径的激光束内。在连续波长的激光器中,该时间段照射到该点的能量称为功率密度(W/cm^2)。

一定功率(瓦)的激光照射的时间越长,照射点接受的能量密度越大。1 秒输出 1 焦耳的能量就是 1 瓦。这个概念用数学公式表达为:焦耳(J) = 瓦(W) × 时间(t)。"能量"等于释放的时间乘以功率。

激光脉冲释放的能量密度用数学公式表达为每平方厘米的焦耳数(J/cm^2)。在同样时间和能量密度下,为产生较大的光斑,功率需要增加到光斑直径的平方。在能量密度为 $16J/cm^2$ 时,直径 8mm 的光斑比直径 4mm 的光斑输出功率需要增加 4 倍。需要更大直径的激光光斑时,就需要功率更大(更昂贵)的激光器,可在短时间治疗大片皮肤。

组织清除取决于释放的能量密度。组织按能量密度吸收激光并发生作用。皮肤清除域是指热损伤最小时气化皮肤需要的能量密度。CO_2 激光器的皮肤清除域大约为 5.5J/cm^2。为了在最小的热损伤时获得预期的气化效果,激光器必须达到这个清除域。

此处也涉及一个时间因素。在相同能量时,短时间内释放大量能量和长时间内释放较小能量相比,前者损伤较小。例如,在 1 秒内释放 1W 比在 1 毫秒内释放 1kW 产生的组织损伤的要大,虽然两种方式所释放的能量均是 1 焦耳。

激光作用于任何组织的最佳时间和热弛豫时间有关。为避免热损伤,经激光照射后,气化区周围的皮肤温度必须很快降下来。对皮肤来说,热弛豫时间小于 1 毫秒,较短的激光作用时间(在纳秒范围内)可进一步降低热损伤。

大多数高功率、高能量脉冲激光器用 3 ~ 5mm 光斑、释放大约 7 ~ 10J/cm^2。相反,闪烁扫描技术(由 Sharplan 推出)用非常小的光斑(0.1 ~ 0.2mm)快速扫描,同样能量密度

的 0.1mm 光斑比 3mm 光斑所需能量密度小 90 倍,使一般的连续波长激光器获得和较大而昂贵的激光器同样的能量水平。

激光器的频率是单位时间内释放的脉冲数量,可描述为每秒脉冲数或赫兹(Hz)。1脉冲/秒 = 1Hz。较快的频率使外科医师在较短时间内作一个特定区域气化。同样频率、光斑较大的脉冲(如 10mm 而不是 3mm),可更快完成面部或颈部的气化。

2. 组织效应　　CO_2 激光不可避免地要损伤气化点周围的组织。在气化(或清除)区域之外,热损伤的扩展称为热扩散。热损伤是激光热诱导炎症和皮肤组织修复反应的一个重要部分。肉眼就可观察到组织收缩。

热损伤扩散产生两个凝固区域。紧邻气化区是不可逆组织损伤区。稍外侧是具有康复潜力的可逆损伤区。在表皮愈合和痂皮脱落前,必须清除不可恢复区。在红斑消退前,不可逆热损伤区必须愈合,炎症必须消退。可逆损伤区如血运不好或感染可坏死。炎症反应可因感染、皮肤过敏或操作粗暴所致的热损伤扩展而延长,出现瘢痕、色素沉着、色素脱失和长期红斑等并发症。

激光创面和其他创面一样,经炎症期、增生期和重塑期。在炎症期,血小板分泌吸引巨噬细胞和中性白细胞的生长因子。这些细胞清除碎片,巨噬细胞分泌转移生长因子-β(TGF-β)吸引成纤维细胞。成纤维细胞分泌胶原和细胞外基质。这是增生期的开始。毛囊和汗腺的生发细胞开始上皮化。

皮表重建治疗术后 3 个月内,受刺激的成纤维细胞继续产生新的胶原。皮肤出现持续收缩。新胶原合成使真皮胶原沉积增加。

除此以外,还不能完全解释因激光皮表重建引起的皮肤收紧和收缩。许多作者将即时皮肤收缩归为人为诱导的胶原皱缩。已知胶原皱缩和变性可出现在组织温度高于 55℃ 时。在气化区附近皮肤经热转移温度达到 55℃ 时,可见胶原皱缩引起的皮肤立即收缩[33]。远期皮肤收缩可归为动力性、激光诱导的细胞反应。在激光气化过的组织中 I 型胶原和弹力组织的长期增加和不正常细胞结构的重新排列可能是这些细胞反应的结果。最近,Smith 等[34]指出,新的成纤维细胞和肌成纤维细胞与以前的成纤维细胞明显不同,能重建正常皮肤结构,真皮乳头层平滑肌肌动蛋白、ⅩⅢa 因子和 vimentin阳性细胞增加。

组织激光气化术后出现两种不同的收缩[35]。即刻初期的收缩出现在垂直于松弛皮肤的张力线上(很像手风琴的皱褶)。后来,在垂直于松弛的皮肤张力线上,出现更有力的收缩(13% ~ 16%)。

3. 操作技术　　目前,有很多类型的 CO_2 激光皮表重建(Laser resurfacing)系统可选用。它们在脉宽、能量释放系统、脉冲能量和应用方式上有明显不同。最近在操作技术的一个重大进展是激光扫描仪。激光扫描仪使外科医师能均匀和快速地应用激光能量。

许多激光扫描系统能设置脉冲不同程度的叠加。叠加程度可参考扫描的密度。通常0% 密度意味着没有叠加,或光斑没有接触。增加扫描密度会增加释放到照射区域的热损伤。

使用激光扫描仪时,外科医师应仔细将每个扫描模式连接前面的模式。虽然常常是不合理的,但 CO_2 激光器的扫描模式叠加能产生叠加区域内的热损伤,导致红斑或瘢痕。

大多数外科医师使用激光多次照射固定区域。一次激光照射后,用湿海绵擦拭治疗区域,除去剩余碎片。每次激光照射对皮肤作用的程度取决于所使用的特定激光器类型。一般来说,第一次激光照射应除去所有或大部分表皮。第二次激光照射常常达到真皮乳头层上部,第三次照射到乳头层中部。伴随每次激光照射,每次气化组织的量也相应减少,组织凝结量相应增加。经 3~4 次激光照射后,肉眼可见组织变得干燥,随后的激光照射只产生热损伤,组织气化或清杂很少。此时意味着激光治疗已完成。

激光治疗结束的客观标记是皱纹、不正常的皮肤肌理消失或出现麂皮样颜色。在皮肤干燥前,如果出现其中一个指征,那么治疗应结束。麂皮样颜色表示已到达真皮网状层,进一步的治疗可能产生瘢痕。

通常去除细皱纹是治疗的目的,因此在不必要的情况下就可停止进一步治疗。然而,在伤口彻底愈合后,没有必要要求在手术期间皱纹消失。CO_2 激光器产生的热损伤导致炎症变化,后者可进一步收紧皮肤。由于热损伤和继发的炎症,损伤深度(和皮肤气化术相反)和收紧皮肤及年轻化程度相关不可靠。真皮乳头层的损伤一般产生除严重皱纹以外所有皱纹的改善。结束激光治疗的几个指征:组织干燥,麂皮样颜色,皱纹消失和已经完成预设置的激光照射次数。

和皱纹底部或痤疮瘢痕的小孔相比,皱纹肩部或痤疮瘢痕所需照射的次数较多。皱纹肩部照射 2~4 次,周围区域照射 1~2 次,依皮肤厚度和光老化变化程度而定。

与薄的无损伤皮肤相比,较厚或光老化损伤的皮肤需要较多的照射次数或较高的能量。较高能量(特别在第一次激光照射时)增加气化的深度。较多的激光照射次数使凝固区域扩大。

4. 特殊区域的治疗　在唇部,治疗区域要扩展到唇表面。如在唇红缘终止治疗,伸入唇部的皱纹仍存在,外观明显。

在眶周区域,需要 1~2 次激光照射。第一次照射后,擦去组织。然后选择皱纹区域在皱纹肩部作点状治疗。是否治疗睑板表面的皮肤有争议。提倡治疗睑板前皮肤者认为和激光治疗过的眼睑皮肤相比,它会产生平坦的外观。有人认为,睑板前皮肤很薄,治疗后,其外观和是否治疗没有区别。另外,这个区域的治疗能致巩膜外露。

治疗前作"眼睑皮肤回缩试验"可测量眼睑皮肤的弹性。眼睑皮肤回缩缓慢可能意味着术后可能出现眼睑外翻。在这种情况下,需要作外眦收紧或悬吊。如有颧袋,可在眼睑下方皮肤较厚处作 2~3 次加强性激光照射[36]。要除去颧袋,可能需要 1~3 次重复治疗。用激光治疗颧袋是几个仍在使用的方式之一,直接切开会形成瘢痕,常需在治疗区作过渡处理。在下颌和未治疗区域表面,可用高于皮肤清除域(5.5J/cm^2)的低能量照射作过渡。

用 CO_2 激光治疗颈部是有争议的。和面部相比,颈部皮肤较薄,皮脂腺较少,表皮再生能力较差。因此,颈部被认为是激光表皮重建(Laser resurfacing)的危险区域。资深作者(GSK)已经见到患鲜红斑痣的患者用相对温和的激光(如脉冲染料激光)治疗后颈部出现瘢痕。许多作者认为用 CO_2 激光治疗颈部皮肤是安全时[37]、[38],Fitzpatrick 和 Goldman 最近报道用 CO_2 激光器治疗后形成瘢痕的发生率高。因此不用 CO_2 激光治疗颈部皮肤。

二、铒(Er:YAG)激光皮表重建(Laser resurfacing)

虽然 CO_2 激光是一种非常有效的皮肤气化工具,但它在清除皮肤的同时,产生的剩余热损伤引起副作用,给患者造成麻烦。因此,一种能精确清除皮肤、又没有 CO_2 激光组织坏死带的激光-铒激光就应运而生了。

铒激光波长为2940nm,和水的最大吸收峰一致。水对铒激光的吸收是 CO_2 激光的10~12倍。由于它在组织水中的吸收增加,铒激光每个脉冲的气化厚度只有2.5微米。

铒激光的波长和胶原的最佳吸收峰(3000nm)一致,说明它被胶原选择性吸收。在激光皮表重建(Laser resurfacing)中,Miller注意到组织清除和凝结相互竞争[39]。和 CO_2 激光不同,铒激光的组织清除作用高于凝固(热力损伤)。因此,铒激光能深入真皮继续清除组织。这种激光使真皮的清除而不是热凝固成为可能。

铒激光既能产生小范围的热损伤,又能直接清除真皮组织中的胶原。因此,在高能量多次照射时,铒激光能穿过真皮进入皮下组织层清除组织。由于胶原的选择性吸收作用,这种激光也可用于清除瘢痕组织。除去表皮后,CO_2 激光的清除量受到限制,经2~3次照射后,额外的照射次数仅能导致进一步的热损伤(凝固)。

铒激光的清除作用超过凝结作用,因此它是极精确的手术工具。轻度激光皮表重建一次照射即能完成,仅产生很小的热损伤。如果需要,每增加一次照射能产生可以预期的损伤,直至真皮深层。

随着铒激光能量增加,每次照射所致的组织清除深度也精确增加。Hohenleutner等人注意到在超过组织清除域时,能量每平方厘米增加1焦耳,皮肤清除增加 $2.5\mu m$。在能量达到 $25J/cm^2$ 前,它们呈线性关系。激光能量在 $1.5~25J/cm^2$ 范围内,所产生的热损伤保持在最小水平。超过 $25J/cm^2$ 时,每次脉冲所致的组织清除数量减少,凝结增加。

和 CO_2 激光器相比,铒激光由于减少了凝结性热损伤,使组织愈合加快,术后出现红斑的机会减少。因此,铒激光能用于较年轻的和肤色较深的患者(Fitzpatrick Ⅲ型以上)。虽然没有大量的凝结性热损伤,铒激光也能使皮肤收缩。这种收缩与每次脉冲的能量无关,但与脉冲次数和扫描仪的能量密度有关[35]。每次脉冲能量影响脉冲所致的组织清除深度,但不影响皮肤收缩的数量。

铒激光皮表重建(Laser resurfacing)后,起初皮肤收缩垂直于皮肤张力线,和 CO_2 激光器相比,这种收缩较弱。当损伤深度相同时,这两种激光器所致的长期皮肤收缩相同。因此,铒激光的热损伤和红斑的数量减少。铒激光和 CO_2 激光相比,愈合时间也缩短。Hughes证实铒激光能使人的皮肤收缩,铒激光处理患者前臂皮肤的收缩与 CO_2 激光器所得的结果类似[40]。

和 CO_2 激光器相比,铒激光用扫描仪更有帮助。扫描模式的轻微重叠有助于克服中央点比周围部分更热的倾向。通过重叠激光束的"裙边"(周围部分),扫描仪可使表面接受的能量平衡。

通过增加10%~30%的扫描重叠,可以预防点状出血。由于铒激光产生的组织凝结最小,扫描的重叠不会产生分界线。

为了克服传统铒激光作用浅表,组织凝结少,无组织收缩和出血的缺点,在90年代又开发出了双重模式的铒激光,即增加了长脉冲铒激光。与短脉冲铒激光相比,它的脉宽从

350 微秒增加到 10 毫秒。

现有 3 种铒激光具有清除和凝结功能：其中有 Lumenis 的 Derma-K，Scition 的双模式 Contour 和 Cynosure 的 CO_3。其中 Derma-K 是由普通的清除铒激光和低能量凝结 CO_2 激光的结合；双模式铒激光有两个铒激光头，一个发射短脉冲的清除铒激光，另一个发射长脉冲亚清除凝结能量的铒激光；Synosure 的 CO_3 铒激光的脉宽可调，可发射短脉冲或长脉冲铒激光。

可调铒激光可通过控制组织的热凝结而达到 CO_2 激光类似的效果。Derma-K 在铒激光的两个脉冲之间发射低于清除能量的凝结 CO_2 激光，CO_2 激光脉冲可充填铒激光脉冲间隙的 50% ~ 100%，CO_2 激光的脉冲能量也可在组织清除和止血之间调整。CO_3 激光是一个单纯的铒激光，可以通过调整脉宽来调整清除或止血。

Sciton 的 Contour 应用"最佳复合"脉冲串技术，将高能量短脉宽（微秒）的清除脉冲与低能量的长脉宽（5 ~ 10 毫秒）的凝结脉冲结合起来，兼有 CO_2 激光的气化和凝结的效果。它应用一个旋转镜片调节两种激光模式。控制面板可选择清除深度和凝结深度。

铒激光的临床应用　铒激光有许多不同的治疗途径和方法[41]、[42]、[43]、[44]。常用铒激光治疗面部老化（口周除外）、瘢痕、较年轻患者的皮肤年轻化、黄褐斑、眶周皱纹、颈部皮肤和小的皮肤病变。口周皱纹和去除较大皮肤病变（如酒糟鼻）时，常常选用 CO_2 激光器。

（1）轻度皮表重建治疗：当患者有轻微的日光性或年龄诱发的皮肤损害但没有明显的皱纹（皮肤皱褶线，不是细皱纹）时，应采用轻度皮表重建治疗。这种方法也适合于颈部皮肤的治疗。轻度皮表重建治疗的患者常常较年轻，只有轻微的皮肤皱褶线（不是细皱纹）。治疗直接针对与日光和年龄有关的皮肤变化（如色素沉着、皮肤粗糙、角化改变）。

扫描密度为 0 ~ 10%（光斑仅相接触），照射 1 ~ 2 次即可。能量密度为 5 ~ 8J/cm^2。如希望用"午餐时间"作激光治疗，用 2 ~ 2.5J/cm^2 能量密度和 0% 扫描覆盖，激光照射扫描一次可获得微晶磨削或浅剥脱术同样的效果。

在非常特殊的情况下（重度光损伤，非吸烟者，健康皮肤），深层上提手术患者可同时行面中央和前额皮表重建治疗。深部已分离的中央区域仅需照射 1 ~ 2 次。

由于激光治疗疼痛轻微，通常仅需要表面麻醉，如表面麻醉无效，可选用阻滞麻醉、浸润麻醉或 MAC。

（2）中度皮表重建治疗：中度皮表重建治疗用于有中度皮肤皱褶线和细皱纹的患者，皮肤开始松弛的中年人，可合并有日光斑和角化。

参数设置取决于患者的皮肤、临床医师的经验、所使用的激光器和其他的因素。对于一个刚从事铒激光进行皮表重建治疗的医师来说，推荐从低设置开始，直至他获得经验为止。

在治疗皮肤皱褶线肩部时，用直径 3mm 的手柄，5 ~ 8J/cm^2，照射 1 ~ 2 次，接着用扫描仪照射 2 ~ 3 次，扫描仪用 10% ~ 30% 重叠，5 ~ 15J/cm^2 能量密度。

用激光扫描仪照射 2 次，可清除表皮，深入真皮乳头层上部。清除表皮用于治疗有日光损伤、深层面部上提术的中央区的皮肤。治疗深度进入真皮乳头层上部有助于治疗轻度日光性老化。3 ~ 4 次照射产生的损伤扩展至真皮乳头层的上中部，与仪器的设置有关。这是显著日光性皮肤老化患者治疗的方法。

（3）深度皮表重建治疗：深度皮表重建治疗适用于较深的皮肤皱纹。治疗皱纹肩部用 3mm 光斑,能量密度 $5 \sim 15J/cm^2$,照射 $2 \sim 5$ 次。然后,使用能量密度为 $5 \sim 15J/cm^2$、$10\% \sim 30\%$ 重叠的激光扫描仪照射整个治疗区域三次。

一些患者常常有严重的口周皱纹。可用 CO_2 激光治疗口周皱纹,用铒激光治疗面部的剩余部分。然后用铒激光在 CO_2 激光器已治疗过的区域再照射一次。用铒激光清除 CO_2 激光的热损伤区,减少 CO_2 激光产生的热损伤范围。

有些作者提倡用铒激光对所有皮肤都进行皮表重建治疗,认为具有减少红斑和恢复快的优点[45]、[46]。但许多人觉得,对于困难的皱纹,铒激光比 CO_2 激光实际上具有更大的危险性。因为在治疗深皱纹时,铒激光必须进入可能会导致瘢痕形成的深度,仅留下很少的皮肤成分支持伤口愈合。相反,CO_2 激光在某种程度上说,能自我限制其清除组织的深度,产生热损伤。

1) 长脉冲铒激光:

Cynosure 的 CO_3 铒激光的脉宽为 $0.5 \sim 10$ 毫秒,可作清除或凝结用。长脉宽在清除域以下引起组织凝结,与超脉冲 CO_2 效果类似。其颜色变化较 CO_2 激光要轻,热损伤介于短脉冲铒激光和 CO_2 激光之间。CO_3 铒激光引起的凝结和颜色变化比 Contour 和 Derm-K 要轻。

Zachary 和 Goldman 用 Contour 铒激光皮表重建,获得和 CO_2 激光类似的结果。该激光有三种使用方法:单纯清除,清除结合凝结,单纯凝结。设置为光斑重叠 50%,清除 84 微米,凝结 $50 \sim 100$ 微米时,可以达到显著的组织收缩和止血。但由于缺少 CO_2 激光累积的颜色变化的经验,判断手术终点仍有困难。

Goldman 等用 Derma-K 给 10 个病人作全面部皮表重建治疗,3 个月随访时,口周皱纹改善 44%,眶周皱纹改善 38%,面部整体改善 39%。Weinstein 等报告应用 Derm-K 气化获得好或极好的效果,平均上皮愈合时间为 11.3 天,平均红斑持续时间 8.3 周。Fitzpatrick 等比较了 CO_2 激光和 Derma-K 激光的胶原收缩表现,一侧眼睑用 CO_2 脉冲激光照射 3 遍,对侧用 Derma-K 照射到出现点状出血,术中 CO_2 激光组织收缩 43%,而 Derma-K 收缩 12%,但 1 个月以后皮肤收缩相仿。

2) CO_2 激光和铒激光结合的综合治疗:许多外科医师在治疗面部时先用 CO_2 激光,然后用铒激光照射一次,以部分去除因 CO_2 激光治疗而产生的热损伤区域。用这个方法治疗口周深皱纹。最近,Goldman 和 Fitzpatrick 对铒激光和综合治疗进行对比研究[47]。半边脸仅用铒激光治疗,另外半边脸用 CO_2 激光,再结合 1 次铒激光照射以除去热损伤区域。他们发现在愈合时间和红斑方面,这两种治疗形式无差别。他们也用猪的皮肤做试验,进行处理后组织切片检查。CO_2 激光治疗出现的热坏死区用 1 次铒激光照射后明显减小。

其他的医师用铒激光去除表皮,然后用 CO_2 激光处理真皮层。和单独使用 CO_2 激光治疗相比,红斑减少。然而,在治疗与日光和年龄有关的皮肤变化时,单独使用铒激光无任何好处。对于深皱纹,综合激光治疗比单独使用 CO_2 激光治疗似乎没有优越性。

三、影响疗效的因素

1. 病人的选择 首先应当考虑患者的皮肤类型、皮脂腺密度、光损伤程度、形成瘢痕增生和炎症后色素沉着和减退的倾向。最理想的患者是 1 型和 2 型皮肤者,炎症后色素改变的风险较小。随着 2～4 型皮肤类型的升高,色素改变的风险成比例增加,5 型和 6 型最危险。

病人的期望值也是患者选择和满意的最重要因素,其他患者的手术前后照片是术前患者了解改善程度的资料,必须告诉患者,不是所有病变都能清除,去除得越多,术后恢复的时间越长。使用何种激光取决于患者病变的严重程度。铒激光恢复很快,术后红斑很轻,但改善也较差。短脉冲铒激光需要照射几遍才能清除表皮,因为缺少凝血作用很难作用到乳头层以下;长脉冲铒激光的作用深度和凝血作用可直追 CO_2 激光,但瘢痕和红斑的风险也与 CO_2 相仿。晚期出现的永久性色素减退是 CO_2 激光的一大风险,铒激光可能较低。但如果考虑到同样深度的剥脱和凝固,铒激光的风险和 CO_2 激光也相仿。两者在亚洲人的皮肤都容易出现炎症后色素沉着。铒激光引起者对氢醌制剂反应较好。

必须告诉患者上皮愈合,皮肤护理和口周红斑需要的时间,红斑程度与剥脱深度的关系。红斑与剥脱的深度相关,短脉冲铒激光上皮愈合快、红斑时间较短剥脱的深度浅。如果改用能量强的铒激光剥脱到 CO_2 激光同样深度,愈合和红斑的时间也相同。那些没有准备长期红斑以及恢复期的患者最好作铒激光浅剥脱,在这种情况下,其效果肯定也不会像深剥脱那样明显。

2. 皮肤色素和色素异常　大部分外科医师认为,Fitzpatrick Ⅲ～Ⅵ型患者具有很大的色素异常风险,Fitzpatrick Ⅰ和Ⅱ型患者的风险较小。皮肤类型越高,患者出现色素沉着或色素脱失的倾向越大。

亚洲患者具有很高的色素异常倾向。几乎所有的人在激光皮表重建(Laser resurfacing)后都出现色素沉着。这是一种炎症性色素沉着,大部分炎症后色素沉着是暂时的,对局部治疗有效,但持续时间较长,或为永久性。而且,部分炎症后色素沉着的Ⅳ-Ⅵ型患者在一年半后可形成迟发性永久色素脱失[48]。

黄褐斑和因激素治疗或使用节育药引起色素沉着的患者,激光皮表重建(Laser resurfacing)后出现色素异常的风险增加。要仔细询问这些患者的病史。因痤疮引起的色素沉着或有外伤后色素脱失斑病史的患者,要引起外科医师对潜在问题的警惕。

为预防色素异常,预治疗的支持者使用 Kligman 复合物(等比例混合的维 A 酸、氢醌和氢化可的松)、混合有氢醌的乙二醇或"色素霜"(含曲酸、乳酸、醋酸和壬二酸)。他们觉得这些疗法通过在产生黑色素的酪氨酸循环中"阻止黑色素小体"防止色素沉着。预治疗的批评者坚信,预疗试剂的有效穿透力仅限于表皮内。被阻断的黑色素体仅限于表皮中,在激光的第一次治疗中已除去。批评者也提出,用维 A 酸增加皮肤血运,除了在术前"刺激皮肤"外,还可能引起更多的术后毛细血管扩张和红斑,也有些人坚信激光治疗本身最大程度地刺激了成纤维细胞。

3. 皱纹　评价患者的一个重要部分是确定患者的皱纹类型和质地。"静止皱纹"对激光皮表重建反应非常好(颏部皱纹例外)。"运动性皱纹"或动力性皱纹因伴有肌肉收缩或因肌肉收缩而夸大,特别是在眼周和眉间区域,常常不能完全根除。单独用激光皮表重建根除动力性皱纹意味着过度气化,因此很具风险。

4. 肉毒素　在眼周和眉间区域术中或术前使用肉毒素,将动力性皱纹改变成静止性皱纹是极有用的技术。和未用肉毒素去活性的动力性皱纹相比,治疗现存的静止性皱纹仅需较低的激光能量和较少的照射次数。

5. 外科手术　激光皮表重建(Laser resurfacing)能取得适量的皮肤收缩和皮肤明显年轻化,但不能代替外科手术。皮肤松弛、日光性损伤或皮肤皱纹的患者能获得戏剧性效果。轻微至中度皮肤松弛性皱纹(细皱纹,不是皱褶或囊垂)的患者非常适合行皮表重建治疗。

结构松弛性皱纹或皱褶的患者,将对激光皮表重建(Laser resurfacing)失望。鼻唇沟皱褶、掉下来的颊垫、下颌、颈阔肌束、颈袋、眉毛下垂和其他的面部老化的结构性皱折最适合手术矫正。同时有结构松弛和皮肤松弛的患者常需将激光皮表重建和外科手术结合处理。另外,严重皮肤松弛者可能需行除皱术去除一些皮肤,然后用气化进一步收紧皮肤和使皮肤恢复年轻的肌理。

是否分期或同时行外科治疗仍有争论。分期时,外科医师必须决定是先行除皱术或皮表重建治疗。大多数外科医师在激光皮表重建前先"设置构架"施行除皱术。但也没有理由反对先行皮表重建治疗后行除皱术。

虽然许多文章报道了同时行气化和除皱外科手术的安全性,但许多外科医师不会给他们已上提区域内的皮肤进行气化。有些外科医师会在除皱术中作面中部气化,特别是作深层次上提,或未进行分离的区域行皮表重建治疗[49]。

内窥镜前额上提术时,可以行前额皮表重建治疗。前额已进行骨膜下分离,提起的皮肤、肌肉和骨膜形成极有弹力的节段。未手术上提的面颈部皮肤也可行皮表重建治疗。

6. 疱疹感染　疱疹预治疗研究是由 Perkins 等在军队进行的[50]。这些作者指出,无疱疹感染史(冷疮或溃疡创面)患者,不经预治疗有 6.6% 的机会发生疱疹感染。有疱疹性感染史行皮表重建治疗的患者,未作预治疗有 50% ~ 100% 出现疱疹感染。这些作者提倡术前 48 小时开始,每天使用 2400mg 的 acyclovir,持续使用 14 天。

7. 细菌感染　为预防细菌感染而全身使用抗生素仍有争论。Apfelberg 调查了许多整形外科医师,资料显示 60% 的医师使用了预防性抗生素,40% 未用预防性抗生素。同时,Apfelberg 发现 90% 的整形外科医师使用预防性抗病毒治疗[51]。由于抗药性链球菌和葡萄球菌在社区感染,预防疗法的好处似乎超越了风险。

8. 酸疗和黑色素抑制剂　使用维 A 酸,乙二醇和其他弱酸疗法,以及黑色素抑制剂预先处理皮肤也有争论[25]、[31]、[51]、[52]、[53]、[54]。提倡预治疗者坚信能通过增加成纤维细胞活性和治疗区域皮肤血运促进皮肤愈合。他们也感觉到,通过修薄组织角质层和降低过度角化的可能,可以减少激光照射次数,产生的热损伤较小。

四、治疗后护理

1. 术后护理和处理　激光皮表重建的术后护理和处理至少和激光手术同样重要。激光医师和工作人员要仔细监护患者。和实际的激光治疗相比,术后护理常常要花更多时间。

2. 疼痛　如激光治疗前没有给予麻醉,就需要进行局部神经阻滞,包括眶下、颏下、眶上、滑车上、颧颞部和颧额部神经。在术后头 2 个小时内,这些治疗帮助消除术后疼痛。在术后早期,患者的面部降温。降温能消除因皮表重建治疗引起的早期疼痛。

3. 油膏和敷料　激光治疗后,封闭伤口以维持适合伤口愈合的潮湿环境。可选择使用油膏或伤口敷料。有很多种类的油膏可供选择使用。其中大部分在激光皮表重建

（Laser resurfacing）后会引起过敏反应。重要的是要确定这些油膏不含芳香物、芦荟、维生素或其他的刺激成分。抗生素油膏特别可能引起过敏反应,但几乎任何油膏都能引发急性红斑反应。凡士林和 Crisco(豆油)引发的过敏反应最少。既便宜效果又好。在副反应方面,凡士林封闭很好但易致粟丘疹,而豆油肮脏。

Koch 等评价了各种伤口敷料[55],发现有效性无差别。在这个研究中,和单独使用润肤剂油膏相比,使用封闭性敷料者愈合时间明显加快、红斑较少和疼痛减轻。其他的作者强调不用多孔敷料引发伤口感染率增加。

术后第 1～3 天内的护理目的在于促进再上皮化和预防感染。使用 Vigilon 等封闭性敷料时,48 小时更换敷料。使用润肤油膏时,冲洗后需涂上同样油膏。使用多孔 Teflon 敷料的患者,在术后第 2 或 3 天开始用 Burrow 溶液浸泡并经常淋浴或冲洗,然后用豆油作为油膏(Crisco)。这种方法持续用到再上皮化完成或敷料从伤口脱落。Burrow 溶液帮助预防皮肤酸化导致的感染和清除皮肤瘙痒。

使用硅胶敷料者常常提起敷料,用醋溶液冲洗伤口。这些敷料有 4%～6% 的感染率。使用其他敷料或油膏也可能出现感染。敷料如 Flexan 或 Duoderm 具有黏性,它们自己黏附到皮肤上,直至伤口再上皮化。除去这些敷料可能使脆弱的新生上皮脱落。一旦表皮愈合后,必须保持湿润。

4. 局部制剂　术后皮肤高度敏感,局部皮肤使用的任何制剂(包括防晒霜、化妆品和湿化剂)都应是低敏的(无芳香等)。可让患者先在小区域使用,以测定其皮肤反应。无反应时,再逐渐扩大使用范围。再上皮化完成后,可使用化妆品。防晒措施(如防晒霜、躲避太阳或帽子)应持续 3～6 个月。

五、禁忌和副作用

1. 相对禁忌证　接受过化疗、皮肤放疗或曾经做过化学剥脱(特别是萎缩性皮肤)是激光皮表重建(Laser resurfacing)的相对禁忌证。吸烟者和糖尿病患者伤口愈合能力降低,必须仔细评估。有增生性瘢痕倾向者是激光手术的相对禁忌证,好发增生性瘢痕的躯体区域(胸部和胸骨)存在增生性瘢痕,如其他的瘢痕正常则可接受治疗。患有活跃的痤疮、个性不稳定、色素异常、皮肤过敏(化妆品、防晒霜或局部治疗)的患者和那些曾对美容手术效果不满意的患者也是激光皮表重建(Laser resurfacing)的相对禁忌证。

2. 绝对禁忌证　全身性红斑狼疮或皮肤硬化患者,瘢痕疙瘩患者,最近使用异维 A 酸,不愿意使用防晒霜和避光,不愿接受皮表重建治疗风险,或神经质的患者。拒绝或勉强同意在术后的 6 个月内避免见阳光者。

3. 并发症和副作用　近年来,激光皮表重建(Laser resurfacing)已取得了很多的经验[56]、[57]、[58]。CO_2 激光系统和保守治疗技术的进步已使皮表重建治疗更安全、更有成效。虽然并发症较多,但常常是局限的,大多能被归为激光器治疗的不良反应。严重并发症的发生率相对低。

(1) 红斑:红斑出现在所有的患者身上。对临床医师来说,正常红斑时间延长或加重是一警告信号。

术后早期阶段,在激光治疗区域的周围,红斑加重常常表示过敏或感染。术后局部外用物的过敏是严重红斑最常见原因之一。

治疗包括停用令人不愉快的制剂、控制感染和局部（低剂量）或全身使用类固醇。如红斑存在时间延长或严重，感染已被控制，使用单剂量的全身类固醇是有帮助的。红斑常常是自我控制的炎症过程，必须不断给患者充分的信心。使用化妆品时，先在一个小区域使用，在这个阶段，避光对避免炎症反应是特别重要的。

（2）色素沉着：色素沉着常见于红斑后，可能是炎症后色素沉着。常出现在亚洲和拉丁族后裔。在较黑皮肤类型中较普遍。因此，所有这种皮肤的患者应该在术前告知他们有形成这个问题的可能。色素沉着常常出现在红斑消退后。治疗的第一点是预防。在术后阶段当患者暴露于阳光下时，治疗区域应覆盖，甚至也要避开透过玻璃的阳光。由于一些制剂可产生进一步炎症和引发新的红斑和色素沉着，因此推迟使用针对色素沉着的局部治疗是很重要的。

所有红斑消退后，先在色素沉着区小范围试用氢醌霜剂。如对霜剂没有刺激反应，则可进行较大范围的治疗。上皮化完成和稳定后，对色素沉着的治疗可扩大到曲酸、壬二酸和羟基乙酸溶液。如不过敏，可持续使用氢醌。从治疗角度说，避免阳光直晒和相应的保护措施很重要。

（3）色素脱失：正常情况下，色素脱失是激光皮表重建（Laser resurfacing）的延迟反应，常出现在皮表重建治疗后的 4 ~ 12 个月。可见于所有皮肤类型的患者。色素脱失可能是相对的。即激光可重建气化区域的年轻化皮肤肤色和肌理，而周围日光损伤区域可有永久性色素沉着，呈黄色、角化样外观。在邻近区域使用羟乙酸结合使用曲酸、乳酸、水杨酸和壬二酸可使反差减弱。在某些情况下，色素脱失患者可能在色素脱失前已经历了红斑期延长和色素沉着时期，而且术后他们的皮肤可能在一段时间内表现为色素正常。

色素脱失的机制不清楚。Laws 等[59]注意到色素脱失患者的黑色素小体，在瘢痕组织层下方聚集有黑色素细胞。组织学切片上，他们注意到色素脱失区域和正常色素沉着区域内的黑色素细胞数无差别。

重复激光皮表重建可使这些黑色素细胞释放，或刺激周围区域的黑色素细胞增生。除个别患者能恢复外，还没有看到因重复治疗而使色素脱失得以修复。如 Wood 光显示真皮层中有黑色素细胞，暴露于阳光、紫外线或用补骨脂素，紫外线治疗可能有帮助。但色素脱失常是一种永久而稳定的状态。

在选择恰当的病人中，与苯酚这样有黑色素细胞作用的化学剥脱术相比，色素脱失是很少见的。和皮肤气化术相比，也很罕见。但对曾行激光皮表重建、化学剥脱和皮肤气化或皮肤接受过放疗的患者来说，色素脱失的发生率可能增加。

（4）瘢痕形成：和激光皮表重建（Laser resurfacing）的其他并发症一样，瘢痕形成常常出现在红斑之后。如果出现局限性红斑和皮肤增厚，医师应该怀疑即将出现增生性瘢痕。这样的瘢痕多出现在扫描重叠的区域，因为这些区域的组织凝结性坏死比预料的要严重。在这种情况下，增生性瘢痕的外形类似激光扫描的形状。其他导致瘢痕增生的原因有治疗过度、感染、内在疾病过程、慢性炎症、以前的皮表重建治疗或医源性原因。

如果怀疑即将出现增生性瘢痕，应使用氟化类固醇油膏 1 周，晚上使用硅胶片，白天使用硅凝胶。伤口愈合后，用脉冲染料激光治疗极有帮助。如红斑区域增厚，可考虑注射 Kenalog。大部分病变对 2.5% ~ 10% 的注射液敏感，但可能需要更高浓度。瘢痕萎缩和肌理变化常表示对自体成纤维细胞注射液(Isolagen)反应良好。一般每个区域需注射三次。

(5) 感染:细菌或真菌感染不常见。在术后第二天和再次上皮化期间,出现颜色过深的红斑、硬痂、黄色或绿色分泌物和敷料过早脱落常是感染的征兆。可行格兰氏染色、氢氧化钾涂抹、细菌培养、真菌和疱疹染色和培养(根据临床表现决定)及相应治疗。如感染出现在使用预防性抗生素的同时,应该怀疑假单孢杆菌或抗药性葡萄球菌或链球菌微生物感染。这样的感染,特别是假单孢杆菌,常见于使用非多孔封闭性敷料。如怀疑出现感染,应除去敷料,用柔和的肥皂和/或 Burrow 溶液清洗治疗区域。根据涂抹和培养的结果,进行相应的药物治疗。如出现脓疱,封闭性粟粒疹、痤疮发作和酵母菌感染,相互之间需鉴别。粟丘疹是微小的皮内粉刺样皮损,和使用封闭性油膏有关。Nanni 和 Alster 已报道激光皮表重建患者中有14%的粟丘疹发病率。用20号注射器针头去除较大病变的顶部是有效的。较小的病变倾向于自然恢复或适合使用标准稀释的乙二醇酸家用皮肤护理产品。

粉刺样发作表现为较大的皮疹和红丘疹。用 azithromycin 治疗有效。术后早期应尽量避免局部使用抗生素溶液,因为皮肤会形成针对这些局部溶液的过敏倾向。

皮肤念珠菌病和伴有脓疱形成的痤疮很难区分。这些病变常常是小丘疹,基底红色并成群存在。氢氧化钾溶液有助于诊断。单纯疱疹感染表现为很多形式,疱疹小疱、点状侵蚀和痂皮过多均表示疱疹。培养和涂片有助于诊断。疼痛常常是疱疹感染的特征。如无明显原因的疼痛应该考虑为疱疹,除非证实有其他疾病。所有激光皮表重建患者建议使用预防性抗病毒治疗。感染发作时用最大剂量的药物治疗。严重分散的疱疹可静脉注射无环鸟苷。

(6) 下睑退缩:术后下睑外翻很少见,因术前眼睑回缩试验可判断眼睑的功能。眼睑松弛最好用悬吊法治疗。下睑退缩可出现在局部激光皮表重建(Laser resurfacing)后。下睑退缩可通过按摩、胶带固定和时间等待而改善。如果这些措施不起作用,可用各种外科手段(如 SOOF 上提、黏膜游离移植和悬吊法)矫正这一继发畸形。

(7) 其他并发症:激光皮表重建(Laser resurfacing)后常出现毛细血管扩张。可用脉冲染料或其他治疗血管病变的激光治疗。罕见并发症有多发性角化棘皮瘤。另外,Richert 和 Bridenstine[60] 报道了透过表皮的弹力纤维消失。

六、常用的激光设备

1. UltraPulse CO_2 激光　UltraPulse5000 激光机是由 Coherent 公司生产的一种脉冲激光机,该机产生高能脉冲激光,脉宽小于 1 毫秒,能量高达 500 毫焦耳,热损伤深度小于70 微米。由一个带关节的手柄发出;可调控光斑大小、强度和光斑形状的模式生成器使手术操作更快,更匀致。使用不同模式可以迅速准确地完成小面积或大面积的皮肤治疗。

2. Sharplan Silk Touch 和 Feather Touch 激光　Sharplan Silk Touch 和 Feather Touch 嫩肤激光是一种连续 CO_2 激光,通过透镜(焦距 = 125mm)聚焦成 0.1mm 光斑,光斑经微处理器控制的旋转镜作衰减螺旋扫描,作用于目标组织表面。扫描直径 1~6mm。光斑为0.1mm,组织作用时间仅 1ms(小于皮肤的热弛豫时间),一个扫描区可在 200ms 内完成。在标准功率 7W,光斑 3mm 的情况下,一次扫描可达到 $70\mu m$ 皮肤清除,$75~150\mu m$ 残余组织损伤。

3. FeatherTouch 激光扫描仪是 Sharplan 激光的二代产品。除了具有 CPG 的功能外，还可实施连续切割或气化。

4. Surgipulse XJ150 激光　Surgipulse XJ150 激光（Sharplan Lasers, Inc., Aliendale, NJ）是一种高能量、短脉冲二氧化碳激光。通过调整能量、功率和脉冲频率设置，外科医生可获得各种各样的治疗效果。

5. Tru-Pulse 激光　Tru-Pulse 二氧化碳激光以很快的脉冲工作；频率 1～12Hz。脉冲时间很短（60 微秒），峰值能量很高（10 000 瓦），可以精确控制清除量，且热损伤最小。与其他高斯分布的激光在中心产生"热点"不同，Tru-Pulse 二氧化碳激光的热切面能量一致。另外，Tru-Pulse 光束的切面是正方形的，可以在皮肤表面互相邻接而又不重叠。有氦-氖瞄准束可以帮助精确定位。

6. Luxar 激光系统　Luxar 是一种脉冲 CO_2 激光系统，NovaPulse 是机身，NovaScan 手柄可以接驳 8 毫米的发射头，用于局部皮肤治疗，还有其他可接换的用于全面部气化的手柄。光斑 3 毫米，最大能量 540mJ（$7J/cm^2$）。频率 2～16 次。另外还有 Surescan 手柄和 DermaScan 手柄可供选择。

7. Derma 20 和 Derm-K 铒激光　Derma 20 铒激光（ESC Medical System, Yokneam, Israel）波长为 2940nm，脉宽 350 微秒，脉冲能量 0.1J～1.7J。Derma 20 最大的平均能量为 20 瓦。频率 5～12Hz。激光皮表重建（Laser resurfacing）时，手柄产生大小为 0.2～6.0mm 的光斑。Dermascan 的手柄有六个扫描图形：正方形、矩形、六边形、平行四边形、线和三角形。大小 2～20mm。可重叠 -50%～50%。

Derm-K 是 CO_2 脉冲激光和铒激光相结合的一种机型（Derma-K, ESC Medical Systems, Needham, Ma），现在已不生产，但仍然在许多医院使用。

8. CO_3 铒激光　CO_3 是由 Synosure 公司生产的一种长脉冲铒激光，可发射脉宽 500 微秒～10 毫秒的铒激光，短脉冲可用于清除，长脉冲可产生类似 CO_2 激光样的热反应。

9. Contour 铒激光　Contour（Sciton, Palo, Alto, CA）是一种双模式铒激光，短脉冲模式用于清除，长脉冲用于产生类似 CO_2 激光样收缩作用。

（陈国璋）

第五节　局灶性光热作用技术

一、原理介绍

皮肤年轻化治疗中很重要的机制被认为是真皮组织受到一定的刺激后出现新的胶原组织。对真皮的刺激可以是带有创伤性的气化型（ablative）治疗方法，也可以是没有明显创伤的所谓非气化型的（non-ablative）治疗。前者的典型代表是脉冲 CO_2 和脉冲铒激光所进行的激光皮表重建（Laser resurfacing）治疗，这种治疗具有明显的创伤，需要有较长的时间恢复，而且治疗风险较大。非气化型的治疗技术非常多，包括红外线激光、血管治疗激光、射频、脉冲强光等治疗技术，这类治疗技术虽然治疗风险很小，但是治疗效果也远非理想。无论是气化型的治疗还是非气化型的治疗，真皮的热刺激反应被认为是很重要的治疗机制。为了增加激光对真皮的刺激作用,一种被称为点阵激光(Fractional Laser)的新型激光诞生了,这是一种利用激光对皮肤进行强刺激而达到治疗目的的新方法[61]。

对水具有强吸收性的激光,如脉冲半导体激光、CO_2 激光或铒激光等,当激光光束直径调节到数百微米以下后,在一定的能量密度下,激光光束能经过表皮穿透进入真皮,由于该类激光对水的吸收性都比较好,因此在激光经过的部位组织会因为吸收激光能量而产生热量,这种柱状的热能会导致该部位发生柱状的热变性区,或者在一定的能量密度下,激光穿透皮肤形成真正的孔径,无论是热变性还是真正的孔径形成,这种损伤均会启动机体的程序化的创伤愈合过程,如果将这些光束排列成点阵状,那么这种点阵状热刺激会均匀地启动皮肤的修复程序,最终导致使包括表皮和真皮在内的全层皮肤发生重塑和重建,达到治疗目的,这就是所谓的局灶性光热作用原理(Fractional photothermolysis)。在这一过程中,如果激光光束仅仅引起一个柱状的热变性区域(并非真正的孔径),这种技术被称为非气化型点阵激光(non-ablative fractional laser),相反如果激光光束的照射最终使皮肤产生了真正意义上的孔径,此时也称为气化型点阵激光(ablative factional laser)。前者主要为波长为 1320~1550nm 范围内的中红外线激光,后者主要为铒激光和 CO_2 激光。

与点阵激光治疗有关的参数目前看来与以下几个方面相关:激光的波长、激光光点的大小、激光的能量密度、脉冲宽度、治疗的回合数获得点阵激光的方式,以及治疗时是否采用皮肤冷却等。

1. 激光的波长 由于点阵激光的作用靶位为水,因此激光对水的吸收性就与激光的作用效果密切相关。水对激光的吸收由弱到强依次为 1320nm、1550nm、1440nm、10600nm、2790nm、2940nm。在这类激光中,水对波长为 1320~1440nm 的中红外线激光吸收最弱,因此激光对皮肤的穿透深度也就最强,相反,对皮肤的热刺激则最弱。因此这类激光治疗时出现的热凝固可能最为温和,治疗后的皮肤反应和所需要的休假时间最短。但是由于对真皮热刺激的强度不足,因此这类激光的共同特点是很难引起真皮胶原的收缩,表现为这类激光过"冷"。水对波长为 2940nm 的铒激光吸收非常好,甚至较 CO_2 激光强 10~20 倍,因此注定这类激光对皮肤的穿透深度不足,在治疗过程中能量基本上集中在表皮层。由于激光吸收过强,而且脉冲激光的脉冲宽度很短,热刺激和热损伤都很小,缺乏止血功能,因此使用高能量治疗时,尽管激光能量也能穿透入真皮,但是会引起大量的皮肤渗血,导致患者依从性的降低。因此这类激光显得过"热"。水对 CO_2 激光的吸收介于上述两类激光之间,具有一定的气化功能和真皮的热刺激功能,治疗时能明显引起真皮胶原的收缩,因此对痤疮瘢痕和皱纹具有非常良好的治疗效果,但是这类激光治疗后需要 2~3 天的休假配合,因为治疗后会出现轻微的脱痂。

2. 激光光点的大小 在这里要区别激光光斑(Spot)和激光光点(pitch)的区别。激光的光斑是指点阵排列的光斑大小,而光点是指激光发射出来的光束大小(如图 2-14-1)。

目前有人认为,当光点大小为 300~500μm 以下时才是真正的点阵激光模式(fractional photothermolysis),但是当激光光点超过 500μm 以上时,此时应该成为点状皮表重建,或者为点状磨削(fractional resurfacing)。但是多数情况下我们并不需要区分这种细微差别,而将这两种作用模式统称为点阵激光治疗模式。

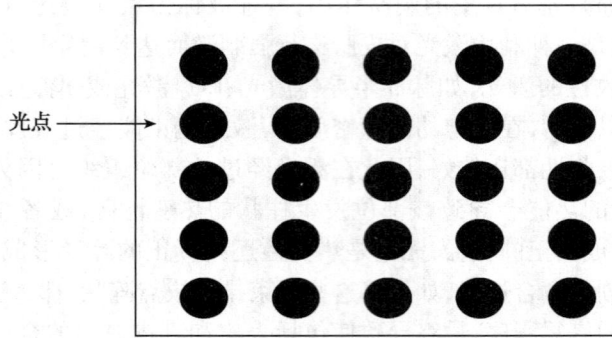

图 2-14-1　光斑中有 25 个光点
注:对激光光束而言就是光点,对治疗皮肤而言就是 MTZ,治
疗后所引起的表皮坏死灶就是 MENDs。因此,这三个词汇
只是关注的角度不同而已(另见图 1-4-4)

　　光点究竟多大在临床上才有意义,或者多大的光点是临床最佳的设置目前尚没有统
一的认识。但是目前看来,皮肤对 $250\mu m$ 的光点能很好地耐受,另外临床看来最少 CO_2
激光的光点为 1.2mm 时也能很好耐受,不同的光点大小为不同的临床适应证提供了个性
化的选择。有人比较了 Fraxel SR750 和 Fraxel SR1500 治疗时的穿透深度,结果显示,光
点大小和激光能量均能明显影响穿透深度,两者间存在明显的相关性。光点大或者能量
高激光穿透深度就明显加深。未来需要进一步研究的是不同的皮损和适应证究竟需要什
么参数进行治疗、如何选择光点大小和能量大小。

　　3. 能量密度　一般来说当组织的温度瞬间加热到 100℃ 以上会发生组织的气化,如
果温度在 70℃ ~100℃ 之间,组织通常会发生凝固,如果温度在 50℃ ~70℃,则组织仅会
发生热的损伤。因此理论上气化(ablative)和非气化(non-ablative)之间可以相互转化的,
如果能量非常小,气化型可能转化成非气化型治疗,如果能量大非气化型可能具有气化型
的副作用。

　　每个 MTZ 的能量大小与临床的疗效是肯定有关的,在波长一定的情况下,MTZ 能量
大小与激光治疗的深度呈正比例关系,也就是说能量越大,治疗深度越深,当然形成的
MENDs 的宽度也会增大[62]。另外 MTZ 的能量大小也会对 MENDs 产生质的变化,例如在
非气化型点阵治疗时,如果 MTZ 的能量小,那么治疗将完全为非气化型,形成的 MENDs
不会出现明显的气化和剥脱,仅在真表皮处形成裂隙,最终脱落。但是,一旦能量加大,
MENDs 的形成将向气化型激光转变,此时 MENDs 可能部分或者完全气化,表皮脱落,形
成与气化型点阵类似的表现。

　　4. 脉冲宽度　对于脉冲激光来说,脉冲宽度是非常重要的参数,因为它是控制热损
伤的关键性的因素。就点阵激光治疗而言,激光对皮肤的刺激形成的热凝固非常重要,如
果形成的热凝固少,那么启动的创伤愈合反应就轻,因此疗效可能因此减少。所以在点阵
激光治疗时,脉冲宽度必须能让部分的热量释放出来,并刺激周围的组织,形成足够多的
热凝固。如图 2-14-2 所示,铒激光当能量为 5mJ/MTZ 时,脉冲宽度 5ms 和 0.25ms 会产
生完全不同的组织学效果示意图。当然目前尚不清楚,什么程度的热凝固在临床当中能
产生最理想的疗效,什么样的脉冲宽度才是最为合理的临床参数目前尚不清楚。

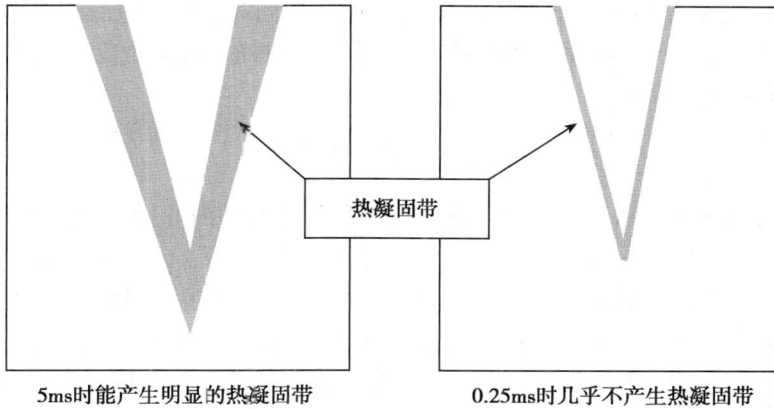

5ms时能产生明显的热凝固带   0.25ms时几乎不产生热凝固带

图 2-14-2 铒激光不同脉冲宽度时产生热凝固带的示意图

5. 治疗回合数 很多的点阵激光,尤其是铒激光或者红外线非气化型点阵激光常常采用多回合(multi-passes)治疗技术,以此来增加治疗的疗效。所谓多回合治疗就是在 1 次治疗中,激光头完成 1 次皮肤扫描治疗后(即第一个回合治疗),紧接着再在同一部位进行第 2 次,或者多次扫描治疗(即第 2 回合和多个回合治疗)。这是激光治疗中常采用的治疗技术,即在 1 次治疗中,皮肤接受多回合次的照射。

然而组织学研究发现,点阵激光采用多回合治疗不能增加对真皮的热刺激深度和强度,只能增加表皮的刺激强度和密度。如铒激光治疗,单一回合治疗时,仅部分表皮气化,但是多回合治疗(如超过 4 回合)后,表皮几乎全部气化,类似于脉冲铒激光(非点阵模式)的治疗结果,但是真皮却不能得到额外的热刺激。也就是说在大多数情况下,多回合治疗技术仅增加了光点的治疗密度,不能改变点阵激光治疗的深度和真皮的热刺激强度。

6. 激光获得点阵模式的方式 目前有两种方式获得点阵激光。第一种是在激光光束前直接安装一种帽式装置,这种装置如同带有无数孔的"筛状滤光镜",当激光光束穿过这个装置时,光束被重新分割为无数点阵状光束。这种方式获得的光束相对比较容易,但是这种方式获得的点阵光无法调节光点的密度,也不能改变光点的大小,而且光点同时作用于皮肤组织,因此热刺激的叠加成为可能。另外一种获得点阵模式的方法是在激光输出端安装一种电脑芯片控制的图像形成装置,在这种装置的控制下,激光光束被改变成为细小的点阵光束并且呈任意可扫描的点阵光,这种方式获得的点阵光不但能调节光点的密度,也能改变光斑的图形和扫描的循序,如形成随机的非循序的扫描模式,从而避免光能量叠加带来的损伤。还有一种获得点阵光的方法是扫描式治疗头,当手具在皮肤上滑动的时候,光点自动在皮肤上扫描,形成点阵光。

7. 治疗时的冷却 为了增加治疗时的舒适度,或者防止过度的热刺激引发并发症,部分医师在治疗的同时会采用皮肤冷却,有医师认为治疗在有效的冷却保护下,可保护表皮,治疗的深度、密度和热损伤的深度可以控制[63]。但是皮肤冷却虽然能增加患者治疗的舒适型,但却有可能会导致疗效的削弱。如 1550nm 激光(Fraxel SR Laser)对尸体的全层皮肤进行治疗(10mJ/MTZ)发现,MTZ 直径大小与皮肤温度成线性的正比例关系(R = 0.904,$P < 0.0001$),当皮肤温度从 0℃ 上升到 45℃ 时,MTZ 大小从 93 增加到 147μm(58%),MTZ 面积从 6870 增加到 17 050μm^2(148%)。提示皮肤温度对表皮 MTZ 大小具

有明显的影响,是治疗中一个重要的影响因素,治疗的同时使用皮肤冷却增加了治疗的舒适性,但是同时也减少了 MTZ 的大小,进一步可能影响到疗效。对皮肤温度进行控制是取得稳定疗效的重要保证[64]。

二、点 阵 激 光

1. 中红外线激光　Fraxel 是由 Reliant 公司首先开发并商业推广的点阵激光,也是研究的最多,临床实践最为丰富的激光。首台设备被注册为 re:store,工作物质为铒玻璃激光(Erbium Glass Fiber Laser)波长为 1550nm。这是一种很有特点的激光设备。首先它的能量能在一定范围内(4～70mJ/MTZ)能任意调节,当能量密度变化时,光点作用于皮肤的范围(MTZ)大小也会随着激光能量设置的大小而改变(据称该设备的 MTZ 可以在 90～160μm 之间变化),另外光点的密度也能在一定范围内任意设置(随治疗的速度不同,手具在皮肤上移动的快慢而变化)。但是这种激光治疗的热刺激也许过于温和,因此随后该公司开发了另外一种激光并注册为 re:fine,其波长为 1410nm,增加了热刺激性深度,与原来的 re:store 形成搭配,形成了非气化型点阵激光的主要光源,这两种激光在热刺激强度和热刺激深度上相互弥补。治疗时 MTZ 能量大小与治疗的深度和 MTZ 热刺激宽度有关,例如 Fraxel SR,波长 1550nm,治疗人体腹部皮肤。治疗的即刻、1、3、7 天后,每个 MTZ 都发生了胶原变性和细胞坏死。使用高的能量,MTZ 可能超过 1mm,宽度达到 200μm[62]。目前美国 FDA 批准的临床适应证有:皮表重建治疗(resurfacing)、痤疮瘢痕和外科瘢痕、治疗皱纹、黄褐斑、日光性角化等。

1550nm 单脉冲模式,6～20mJ/MTZ,治疗 1 天后:角质层恢复完整、表皮中有小裂隙形成、表皮重新形成、色素细胞和角质形成细胞在基底层出现、真表皮连接处变薄(与 MTZ 外的正常组织形成明显的分界)、MTZ 内的真皮细胞活力完全消失,但是 MTZ 周围的组织活性依然正常。表皮中的小裂隙结构应用 Gomori trichrome 染色阳性,提示小裂隙中成分来源于真皮。但是,这一阳性染色结构也可能是由于热损伤后表皮结构失去了特征所致。然而真皮结构的经皮排出的观点被以下研究所支持:应用抗人弹力蛋白抗体染色支持了这一假定。因此认为局灶性光热作用可能造成显微的热损伤,这些真皮成分被融入到 MENDs 中最终经过真表皮经皮排出体外。据此部分医师推测 1550nm 激光或许能治疗色素性皮肤疾病,如顽固的黄褐斑、日光性弹力变性其他的变性疾病,如黏蛋白病和淀粉样变等[65]。作者的这一组织学研究观察结果也被其他作者所证实:20 例志愿者接受 1500nm 半导体激光治疗,5mJ/MTZ,1600MTZs/cm² ,治疗部位:前臂。然后进行 HE 染色的组织学分析,以及弹力蛋白染色分析。另外治疗部位应用共聚焦显微镜进行观察。结果治疗 24 小时后,表皮基底层的连续性受到破坏,7 天后完整的表皮重生完成,点阵激光治疗 1 天后就能观察到 MENDs 的形成,在 MENDs 中含有色素小体,并且在 7 天后从表皮中剥脱掉,此时免疫组化方法结果显示Ⅲ型胶原也增生,热休克蛋白(HSP70)在治疗后 1 天表达,7 天后组化结果显示平滑肌出现(myofibroblasts),这些发现与点阵激光所诱导的创伤愈合反应一致。但治疗 3 个月后再也没有发现有真皮纤维增生的证据。提示 1 次点阵激光治疗后诱导出真皮的创伤愈合反应,表皮中色素小体的清除机制可能是治疗色素病的机制,MENDs 可能起到了类似载体运输的作用[66]。

光动力疗法(PDT)近年来在皮肤科治疗中方兴未艾、备受期待,点阵激光与 PDT 联合使用同样具有一定的临床意义。4 例女性患者,皮肤类型 II 或 III 型,口周轻度、中度皱纹,接受 2 次 Fraxel SR(formerly Fraxel SR750,Reliant Technologies Inc,Palo Alto,CA)治疗,间隔 3 周,在治疗后一半皮肤立刻外涂 5-aminolevulinate(MAL or Metvix),3 小时后照射红光(Aktilite lamp,PhotoCure ASA,Oslo,Norway),剂量 $37J/cm^2$。结果所有患者都发现联合治疗侧的疗效比对侧好[67]。

迄今为止,大多数对点阵激光的临床疗效的观察病例都不多,没有一个令人信服的大样本的临床研究。2008 年美国激光外科年会报道了 289 例患者共计 877 次治疗情况:作者使用的设备为掺铒玻璃激光 1550nm,治疗前使用表面外涂的麻醉,如果采用高能量治疗,也采用局部阻滞麻醉,IV 皮疹常规在疗前疗后使用氢醌霜,所有患者治疗过程中均使用抗病毒药物。能量设置:瘢痕:40～70mJ/L4～L9,皮表重建:30～40mJ/L4～L9;黄褐斑:6～10mJ/L4～L7,深在的皱纹:40～70mJ/L4～R3;紧肤:40mJ/L7～L9。平均治疗次数为 2～6 次。结果对上述适应证均有不同程度的疗效,副作用发生率为:治疗后红斑、水肿为 100%(通常 72 小时消退),痤疮皮损暂时性发红为 26%,色素沉着发生率为 7%,没有长久的色沉和色减病例发生,也没有瘢痕并发症的发生。大多数的患者经过一系列的治疗后皮损改善 70%～80%。其中疗效明确的有效的适应证为瘢痕、痤疮瘢痕和皮表重建治疗,疗效不确定的适应证为黄褐斑、深在的皱纹和紧肤治疗。在这次会议上也有作者报道了 1540nm 激光(PalomarLX1540)治疗痤疮瘢痕(共 543 次治疗)的临床观察。治疗参数:$100MTZ/cm^2$,50～70mJ/MTZ,每 4 周治疗一次,共 3 次治疗,每次治疗最少 3 回合,最后一次治疗 3 个月后进行临床疗效评价:85% 患者认为其瘢痕获得明显的改善,治疗后红斑和水肿轻微,在 24 小时内自行消退,如果使用高能量治疗则可能需要 48 小时消退。结果显示使用高能量疗效较低能量好,采用多回合治疗效果较少回合治疗效果好,病人的耐受性好,没有观察到持久的并发症。

Affirm 是 Cynosure 公司推出的一种带有双波长序贯发射技术(Multiples)的复合点阵激光设备,该设备的治疗头上安装有一个 CAP(Combined Apex Pulse)装置,实际上是由若干个微小透镜组成的"筛状结构",这个装置能将发射出来的激光光束重新分布,使得光束的能量分布成点阵状态深入到皮肤内,其中柱状的具有峰值能量的光束刺激胶原使其重塑,而周边较低的能量则刺激胶原增生。而且 1320nm 光首先发射出来,$300\mu s$ 后 1440nm 激光再发射出来,通过设置,也可以仅发射其中一种光源。在 2008 年美国激光外科年会上报道了 21 例痤疮瘢痕患者使用 affirm 治疗(能量设置:14mm 光斑,1320:10mJ/cm^2,1440:2mJ/cm^2),同时采用 SmartCooling 低温空气冷却系统冷却皮肤,每 3 周治疗一次,共 5 次。结果显示联合 1320/1440 激光的治疗方法疗效优与单独使用 1320nm。

大多数非气化的点阵治疗需要在一次治疗中作多个回合(8～12 回合),这样光斑会有明显的重叠的。但是过多的重叠可能增加皮肤损伤的机会,导致真皮乳头和网状层的凝固,当采用高能量时可以观察到基底细胞膜和真表皮连接处的损伤。

2. 铒激光 2008 年美国激光年会上报道了点阵铒激光治疗 25 例色素异常,波长 2940nm(Palomar)、光点大小 $100\mu m$、采用 3 回合治疗、50% 重叠,$250\mu s$,9mJ/MTZ,最后一个回合采用双脉冲模式:9mJ/MTZ,脉宽 $250\mu s$,紧接着 7mJ/MTZ,脉宽 3ms 治疗,最终达到 100% 的治疗覆盖率,病情相对轻微的皮损采用 2～3 回合治疗,10mJ/MTZ,治疗覆盖率为 30%～40%。组织学发现,多回合治疗后皮肤的损伤融合成片,2～4 天后恢复,需要

4~7天的休假,治疗1个月后皱纹明显减轻。但有较高的色素沉着发生率:低能量设置每次治疗的发生率为40%,高能量设置时发生率为80%。但是治疗的合理参数是什么?热凝固柱多大合理?热凝固/气化的比率多少合理?热损伤是否改变了创伤愈合的模式或者是否更温和的热损伤更有利或不利于损伤愈合?尚不明确。

铒激光的特点是水吸收非常好,气化功能非常强,这是它的优点,也是它的缺点,因为过强的水吸收使得该激光很难穿透进入深层。因此激光在皮表重建(resurfacing)中,治疗非常精确、表浅。点阵化的铒激光仍然具有这些特点。10例女性患者平均年龄52岁,皮肤类型为Ⅱ型皮肤1例,Ⅲ型皮肤8例,Ⅳ型皮肤1例。皱纹程度:Glogau分级为Ⅱ或Ⅲ。使用Pixel Er:YAG,光点大小:850μm,1400mJ/cm²,治疗耳前4cm×2cm大小皮区,治疗2、4、6、8回合后立刻进行评价。所有病例治疗手具都保持基本相同的方向和位置,治疗时于回合间手具轻轻转动方位。结果没有人报告治疗不适,即使采用8回合治疗也没有明显的不适感。HE染色后组织学分析发现治疗的回合数多引起更多的表皮气化,热刺激(Residual thermal damage,RTD)在2回合治疗时没有观察到,但是4~6回合治疗时出现表皮的分离和空疱形成。8回合治疗时,几乎所有的表皮完全气化,而且在真皮上部出现明显的热损伤。提示高密度的点阵铒激光在一次治疗中使用多个回合时,靶组织不仅仅是皮肤表面并引起表皮的气化,也能对真皮上层具有一定的热刺激作用。当应用铒激光进行治疗时可根据光损伤的程度,采用单一或者多回合的治疗[68]。

Fixel(Alma Lasertrade mark,Israel)是一种手具式的铒激光,在治疗头上安装有一种类似微小透镜一样的装置,使得输出的脉冲铒激光再被"分割"成若干直径为1mm的细小激光柱,在治疗区域可以获得7×7和9×9孔的点阵激光,由于形成的点阵类似于数码成像的像素结构,因此该公司也将这种激光翻译成像素激光。治疗时能量的大小、点阵的数量、脉冲的堆积、治疗的回合都能影响激光气化组织的深度。例如在使用400mJ能量进行治疗时,如果采用81孔的点阵治疗头治疗,那么每个点阵光点的能量将为5mJ,如果采用49孔的点阵治疗头治疗时那么每个点阵光点的能量将为8mJ。在治疗时如果要使表皮明显气化,49孔的治疗头需要仅仅使用400mJ的能量设置就能获得明显的表皮气化,如果采用高能量设置,如1400mJ时,可获得更深的气化作用(达到90μm),但是如果采用81孔的治疗头治疗时,1400mJ的能量设置尽管表皮能获得明显的气化,但是气化的深度仅为20μm。换言之,激光能量的高低会影响治疗时气化的深浅度。另外,在治疗时如果采用多个脉冲的堆积治疗可增加气化的深度,而增加治疗的回合数并不能增加治疗的深度,仅仅增加表皮气化的面积。部分真皮的气化可用于黄褐斑、瘢痕、日光性角化和细小皱纹的治疗(如使用49孔治疗头,采用800mJ设置时采用多脉冲治疗,如采用1400mJ设置时单一脉冲治疗也能达到相同目的)。而部分表皮的气化则能收到嫩肤的治疗作用,也能对日光性角化皮损进行治疗(如使用81孔治疗头,采用1400mJ设置)。这种激光可用于治疗面、颈、胸和手部的皮肤老化、皱纹、瘢痕和黄褐斑,然而对于黄褐斑的治疗存在着相当多的争议,是否真正有效,尚有待观察。这种激光治疗后愈合时间短,在治疗时,无需进行皮肤麻醉,光斑扫过的皮肤呈现出白色的微型光斑,红斑是治疗的终点。通常治疗3个回合后可见皮肤红斑反应,是否要增加治疗的回合数取决于皮肤的即刻反应。一些医师的经验是在治疗的开始使用9×9的光斑治疗,之后改成7×7的光斑,并根据患者的皮肤反应来确定治疗的回合数。不多的临床资料显示,治疗后红斑在2~4小时缓解,治疗后表现为轻度晒伤,持续 2~4 天,治疗后多数患者可以在当天正常生活。因而无需休假。为了获取较好的疗效,每隔 2 周进行治疗,多次治疗后可以获得可接受的满意疗效,治疗间隔也可以设置为 1~4 周,这取决于医师的经验和患者的皮肤反应。要想获得疗效通常 3 次治疗可能是必要的。

基于水对铒激光吸收特别强的这一特点,推测点阵化的铒激光对表皮的嫩肤作用较强,如有较好的剥脱作用(如色素斑,皮肤粗糙,毛孔扩大,色素不均匀等),真皮的刺激作用显然不够,因此对胶原的刺激(收缩和再生)等作用就小,因此推测这类激光对皮肤松弛和紧致作用较小。为了解决出血问题和增加对真皮的刺激强度,在 Er:YAG 的基础上改进诞生了一种新的 YSGG 激光(Yttrium Scandium Gallium Garnet,钇钪镓石榴石,YSGG,Pearl,波长为 2790nm),这种激光对水的吸收介于 CO_2 和铒激光之间,因此这种激光的特点也就介于上述两种激光之间:具有一定的真皮热刺激和止血作用、也具有良好的组织气化功能。推测这种激光可能对表皮的气化作用较铒激光轻,因此治疗后没有铒激光那样明显的剥脱作用,但是对色素斑可能具有一定的作用,对真皮的热刺激使得该产品治疗后渗血减少,而且具有轻微的真皮胶原收缩和刺激作用,因此真皮嫩肤的作用得以加强。这是一种全新的激光系统,在 2008 年美国激光外科年会上展出,但是使用的时间相对较短,有关的临床经验和文献较少。会议中 DiBernardo 医师报道了他使用高能量 2790nm YSGG 激光的临床观察,认为该激光具有以下特点:①对老化的皮肤症状有明显的缓解,包括对皱纹、色素不均、皮肤质地、粗大的毛孔和皮肤松弛均有效。②疗效可预见,在治疗后 1 个月便能见到疗效。③在治疗过程中没有明显的不适,能很好地耐受。④治疗风险小,最多只需要 3~4 天的休假,没有明显的皮肤损伤,对疗后的皮肤护理要求不高。由于波长合理而且脉冲宽度也合适,因此能见到理想的临床治疗终点:气化深度仅有 10~30μm,在气化带周围仅有约 20~60μm 的表皮凝固,最后形成 3~4 天的剥脱结痂的过程。该报道共 9 例患者(I~Ⅳ型皮肤),治疗参数:3.5J/cm²,20% 重叠密度,不同的脉宽(Ⅳ型皮肤使用 300μs 的脉宽),治疗前 5% 的利多卡因局部外用麻醉,治疗后外用保湿剂,治疗后患者皮肤红斑和潮红持续 1~3 天,脱皮约 3~4 天。结果发现休假时间与所使用的能量大小关系不显著,如使用 3.5J 和使用 2.2J 时的休假时间分别为 3.5 天和 3 天。高能量治疗时并没有发现明显的皮肤损伤,患者仅出现轻中度的红斑,部分患者出现轻中度水肿。疗效比较显著,其中皱纹的疗效达到超过 70% 改善,皮肤色素斑、质地和色彩也出现了戏剧性的改变。因此该作者认为 YSGG 激光能成功地治疗皮肤的色素、质地和轻度松弛,一般 5 天就能恢复,耐受性好,治疗后无需特殊的术后护理,治疗过程中的痛苦小,耐受性好,不同的脉冲宽度治疗之间没有显著性的差异。

3. CO_2 激光　气化型治疗中组织的温度一般会加热到 100℃ 以上,此时组织完全蒸发气化。这类激光又分为气化型局灶性皮表重建(ablative Fractional resurfacing)和气化型局灶性光热作用(ablative fractional photothermolysis)。前者光点大小在 300~1100μm,治疗 24 小时内新生的表皮会替换,形成新的皮表组织。后者光斑直径更小,小于 300μm,治疗后局部形成细小的孔径,周围有狭小的热凝固层,外围有一个狭小的热刺激带,治疗后刺激真皮使其重塑。这类激光的特点是见效快,甚至 1 次治疗后就能获得明显的疗效,缺点是需要 1~4 天的休假来配合治疗。

脉冲型的 CO_2 激光由于具有合适的水吸收性、一定的真皮穿透与刺激功能,因此很

自然成为一种优秀的点阵激光的光源。最早开发点阵激光的 Reliant 公司在相继推出
1550nm 和 1410nm 的点阵激光后,也开始加入开发和研究点阵 CO_2 激光的行列。因为
CO_2 激光具有一些其他激光无法替代的功能。首先疗效可能是所有点阵激光中最为确切
的激光,尤其是治疗皱纹和痤疮瘢痕,往往点阵 CO_2 激光治疗 1 次的疗效,需要中红外线
点阵激光多次治疗后才能达到。但是治疗后可能出现轻度的脱皮,并在 2~4 天后恢复。

　　Lumenis 公司是最早开发点阵 CO_2 激光的公司,目前该公司的高能脉冲蔻蔻(点阵
王)能提供两种模式的点阵治疗,一种是具有代表意义的 ActiveFX 模式,该模式下激光的
光点大小为 1.25mm,光点密度和能量可以任意调节,因此也能作为传统的气化型皮表重
建治疗(ablative resurfacing)。使用这种模式同样能治疗色素型皮肤疾病,治疗过程疼痛
常能忍受,因此即便在没有麻醉的情况下,患者也能耐受治疗。另外一种模式是 DeepFX,
光点大小为 0.12mm,这种模式下激光能穿透很深,而且光点大小和能量也可以任意调
节,在这一模式下治疗,能观察到真皮的明显的收缩效应。这两种模式能结合起来使用,
以获得更多的临床适应证的治疗。曾经对光点大小为 0.12mm 的点阵 CO_2 激光治疗(能
量大小为 5~40mJ)进行了组织学分析,结果发现人类前臂皮肤治疗 2 天、7 天、1 个月和 3
个月后组织学发生了与疗效相关的改变。治疗部位形成了气化型热损伤图形。表皮和部
分真皮出现柱状热凝固的区域,它周围包绕着有气化区和结痂层。当能量从 5mJ 增加到
30mJ 时,点阵的深度增加 3 倍,宽度增加 2 倍。治疗后 2 天就能检查到热休克蛋白 72 的
出现,但 3 月后明显减少。相反,热休克蛋白 47 在 7 天后才能检测到,并且一直存在持续
到治疗 3 月后。这一研究在人体组织上证实了点阵的作用,组化研究显示了治疗后胶原
组织重塑持续 3 月的过程[69]。提示这种气化型的点阵治疗后疗效会在治疗后很长一段
时间渐进改善,也提示我们也许没有必要频繁地进行治疗来提高疗效。对点阵 CO_2 激光
治疗后的光点深度和宽度也进行了研究。30W 的 CO_2 激光,光点大小为 120μm,脉冲宽
度为 0.7ms。应用 HE 染色法或者用乳酸脱氢酶染色法来评价结果,发现治疗后表皮和
真皮上部形成了气化区,周围包绕了凝固组织,在气化的裂隙中能观察到线状的焦痂形
成。在 23.3mJ 时,MENDs 的宽度平均为 350μs,深度为 1mm,在这种治疗下,MTZ 的距离
为 350μm,在 MTZ 之间能见到具有活性的皮肤组织。提示气化型点阵治疗时与非气化型
点阵激光治疗时非常类似,能量的大小与治疗的深度呈正比例关系,能量越大治疗深度越
深[70]。对于 DeepFX 来说,其光点直径为 0.12mm,其能量与气化深度如下表 2-14-3:

表 2-14-3   DeepFX 能量与气化深度(Lumenis. Inc)

能量水平	气化深度	能量水平	气化深度
10mJ	230μm	20mJ	700μm
15mJ	450μm	50mJ	2000μm

　　联合不同的治疗模式可能会获得更好的临床疗效,在 2008 年美国激光外科年会报道
了联合模式治疗的效果。治疗设备:蔻蔻(encon),在第一组(5 例)的治疗中采用 DeepFX
治疗头进行单一回合治疗,光点大小:120μm,光点能量:20mJ,在这一模式下治疗部位的
皮肤 5%~10% 部位得到气化治疗。在第二组治疗中(5 例),在第一组相同的治疗基础
上,再采用 ActiveFX 治疗模式进行单一回合的治疗:光斑大小 1.3mm,随机扫描模式,能

量 80mJ,CPG 设置:2-5-1,在这一设置下,治疗部位 55% 得到气化治疗。第三组(5 例),治疗同第一组,但是治疗 1 个月后进行第二次的治疗。治疗的即刻反应是:中度红斑和水肿,有 1 例发生点状渗血。患者认为需要休假的时间:第一组 4.6 天,第二组:4.8 天,第三组:3.2 天。观察到的并发症有:红斑、水肿、瘙痒、结痂、剥脱和青紫,持续 4~7 天。疗效第三组优于第二组,第二组优于第一组。组织学检查:第一组:治疗后的即刻反应是表皮和真皮柱状凝固性坏死,深度达到 450μm,12 周后组织学未见明显改变;第二组:治疗后的反应同第一组,12 周后胶原轻度增生伴有轻微的毛细血管扩张。第三组:即刻反应同前,但是 12 周后日光性弹力纤维变性完全消失,新生胶原明显。提示治疗后的确有新的胶原增生,而且联合模式治疗可能获得更佳的临床疗效。在该会议中 Robert A. Weiss 医生报道了电脑扫描手具和人工扫描手具治疗皱纹的疗效观察。设备:科医人 ActiveFX 对 Reliant 公司的 Fraxel SR 观察疗效和副作用。10 患者采用半张脸自身对照观察研究,一侧采用 Fraxel(波长 1550nm,25mJ/MTZ,1000MTZ/cm^2),另一侧采用 ActiveFX(光点大小 1.3mm,80mJ/MTZ,穿透深度达到 300μm)。治疗前现局部外用麻醉药物,治疗期间采用空气冷却装置冷却,治疗后 3 个月评价疗效和副作用。结果:疼痛:ActiveFX 明显优于 Fraxel,红斑持续时间:Fraxel:1~2 天,ActiveFX:4~5 天,疗效:ActiveFX 明显优于 Fraxel。最后在回答第二次治疗选择那种激光治疗时,9/10 的患者选择 ActiveFX,因此作者认为 ActiveFX 明显减低了气化性皮表重建的治疗并发症,而且疗效明显较 1550nm 激光好。

另外 Elizabeth K. Hale 医生报道了气化性点阵治疗中重度的痤疮瘢痕,与铒激光点阵相比,前者会引起真皮和表皮在内的全层皮肤的气化,而后者仅引起表皮的气化,真皮并没有气化。Nathalia 医师比较新的铒激光与三种 CO$_2$ 激光(Mixto,Lasering;ActiveFX,Lumenis;Exelo2,Quantel)的疗效。结果发现对这几种激光对面颊部和颈部的老化皮肤均有疗效,但是 CO$_2$ 激光的疼痛感要强烈一些,铒激光可采用多回合的治疗,但是多回合的治疗似乎不能增加热刺激,只能增加表皮的气化程度。

三、治　疗

点阵激光是一种新的治疗技术,目前基本上在以下几个领域中试用和观察其疗效和安全性:皮表重建治疗(resurfacing)、痤疮瘢痕和外科瘢痕、治疗皱纹、黄褐斑、日光性角化等。目前并没有一种标准的治疗流程,由于本治疗基本上是在皮肤磨削、激光皮表重建治疗基础之上慢慢发展起来的治疗,所以,基本的治疗原则和流程基本上类似。

1. 治疗前　很多作者采用与气化性皮表重建(ablative resurfacing)类似的术前准备,入选标准和排出标准以及注意事项完全相同。三种特殊体质的人仍然是治疗中最为慎重的:色素沉着体质、瘢痕体质和神经质患者,对这些患者的治疗要特别小心谨慎,明智的办法是不要轻易为这类患者进行治疗。对于有 HSV 病毒感染的患者,一些医生会在治疗前、中和后给予一些抗病毒药物来预防疱疹的发作。对于痤疮瘢痕的患者,建议在停止维 A 酸口服治疗后,并且痤疮得到有效控制后再作治疗,因为维 A 酸会导致创伤的瘢痕性愈合,而点阵激光治疗的本身有可能会使痤疮皮损加重(尽管这种可能性较低)。是否在术后采用抗生素疗法预防术后感染,是见仁见智的选择。一些治疗强度较大而且是气化型点阵治疗,预防性的给予短时间的抗生素是可以的,但是不要超过 3~5 天,因为即便是最强有力的点阵气化治疗,通常 24 小时 MTZ 闭合,48~72 小时后表皮基本完全形成并脱痂。

2. 治疗 对于非气化型点阵治疗,无菌原则似乎并不是非常重要,因为治疗后皮肤上实际是没有"通道"的,每一个 MENDs 只是一个变性的"小痂",但是气化型点阵治疗最好还是遵循外科的无菌原则,治疗前要对患处常规消毒、接触治疗区的任何物品应该保持无菌状态,包括治疗头。在大多数情况下,治疗头的定距尺是可拆卸的,有利于消毒灭菌。要注意在下一个患者进行治疗前,治疗头应该进行有效的灭菌处理,否则就应该更换治疗头。因为气化型治疗后皮肤上会留下很细小的"通道",甚至会有少量的组织液或者血液渗出来,在 24 小时内或者在更长一段时间内,细菌仍然有可能进入皮肤。

3. 治疗后 对于非气化性点阵来说,治疗后基本上可以立刻恢复日常的生活,包括化妆品的使用。但是对于较为强烈的治疗来说,治疗后对治疗区进行冷却,增加患者舒适性,同时缓解术后可能出现的热损伤是有益处的。冷却的方式可以是冷喷或者采用 4℃ 的冷面膜,这些方法使用得当,都能获得较好的满意度。但是对于气化型点阵治疗,建议治疗后即刻采用皮肤冷却处理,缓解治疗的热刺激和疼痛。治疗后如果部分患者主诉疼痛不适,不主张采用利多卡因外用的方法来缓解疼痛和不适,因为经过点阵激光治疗后,皮肤上实际上已经存在一些细小的皮肤通道,如果外用局麻药物,有可能增加药物的通透性,导致药物的经皮吸收而发生中毒。曾有一例 52 岁女性患者因瘢痕进行点阵激光治疗,治疗过程中和治疗后外用 30% 利多卡因来缓解治疗中的疼痛,结果出现中毒症状,经血液药物浓度检测发现,利多卡因的浓度已经达到中毒的血液浓度[71]。治疗后外用带有抗菌作用药膏,保护创面,是目前临床上的选择。是否同时使用胶原蛋白或者生长因子,是见仁见智的选择。后者是否能起到协同的疗效,暂时没有可靠的文献支持。所有的患者治疗后都强烈建议避光,以减少色素沉着的发生。

4. 可能的副作用 采用局灶性光热作用原理进行治疗安全较高,治疗后所出现的副作用均为暂时性、一过性的,从现有的资料来看,尚没有观察到持久的副作用发生。在一项对 60 位经过这种治疗的患者(皮肤类型为 Fitzpatrick Ⅰ~Ⅳ 型)进行随访的研究中显示,在治疗面部、颈部、胸部和手部后,治疗后所出现的并发症都非常轻微而且几乎都是暂时性的,几乎不对日常生活产生影响,这些副作用及发生率为:红斑(100%)、面部水肿(82%)、皮肤干燥(82%)、薄痂(60%)、浅表的划痕状损害(46.6%)、瘙痒(37%)、皮肤青紫(26.6%),其他少见的副反应包括暂时性的皮肤敏感(10%)、痤疮样发疹(10%)。大多数患者均认为疼痛是轻、中度的,很容易忍受,有 72% 的患者报告在治疗后的 2 天,治疗对其外出和社交产生了影响。未观察到任何持久的副反应,没有观察到创伤性嫩肤治疗中经常出现的疱疹活动、色素减退、色素沉着、持久性红斑、持久性水肿和感染[72]。对于一些患者因为治疗疼痛而感到不适,可以采用皮肤冷却的方法来缓解治疗的疼痛,如使用同步的空气冷却,能明显地降低治疗时的不适[73]。但是,要注意治疗时的皮肤温度与点阵激光形成的 MENDs 的大小和热作用直接相关,换言之,皮肤温度低,会明显影响点阵激光的疗效。

色素沉着是很多人担心的潜在副作用,然而临床应用来看这种担心也许没有我们想象的那样严重。事实上即便是点阵 CO_2 激光治疗也非常安全,能很好地应用于痤疮萎缩性瘢痕的治疗,即便在黄种人的治疗,合理治疗也很少发生严重色素沉着的事件。相反局灶型光热作用原理可能是治疗黄褐斑一种较好的治疗方法,在一项研究中显示疗效好而且副作用少[74]。

(周展超)

第六节　非创伤治疗技术

非创伤治疗技术有别于前两章所介绍的传统的剥脱性激光除皱技术,后者是以破坏表皮结构,损伤真皮为治疗手段,而达到延缓皮肤老化,减少皱纹的目的。剥脱性治疗患者承受痛苦较多并且面临较多的并发症。尤其对于有色人种而言,并发色素沉着的几率非常高。采用无创或微创激光除皱技术,避免了对表皮的热损伤,而将能量传导到真皮引起适度的损伤,损伤后炎性细胞释放的细胞因子被认为与胶原产生有关:真皮损伤引起炎性细胞浸润,肥大细胞和淋巴细胞积聚在真皮血管周围释放成纤维细胞趋化因子,使之增殖并分泌胶原蛋白[75],从而改善皮肤的外观,这种治疗并发症相对较少。但该类治疗技术只对细小的皱纹效果较好,较粗大的眉间纹、鼻唇沟纹及颈纹疗效较差。应用这项治疗技术从第一次治疗到疗效显现需要 6 个月[76]。

一、红外线激光技术

我们可以获得的并可达到我们治疗要求的激光有 Q 开关 1064nm Nd:YAG、长脉宽 1064nm Nd:YAG、1320nm Nd:YAG、1450nm 半导体、1540nm 铒玻璃激光,关于红外激光具有较好的皮肤穿透性,水对这类激光具有良好的吸收性,因此可达到真皮,通过真皮内水吸收产生光热作用(真皮内的热损伤温度需达到 $60℃ \sim 70℃$)[77]及光波的机械作用。引起真皮组织的可愈损害,而达到除皱的目的。其中 Q 开关 1064nm Nd:YAG 激光是通过光波的机械作用[76],其余四种激光是通过光热作用。真皮吸收水后产生热效应可传导至表皮,故激光术中需要表皮冷却装置,保护表皮不受损伤。

1. Q 开关 1064nm 激光　没有装备冷却系统(针对表皮)的此激光具有超短脉冲宽度特点,作用于组织后通过光的机械效应损伤组织而达到除皱的目的。1997 年 Goldberg 首次采用 Q 开关 1064nm Nd:YAG 激光进行无创嫩肤治疗,对 11 例患者口周和眼周皱纹进行治疗,采用 $5.5J/cm^2$,3mm 光斑。并与超脉冲 CO_2 激光进行比较,治疗 90 天后进行效果的评比。结果 11 例患者中 3 例与 CO_2 激光嫩肤效果相同,6 例疗效稍逊于 CO_2 激光,2例无效。治疗 1 个月后,所有 CO_2 激光患者的治疗部位仍有红斑,而此方法治疗的患者仅 3 例有红斑。Goldberg 还研究了低能量的 Q 开关 1064nm 激光联合碳霜,治疗细小皱纹。他所使用的治疗参数:能量密度 $2.5J/cm^2$,脉宽 $6\sim20ns$,7mm 的光斑。在 32 周内,疗效以剖面测定、患者及观察者的主观打分作为评判标准。患者和观察者都反映有轻微的改善。通过剖面测定发现在减少皱纹深度上有明显效果,54% 的患者在 8 周内仍有红斑。另外有两项附加的研究,在面部涂碳霜后进行治疗时,治疗部位在治疗后出现瘀斑的能量,作为治疗时的最低能量。在第一项临床研究中,8 位患者在四周内间隔接受三个疗程的治疗,通过患者和一位独立观察者的评价,6 位患者反映有较好的疗效。在第二项组织学的研究中,6 位患者在治疗前后进行了下耳部皮肤的活组织检查,其中 4 位患者活组织检查显示浅层乳头真皮层的纤维变性。由此推断较高能量激光可能更好的刺激胶原增生[78]。

2. 长脉宽 1064nm Nd:YAG 激光　大量临床实验证明该激光对于提高皮肤弹性有最好的效果,由于此激光在皮肤组织内光学上有最小的色散性质,故治疗后红斑反应较明显[79]。姜丽亚等进行了长脉宽与 Q 开关 1064nm Nd:YAG 激光对皮肤作用的比较研究。

方法:分别采用长脉宽 1064nm Nd:YAG 激光(脉宽为 3ms、50ms)和 Q 开关 1064nm Nd:YAG 激光(脉宽 5ns)。对小鼠背部脱毛后皮肤进行照射,共照射 4 次,每次间隔一周,检测照射后不同时间点的皮肤弹性、皮肤羟脯氨酸含量、真皮内胶原增生情况以及红斑指数。结果发现两组的皮肤弹性、皮肤羟脯氨酸含量及真皮内胶原厚度均有明显改善,并且两组之间无明显差异。两组增生的胶原均为Ⅰ型胶原。而表皮的红斑指数 Q 开关 1064nm Nd:YAG 激光组,明显高于长脉宽 1064nm Nd:YAG 激光组[80]。赵彩霞等做了关于 1064nm Nd:YAG 激光治疗对小鼠皮肤屏障功能及弹性的研究,共治疗四次每次治疗后均进行皮肤屏障功能及弹性的检测,结果发现屏障功能与正常皮肤之间无明显区别,而皮肤弹性随治疗次数的增加而明显改善[81]。

3. 1320nm Nd:YAG 激光(下称 1320 激光) 这是第一个投放市场的,专门用于非剥脱皮肤美容的激光器。它的治疗靶目标是水,此波段激光能很好穿透到真皮,但在早期的仪器没有冷却装置。Menake 等和 Kelly 等采用此类早期仪器,以 32J/cm^2,5mm 光斑,共治疗 3 次,间隔三周。治疗 45 例患者,在组织学及形态上有明显改变,但有部分患者在治疗部位出现水泡及瘢痕。以上的副反应与表皮温度过高有关,通过改进采用动态冷却装置和热量传感器,能够智能控制皮肤表皮温度,检测温度在 42℃~48℃之间,Menaker 等和 Kelly 等采用改进后的新型仪器治疗观察了 10 例患者。3~4 个月内共治疗 4~5 次。根据治疗时检测温度,采用 28~40J/cm^2 的能量,5mm 光斑,在治疗结束后 24 周进行评价。此波段激光具有很强的向四周散射的能力,对皮肤弹性有轻微改善,治疗后红斑反应最轻[82]。此激光对胶原组织的作用与 Q 开关 1064nm Nd:YAG 激光截然不同,动物实验对比两种激光对鼠皮肤的作用发现,Q 开关 1064nm 激光对Ⅲ型胶原的促进作用较明显,可能与该激光的光机械效应有关,而 1320nm 激光对Ⅰ型胶原促进作用明显。可能与该激光的光热作用有关,组织学显示两种激光都没有造成对表皮的损伤,相反真皮的损伤却很显著,表现为毛细血管扩张、红细胞外渗、轻度的水肿。其中 Q 开关 1064nm 激光在改善胶原纤维的增殖活性,真皮的厚度上均优于 1320nm 激光。但对真皮的损伤程度略为严重。这是由于 Q 开关 1064nm 激光在真皮中相对被水分吸收较少,散射较低。而 1320nm 激光能被真皮中的水大量吸收,并大量散射,所以对真皮的损伤相对较温和[83]。

4. 1450nm 半导体激光 此波段激光相对较短波长激光更容易被真皮内水吸收,此激光配备有动态冷却系统,能量密度 8~24J/cm^2,光斑 4~6mm,发射一个激光脉冲中包括三个子脉冲,每个子脉冲间隔,都有动态冷却剂冷却表皮。D. kopera 等,采用此激光治疗了 9 位患者,平均年龄 52.6 岁,均为女性,治疗部位眼周围皱纹,皮肤类型:Ⅱ~Ⅳ。治疗能量 14~18J/cm^2,光斑 4mm。每 3 周治疗 1 次,共治疗 3 次。第一次治疗时把能量设置在 10J/cm^2,治疗时逐渐增加能量直至 14J/cm^2。第二次治疗开始逐渐增加能量。治疗过程中,有 3 例患者于第二次治疗后在治疗部位出现水疱,有 1 位患者抱怨治疗时不适与疼痛。治疗结果的评价,由患者自我评价及 25 位皮肤专家于治疗后 1 个月,对患者的治疗前与治疗后 1 个月的标准照片进行比较评价。9 位患者的自我评价,认为治疗效果满意,皱纹有中度改善。25 位皮肤专家的评价,其中有 2 位专家认为皱纹有显著改善[77]。

5. 1540nm 铒玻璃激光 这个波段的激光可以很好的穿透表皮达到真皮,其靶物质是真皮中的水,表皮中的黑色素对其吸收很少。该波长的激光穿透深度为 0.4~2.0mm。Ross et al. 在两项 1540nm 铒玻璃激光治疗面部皱纹的研究中,采用接触式冷却装置进行治疗,激光能量400~1200mJ/cm²。光斑5mm。临床研究结果发现:在每次治疗后皮肤皱纹只有轻微极小的改变,但在皮肤组织活检发现真皮胶原纤维有变性改变。对60例面部(眼周和口周)皱纹患者进行治疗观察,经过6周内四次治疗,治疗间隔10天,并通过两位独立观察者的评价,发现所有患者都有不同程度的改善,剖面检测研究表明在减轻皱纹深度上有明显疗效,超声检测显示在18个月内真皮层增厚17%[79]。

二、血管治疗激光技术

继红外激光用于无创除皱技术以来,又出现500~600nm范围内的脉冲激光用于此项治疗。与上文所述红外激光无创除皱技术相比,该类治疗疗程短,治疗时不适反应及疼痛轻,术后并发症少。采用此类激光治疗鲜红斑痣已有10余年的历史。其除皱的治疗原理为:血红蛋白主要吸收波长为580nm左右,500~600nm范围内的激光其血红蛋白的吸收大于黑色素的吸收,并且可穿透皮肤深度400um,到达真皮毛细血管丛。它们以脉冲方式作用于血管内的血红蛋白,通过光热作用引起毛细血管的轻微损伤,从而引发一系列适度的炎性反应以修复损伤,刺激成纤维细胞增生,胶原纤维增生使胶原层增厚达到除皱嫩肤的目的。这一机制已被超微结构分析证实。在照射后前3天真皮层出现一系列反应,包括可逆的血管内皮细胞改变,血管外中性粒、单核和肥大细胞的浸润,间质水肿。在随后的两周细胞因子和生长因子的释放最终刺激成纤维细胞产生胶原蛋白弹性蛋白,12周后可见真皮层出现排列有序的弹性纤维和胶原纤维。替代了老化变性的弹力纤维和胶原纤维。较对照组比,Ⅰ型前胶原表达增加400%,Ⅲ型前胶原表达增加104%,临床报道从第一次治疗到出现皱纹明显减退需6个月,疗效能够维持2年至2年半[84]。

1. 585nm脉冲染料激光　此激光脉宽350μs输出光斑直径5mm发射激光能穿透表皮,以真皮中的毛细血管内的血红蛋白为靶组织,通过选择性光热作用的原理引起血管内皮细胞的损伤,刺激胶原细胞增生从而减少皱纹。在过去的十五年中,许多研究都证实了脉冲染料激光在移除葡萄酒痣的血管组成方面的功效,但同时又没有瘢痕形成的副反应。这类激光对红斑和肥大性斑痕也起到了改善作用。令人欣喜的是,萎缩纹被报道采用低能量非创伤性的脉冲染料激光,临床上可取得明显的改善。最近的一项研究,20位患者,皱纹接受了高能量的短脉冲染料激光的治疗,所有患者都出现了红斑。仅在第一次治疗后,大约一半的患者报告他们的皱纹有持久性的改善。13位患者治疗前的活组织检查与治疗后6~12周内的活组织检查对比表明真皮层胶原及黏性蛋白的增加。短脉冲的脉冲染料激光(持续时间为350μs)在治疗鲜红斑痣方面有较好疗效,并且它已被证实能够在不损伤微脉管或引起红斑的前提下损伤真皮层。另一项生物化学的实验表明,对10位受试者前臂内侧皮肤,使用激光诱发水疱,在72小时后抽出水疱液,检测其Ⅲ型胶原,发现其增长了84%。这进一步证明此激光的确切治疗机制。但还有一些未能解释的疑问:脉冲染料激光为什么能够以相同的参数,在治疗葡萄酒痣时移除血管而不引起纤维变性,在治疗皱纹时引起纤维变性却不损伤血管[82]。

2. 595nm脉冲染料激光　相对585nm脉冲染料激光有更宽及可变的脉宽,脉宽1.5~40ms,光斑7~10mm,能量密度。此仪器同时配备有动态冷却系统。对皮肤弹性有轻微改善,治疗后红斑反应较轻[5]。红外激光与血管治疗激光作用于皮肤组织后,产生的生物物理及生物化学方面的变化有一定区别,采用595nm和1320nm Nd:YAG激光非剥脱性治疗后进行生物物理性质、生物化学性质的改变的对比研究。通过实验鼠的研究发现,1320nm Nd:YAG 在提高皮肤保水能力方面比 595nm 激光有效率同比高 9.7%。而 595nm 脉冲染料激光治疗后导致真皮层增厚,并且比 1320nm Nd:YAG 激光在羟脯氨酸含量方面增加 8.7%。在治疗部位中我们观察到 595nm 激光在增加胶原纤维含量特别是 I 型胶原上效果更好。结果表明 595nm 激光在促进新胶原形成时更有效,而 1320nm Nd:YAG 激光在提高皮肤保水能力上优于 595nm 激光[79]。

（于　霖）

三、等离子体技术

准确说,这不是一种激光技术,但是它属于一种非创伤的嫩肤治疗技术所以我们将这种技术暂时放在这里进行描述。目前使用这种治疗技术的人并不多,也没有累积更多的临床经验,发表的论文不多,很多工作都是公司做的。

1. 等离子嫩肤技术　尽管高温的等离子技术在外科已经应用了 10 年多,但是等离子在皮肤年轻化治疗的应用却是近几年的事情。和激光不同(激光依照选择性光热作用原理进行工作),等离子体嫩肤技术中,等离子的能量能对皮肤产生可控的热损伤,导致皮肤新的胶原产生改善皮肤光老化。治疗过程中等离子对皮肤所释放的热能并不依赖皮肤的色素和类型,通过设置不同的能量大小来满足不同皮肤深度的治疗。如采用低能量的设置等离子体可仅治疗表皮部位,当采用高能量设置时也能治疗深层的真皮[85]。

等离子体是物质存在的一种特殊的状态,是除固态、液态和气态以外的一种状态,被称为物质的第四种状态,是由于原子失去外周电子后形成的裸原子的、离子化的气体状态。当原子的外周电子被外来能量“驱逐”出去以后这个原子便形成了一种带正电荷的状态,这就是等离子体状态。等离子嫩肤(Plasma skin regeneration,PSR)技术是利用等离子体向皮肤释放能量的(而不是光),这种能量的释放不依赖皮肤的色素,因此,能满足大多数类型皮肤的治疗。

目前的所有的嫩肤方法都是在安全性和有效性中寻找平衡点,但是很难达到满意程度。等离子体治疗技术就是为了满足对安全性和有效性的一种嫩肤治疗,初步的研究证实了其对面部皮肤的安全而有效。目前这种等离子体治疗技术已经由 Rhytec Inc (Waltham,Mass)开发出来并得到了美国 FDA 的许可,应用于面部皱纹的治疗。PSR 设备是由超高频率的射频发射器组成,在治疗的手具中射频能量将氮气转化为等离子状态,这种带电荷的气体就是等离子体。它能发射出一定范围(谱线)的辐射脉冲,其峰值能量集中在可见光的范围,主要在靛色和紫色波长范围,在近红外段也有能量分布,脉冲宽度为毫秒级。之所以选择氮气作为气体工作物质,是因为氮能够将皮肤表面的氧气“净化”掉,这样能减少治疗中形成热效应、结痂和瘢痕形成的风险。在手具中形成的等离子体氮气后,通过一个石英的喷嘴喷出 6mm 的“光斑”。当等离子体气体撞击到皮肤后,等离子体的能量便迅速地传递到皮肤的表面,引起瞬间的、可控的、均匀的热效应,在这一过程中没有组织的爆破或者表皮的剥脱。换言之,治疗的整个过程能量的传递并非光能量的吸收,而是依赖等离子气体自身的能量传递。

治疗方法可采用多次、单回合、低能量密度治疗,也可以采用单次、单回合、高能量密度治疗。从目前的有限资料来看,前一种治疗方式疗效与后一种治疗方式疗效相仿,但是需要的休假时间更短,患者更容易接受[86]。表2-14-4是该公司公布的产品信息。和很多其他能量类似,治疗中使用的能量大小决定了治疗的深度。小的能量设置其作用类似于微晶磨削,治疗非常温和,高能量设置时作用类似于 CO_2 激光皮表重建(laser resurfacing)。治疗耳后皮肤当采用1-2J的能量设置时,能量作用的深度局限在表皮和真表皮连接处以上的表浅部位,如果采用3-4J设置时能量作用的深度能达到真皮乳头部位(平均深度为分别为8.2和11.8μm)[86]。

表2-14-4 Rhytic公司公布的产品型号和作用

	Portrait® PSR2/3	Portrait® PSR1
深部皱纹	+++	++
细小皱纹	+++	+++
皮肤色素异常	+++	+++
皮肤紧致	+++	++
痤疮瘢痕*	+++	++
光损伤	+++	+++
毛孔	+++	+++
皮肤质地改变	+++	++

* 临床试验中

2. 临床疗效 治疗面部时整个治疗过程是能忍受的,整个治疗过程一般需要10分钟或更长一点时间。在治疗后皮肤可能出现不同程度的表皮剥脱和再生,尤其是在首次治疗时表皮的剥脱要明显一些[86]。首次治疗后第四天表皮的再生率达到25%~50%,再次治疗后表皮再生率会明显提高,达到80%。由于治疗后有一定程度的剥脱和红斑,因此,在首次治疗后患者一般需要大约9天左右的休假,但是每次治疗后所需要的休假时间会慢慢缩短至4天左右。在皮肤脱痂和剥脱过程中,不要强行将脱痂去掉而应该让其自行脱落,否则容易出现色素沉着。

治疗后皮肤会出现即刻的红斑反应,随着能量的高低或者治疗回合数的不同,红斑程度和持续的时间可能不同。这一反应一般会在2~3周后减轻并消退。能量高或回合数多的治疗也可能引起色素沉着反应。

两侧对照的前瞻性研究来观察单次治疗后的安全性和有效性,观察时间为治疗后的2、5、7、30和90天。治疗后患者出现短暂的红斑和水肿,没有表皮的结痂和脱失。治疗后24~48小时后表皮脱落,7天后表皮恢复。疗后皮肤质地、色泽、细小皱纹、色素异常等明显改善。在疗前和疗后的90天组织活检观察,组织学发现真表皮结构恢复重建、胶原再生,患者耐受性好[87]。11例接受这种治疗的患者,随访了6个月。应用皮肤倒膜的方法客观地测量皮肤的细纹,也结合患者和医师的主管评价法评价疗效。结果6个月后细小皱纹平均的改善程度为24%($P=0.005$),痤疮瘢痕改善平均为23%($P=0.001$)。治疗后红斑很轻微,仅持续1~6天,没有色素改变的风险[88]。

已经证实单次、高能量1回合治疗能取得良好的临床疗效而且安全性高。但是低能量多次治疗似乎也能起到相同的治疗效果。8名志愿者全面部进行治疗,3周1次,共计3次治疗,能量设置:1.2~1.8J。每次治疗前评价和记录皮肤的再生情况、休假和皮肤红斑反应。其中 6 名志愿者于疗前和最后一次治疗后 90 天作全层皮肤的组织活检。患者治疗后的随访点为：每次治疗后 4 天以及最后一次治疗后的 30 天和 90 天。结果：治疗后3 个月，研究者发现面部皱纹减少 37%，面部外观改善达到 68%。治疗后第四天表皮的上皮细胞修复完成。患者自己评价治疗后的红斑平均持续 6 天。治疗后表皮的再生时间：首次治疗后为 9 天，第二次治疗后为 4 天，第三次为后 5 天。首次治疗后有 1 例患者发生了色素沉着，但是在 30 天时消退。没有瘢痕形成、色素减退的事件的发生。组织学评价：治疗 3 个月后 HE 染色发现治疗后新生的胶原带出现在真表皮结合部位，新生胶原带位于皮下 72.3μm 的条带处。治疗前的日光性弹力纤维变性明显改善。但是表皮的厚度并没有明显的变化[86]。

等离子体治疗技术也可应用于非面部皮肤而且非常有效。颈部、胸部和手背部的中度老化皮肤的 10 例患者 30 个治疗区，应用商业的 PSR 治疗设备，使用 1～3 种能量设置。在治疗后的第 4、7、14、30、90 天临床评价皮肤质地、色素沉着、皱纹分级以及副作用并于疗前比较。结果前胸、手部和颈部等部位的临床改善分别为：57%、48% 和 41%，皱纹严重程度、色素沉着、皮肤的光洁程度明显改善。疗效与能量成正比，能量越高改善越明显，但是皮肤的愈合时间也会延长。未来需要对治疗参数的优化、治疗的间隔时间远期的疗效等进行评价[89]。

这些临床疗效的报道被一些国际性的大会交流论文所证实，如在 2008 年的 ASLMS 会议上，突尼斯医生报道等离子体技术治疗眶周老化皮肤，分别在 30 天后和 90 天后评价疗效，结果总体疗效获得 35% 进步，60% 以上的患者上眼睑和口周的皮肤改善，这些改善包括皮肤的质地、光滑程度、皱纹的减少等，患者满意度高。治疗后第一天可以发现所有的皮肤结构都获得了刺激，第四天时能发现在基底层以上形成表皮的裂隙，新的表皮在基底层上形成，第十天可以见到表皮 100% 更新，而且真皮的成纤维细胞活性增加以及胶原的新生。这是一种完全没有创伤的治疗方法，对皮肤松弛和皱纹具有明显的疗效，如果采用高能量和多回合治疗，效果更好。

3. 治疗方法　如果患者具有瘢痕体质、既往有疱疹病毒感染并发病史或者具有结缔组织疾病等免疫紊乱的疾病时，不应该对其进行治疗，或者治疗时应该非常小心谨慎。除此之外，本治疗似乎并没有其他的禁忌证。本治疗的第一适应证应该是光老化患者，可使用于任何类型的皮肤患者。治疗前 1 小时可以使用局部麻醉药物，或者在开始治疗前的30～45 分钟口服一些镇静止痛药物，也可以联合使用。这样来减轻治疗时的不适感。事实上，等离子体治疗并没有光子治疗的疼痛那样剧烈，因此，可以不采用任何麻醉措施。

治疗时用干纱布擦掉外涂的麻醉药物。可以一边治疗一边擦掉麻醉药物，直到全面部完全治疗完。治疗时治疗手具保持与皮肤表面 5mm 左右的距离，此时可使用 6mm 的治疗光斑。采用"涂刷墙面"那样的方式进行治疗，不要过多的重叠光斑。当使用高能量设置时，可仅仅治疗 1 回合，光斑不重叠，如果采用低能量设置时可采用多回合反复治疗。治疗过程中可使用潮湿的纱布块保护发际、眉毛和眼睫毛。为了避免治疗区和非治疗区之间形成界线影响美观，在处理下颚或者发际部位时可以将治疗手具提高，使治疗头与皮肤的距离拉开，这样能减少治疗的能量，模糊治疗的边界。治疗后患者应当适当避光防止色素沉着，并使用温和的保湿霜和防晒霜。这种治疗可以在 2～4 周左右重复进行。

（周展超）

参 考 文 献

[1] 吕博文,陈世辉,汤家润等.专题报道:胶原蛋白.科学发展,2004,380:7-23,31-35

[2] 李国英.胶原的类型及其结构特征.中国皮革,2002,31(17):20-21

[3] 李国英,张忠楷,付强等.胶原的形态分类及其生理机能.陕西科技大学学报,2004,22(3):80-82

[4] Renugopalakrishnan V and Lewis RV. Bionanotechnology. Netherlands:Springer,2006

[5] 李国英,陈利.胶原的生物合成过程.中国皮革,2004,33(5):14-15

[6] 李国英.胶原的生物学性质.中国皮革,2002,31(21):20-21

[7] Lochner K,Gaemlich A,Südel KM,et al. Expression of decorin and collagens I and Ⅲ in different layers of human skin in vivo:a laser capture microdissection study. Biogerontology,2007,8(3):269-282

[8] El-Domyati M,Atria S,saleh F et al. Intrinsic aging VS photoaging:a comparative histopathological,immunohistochemical,and ultrastructural study of skin. Exp Dermatol,2002,11(5):398-405

[9] Chung JH,Seo JY,Choi HR,et al. Modulation of skin collagen metabolism in aged and photoaged human skin in vivo. J Invest Dermatol,2001;117(5):1218-1224

[10] Jenkins G. Molecular mechanisms of skin ageing. Mech Ageing Dev,2002,123(7):801-810

[11] Wlaschek M,Tantcheva-Poór I,Naderi L,et al. Solar UV irradiation and dermal photoaging. J Photochem Photobiol,B. 2001,63(1-3):41-51

[12] Sugimoto M,Yamashita R,Ueda M. Telomere length of the skin in association with chronological aging and photoaging. J Dermatol Sci,2006,43(1):43-47

[13] Xu YR,Fisher GJ. Ultraviolet(UV)light irradiation induced signal transduction in skin photoaging. J Dermatol Sci,2005,1(Suppl):S1-S8

[14] Chung JH,Seo JY,lee MK,et al Ultraviolet modulation of human macrophage metalloelastase in human skin in vivo. J Invest Dermatol,2002,119(2):507-512

[15] Vioux-Chagnoleau C,Lejeune F,Sok J,et al. Reconstructed human skin:From photodamage to sunscreen photoprotection and anti-aging molecules. J Dermatol Sci,2006,41(2):S1-S12

[16] Imayama S,Ueda S,Isoda M. Histologie changes in the skin of hairless mice following peeling with salicylic acid. Arch Dermatol,2000,136(11):1390-1395

[17] Fulton JE,Porumb S. Chemical peels:their place within the range of resurfacing techniques. Am J Clin Dermatol,2004,5(3):179-187

[18] Stern RS. Treatment of photoaging. N Engl J Med,2004,350(15):1526-1534

[19] Murad A,Hsu TS,Dover JS. Nonablative laser and light treatments:histology and tissue effects. Lasers Surg Med,2003,33(1):30-39

[20] Prieto VG,Sadick NS,Lloreta J,et al. Effects of intense pulsed light on sun-damaged human skin,Routine and ultrastructural analysis. Lasers Surg Med,2002,30(2):82-85

[21] Khawaja HA,Hernandez-Perez E Botox in dermatology. Int J Dermatol,2001,40(5):311-317

[22] Noone RB. Suture suspension malarplasty with SMAS placation and modified SMASectomy:a simplified approach to midface lifting. Plast Reconstr Surg,2006,117(3):792-803

[23] Lee CJ,Whang JH,Lazova R et al:Growth factor expression with different wound treatments after laser resurfacing. Aesthetic Surg J,2007,27(1):55-64

[24] Park HJ,Lee DY,Lee JH et al:The treatment of syringomas by CO_2 Laser using a Multiple-Drilling method. Dermatol Surg,2007,33(3):310-313

[25] Lack G,Keller G,Lower N et al. Laser skin resurfacing with the Silk Touch flashscanner for facial rhytids. Dermatol Surg,1995,21(12):1021-1024

[26] Lowe NJ, Lask G, Griffin ME et al. Skin resurfacing with the Ultrapulse carbon dioxide laser: obserbations on 100 patients. Dermatol Surg,1995,21(12):1025-1029

[27] David L and Ruiz-Esparza J. Fast healing after skin resurfacing: the minimal mechanical trauma technique. Dermatol. Surg,1997,23(5):359-361

[28] Fitzpatrick RE, Goldman MP, Satur NM, et al. Pulsed carbon dioxide laser resurfacing of photo-aged facial skin. Arch Dermatol,1996,132(4):395-402

[29] Ho C, Nguyen Q, Lowe NJ et al. Laser resurfacing in pigmented skin. Dermatl. Surg. 1995;21(12): 1035-1037

[30] Alser TS, Apfelberg DC. Cosmatic Laser Surgery. New York:John Wiley & Sons,1996:9-27

[31] Berstein LJ, Kauvar AN, Grossman MC et al:Scar resurfacing with high power short pulsed and flash-scaning carbon dioxide lasers. Dermatol Surg,1998,24(1):101-107

[32] Trimas SJ, Ellis DAF, Metz RD. The carbon dioxide laser: an alternative for the treatment of actnically damaged skin. Dermatol Surg,1997;23(10):885-889

[33] Fitzpatrick RE, Tope WD, Goldman MP et al. Pulsed carbon dioxide laser, trichloroacetic acid, Baker-Gordon peel, and dermabrasion: a comparative clinical and histologic study of cutaneous resurfacing in a porcine model. Arch Dermatol,1996,132(4):469-471

[34] Smith KJ, Skelton HG, Graham JS et al. Increased smoth muscle actin, factor VIIIa, and Vimentin-positive cells in the papillary dermis of carbon dioxide laser debrided porcine skin. Dermatol Surg, 1997, 23 (10):891-895

[35] Keller G, Rawnsley J Cutcliffe B et al. Erbium:YAG and carbon dioxide laser resurfacing 1998. Facial Plast Surg Clin North Am,1998,6(2):167-181

[36] West TB and Alster TS. Effect of pretrectment on the incidence of hyperpigmentation following cutaneous CO_2 laser resurfacing. Dermatol Surg,1999,25(1)15-17

[37] Alster TS, Apfelberg DC. Cosmatic laser surgery. New York:Wiley-Liss,1999,135-138

[38] Rosenberg G. Full face and neck resurfacing. Plast Reconstr Surg,1997,100(7):1846-1854

[39] Miller ID. The Erbium laser gains a role in cosmetic surgery. Biophotonics Int. May/June 1997:38-43

[40] Hughes PS. Skin contraction following Erbium:YAG laser resurfacing. Dermatol Surg,1998,24(1):109-111

[41] Weistein C. Computerized scanning erbium:YAG laser for skin resurfacing. Dermatol Surg, 1998, 24 (1):83-89

[42] Kye YC:Resurfacing of pitted facial scars with a pulsed erbium:YAG laser. Dermatol Surg,1997,23 (10):880-887

[43] Kaufmann R, Hibst R. Pulsed erbium:YAG laser ablation in cutaneous surgery. Lasers Surg Med,1996, 19(3):324-330

[44] Teikemeier G, Goldberg DJ. Skin resurfacing with the erbium:YAG laser. Dermatol Surg,1997,23(8): 685-687

[45] Khatri K, Ross V, Grevelink J et al. Comparison of eibium:YAG and CO_2 lasers in wrinkle removal. Lasers Surg Med,1997,(suppl 9):37

[46] Fleming D. Controversies in skin resurfacing:the role of erbium. J Cutan Laser Ther. 1999,1(1):15-21

[47] Goldman M, Fitzpatrick R. Presented at American Academy of cosmetic Surgery Meeting;January 31, 1999,Los Angeles,CA

[48] Guyuron B, Michelow B, Schmelzer R et al. Delayed healing of rhytideectomy flap resurfaced with CO_2 laser. Plast. Reconstr. Surg,1998,101(3):816-819

[49] Bisaccia E, Sequeira M, Magidson J et al. Surgical intervation for the aging face. Combination of mini-facelifting and superficial carbon dioxide laser resurfacing. Dermatol Surg,1998,24(8):821-826

[50] Perkins SW and Sklarew EC. Prevention of facial herpetic infections after chemical peel and dermabrasion:new treatment strategies in the prophylaxis of patients undergoing procedures of the perioral area. Plast Reconstr Surg,1996,98(3):427-433

[51] Apfelberg DB. Summary of the 1997 ASAPS/ASPRS laser task force survey on laser resurfacing and laser blepharoplsty. Plast Reconstr Surg,1998,101(2):511-518

[52] Goodman GJ. Facial resurfacing using a high-energy short pulse carbon dioxide laser. Aust J Dermatol, 1996,37(3):125-132

[53] Duke D,Grevelink JM. Care before and after laser skin resurfacing:a survey and review of the literature. Dermatol Surg,1998,24(2):201-206

[54] Alster TS,West TB. Effect of topical Vitamin C on post operative Carbon dioxide laser resurfacing erythema. Dermatol Surg,1998,24(3):331-334

[55] Newman JP,Koch RJ,Goode RL. Closed dressings after laser skin resurfacing Arch Otolaryngol Head Neck Surg,1998,124(7):751-757

[56] Bernstein LJ,Kauvar AN,Grossman MC et al. The short-and long-term side effects of carbon dioxide laser resurfacing. Dermatol Surg,1997,23(7):519-525

[57] Sriprachya-Anunt S,Fitzpatrick RE,Goldman MP et al. Infections complicating pulsed carbon dioxide laser resurfacing for photoaged facial skin. Dermatol Surg,1997,23(7):527-535

[58] Nanni CA and Alster TS. Nanni CA, Alster TS. Complicaions of carbon dioxide laser resurfacing:an evaluation of 500 patients. Dermatol Surg,1998,24(3):315-320

[59] Laws RA,Finley EM,McCollough ML at al. Alabaster skin after carbon dioxide laser resurfacing with histologic correction. Dermatol Surg,1998,24(6):633-636

[60] Richert S and Bridenstine J. Transepidermal elimination of elastic fibers after carbon dioxide laser resurfacing:a report of two cases. Dermatol Surg,1998,24(2):275-278

[61] Manstein D,Herron GS,Sink RK,Tanner H,Anderson RR. Fractional photothermaolysis:a new concept for cutaneous remodling using microscopic patterns of thermal injury. Lasers Surg Med,2004,34(5): 426-438

[62] Bedi VP,Chan KF,Sink RK. et al. The effects of pulse energy variations on the dimensions of microscopic thermal treatment zones in nonablative fractional resurfacing. Lasers Surg Med. 2007,39(2):145-155

[63] Khan MH,Sink RK,Manstein D et al. Intradermally focused infrared laser pulses:thermal effects at defined tissue depths. Lasers Surg Med,2005,36(4):270-280

[64] Laubach H,Chan HH,Rius F et al. Effects of skin temperature on lesion size in fractional photothermolysis. Lasers Surg Med,2007,39(1):14-18

[65] Hantash BM,Bedi VP,Sudireddy V et al. Laser-induced transepidermal elimination of dermal content by fractional photothermolysis. J Biomed Opt,2006,11(4):041115

[66] Laubach HJ,Tannous Z,Anderson RR et al. Skin responses to fractional photothermolysis. Lasers Surg Med,2006,38(2):142-149

[67] Ruiz-Rodriguez R,López L,Candelas D et al. Enhanced efficacy of photodynamic therapy after fractional resurfacing:fractional photodynamic rejuvenation. J Drugs Dermatol,2007,6(8):818-820

[68] Trelles MA,Vélez M and Mordon S. Correlation of histological findings of single session Er:YAG skin fractional resurfacing with various passes and energies and the possible clinical implications. Lasers Surg Med,2008,40(3):171-177

[69] Hantash BM,Bedi VP,Kapadia B et al. In vivo histological evaluation of a novel ablative fractional resurfacing device. Lasers Surg Med,2007,39(2):96-107

[70] Hantash BM,Bedi VP,Chan KF et al. Ex vivo histological characterization of a novel ablative fractional resurfacing device. Lasers Surg Med,2007,39(2):87-95

[71] Marra DE,Yip D and Fincher EF et al. Systemic toxicity from topically applied lidocaine in conjunction with fractional photothermolysis. Arch Dermatol,2006,142(8):1024-1026

[72] Fisher GH,Geronemus RG:Short-term side effects of fractional photothermolysis. Dermatol Surg,2005; 31(9 Pt 2):1245-1249

[73] Fisher GH,Kim KH,Bernstein LJ et al. Concurrent use of a handheld forced cold air device minimizes patient discomfort during fractional photothermolysis. Dermatol Surg,2005,31(9 Pt 2):1242-1243

[74] Rokhsar CK,Fitzpatrick RE. The treatment of melasma with fractional photothermolysis:a pilot study. Dermatol Surg,2005,31(12):1645-1650

[75] Riekki R,Harvima IT,Jukkola A et al. The production of collagen and the activity of mast-cell chymase increase in human skin after irradiation therapy. Exp Dermatol,2004;13(6):364-371

[76] 孙林潮,高天文. 激光除皱术. 中国美容医学. 2003;12(6):667-669

[77] Kopera D,Smolle J,Kaddu S at al. Nonablative laser treatment of wrinkles:meeting the objective? Assessment by 25 dermatologists. Br J Dermatol,2004;150(5):936-939

[78] Goldberg DJ and Silapunt S. Histologic evaluation of a Q-switched Nd:YAG laser in the nonablative treatment of wrinkles. Dermatol Surg,2001;27(8):744-746

[79] Dang Y,Ren Q,Li W et al. Comparison of biophysical properties of skin measueed by using non-invasive techniques in the KM mice following 595nm pulsed dye,1064nmQ-switched Nd:yag and 1320nm Nd:yag laser non-ablative rejuvenation. Skin Res Technol,2006,12(2):119-125

[80] 姜丽亚,杨秀萍. 长脉宽于 Q 开关 1064nm Nd:YAG 激光对皮肤作用的比较. 临床皮肤科杂志,2007,(36)3:137-138

[81] 赵彩霞,任秋实. Gentle YAG 1064nm 激光治疗对小鼠皮肤屏障功能及弹性的影响. 中国皮肤性病杂志,2006,20(8):458-459

[82] Ang P,Barlow RJ. Nonablative laser resurfacing:a systematic review of the literature. Clin Exp Dermatol,2002,27(8):630-635

[83] Dang YY,Ren QS,Liu HX,et al. Comparison of histologic,biochemical,and mechanical properties of murine skin treated with the 1064-nm and 1320-nm Nd:YAG lasers. Exp Dermatol,2005,14(12):876-882

[84] Hsu TS,Zelickson B,Dover JS et al. Multicenter study of the safety and efficacy of a 585nm pulsed-dye laser for the nonablative treatment of facial rhytides. Dermatol Surg,2005,31(1):1-9

[85] Bogle MA,Arndt KA,Dover JS. Plasma skin regeneration technology. J Drugs Dermatol,2007,6(11):1110-1112

[86] Bogle MA,Arndt KA,Dover JS. Evaluation of plasma skin regeneration technology in low-energy full-facial rejuvenation. Arch Dermatol,2007,143(2):168-174

[87] Kilmer S,Semchyshyn N,Shah G et al. A pilot study on the use of a plasma skin regeneration device (Portrait PSR3)in full facial rejuvenation procedures. Lasers Med Sci,2007,22(2):101-109

[88] Potter MJ,Harrison R,Ramsden A et al. Facial acne and fine lines:transforming patient outcomes with plasma skin regeneration. Ann Plast Surg,2007,58(6):608-613

[89] Alster TS,Konda SP. Plasma skin resurfacing for regeneration of neck,chest,and hands:investigation of a novel device. Dermatol Surg,2007,33(11):1315-1321

15

第十五章

寻常痤疮

第一节 寻常痤疮的治疗

寻常痤疮(以下简称痤疮),是一种发生于毛囊皮脂腺的慢性炎症性皮肤疾病。痤疮具有一定的遗传倾向,目前推测可能参与发病的基因有多态上皮黏液素基因(PEM)、雄性激素受体相关基因及细胞色素 P-4501A1 等。85% ~ 100% 的人一生中曾发生过痤疮。其致病因素主要包括四方面:大量皮脂产生,毛囊角化过度,痤疮丙酸杆菌繁殖和毛囊周围炎症。痤疮的治疗包括外用药物、系统治疗和物理治疗。其中外用药物主要有维 A 酸类、抗生素类、过氧化苯甲酰、壬二酸、抗雄激素剂等,系统治疗有抗生素类、13-顺维 A 酸、性激素和小剂量皮质类固醇等,物理治疗包括机械挤出粉刺、电烙术、冷冻、射线和光学治疗。现有的寻常痤疮的光学治疗方法,主要针对痤疮丙酸杆菌和皮脂腺。

一、痤疮的临床症状

多数发生于青少年时期(16 ~ 18 岁)前后,但也有发病较早的(如 10 岁前后)和发病较晚的(如 40 岁以后)。痤疮主要有两种皮损:非炎症性皮损和炎症性皮损。非炎症性皮损即粉刺。依据粉刺是否有开口,又分为黑头粉刺(开放性粉刺)和白头粉刺(闭合性粉刺)两种。炎症性皮损有多种表现:丘疹、脓疱、结节和囊肿。皮损好发于面颊、额部和鼻唇沟,其次是胸部、背部和肩部。有色人种更容易发生炎症后的色素沉着和瘢痕疙瘩。

二、发病机制[1]

本病的发生机制并未完全明了。目前公认的发病机制包含有以下四个发病环节。

1. 毛囊漏斗部角化过度 正常情况下,在毛囊漏斗部仅出现非黏着性的角化细胞及单层细胞脱落入腔内。而在粉刺形成开始时,细胞角化的终末阶段发生障碍,角质形成细胞间的黏着性增加,漏斗部的角化细胞不崩解脱落,而且细胞更替速度加快,结果导致毛囊漏斗部导管角化速度加快,形成微粉刺。

2. 雄性激素与皮脂腺功能亢进 皮脂腺的生长及分化是由雄性激素所调控的,其机制复杂,而且尚未完全明了。循环中的较弱的雄性激素在皮肤中能转换为高活性的睾酮和双氢睾酮,这一过程依赖于毛囊及皮脂腺中的特异性酶物质,如5α-还原酶。雄性激素作用与皮脂腺的第一步就是与雄性激素受体结合,这一结合便产生一系列的程序化的变化:DNA复制和蛋白质的合成,最终是皮脂腺功能得以调整。雄性激素是痤疮发病必不可少的基础,但是痤疮的发生并不是由于雄性激素的简单增多,痤疮患者几乎没有内分泌的异常,因为大多数患者血清内的各种雄性激素水平以及雄性激素结合蛋白水平均是正常的,并不高于一般人群。那么原因在哪里呢? 有可能是由于皮脂腺中5α-还原酶的活性增高和/或雄性激素受体的亲和力增高的缘故。

3. 毛囊皮脂单位中微生物的作用 在毛囊皮脂单位中最少有三类微生物寄生,这就是葡萄球菌、酵母菌和丙酸杆菌。与痤疮发病关系较密切的是丙酸杆菌。一般毛囊中的丙酸杆菌有三种:痤疮丙酸杆菌(P. acne)、卵白丙酸杆菌(P. avidum)、颗粒丙酸杆菌(P. granulosum)。但是只有 P. acne 才能100%地分离出来,并且总是优势生长的,与痤疮关系最密切的也是 P. acne。

4. 炎症及宿主的免疫反应 所有的炎症性痤疮几乎都是从细小的粉刺发展而来的,然而,即便是临床上看上去没有炎症的粉刺,在病理层面来看也能找到炎症的迹象。痤疮的炎症与普通的感染性炎症最少在以下临床方面有着明显的差别:①炎症更趋向于慢性迁延;②炎症常常以瘢痕结束;③不同个体间炎症的差别非常巨大,即便同一个体,不同毛囊间炎症程度也相差明显。痤疮炎症的这些特点,使得痤疮本身在治疗的反应性方面存在着较大的差异。

然而,以上四个发病环节虽然得到广泛的公认,但是我们必须知道,以上四个环节中的任何一个环节都不足以致病。事实上,所有处在青春期的人均有痤疮发病的基础(高的 P. acne,一定程度的毛囊阻塞和较多的皮脂溢出),但大多数人不发生痤疮,而且痤疮病人与年龄配对的正常人群比较,其皮脂中的脂肪浓度、P. acne 数量等,尽管痤疮组比无痤疮组要高一些,但其数据有很大重叠,这表明这些因素都各自参加了发病,但并不是根本因素。

三、痤疮的诱发因素

有很多因素可以使痤疮加重或诱发本病的发生,通常有以下原因:①长期接触油脂、沥青等;②接触某些化学物质,如氯、溴等;③使用某些药物,如雄性激素、皮脂激素、锂剂、硫唑嘌呤、利福平等;④所有能增加皮肤炎症的因素,如酒精、辣椒等。但是也有很多因素是被夸大了甚至被误解。其中主要的是食物,油脂性食物和糖类食品对本病一般没有什么影响。化妆品曾经被认为是毛孔堵塞和粉刺发病的一种原因,但缺乏有力的证据,相反绝大多数的化妆品对痤疮并没有什么影响。当然也有部分化妆品的确能诱发痤疮的发生,如果因此而惧怕使用化妆品的确没有必要。很多中医认为消化功能与痤疮有着非常密切的关系,如便秘可能引起痤疮,现在看来并没有说服力。但是可以肯定,机体在劳累的情况下,各种疾病都有可能加重,包括痤疮,因此很多痤疮患者常常主诉熬夜会加重痤疮。

四、痤疮的治疗[2]

尽管目前物理治疗取得了相当的成功,但是药物治疗仍然是首先的治疗方法,因为无论从疗效还是方便程度来看,药物都是很理想的治疗方法。然而一些新的物理疗法正在挑战药物治疗的这种地位。例如光动力疗法就非常具有市场潜力,另一方面长期的药物应用也增加了对副作用的担忧。例如抗生素的长期应用在妇女可能会担心阴道念珠菌的问题,维 A 酸可能会对肝肾功能的影响,外用药物的刺激反应也是临床上经常遇到的问题。

目前所有的药物治疗在理论上均是通过对以上四个环节进行干预的。

1. 抑制皮脂腺功能亢进　①抗雄性激素药物治疗。在理论上这一思路最少有以下三种治疗方案:雌性激素、黄体酮和抗雄性激素药物。雌性激素、黄体酮治疗效果不满意,在临床中应用比较成功的药物有达因-35(1#/d)和螺内酯(100mg/d)。前者效果好,后者效果并不令人满意;②抑制皮脂腺功能。目前看来最有效的药物还是 13 顺-维 A 酸[0.5 ~ 1.0mg/(kg · d)][3]。

2. 抗毛囊皮脂导管角化异常　属于这类的药物有很多,大多数为外用药物。其中 13 顺维 A 酸既能口服也能外用。其他的治疗药物有:0.025% ~ 0.1% 全反式维 A 酸、20% 壬二酸、2.5% ~ 10% 过氧化苯甲酰、2% ~ 5% 水杨酸等。但是,在众多的抗角化异常的药物中,只有维 A 酸才真正能使表皮角化正常化。

3. 抑制微生物的生长　这类药物很多,也是目前使用最多的药物之一,而且常常作为首先治疗药物使用。治疗通常具有经验性和习惯性,选择哪种药物作为首选药物各医生的差别较大,因为要比较各种抗生素孰劣孰优非常困难。

4. 抑制炎症　理论上对炎症有抑制作用的药物对痤疮都应该有效果,事实上口服低剂量的皮质激素对重度痤疮有效,因而常联合使用。各种抗生素的治疗作用目前看来都源于其抗炎活性。

系统治疗最重要的问题是疗程,一般来说抗生素治疗需要 3 ~ 6 个月、维 A 酸治疗需要 4 个月左右,而性激素治疗通常需要 1 年或更长的治疗时间。比较不同的治疗方法的疗效非常困难。局部外用药最重要的问题是各种药物的正确使用方法,从治疗原则来讲,需要全面部的外用,而不是仅仅在患处局部应用,皮肤对药物的耐受性是影响药物正常使用的重要原因,应给予足够的重视,单独外用抗生素不一定要长期使用(不超过 1 个月)。

五、其 他 治 疗

粉刺排除:这恐怕是目前最有效的粉刺治疗方法之一,然而它始终只能扮演辅助治疗的角色,粉刺治疗的关键还必须减少和抑制粉刺的产生。410nm 的蓝光对炎症性痤疮具有治疗作用,如结合盐酸氨基乙酰丙酸(d-ALA)可获得理想的疗效。633nm 红光同样也有疗效。结节/囊肿内皮质激素注射:这有助于炎症的迅速消除,是治疗较大的结节和囊肿非常有效的办法。囊肿切开引流:对于非常大的囊肿切开引流是避免日后皮损机化的有效方法。脉冲强光:可以帮助炎症性痤疮后期红色印记的消退。瘢痕磨削:是治疗萎缩性瘢痕的有效方法,对于轻中度的凹陷性瘢痕非损伤性激光技术(1320nm 和 1450nm 激光)治疗也是一种理想的选择,这些内容可参阅有关章节。

(周展超)

第二节 寻常痤疮的光疗

一、作用于痤疮丙酸杆菌

痤疮丙酸杆菌可能在寻常痤疮的发病中起重要作用。它通过细胞壁的受体吸收并在细胞内储存原卟啉Ⅸ,同时可产生内源性粪卟啉,这两种卟啉维持着痤疮丙酸杆菌正常的代谢过程。而卟啉在吸收了特定波长的光子后可被活化,产生单态氧和自由基,使痤疮丙酸杆菌失活。卟啉对光的吸收峰主要在400nm附近,这一最强的光吸收峰又称Soret Band,处于蓝光和紫外区域。在450~700nm波长的光范围内,卟啉也有几个较弱的吸收峰,又称Q Band。许多寻常痤疮的光学治疗正是基于了痤疮丙酸杆菌的这一光作用特点[4]。

1. 紫外线(UV)[5]　在体外,低剂量近UV光照射后,痤疮丙酸杆菌失活。1978年Mills和Kligman曾分别以UVA、UVB和UVA + UVB治疗中重度痤疮,其中UVB组粉刺和炎症性皮损有轻度减少,而UVA组改善最不明显。以后的研究也认为,UV由于其穿透皮肤的能力差,对痤疮的治疗仅有非常微弱的效果,并有潜在致癌性。

2. 蓝光　痤疮丙酸杆菌在代谢过程中主要产生粪卟啉Ⅲ,它对光的吸收峰在415nm,处于蓝光的波长范围内,因此,蓝光对该菌有抑制作用,可以诱导细胞内pH值的改变,通过影响跨膜蛋白转运使细菌被破坏。

近年出现的高强度、窄波谱蓝光Clearlight对轻、中度痤疮有较好的效果。其波长范围407~420nm,在20×20cm的区域内产生90mW/cm^{2}的单色光。2003年已被美国FDA批准上市。Kawada[6]等治疗了30位轻至中度痤疮患者,每周2次,共5周,64%的痤疮皮损缓解,痤疮丙酸杆菌的数量减少。Omi等[7]治疗了28位痤疮患者,每周2次共8周,每次照射15分钟,结果64.7%的痤疮皮损缓解,治疗前后脓疱细菌培养无改变,但电镜下可见痤疮丙酸杆菌被破坏。台湾的Tzung等[8]采用自身对照的方法,用蓝光治疗了31位面部痤疮患者每周2次共4周,也获得了满意的效果,作者同时指出,对于结节和囊肿,蓝光疗效不明显。Elman等分别对以下三组丘疹脓疱痤疮患者用蓝光进行治疗,包括面部自身对照组、全面部开放式实验研究组及双盲面部自身对照组,结果经每次8~15分钟照射,治疗8次后,59%~67%的炎性痤疮皮损得到缓解,患者未出现副反应和不适症状,治疗后随访8周未见复发[9]。

3. 蓝光结合其他光　尽管蓝光可以抑制痤疮丙酸杆菌,但它不能有效地穿透组织,其穿透深度小于0.25mm,而人面部毛囊的深度是3mm,如果在背部可能更深。红光对卟啉的光活化作用不大,但它对组织的穿透性更好,可达0.55mm;而且红光也有抗炎特性,可以影响巨噬细胞或其他细胞释放细胞因子。此外,红光可使细胞膜对钙离子的通透性发生改变。其他如绿光和黄光的穿透深度也分别可达到0.28mm和0.45mm,对漏斗部的痤疮丙酸杆菌起作用。

Papageorgiou等[10]用蓝光加红光(415nm和660nm)分别与单用蓝光、白光、外用5%过氧化苯甲酰比较治疗痤疮,结果12周后,红光加蓝光组有76%的炎症性皮损和58%的粉刺得到缓解,其中对炎症皮损的治疗明显优于其他组,非炎性皮损无显著差别,治疗副反应轻微。因此,蓝光结合红光可安全、有效地协同治疗痤疮的炎性和非炎性皮损。

4. 脉冲光与热能结合(LHE)　Elman 等用波长 430～1100nm 的脉冲光(Clear-Touch™)治疗 19 位轻中度痤疮,每周 2 次共 4 周,平均能量密度 3.5J/cm²,脉宽 35ms。结果非炎性和炎性皮损的清除率分别为 63%±21% 和 50%±32%,治疗结束后 1 个月清除率分别为 79%±22% 和 74%±20%,2 个月后为 85%±17% 和 87%±25%。Clear Touch™通过波长范围较大的光谱,包括蓝光、绿光、黄光和红光,兼顾了光的穿透性和卟啉的活化作用,同时,脉冲光能够短时间内使组织温度升得更高,加快化学反应速度,因此具有较好的疗效[11]。

5. KTP 激光　Bowes 采用半侧面部自身对照 KTP 治疗了 11 位患者,光斑 4mm,能量密度 7～9J/cm²,脉宽 20ms,每周治疗 2 次,共治疗 2 周,1 个月后轻中度皮损减少 36%,28% 皮脂分泌减少,患者耐受性好。

Lee 报告了 KTP 单独治疗 25 例面部和躯干部痤疮,25 例 KTP 治疗后再配合外用药物和清洁剂及 125 例同时进行激光和外用药物治疗的比较,结果 125 例同时治疗的患者中 90% 达到了 80%～95% 的改善,与先激光治疗后外用药物治疗组疗效相当,50% 同时治疗的患者,未再进行任何治疗,疗效持续 4 月以上。单独 KTP 治疗组,起效慢,疗效差,复发率高。尽管单独使用激光治疗寻常痤疮的疗效有限,但与其他治疗结合后可能增加效果。

6. PDL 激光　发射 585nm 和 595nm 光的脉冲染料激光可以激活细菌的卟啉,同时可被炎性皮损中扩张的血管内的氧合血红蛋白吸收。采用低能量密度、非紫癜性参数,能够治疗轻至中度的炎性痤疮。其较低的能量密度,可以刺激皮肤胶原的合成,激光的热量不能破坏真皮血管周围组织,却能改变局部细胞代谢,不会产生紫癜反应。有人在对 41 位成人痤疮患者治疗后,分别在治疗后 2、4、8 和 12 周观察疗效,结果 50% 的皮损缓解[5]。但 Orringer 等在对 40 位 13 岁以上患者用 585nm 激光治疗后,认为治疗后 12 周丘疹、脓疱和粉刺的计数无显著差异[12]。

二、作用于皮脂腺

1. 光动力学治疗(PDT)　氨基乙酰丙酸(ALA)能够被毛皮脂腺单位吸收,参与血红蛋白合成途径,产生原卟啉Ⅸ,后者是潜在的光敏剂,一旦被光激发,可以产生单态氧和自由基,破坏线粒体、细胞核和细胞膜,因此能够选择性地作用于毛皮脂腺单位和痤疮丙酸杆菌,对周围组织损伤小。

痤疮部位外用 20% 的 ALA 3 小时后照射波长 550～700nm、能量密度 150J/cm² 的光,每周 1 次共 4 周,效果非常好,即使结节和囊肿也很快被清除。Itoh 等外用 20% 的 ALA 4 小时后分别用 635nm 的准分子激光和 600～700nm 的宽谱光照射,结果后者疗效优于前者,表明在 PDT 治疗痤疮时,非相干光比激光更好,而且价格便宜,治疗的范围大。ALA PDT 治疗的副反应包括治疗中不适、暂时性色素沉着、浅表脱屑、红斑、结痂等[2]。

Kimuera 等[13]给 51 位全身痤疮的患者口服 ALA 10mg/kg,4 小时后照射 540～800nm 的光,2～4 周照一次,共照射 2 次,结果皮损显著改善和改善的患者分别占 60.8% 和 31.4%,副反应轻微,未见肝功能异常。

　　总之,PDT 通过运用光敏剂 ALA,使得仅使用低能量的光源,达到对痤疮治疗的理想疗效。

　　2. 1450nm 半导体激光　Paithanker 等用带冷却喷雾的 1450nm 的半导体激光治疗上背部痤疮,共治疗 4 次,每次间隔 3~4 周,治疗区皮损计数从 5.43 降低到 0.43,副反应轻微。该激光靶向皮脂腺,改变痤疮部位皮脂腺的温度。1450nm 可被真皮乳头部位的水吸收,而皮脂腺刚好位于此部位,皮脂腺吸收热量后产生热损伤,从而改变结构[14]。

　　3. 1540nm 铒:玻璃激光[15]　Boineau 用该激光治疗了 25 位患者,每月 1 次,共治疗 4 月,随访 3 月,背部和面部平均皮损计数减少 78%;Kassir 报道 20 名皮肤类型 Ⅰ~Ⅳ 的患者,每周治疗 2 次,共治疗 4 周,随访 3 月,皮损减少 82%。两项研究的结果接近,皮肤油腻程度均减轻,未见即刻和迟发的不良反应。

　　4. 射频[16]　射频产生的热量可作用于皮脂腺。Ruiz-Esparza 和 Gomez 用 Therma Cool™ 治疗 22 位患者,82% 获得了非常满意疗效,9% 有中等疗效,对痤疮瘢痕也有效果。尚需大样本临床实验及长期随访观察。

　　5. 吲哚菁绿(ICG)+近红外光(NIR)　吲哚菁绿是一种暗绿青色造影剂,其光吸收峰在近红外区域。吲哚菁绿外用后能够被皮脂腺导管和腺体选择性吸收,皮脂腺吸收色基后被近红外激光(803、809nm)选择性破坏,从而达到治疗痤疮的目的。Genina 等对面、背部痤疮患者外用 ICG 5 分钟后照射 803nm NIR 5~15 分钟,1 个月治疗 8 次,结果治疗结束后 1 个月,80% 皮损缓解[17]。

(林　彤)

参 考 文 献

[1]　周展超.寻常痤疮的病因及发病机制.临床皮肤科杂志,1996,25(2):112-114

[2]　周展超.寻常痤疮的治疗对策.国外医学·皮肤性病学分册,1995,21(6):321-324

[3]　周展超.国产异维 A 酸治疗寻常痤疮的 10 年回顾.中华皮肤科杂志,2007,40(5):320-321

[4]　Elman M,Lebzelter. Light therapy in the treatment of acne vulgaris. J Dermatol Surg,2004,30(2Pt1):139-146

[5]　Charakida A,Seaton E,Charakida M,et al. Phototherapy in the treatment of acne vulgaris:what is its role. Am J Clin Dermatol,2004,5(4)211-216

[6]　Kawada A,Aragane Y,Kameyama H,et al. Acne phototherapy with a high-intensity,enhanced,narrow-band,blue light source:an open study and in vitro investigation. J Dermatol Sci,2002,30(2):129-135

[7]　Omi T,Bjerring P,Shigeru S et al. 420nm intense continuous light therapy for acne. J Cosmet Laser Ther,2004,6(3):156-162

[8]　Tzung TY,Wu KH,Huang ML. Blue light phototherapy in the treatment of acne. Photodermatol photoimmunol Photomed,2004,20(5):266-269

[9]　Elman M,Slatkine M,Harth Y. The effective treatment of acne vulgaris by a high-intensity,narrow band 405-420nm light source. J Cosmet Laser Ther,2003,5(2):111-117

[10]　Papageorgiou P,Katsambas A,Chu A. Phototherapy with blue(415nm) and red(660nm) light in the treatment of acne vulgaris. Br J Dermatol,2000,142(5):973-978

[11]　Elman M,Lask G. The role of pulsed light and heat energy(LHE) in acne clearance. J Cosmet Laser Ther,2004,6(2)91-95

[12]　Orringer J,Kang S,Hamilton T,et al. Treatment of acne vulgaris with a pulsed dye laser:a randomized

controlled trail. JAMA,2004;291(23):2834-2839

[13] Kimura M,Itoh Y,Tokuoka Y,et al. Delta-aminolevulinic acid-based photodynamic therapy for acne on the body. J Dermatol,2004,31(12):956-960

[14] Paithankar DY,Ross EV,Saleh BA,et al. Acne treatment with a 1,450nm wavelenghth laser and cryogen spray cooling. Laser Surg Med,2003,31(2):106-114

[15] Mariwalla K,Rohrer T. Use of lasers and light-based therapies for treatment of acne vulgaris. Laser Surg Med,2005,37(5):333-342

[16] Bhardwaj S,Rohrer T,Arndt. Lasers and light therapy for acne vulgaris. Semin Cutan Med Surg,24(2):107-112

[17] Genina EA,Bashkatov AN,Simonenko GV,et al. Low-intensity indocyanine-green laser phototherapy of acne vulgaris:pilot study. J Biomed Opt,2004,9(4):828-834

第十六章

瘢 痕

　　皮肤损伤后会引起皮肤瘢痕的形成,这是一个患者要求治疗的常见的美容问题。瘢痕可由外科手术、烧伤、外伤或炎症引起,非常普遍。表皮的破坏会启动一连串创伤愈合机制,最终导致伤口闭合,瘢痕形成。平坦、柔韧的瘢痕是正常伤口愈合的结果。

　　创伤愈合过程分为 3 个阶段[1]:炎症阶段、增殖阶段、重塑阶段。创伤发生之时就已进入炎症阶段,此时伴血栓形成及补体反应。趋化因子(即前列腺素、补体因子、白介素 1 等)的释放刺激炎症细胞(如中性粒细胞及巨噬细胞)的游走。这些细胞开始清创过程,巨噬细胞还释放细胞因子和生长因子,如转化生长因子-β(transforming growth factors,TGF-β)、血小板衍生生长因子(platelet derived growth factors,PDGF)。它们与其他一些介质导致暂时性伤口基质的形成。增殖阶段以成纤维细胞、内皮细胞及角质形成细胞向伤口游走为特征。细胞外基质由 Ⅰ 型胶原、Ⅱ 型胶原、纤维连接蛋白、弹力蛋白、蛋白聚糖组成。成纤维细胞在基质的形成中起了主要作用。角质形成细胞启动伤口表皮再生过程,同时重建基底膜。在缺氧和血管生长因子(angiogenic factor),如成纤维细胞生长因子(fibroblast growth factor,FGF)的刺激下,伤口处出现内皮细胞,导致血管新生。在成熟阶段,胶原网和蛋白聚糖得以重塑。在此过程中,透明质酸逐渐为氨基葡聚糖取代,后者包括硫酸软膏素和硫酸皮肤素(dermatansulfate)。在伤口愈合过程中,Ⅰ 型与 Ⅲ 型胶原均增加,不过随着瘢痕的成熟和重塑,Ⅲ 型胶原的比例会有所下降。

　　肥厚性瘢痕和瘢痕疙瘩产生的确切机制尚不明确,可能伤口正常愈合的过程中出现了一系列紊乱。导致过多瘢痕组织的形成可能是由于过多的基质沉积,以及降解减少,或两者兼有。瘢痕疙瘩的成纤维细胞对刺激反应异常,产生过多胶原,尤其是 Ⅰ 型胶原。而肥厚性瘢痕中的成纤维细胞通常对刺激因子的反应正常,胶原合成程度增加。TGF-β 与胶原及纤维连接蛋白的沉积有关,亦是过多瘢痕形成的一个因素。此外,此类瘢痕中的胶原纤维都有透明化改变,排列成旋涡状。新生的血管在正常瘢痕的成熟阶段往往发生退行性改变,而瘢痕疙瘩与异常瘢痕则持续充血,因为新生血管始终存在。其他与瘢痕疙瘩及肥厚性瘢痕形成有关的因素包括透明质酸、蛋白聚糖与肥大细胞。瘢痕疙瘩,则是越过创伤原发部位的紫/红色结节,常常损毁形貌。一般于创伤后数周至数年内出现。最好发的部位为耳垂、前胸、肩及后背。除了通常的皮肤创伤外,穿耳、擦伤、文身、接种也均可导致瘢痕疙瘩的形成。

瘢痕疙瘩通常长期存在,而肥厚性瘢痕则随时间可能消退。不过,无法预测肥厚性瘢痕最终是否会消退,除了影响美容外,这些异常瘢痕可能引起瘙痒及感觉迟钝等症状,促使患者求医。

瘢痕的治疗方法也很多,过去有外科、磨削、冷冻、压迫疗法、局部注射皮质激素或5-氟尿嘧啶、药物(干扰素、咪喹莫特)等治疗方法。激光与光子技术的发展,使它们逐渐成为了治疗瘢痕的一种手段在临床上开始使用。如:各种脉冲激光(如染料激光、Nd:YAG激光)、脉冲气化型激光(如 CO_2 激光、铒激光)以及点阵激光。肥厚性瘢痕治疗后通常复发率高及副作用也多,但总体而言,肥厚性瘢痕的治疗比瘢痕疙瘩要成功得多。

染料激光最初是基于选择性光热作用原理的设计,用于治疗皮肤血管性疾病的,如鲜红斑痣的治疗等。但是近年来发现这类激光对增生性瘢痕,或者痤疮萎缩性瘢痕,以及皮肤细小皱纹都有效果。治疗时的能量较低,治疗时以不引起皮肤明显灼伤为度,换言之,治疗时的能量密度要比治疗血管性疾病时要低。随着临床的开展,很快发现除了染料激光外,几乎所有过去用于血管性疾病治疗的激光,如长脉冲的 532nm 激光、长脉宽 585nm 激光、长脉宽 595nm 激光以及长脉宽的红外线激光(1064nm、1320nm、1450nm)都有效果。

染料激光对增生型瘢痕和瘢痕疙瘩是有效的[2]、[3]、[4],使用脉冲为 0.45ms 的 585nm 激光治疗时可采用每月一次,连续多次的方法进行治疗,能量设置可以在 3 ~ 7J/cm^2,这种能量范围内都有效,疗效与能量密度似乎没有相关性,但是能量密度低一些可能疗效更优,如果需要获得更好的疗效,建议采用多次治疗,一般来说 2 次治疗后就能起到明显的治疗效果,包括瘢痕的高度、红斑和瘢痕的柔韧性等都会得到改善[5]。外科后的手术瘢痕使用染料激光治疗也有帮助,瘢痕的质地和颜色都能获得明显改善,临床显示 585nm 染料激光对身体所有部位的外科瘢痕都有治疗作用[6],在外科手术瘢痕的早期,拆线时便开始进行治疗会明显改善瘢痕愈合的外观[7]。595nm 激光治疗瘢痕也有效,尽管对照研究显示,585nm 和 595nm(脉宽 1.5ms)的染料激光在治疗外科手术后瘢痕均有效,疗效间没有差异,但是从临床结果来看 585nm 激光似乎比 595nm 激光的疗效要略优。痤疮瘢痕尤其是痤疮后的红斑(轻微的痤疮瘢痕)对染料激光的治疗反应非常好[8]。当然采用脉冲强光治疗,痤疮后的红斑也能很快消退。近年来随着点阵激光的诞生与应用,瘢痕的治疗逐渐成为了点阵激光的主要适应证之一,尤其是气化型点阵激光,治疗萎缩型瘢痕(包括痤疮瘢痕和外科手术后瘢痕)都非常有效。

第一节　肥厚性瘢痕

脉冲染料激光(PDL)以血管为作用靶位,其能量可为血红蛋白选择性吸收。PDL 改善瘢痕的确切机制尚不明确。有理论推测认为治疗的机制在治疗后瘢痕(主要是早期的红斑期)由于微血管破坏后产生贫血,导致瘢痕处营养减少,胶原沉积也因此受到干扰。但是这一理论未必正确,因为无论采用什么激光,皮肤中细小的血管(管径低于 50 ~ 100μm)很难被激光封闭,换言之,激光其实对瘢痕内的毛细血管极有可能没有什么作用。其他一些假设包括:肥大细胞的增加、二硫键的断裂及胶原降解。有一项研究证明,染料激光治疗后如皮肤 Transforming growth factor(TGF)-beta1 mRNA 在治疗后 24 小时升高 5 倍,2 例升高达到 15 倍(P = 0.012),这是一个具有抗炎和免疫抑制功能的因子,它的改变说明染料激光治疗有可能在细胞因子水平,或者在分子水平介入了瘢痕的形成[9]。

1. 病例选择 肥厚性瘢痕患者通常因美容问题或伴随症状而求治,换言之,肥厚性瘢痕一般不需要特别的治疗,只有当肥厚性瘢痕损害正常功能或患者认为其影响美容,或有瘙痒及感觉迟钝等症状时,方予以治疗。在评估肥厚性瘢痕的治疗手段时(如激光时),需要考虑患者(皮肤类型)与皮损(瘢痕的病程及颜色)两方面的因素。大多数关于激光治疗肥厚性瘢痕的研究都是针对Ⅰ～Ⅲ型皮肤的,在评估潜在治疗对象时,肤色是要考虑的患者方面的主要因素,其对治疗结果有重要影响,浅肤色个体总体疗效较佳,而色素异常等副作用较少。对皮肤类型的评判也有助于合理治疗参数的选择。Ⅳ～Ⅵ型皮肤患者的表皮黑素对激光吸收强,因而对靶的作用相对减弱,术后色素异常的风险增大,而疗效则要差一些。对此类患者应特别告知激光治疗可能带来色素异常的高风险。一些学者建议治疗深肤色者应降低剂量,此时通常需要更多的治疗次数。一般来说,我们对深肤色者不特别推荐激光治疗,而一旦治疗则建议采用“试验光斑”来预见任何可能的副作用,并帮助确定合理的治疗参数。总之,理想的治疗对象应是肤色浅、瘢痕病史较短(小于1年)、红色且隆起的病例。

必须明确瘢痕或瘢痕疙瘩的病程、演变及既往治疗史。治疗越早,疗效越佳。病程1年内的肥厚性瘢痕最适合PDL治疗。仅表现为红斑而无其他异常的新生瘢痕可能无需进一步治疗,因其可能随时间消退。不过新形成的红色且正变得肥厚的瘢痕早期治疗可有很好效果。患者既往可能有瘢痕治疗失败的病史,以往的治疗如冷冻可能导致瘢痕组织的纤维化加重,因而对有此类病史的患者,可能有必要调节治疗参数及治疗次数。

2. 治疗 目前推荐采用脉冲染料激光治疗肥厚性瘢痕。如前所述,亦采用Nd∶YAG及二氧化碳激光,不过其高复发率及副作用发生率使之停用多年。尽管已经明确肥厚性瘢痕治疗有效,但瘢痕形成早期(数月内)治疗可防止其进一步肥厚。如外科瘢痕,有人认为585nm染料激光治疗应在拆线后第一天开始,这样可完全有效地改善手术瘢痕的质地和外观。其他治疗手段可单独或与染料激光联合应用,包括瘢痕内注射皮质激素或5-Fu。在PDL与瘢痕内激素或5-Fu注射联合应用时,应考虑到一些因素。瘢痕内注射激素应在激光治疗之后。若在激光治疗之前注射激素则会使瘢痕变白,使激光失去作用靶位(血管)。激光治疗后可立即注射皮质激素。

激光治疗主要用于改善柔韧度、高度、红色及瘙痒等症状。切除瘢痕疙瘩时,创伤要尽可能小,用最小限度的烧灼达到切除的目的。近来Berman等的一项研究表明,瘢痕疙瘩切除后,当日外用咪喹莫特可减少复发率。有人观察到,复发性瘢痕疙瘩切除后早期用染料激光治疗有较好效果,11例如此治疗的患者中,无一例出现瘢痕疙瘩性瘢痕复发。通常采用5mm光斑,$6.5～7.5J/cm^2$或7mm光斑,$6～6.75J/cm^2$。一般每隔6～8周重复治疗,这取决于临床疗效。瘢痕疙瘩需多次治疗,疗效未知。与肥厚性瘢痕相似,激光治疗瘢痕疙瘩亦可与瘢痕内激素注射联合起来。

3. 可能的疗效 一般而言,多数认为激光治疗可使瘢痕红色减轻、变平、柔韧性改善,并缓解瘙痒等症状。Alster及其同事注意到,PDL可改善氩激光导致的肥厚性红色瘢痕。表面光度仪测定表明,皮肤纹理得以改善,红斑亦可减轻。这一工作又扩展到红色肥厚性瘢痕治疗的研究上,并采用客观指标。研究表明,瘢痕的外观(颜色及高度)、表面纹理、皮肤柔韧度、瘙痒等均可得到改善。Alster的工作为Dierickx等的研究所证实,后者治疗了 15 例红色肥厚性瘢痕,平均 1.8 次治疗后改善 77% 。Goldman 与 Fitzpatrick 亦用相近的激光参数治疗了 48 例患者,病程小于 1 年的瘢痕较 1 年以上者疗效更佳,面部瘢痕疗效亦较好,经过 4.4 次治疗后,平均改善 88% ,20% 达到完全消退。激光治疗通常耐受良好,可能引起类似"橡皮条弹击"的不适感。在评估痛觉时,大多数患者评分为 1 或 2。术后治疗区有灼痒感,常于数日后消退。紫癜是最常见的副作用,通常于术后即刻出现,可持续 7 ~ 10 日。第一次治疗后 1 个月内常可观察到瘢痕红色及症状的减轻,一般需多次治疗,次数取决于治疗参数及瘢痕的严重度。平均需 3 ~ 5 次治疗方可达到满意疗效。新生红色瘢痕疗效好,需要治疗的次数最少。根据长度和数量的不同,瘢痕的治疗费用也不同。患者必须考虑到瘢痕需要多次治疗。

Alster 对单独应用染料激光与染料激光联合瘢痕内激素注射进行了疗效对比,两者均使瘢痕得以改善且疗效无显著差异。Manuskiatti 与 Fitzpatrick 比较了瘢痕内激素注射、激素 + 5-Fu 瘢痕内注射、5-Fu 瘢痕内注射、染料激光(剂量 5J/cm^2)。所有治疗区与基线相比都有了改善,各种方法间疗效无显著差异。瘢痕内激素注射组不良反应的风险最高,可以得出结论:瘢痕内单独注射激素、激素 + 5-Fu 注射、单独注射 5-Fu、PDL 4 种方法治疗的效果均接近。

第二节　萎缩性瘢痕的治疗

激光能量对血管内皮的一种刺激以及对真皮成纤维细胞的直接刺激也许是激光治疗萎缩性瘢痕,尤其是痤疮瘢痕的一种治疗机制。过去推测,那些用于血管治疗的激光(如染料激光)在使用低于治疗血管时的能量密度时,仅对血管内皮起到刺激作用,血管内皮细胞在这种刺激下,产生血管活性物质或者其他的活性分子,如染料激光治疗后 TGF-beta1 mRNA 升高[9],从而启动瘢痕的重建。这是一个合理的推测,但是需要今后的实验提供直接的证据加以支持。

非创伤性激光治疗是激光治疗的最新进展之一,能重塑真皮胶原,常用来治疗皮肤皱纹,同样的治疗机制也能应用于痤疮瘢痕的治疗。治疗时热损伤仅局限在真皮乳头层或者网状上层,而表皮则因为同步冷却装置的保护免受热能的损伤。首先证实这种推测的是 585nm 染料激光治疗痤疮萎缩性瘢痕,治疗后真皮的胶原含量明显增加[2]、[3]、[10]。

IPL 治疗后同样会引起真皮内胶原的增生,也常常被应用于痤疮瘢痕的治疗。最近,红外线激光的应用令人印象深刻,它们能成功地透入到真皮,激活胶原生成的能力,这些激光最初被用于治疗皮肤皱纹[11]、[12]、[13]、[14],基于同样的机制,这类激光同样被应用于痤疮萎缩性瘢痕的治疗。表皮黑色素对这类激光的吸收性不强,因此,激光能顺利地穿透表皮抵达真皮,推测其治疗瘢痕的可能机制是激光对于真皮成纤维细胞的刺激,导致大量的胶原的产生,类似治疗皮肤皱纹那样。

1. 病例选择　萎缩性瘢痕的治疗可能要较肥厚性瘢痕的治疗简单,因为这类瘢痕治疗后不存在复发问题。大多数临床报道都来自于对痤疮后萎缩性瘢痕治疗的结果,尽管没有太多报道,实际上很多医师也用来治疗烧伤或者其他原因导致的萎缩性瘢痕的治疗。

痤疮后萎缩的瘢痕治疗几乎没有原则性的禁忌,大多数人都可以接受治疗。但是不同的治疗方法可能适应不同的瘢痕治疗。例如,光子治疗可能特别适合治疗那些痤疮后遗留下来的早期萎缩性瘢痕,此时瘢痕为红色或暗红色。此时染料激光也有效果。而萎缩性瘢痕的后期,瘢痕的颜色接近肤色,虽然光子和染料激光也有一定的疗效,但是脉冲红外线激光可能更合适一些,因为红外线激光治疗后,可使皮肤的胶原明显增生,使萎缩性瘢痕的外观得到缓解。但是较为明显的瘢痕可能需要采用更为积极的治疗。点阵激光是一种疗效较好,治疗安全的一种方法。据报道,特别适合治疗萎缩性痤疮瘢痕。如果萎缩非常明显,瘢痕呈冰镐挖掘的外观,那么即便进行气化型激光皮表重建(ablative resurfacing)也很难获得满意的疗效,此时联合使用填充剂注射或许有帮助。

2. 治疗　萎缩性痤疮瘢痕仍然是一个治疗问题和挑战。目前瘢痕的治疗方法很多,如外用药物、化学剥脱、填充剂、注射皮质激素、使用咪喹莫特、皮肤磨削、外科切除和脉冲激光等。Patel 等报道使用 585nm 染料激光治疗,参数为脉冲宽度:350ms,能量密度:$1.9 \sim 2.4 \mathrm{J/cm^2}$,光斑大小:5mm spot size [15],1320-nm Nd:YAG laser(Cool Touch;Cool Touch Corp.,Auburn,CA)。能量密度:$12 \sim 17 \mathrm{J/cm^2}$(平均 $14.8 \mathrm{J/cm^2}$),10mm 光斑,治疗后皮肤温度维持在 $39℃ \sim 45℃$,光斑不重叠。1450nm midinfrared diode(Smooth Beam;Candela Corp.,Wayland,MA):能量密度:$9 \sim 14 \mathrm{J/cm^2}$(平均 $11.8 \mathrm{J/cm^2}$)光斑:6mm,单一脉冲,治疗不重叠,对真个患病区进行治疗,同时采用皮肤冷却(动态冷却系统):50ms(2 级 DCD,预冷却 10ms,治疗间冷却 30ms,后冷却 10ms)。每月 1 次治疗,治疗前上麻药(ELA-Max 5Ferndale Laboratories,Inc.,Ferndale,MI)缓解疼痛。当然这些治疗和能量只是一些推荐的参考能量,临床上医师应该根据自己的设备条件和自己的经验调整参数进行治疗,通常要获得好的疗效需要多次的治疗。

尽管短脉冲铒激光(erbium:yttrium-aluminum-garnet,Er:YAG)为治疗凹陷型点状痤疮瘢痕提供了一种治疗选择,但是这种激光并没有止血功能,对真皮的热刺激非常有限。近来,双模式的铒激光同时具有气化和凝固功能被开发出来。20 例患者进行了铒激光治疗,所有患者皮肤类型均为Ⅲ~Ⅴ型。开始时采用气化型模式进行两回合治疗去掉表皮,然后再进行 2 回合混合气化和凝固模式的治疗,这样进一步气化组织,并且提供组织可控制的热损伤(RTD)。最后一回合治疗则采用气化模式去掉坏死的碎片组织。激光的重叠大约为 30%。其中 2 例患者进行了组织学观察(治疗即刻和治疗后 2 周时)。结果治疗后面部痤疮瘢痕获得了 75% 的临床改善。治疗后 6~8 天患者的创伤基本愈合,组织学发现 2 周后皮肤重新完全形成。治疗后所有的患者都出现了红斑反应,10 例(50%)持续了超过 3 个月,激光治疗后的 2~4 周后 12 例(60%)发生了炎症后色素沉着,1 例(5%)患者持续了超过 3 个月。1 例(5%)患者出现了轻度的色素减退。7 例患者出现了轻、中度的痤疮样发疹(acne flare-up)。没有观察到其他的副作用。提示双模式铒激光是一种安全有效的面部痤疮瘢痕的治疗方法 [16]。然而点阵式的铒激光的诞生或许能拓展铒激光的这些治疗。

既往报道 1550nm 点阵激光对萎缩(痤疮斑痕和皱纹)、红斑(痤疮、皮肤异色)、色斑(黄褐斑、光损伤和贝克痣)等具有疗效。能量:$20 \sim 40 \mathrm{mJ}$,L7~L11,空气冷却。结果 70% 患者获得了显著的治疗效果。所有患者都获得了不同程度的疗效。治疗仅有轻度的疼痛,红斑和水肿 24~48 小时消退,没有其他的并发症的发生。治疗机制被认为是断裂的胶原重新排列,以及 TGF-β 的升高,这样会使得胶原正常化,另外一个机制是可能会使瘢痕内的异常的血管正常化。点阵激光对既往使用染料激光和 1450nm 激光治疗无效的患者同样有效。可以作为单一疗法或者联合疗法使用。但是进一步需要对照研究来验证这些临床观察是否真的有效，也要进行进一步对照研究来探明什么参数是真正合理的。局灶性光热作用是一个新的皮肤激光治疗概念，对痤疮瘢痕治疗有效：27例韩国患者皮肤类型Ⅳ～Ⅴ，中重度面部痤疮瘢痕，接受3～5次点阵激光治疗（Fraxel；Reliant Technologies，CA，USA），治疗间隔3～4周，疗前及最后一次治疗3个月后拍照，疗效5级评价，结果痤疮瘢痕获得明显的改善，患者自我评价：8例患者（30%）获得理想疗效，16例（59%）获得显著改善，3例（11%）获得一定程度的改善。并发症仅为：一过性疼痛、红斑、水肿，提示1550nm点阵激光治疗痤疮瘢痕有效而且安全[17]。

　　外伤性瘢痕应用半导体点阵激光治疗也能获得较好的疗效，如果采用Fraxel SR点阵激光（波长1550nm）进行治疗，可将参数设置为：8mJ/MTZ，光束密度2000MTZ/cm^2，据报道，治疗后外伤性瘢痕经过一次治疗后，外观显著改善[18]。

　　最后，对皮肤进行气化型皮表重建治疗目前仍然是疗效最好的一种治疗方法，一般使用脉冲CO_2激光将表皮和部分真皮完全气化掉（也称为磨削），但是这种方法可能会面临术后的多种并发症的问题：术后各种感染、创面延迟愈合、色素异常以及瘢痕形成等。一种新的替代疗法是采用气化型点阵激光进行治疗，目前看来这种治疗所获得的疗效与气化型皮表重建基本相同，但是术后的并发症则明显降低，通常情况下仅需要1～5天的休假即可，这种治疗可进一步阅读局灶性光热作用原理一章。

　　3. 可能的疗效　　1320nm激光：Sadick等治疗了8位患者，每4周治疗一次，共6次，每次治疗对皮损治疗3遍，结果明显改善了患者的痤疮瘢痕。还有人用1320nm对痤疮瘢痕治疗4次，每次间隔3周，50%获得了明显改善。1450nm半导体激光：新加坡研究者对Ⅳ和Ⅴ型亚洲皮肤的萎缩性痤疮瘢痕用1450nm波长半导体激光治疗，间隔4周，共治疗4～6次，患者和医生均认为瘢痕得到改善，39%的患者出现轻中度疼痛、一过性红斑、色素沉着。作者认为1450nm对深色皮肤患者较安全。Tanzi等治疗了20例痤疮后萎缩性瘢痕患者（皮肤类型Ⅰ～Ⅳ），这些患者随机进行长脉冲1320nm或1450nm激光进行治疗，每月1次，共治疗3次，自身对照（一侧使用1320nm，另一侧使用1450nm），结果显示大多数患者获得中度到明显的瘢痕改善，患者满意。副作用很小，只有轻微暂时的红斑、水肿和色素沉着等，没有出现皮肤质地改变和瘢痕等副作用。作者认为红外线激光治疗技术是一种安全有效的治疗方法，并认为1450nm激光可能疗效更好[19]，其最大疗效发生在治疗后的6个月，这一情况非常类似于皱纹的治疗，12个月后似乎疗效有所下降，提示维持一段时间的治疗以获得更好的临床效果可能是有必要的。

　　萎缩性瘢痕可采用点阵激光进行治疗，安全而有效，据报道使用1550nm erbium-doped fiber激光（Fraxel，Reliant Technologies Inc，San Diego，CA）治疗皮肤类型为Fitztripak Ⅰ～Ⅴ的痤疮后面部轻、中度萎缩性瘢痕，每月1次，经过三次治疗后，90%的患者临床获得显著改善（改善率为51%～75%），治疗效果与治疗次数成正相关，与患者年龄、性别和皮肤类型无关。副作用包括暂时的水肿、红斑，没有发现色素异常和瘢痕[20]。然而气化型点阵激光可能是点阵激光中最为有效的治疗，尤其是CO_2点阵激光。另外激光皮表重建技术（Laser resurfacing）是经典的萎缩性痤疮瘢痕治疗，是治疗较严重的凹陷性瘢痕的可靠方法，可参阅有关章节。

（周展起）

参 考 文 献

[1] Goldberg DJ. Ablative and non-ablative facial skin rejuvenation. London:Martin Dunitz,2003. 9-22

[2] Alster TS. Improvement of erythematous and hypertrophic scars by the 585nm flashlamp pumped pulsed dye laser. Annals of Plast surgery,1994,32(2):186-190

[3] Alser TS,Williams CM. Treatment of keloid sternotomy scars with 585nm flashlamp pumped pulsed dye laser. Lancet,1995,345(8959):1198-1200

[4] Alster TS. Laser treatment of hypertrophic scars,keloids and striae. Dermatol Clin 1997,15(3):419-427

[5] Manuskiatti W,Fitzpatrick RE,Goldman MP. Energy density and numbers of treatment affect response of keloidal and hypertrophic sternotomy scars to the 585nm flashlamp-pumped pulsed-dye laser. J Am Acad Dermatol,2001,45(1):557-565

[6] McGraw JB,McGraw JA,Mc Mellim A et al. Prevention of unfavorable scars using early pulsed dye laser treatments:a preliminary report. Ann Plas Surg,1999,42(1):7-14

[7] Nouri K,Jimenez GP,Harrison-Balestra C et al. 585nm pulsed dye laser in the treatment of surgical scars starting on suture removal day. Dermatol Surg,2003,29(1):65-73

[8] Yoon HJ,Lee DH,Kim SO et al. Acne erythema improvement by long-pulsed 595-nm pulsed-dye laser treatment:a pilot study. J Dermatolog Treat,2008,19(1):38-44

[9] Seaton ED,Mouser PD,Charakida A et al. Investigation of the mechanism of action of nonablative pulsed-dye laser therapy in photorejuvenation and inflammatory acne vulgaris. Br J Dermatol,2006,155(4):748-755

[10] Alster TS,Mc Meekin TO. Improvement of facial acne scars by the 585nm flashlamp-pumped pulsed dye laser. J Am Acad Dermatol,1996,35(1):79-81

[11] Menaker GM,Wrone DA,Williams RM et al. Treatment of facial rhytids with a nonablative laser:a clinical and histologic study. Dermatol Surg,1999,25(6):440-444

[12] Goldberg DJ. Full-face nonablative dermal remodeling with a 1320nm Nd:YAG laser. Dermatol Surg,2000,26(8):915-918

[13] Tanzi EL,Williams CM,Alster TS. Treatment of facial rhytides with a nonablative 1450nm diode laser:a controlled clinical and histologic study. Dermatol Surg,2003,29(2):124-128

[14] Fournier N,Dahan S,Barneon G et al. Nonablative remodeling:a 14-month clinical ultrasound imaging and profilometric evaluation of a 1540nm Er:Glass laser. Dermatol Surg,2002,28(10):926-931

[15] Patel N and Clement M. Selective nonablative treatment of acne scarring with 585nm flashlamp pulsed dye laser. Dermatol Surg,2002,28(10):942-945

[16] Jeong JT,Park JH,Kye YC. Resurfacing of pitted facial acne scars using Er:YAG laser with ablation and coagulation mode. Aesthetic Plast Surg,2003,27(2):130-134

[17] Lee HS,Lee JH,Ahn GY et al. Fractional photothermolysis for the treatment of acne scars:A report of 27 Korean patients. J Dermatolog Treat,2008,19(1):45-49

[18] Behroozan DS,Goldberg LH and Dai T. et al. Fractional photothermolysis for the treatment of surgical scars:a case report. J Cosmet Laser Ther,2006,8(1):35-38

[19] Tanzi EL,Alster TS:Comparison of a 1450-nm Diode Laser and a 1320-nm Nd:YAG Laser in the Treatment of Atrophic Facial Scars:A Prospective Clinical and Histologic Study. Dermatol Surg, 2004,30(2):152-157

[20] Alster TS,Tanzi EL and Lazarus M:The use of fractional laser photothermolysis for the treatment of atrophic scars. Dermatol Surg,2007,33(3):295-299

第三篇

脉冲强光

17 第十七章

概 述

非相干性脉冲强光（Intense pulsed noncoherent light，IPL）是 20 世纪 90 年代中期开始发展起来的一种较新的治疗技术。虽然它不是激光，但其工作原理与激光一样，在美容皮肤科治疗中，同样遵循选择性光热作用原理。它是由闪光灯产生和发射的一种波长为 500~1200nm 的强的复合光，这种光在本质上和日光是非常类似的，部分为可见光，部分为近红外线。它同样具有两种特性：粒子性（光子的能量是以光子为单位进行释放的）和波的特性（具有一定的频率和振幅）。临床上依据不同的治疗要求，在治疗时脉冲强光可采用不同的滤光镜（即治疗头，或手具），滤掉短波长的光源，从而获得不同区间的光进行治疗。治疗设备通常配有相匹配的计算机软件，使得光以特定的模式输出，来满足治疗要求，这一点不同于激光，因为大多数情况下，激光的输出模式是难以改变和调整的。

除了 Lumenis 公司外，其他公司也陆续加入了光子治疗设备的生产中（表 1-3-1），当然近年来，国内的一些厂家也加入生产行列中来了。各设备虽然各具特点，但是均有类似的光谱（500~1200nm）或其中的区间光谱，脉冲宽度也非常类似，均为毫秒级。也有的设备能发射多脉冲光。其临床适应证也基本一致。就设备本身而言，主要由电源、控制系统和治疗头组成，不同公司的产品控制系统可能相差很大。

治疗头是与临床医生关系最密切的部件（图 3-17-1），由灯管和导光晶体组成。其中滤光镜中的镀膜技术是一种复杂而具有神秘色彩的技术，它不但保证了光顺利的产生和释放，也保证了治疗头的使用寿命（图 3-17-2）。

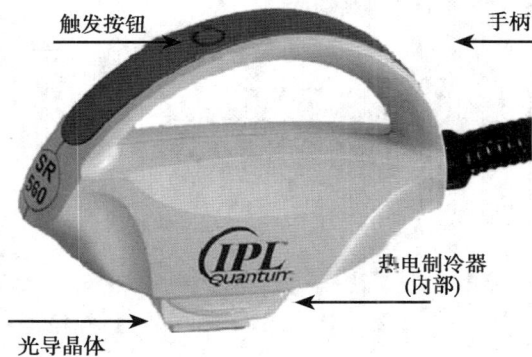

图 3-17-1　IPL 治疗头（Quantum，Lumines Inc.）

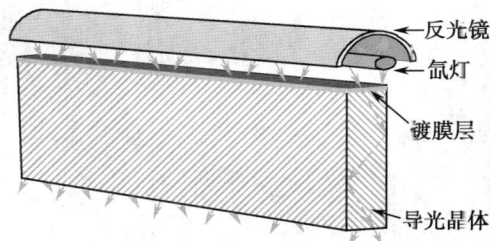

图 3-17-2　脉冲强光的治疗头（滤光头）的构成

　　治疗头中镀膜(滤光镜)的目的在于滤掉连续光中(500～1200nm)波长较短的光,来满足不同的治疗要求。如使用550nm治疗头治疗,就是将500～550nm的光滤过掉,而保留550～1200nm范围的光进行治疗。如果使用645nm的治疗头,就是将500～645nm之间的光滤过掉,而保留645～1200nm的光进行治疗(图3-17-3),依此类推。一般来说,所使用的治疗头滤过的短波长光越多,保留的长波长的光就越多,光对皮肤的穿透就越深,作用也就越深。如695nm的治疗头与其他的治疗头相比,保留了长波长的光源(695～1200nm),而波长低于695nm的光全部过滤掉了,因此光线的穿透深度就比其他治疗头明显要深。

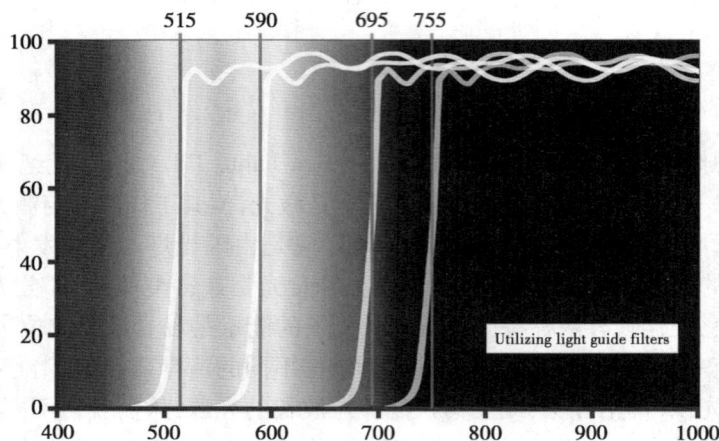

图3-17-3　滤光头释放的光谱示意图

　　当然,新一代的光子治疗设备的治疗头设计更人性化,使治疗非常方便,在治疗时仅需要更换滤光镜片,而无需更换整个治疗头,也能更换治疗头中的导光晶体改变治疗光斑的大小(图3-17-4),这种技术首先是科医人公司发明应用,现在最少还有两家公司的产品在使用这种便利的更换滤光片及导光晶体的技术。更为重要的是,新型的IPL技术保证了脉冲光是以所谓的砖块形状输出(图3-17-5),这样脉冲的输出不再是传统的递减,而是平缓的输出。这一技术的诞生使得IPL治疗的安全性有了显著的提高[1]。

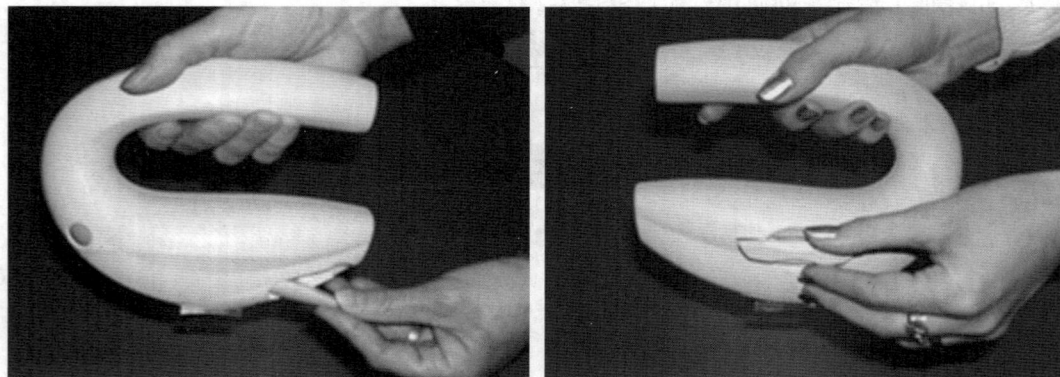

图3-17-4　新一代治疗头(Lumines One治疗头及滤光片)

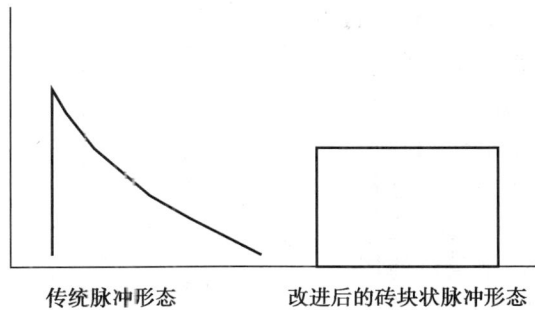

传统脉冲形态　　　　改进后的砖块状脉冲形态

图 3-17-5

第一节　脉冲强光的几个概念

一、波　长

　　IPL 的工作基础是非相干光源,和许多激光波长一样,可以通过选择合适的滤光片选择合适的波长来满足选择性光热作用理论的治疗要求。Lumenis 的 IPL 设备通过滤过,可以发射从 515nm 到大约 1200nm 的宽光带谱(其他 IPL 设备具有不同的波长输出)。滤光片可以阻止短波长光线的发射。不同的波长对皮肤的穿透深度是不一样的,在可见光范围内,波长越长,其穿透越深 (图 3-17-6)。

　　目前用于血管病变治疗的滤光片为 515,550,560,570 和 590nm。更长波长如 615、645、695 和 755nm 的滤光片可以滤过大多数的黄光,主要用于光脱毛治疗和激活成纤维细胞。黑色素主要吸收紫外线(240～360nm),随着波长的增加,吸收率稳定下降。由于皮肤对光线的吸收主要取决于黑色素,因此,长波长光线治疗不仅穿透性好,可达深部血管,

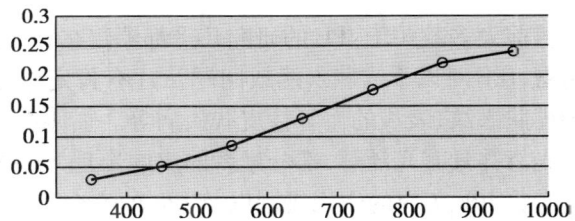

图 3-17-6　光穿透深度

横坐标:波长(nm),纵坐标:光的穿透深度(cm)。
(该图仅为示意图,模拟光的穿透深度趋势,不可在该示意图得出光的准确的穿透深度)

还可以减少因黑色素对光线吸收造成的表皮损伤。IPL 治疗成功的关键不仅需要滤过和消除闪光灯发射的短波长光线,还必须具有无限调节脉冲宽度和脉冲延迟时间的能力。通过 Windows 操作系统下的 C＋＋编程语言可任意调节脉冲宽度,并精确调节与之相耦合的脉冲延迟时间。作者将这种调节称为同步脉冲(synchronized pulsing)。

二、光斑大小

　　光斑大小和波长影响光穿透深度。小光斑散射快,随深度增加强度很快衰减。因此,光斑越大,穿透性越强。有人估计在平均波长为 800nm 条件下,IPL 中 8×35mm 的光斑穿透深度为 4mm。使用大光斑治疗时大量光能直接传导到皮肤。因此在使用大的治疗

头进行治疗时必须在滤光片和皮肤间使用水基性介质。水基凝胶在增强光耦合、减少光反射及维持皮肤-空气界面间光折射系数方面起着重要作用。临床实践还强调水基凝胶的热吸收作用。当闪光灯脉冲设定在 2 ~ 8 毫秒时,近红外光可在表皮产生热量,这些热量可被水基凝胶吸收。如果不使用水基凝胶,皮肤温度可迅速升高,导致

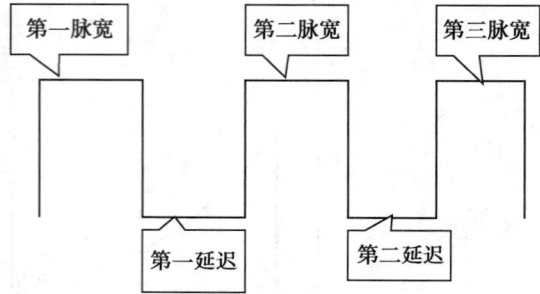

图 3-17-7 脉冲宽度和脉冲延迟

表皮蛋白变性,引起水疱形成。水基凝胶还可视为长波长光线的滤光片。由于水基可吸收波长超过 1000nm 的光线,因此一些无治疗作用但可产生组织损伤的近红外光线可在皮肤吸收之前被水基凝胶吸收滤除。

三、脉冲宽度与脉冲延迟

脉冲宽度(Pulsewidth, Pulse duration)简称脉宽,是指光开始发射至停止发射之间的时间,也就是光照射皮肤的时间,这是加热皮肤和靶基的过程。而脉冲延迟(Pulse delay)简称延迟,是两个脉冲之间的停顿时间,也就是脉冲之间让皮肤冷却的时间(图 3-17-7)。

第二节 临床应用

目前大多数关于 IPL 的研究几乎都停留在临床疗效的观察上。从目前的临床疗效报道来看,IPL 对以下皮肤疾病或问题治疗有肯定的疗效:黑子与雀斑[2]、[3]、光老化[4]、[5]、细小皮肤皱纹、表浅的血管性皮肤疾病等。临床上一个重要的临床疗效是皮肤在治疗后变得光滑并具有光泽感,部分患者的皮肤出现"美白"样效果从而改善皮肤的色调[5]、[6]。但是有关 IPL 美白的作用机制以及 IPL 的安全性研究不多。

皮肤色素斑增加是我国人种在发生光老化时最明显的特征[7]。IPL 对表皮来源的皮肤色素增加性疾病的疗效比较理想,如雀斑、日光性黑子、脂溢性角化等都有非常理想的疗效。据报道在亚洲人种中,IPL 对这类皮肤疾病治疗 90% 以上的患者能得到明显的疗效[8]、[9]。当然新一代的 IPL 所释放的脉冲形态呈砖块状,能量的释放比较均匀,一方面治疗安全,另一方面治疗适应证也比较多,过去黄褐斑一直是治疗的"禁区",但近来一些医师使用 OPT-IPL(Lumenis One)治疗获得成功,但治疗的能量设置要较雀斑更为保守,防止色素沉着的发生[10]。

皮肤血管性皮损种类繁多,在一些名词的用法上也存在一定的混乱,如:草莓状血管瘤(strawberry patch)、葡萄酒色痣(Port-wine stain)、鲑鱼斑(Salmon patch)、樱桃状血管瘤(Cherry angioma)等。这些名称很多都是一些国家的地方俗语,对血管性皮损的分类没有帮助。因此对血管性皮损的合理分类是非常有必要的。Mulliken[11]在细胞动力学的基础上对血管性皮损进行了合理的分类,他将皮肤血管性皮损非为三类:①血管瘤:皮损具有内皮细胞的增生;②血管畸形:皮损中血管内皮细胞的更替时间正常没有增生;③血管扩

张：皮损的血管内皮更替时间正常无增生，但是血管具有明显的血管扩张。IPL 对皮肤表浅的血管扩张疗效比较好，如面部毛细血管扩张疗效非常好。对血管畸形（如鲜红斑痣）的治疗也有一定的疗效，尤其是具有 OPT 模式的 IPL（Lumenis One）对鲜红斑痣具有不错的疗效。而血管瘤则不建议单独使用 IPL 治疗，因为血管瘤的损害太深，治疗效果不很好。IPL 治疗的效果与医师治疗的技巧有很大关系，只有熟悉 IPL 技术，并且对皮肤反应以及皮肤具有足够的专业知识时，治疗才能获得成功，仅仅按照公司推荐的参数机械地进行治疗则很难获得满意的疗效。强光治疗皮肤血管性疾病是通常需要多次反复的治疗，而疗效通常是多次治疗后累积的结果，这一点与激光不同，通常激光治疗能出现所谓"立竿见影"般的疗效。

过去认为，毛囊球部的乳头调节毛发生长，但是最近实验证实靠近立毛肌附着处的毛囊上皮细胞形成的凸起也有相同作用。因此乳头和毛囊上皮细胞凸起部位就是长久性脱毛的 2 个最重要靶部位。这个毛囊上皮细胞凸起部位大约位于表皮下 1.5mm 处，而乳头位于真皮下部，大约表皮下 3~7mm 处。按照选择性光热作用理论，选择适合的波长、脉冲能量、近似于靶组织热弛豫时间的脉冲宽度可以使热损伤局限在靶组织。人皮肤组织中毛干内黑色素能吸收很宽范围波长的光能量，产生热量，并传送到毛囊球和凸起部位，破坏该部位再生细胞，从而明显抑制毛发生长。真皮内临近组织不含黑色素的细胞，不吸收该波长，故损伤很小。而表皮黑色素吸收引起的表皮损伤可通过长于表皮热消散时间的脉冲时间及通过冷却头镜片迅速冷却将损伤减到最小。尽管普遍认为，激光单色性好、相干性强是"金标准"式的脱毛，但是也有令人信服的对照研究提示，新一代的强光其脱毛的疗效类似于激光[12]。

当然我们要强调的是尽管目前脱毛技术非常成熟，也非常有效，但要达到绝对意义上的永久脱毛效果：一根不长，永远不再有任何毛发的生长是非常困难的，无论使用什么类型的激光或者新一代的强光进行脱毛治疗，我们只能做到长久性的毛发脱减而不是永久性除毛，联合使用射频和 IPL 的技术（E 光）也不例外！

在我国，Photorejuvenation 被翻译成光子嫩肤。最初这是一种利用 IPL 治疗皮肤光老化的技术，治疗后患者皮肤外观能获得较大改善的治疗方法。光老化的皮肤改变通常由皮肤色素斑的增加、毛细血管扩张和皮肤质地改变等组成。要想对光老化治疗获得满意的成功，单纯治疗任何一种皮肤问题都不理想，只有同时解决这三种皮肤问题，才能获得所谓的"嫩肤"的效果。由于 IPL 是一种"复合光"，而且具有较长的脉冲宽度，因此对这三类皮肤损害都有一定的疗效。如果就某一皮损的单独的治疗效果而言，IPL 的疗效也许不及激光好，如去斑和治疗毛细血管扩张，激光的作用可能来得更快也更好，但是就嫩肤的综合效果来看，IPL 仍然是非常有优势的，因为经过 IPL 治疗后通常这三种皮损均能获得一定程度的效果，包括色素斑的减淡/消除、毛细血管扩张的改善/消除、皮肤光滑洁净、细小皱纹的消除、轻微的紧致皮肤作用等，因此其综合的疗效就显得非常显著。但是这种疗效的获得并非像激光治疗那样，而是需要一系列的多次的治疗后才能获得，这就是所谓的疗程。要取得较理想的疗效，每月进行一次治疗，连续 3~5 次治疗是必要的。不同的作者报道的疗效是有差异的，但均显示出良好的治疗效果，尤其是对色素性皮损，见效快，而且疗效也高，也能有效地改善皮肤质地，治疗安全，副作用相对较少，几乎不影响患者的上下班。

从现有的研究结果来看，IPL 治疗后，真皮内胶原量增加，包括 I 型胶原和 III 型胶原在治疗后都有明显增加[13],这一体内结果在体外也得到证实:人原代成纤维细胞在接受IPL照射后成纤维细胞Ⅰ、Ⅲ型前胶原 mRNA 表达水平均明显上调[14]。胶原增加的机制被归结为 IPL 通过选择性光热作用,导致胶原损伤、启动损伤修复过程、最终导致胶原含量的增加[15],这一结论也被动物实验所证实:IPL 治疗后,大鼠皮肤金属蛋白酶-1(MMP-1)及金属蛋白酶组织抑制因子-1(TIMP-1)表达呈现出规律的变化并与创伤修复时的情况相吻合[16]、[17]。要取得较好的疗效,多次反复的 IPL 治疗是必要的,体外实验显示中国仓鼠肺成纤维细胞(V79)在接受临床剂量的 IPL 照射后未发现 IPL 对细胞 DNA 具有损伤作用,提示 IPL 治疗具有较好的安全性[18]。

从既往的研究回顾来看,激光治疗可能会对皮肤屏障功能产生影响。体内实验显示各种非磨削型嫩肤激光照射小鼠背部皮肤后均引起局部皮肤经表皮失水增加,约需要 1周才可基本恢复正常。推测波长越短,激光能量能穿透的组织深度越小,产生热损伤的组织区域越靠近表皮,因此对经表皮失水的影响就越大;相反,波长越长,热能作用得越深,热损伤的组织越远离表皮,对表皮的影响也就越小。但是外用 1% 透明质酸钠却无助于皮肤经表皮失水的恢复,可能原因是其分子量较大,不能透过表皮,或者仅外用一次不足以逆转这种现象[19]、[20]。然而,IPL 对角质层可能的确具有一定的损伤作用,一定强度的IPL 会造成表皮的损伤从而增加外源物质的通透性[21],有人观察到高能量密度 IPL 照射皮肤使皮肤至少一层结构的增殖活性和更替增加。

第三节 治疗技术

一、治 疗 前

由于 IPL 治疗明显具有美容色彩的治疗,患者的心理和期望值与"传统"的治疗项目可能不同,这类患者通常不认为自己是患者而是客人,因此 IPL 的治疗具有它自身的特点,故治疗应当非常重视医患间的交流,治疗的时候安全性非常重要。

1. 咨询 在患者首次就诊时,医生应详细问病史,包括既往治疗史,并检查皮损是否适于接受 IPL 治疗、了解患者治疗的目的及其期望值、与患者讨论治疗方案。对恶性的或癌前期病变,不要使用 IPL 治疗,如果不能确定是否是良性皮损时,应进行病理检查。在患者首次就诊时,医生还应告之以下几点:可能会出现一些与治疗相关的不适或疼痛;治疗后可能马上会出现暂时性的红斑/水肿;皮损可能会在今后的数月内被逐渐清除;会有一些发生副作用的小风险,如皮肤纹理和色素的改变,但这些变化常常是暂时的。治疗前应仔细排除那些具有禁忌的人群(详见治疗禁忌章节),这类人群的治疗应该非常慎重,或者要该考虑放弃治疗。

2. 防护 在使用脉冲强光(IPL)治疗时,治疗室内所有人(病人和治疗人员)都应当佩戴护目镜(操作者和工作人员的光学密度为 3,病人的光学密度为 5)以保护眼睛免受损害。最好让病人在听到"哗哗"声时,即光脉冲发射之前,闭上他/她的眼睛。

3. 拍照 治疗前和治疗后分别拍摄照片非常重要,尤其是首次治疗前一定要认真拍照,因为一旦治疗后,您就再也没有机会拍摄疗前的照片。照片可以记录治疗效果。因为许多患者往往不能客观地评估疗效,这些照片能提供详细的疗效证明。注意拍摄照片时,应使用标准条件,相同的拍摄速度、曝光及焦距、这使不同时间拍摄的照片能进行客观的比较。

二、治　疗

治疗部位涂一薄层冷藏的(6℃～10℃)IPL 耦合凝胶,通常 1～2mm 厚,皮肤颜色较深的患者涂 3mm 厚。如果皮损面积小于光导晶体的大小,在治疗时需用一块平板保护周围正常组织,或者取一张白纸切开一个大小与皮损相当的洞,仅暴露皮损部位。在治疗前把它放在治疗部位,涂上凝胶,治疗结束后要小心拿开平板(或白纸)。治疗时在发射脉冲前应冷却皮损。治疗头(通常处于最大冷却状态)应保持与皮肤垂直,保证蓝宝石冷却晶体与治疗部位或涂耦合胶的部位接触,注意只有光导晶体与治疗部位接触,不要用力压,治疗部位适当重叠,但不要超过 1mm 或 10%。

治疗深在大血管需要增加光强度,由于冷凝胶的使用保护了表面皮肤,这使得增加光强度变得更安全。通常情况下,采用 IPL 的大光斑治疗时,滤光片和皮肤间凝胶厚度 1～2mm 即可达到满意效果。这种技术被称为"漂浮"技术,在 IPL 设备无集成滤光片冷却系统时推荐使用。目前采用电热空气冷却系统冷却时,冷凝胶可达到更舒适的效果。凝胶温度越低,热吸收效果越好。有滤光片电热冷却系统时,凝胶厚度仅需 0.5～1mm。由于治疗头贴近皮肤进行治疗时更容易控制治疗头,因此越来越多的医师采用这种治疗方法。

1. 漂浮技术　无冷却装置的治疗头在治疗时应在治疗头上涂抹厚层凝胶,以无压力的方式置于治疗部位,这样使治疗光头"漂浮"于凝胶上。如挤压凝胶可使光源距离皮肤过近而增加表皮损伤的几率。成型的模具可以控制光源与皮肤间的距离和凝胶的厚度保持一致,但大多数操作者常常简单地将光头漂浮于凝胶上,用手控制 IPL 治疗头的力度。为减少矩形治疗头痕迹的出现,每次脉冲治疗头的放置通常有 10% 的重叠。此外,在第二次治疗时将原来治疗头放置方向旋转 90 度,也可减少矩形治疗痕迹的出现。

2. 紧贴技术　采用此技术时,为减少疼痛及增强不同操作者间治疗的一致性,可使用冷却胶或表面麻醉剂。在治疗头周围安装冷却装置可减少不良反应。温度为 1℃的水源围绕治疗头循环,可使治疗头保持冷却。最新具有冷却装置的治疗头可以通过薄层水基冷却凝胶并紧贴皮肤。此时,能量密度应降低。具有冷却装置的治疗头也可以无压力方式直接置于靶部位皮肤上。要求采用无压力方式是因为靶血管在按压时可能会关闭。由于 EMLA 中的丙胺卡因成分易引起血管收缩,因此治疗前不使用 EMLA 麻醉霜。ELA-max 5% 利多卡因(Ferndale labs, Ferndale, MI)无血管收缩作用,是治疗前表面麻醉剂的更好选择,但是作者本人通常不使用麻醉药,因为疼痛在很大程度上能帮助医师判断治疗过程是否安全有效。

3. 测试光斑　治疗前测试光斑非常重要,千万不能省略掉。通过光斑的测试,可以寻找到理想的治疗参数。理想的治疗参数是治疗后 15～30 分钟后出现适当的治疗反应:皮损出现改变(如色素斑出现加深,或者出现轻微水肿),但周围正常皮肤仅出现轻微的潮红反应,治疗区皮肤感到轻微的灼热或者疼痛。过度的红肿反应或者患者出现明显的疼痛提示可能治疗过度,需要修订预先设置的参数。如果治疗过度,可以通过以下几种方式来降低治疗的强度:降低能量密度;或者增加脉冲延迟时间;或者增加脉冲宽度;或者增加脉冲数;或者使用波长更长的滤光片。也可以联合两种以上的方法来修正治疗参数,直到皮肤出现合理的治疗反应。如果没有出现这些合理治疗反应,那么就应该向相反的方向来调节参数:升高能量密度、缩短脉冲延迟、压缩脉冲宽度、减少脉冲数、更换更短的滤光片。注意在下列情况应减低能量密度($1\sim2J/cm^2$),因为这些部位容易出现治疗损伤:

- 紧靠骨头(颌部、前额、鄂部、手部、胸骨)——光反射
- 敏感的解剖部位(如眼睛下方、颈部、胸部、手部)
- 靠近脂肪部位—易保存热量(胸部、臀部)
- 年老者—皮肤中蛋白含量低
- 皮损色素密度高—能量吸收多
- 皮损密度高(雀斑),如果它们不是靶皮损,皮损类型应调节至雀斑颜色。

在首次治疗时应该测试光斑反应,但是在下列情况下强烈建议重新测试光斑反应:希望更改治疗参数、设备重新调试后、更换治疗医师。

4. 重复治疗技术 为了获得更好的治疗效果,一些熟练的治疗医师,在取得了一定的治疗经验后,他们有时会在第一次治疗结束后,再将治疗部位冷却一段时间后,紧接着对治疗区再次进行治疗(第二回合治疗)。当然再次治疗前,为了安全起见,应该重新测试光斑反应。对于严重的病例,如严重的毛细血管扩张/老年斑,可能需要进行第二回合的治疗。这种二回合治疗技术可用于患者 IPL 皮肤治疗全疗程的 5 次治疗中,可使血管性疾病和色素性疾病进一步改善。这种技术仅限于Ⅰ~Ⅲ型皮肤。

下面以嫩肤治疗为例(Rejuvenation),我们简单地描述一下两回合治疗的过程。根据皮损的深度,选择 560nm、590nm 或 640nm 的滤光片。尽管使用 560nm 治疗头治疗后,皮肤能收到一定的治疗效果,一些Ⅰ~Ⅲ型皮肤的病人可能会受益于 IPL 的二次治疗,使用二回合治疗具体步骤:

使用 560nm 的滤光片及适合病人的预设参数对整个面部进行一次完整的首个回合的治疗。这个回合治疗的目的是针对血管性皮损、玫瑰痤疮、褐色斑和老年斑进行治疗,以达到令人满意的疗效。

首个回合治疗后及二回合治疗前,建议使治疗区域冷却。

在进行第二回合治疗时,要使用 1~2mm 的 IPL 耦合胶进行脉冲测试。同首个回合治疗所推荐的一样,二回合所使用的滤光片主要取决于临床指征:560nm 用于浅表皮损,590nm 用于中等深度的皮损,640nm 用于深度皮损。当使用 640nm 的滤光片时,注意它的光源能量对血红蛋白和黑色素影响较小,它不能像 560nm 或 590nm 的滤光片一样产生同样可观察到的临床反应(红斑)。等 15 分钟或更长时间后观察治疗部位,确定没有表皮烧伤或其他副作用发生才能进行治疗。

将光导晶体放在与首次治疗不同的方向,如将光导晶体放在与首次治疗方向相垂直的部位。

在面部涂抹 1~2mm 厚的 IPL 耦合胶,如一侧颊部,开始第二回合治疗,接着按此步骤,治疗整个面部。首个回合治疗结束后,您可以立即开始第二回合的治疗。

一些医生在使用两回合治疗技术时,愿意遵循与上述相反的顺序,即他们选择先使用 640nm 的滤光片进行首次治疗,接着使用 560nm 或 590nm 的滤光片(取决于皮肤类型)进行二回合治疗。如果首次治疗反应过大(红斑、水肿),不要进行二次治疗。不要对深色皮肤(Ⅳ和Ⅴ型)和敏感部位(颈部、双手、胸部)进行第二次治疗。

对于Ⅳ和Ⅴ型皮肤,IPL皮肤治疗可能需要调整治疗技术。很多深色皮肤病人的血管症状很轻,而色素性的症状很重。在这种情况下,仅使用640nm滤光片进行IPL皮肤治疗是比较慎重的治疗。其结果是色素性的皮损被去除,同时保证了IPL良好的穿透性和表皮的安全。仔细注意治疗参数和治疗技术,就可以获得对富含色素的深色皮肤的最大保护。然而,当存在明显的血管损伤时,必须使用590nm的滤光片。该滤光片的波长中能量更高,可以影响血红蛋白。IPL皮肤治疗不推荐用于Ⅵ型皮肤。

三、治疗后的护理

治疗后立即使用冰袋(未真正结冰),以冷却治疗部位,减少水肿和减轻不适。如果化学冰袋的温度低于4℃,则不推荐使用。也可以把4cm×4cm大小的纱布,用水打湿后,装入小塑料袋中,冰镇后使用。治疗后12小时内建议不要使用热水,热水可能会使那些治疗较重的患者发生水疱。治疗后的4~5日要注意避免治疗部位受外伤:不能洗澡,不能做有氧运动、按摩,等等。治疗后1个月内,治疗部位避免日晒,应使用高效(30~50 SPF)的防晒霜。因为治疗后日晒,可促使黑色素产生,导致色素沉着。如果皮损出现结痂,建议不要提前用手抠掉,自然脱落的皮损会减少色素沉着的发生。大多数医生允许患者治疗后立即化妆。但是,建议他/她们一旦治疗部位出现脱屑或结块,这个情况应告知医生,而且,马上停止化妆。另一些医生采用更保守的方法,建议患者治疗后数日内停止化妆。皮肤在此期间可能更加敏感,在卸妆时,尤其是卸较难卸的妆时,可能弄破皮肤引起感染。对暴露于污染环境的治疗部位,需要用敷料覆盖10日。建议患者治疗后几日内不要参加剧烈运动或类似的活动,直到皮肤恢复正常为止。

第四节 能 量 设 置

由于光子设备生产厂家很多,各种光子设备之间的能量设置很难换算,因此很难有一个具体的能量设置方案"放之四海而皆准"。但从原则上来讲,参数的设置必须从以下几个方面进行考虑:

一、治 疗 头

不同的治疗头滤过的光线不同,因此治疗时光对皮肤的穿透性是不一样的,同样也对皮肤组织的作用存在一定的差异。如560nm的治疗头含有大量的短波长的光线,因此对色素的治疗作用是比较强的,但是对皮肤的影响也可能是最大的,因此引起色素沉着的可能性也是比较大的,引起皮肤灼伤的可能性也会比较大。而755nm的治疗头保留的是755~1200nm的光,短波长的光线基本都滤过了,所以对皮肤的影响较小,引起色素沉着的可能性要小,对皮肤的穿透深度也会深一些,当然对色素的治疗作用也随之而减小。而640nm的治疗头在各种特点上是介于560nm治疗头和755nm治疗头之间。因此,560nm治疗头比较适合色素性疾病的治疗,也比较适合皮肤白皙的人群的治疗。而640nm治疗头,或者波长更长的治疗头,因为对表皮的影响小、穿透深,多用于对皮肤肤质的改善,前者被称为一型光子嫩肤,而后者被称为是二型光子嫩肤。当然,长波长的滤光头一般也比较合适用于脱毛的治疗。

二、冷 却 装 置

这是一个对于皮肤安全性非常重要的一种装置,因为表皮中含有大量的色素,因此无论什么治疗头无疑会对表皮形成较大的影响,如果不对皮肤进行保护,有可能灼伤皮肤引起不必要的损伤。因为当光线进入皮肤时,由于表皮吸收了大量的能量,表皮温度会明显上升,如果超过一定的温度(高于50℃)并持续一定的时间,皮肤则有可能会损伤。光线中短波长的成分越多,这种损伤就会越明显。因此治疗时必须考虑到这一点,一个比较有效的方法就是对皮肤进行适时有效的冷却,使表皮在治疗的同时保持在一个安全的温度范围之内。治疗时一般在皮肤与光头之间涂抹上冷凝胶。冷凝胶的目的在于:①增加导光性:如果不使用这种凝胶,光头和皮肤的接触将不会非常有效,总会产生一定的空气泡,会明显影响光的传导;②有利于热的传导,能使皮肤均匀有效地冷却;③有利于光头在皮肤上的滑动;④有利于光头的清洁和保护:如果没有这层胶,表皮和毛发等物体会非常容易吸附在光头表面,不但容易损伤光头,而且也非常容易烫伤皮肤。冷凝胶最好不要重复使用,以免影响光的传导。建议治疗时在皮肤上涂抹一层凝胶后,光头自然地接触皮肤,既不要有意抬高光头,也不要下压光头,使光头与皮肤保持一个自然的接触状态(图3-17-8)。

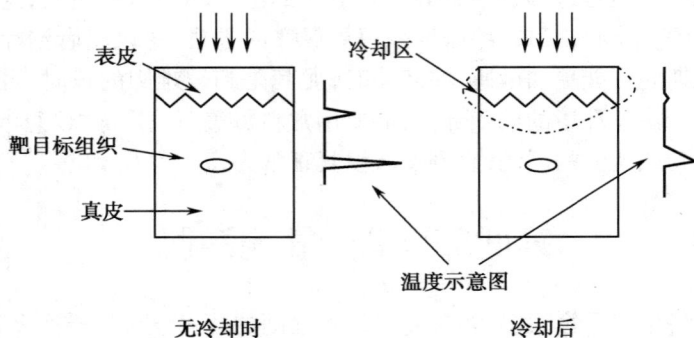

图 3-17-8　冷却头作用示意图
皮肤组织在没有冷却时,由于色素和血红蛋白对光的吸收,光照射后在表皮和真皮血管处形成两个温度升高峰值,而使用冷却后,表皮和真皮上部得到良好的保护,表皮的温度峰值明显抑制并降低,发生副反应的可能性也会明显减少

三、治疗参数的设置

1. 能量的设置　能量大小与治疗效果和副反应是直接相关的。能量越大,疗效越好,但皮肤可能出现副反应的可能性也会增大。理论上治疗剂量的能量设置是能引起亚皮肤损伤的剂量。在临床上的治疗终点就是皮肤潮红反应,也就是脉冲光引起皮肤最小红斑的剂量作为治疗时的能量设置。如果治疗时皮肤没有潮红反应,治疗可能会无效,而引起过度的红斑,甚至水肿,则会引起皮肤的灼伤等反应。

2. 脉冲的设置　靶组织的大小决定了子脉冲长短的设置,子脉宽越小,对靶目标的加热作用就越强,因此治疗作用就越强,当然,引起皮肤色素异常的可能性也会大一些,相反,子脉冲越长,对靶组织的加热作用和治疗作用就要弱一些,当然引起色素异常的反应也会小一些。延迟时间与皮肤的厚度有关,一般表皮的热弛豫时间大约为 3~10ms,面部厚的部位可能会达到 20ms,因此要保证两个子脉冲之间皮肤能够有效地冷却,一般延迟时间最好在 20ms 以上。一般延迟时间越长,安全性越好,但过长地延迟时间可能无法使两个子脉冲的疗效相加。单脉冲能量主要集中在表皮,因此多用来治疗表皮的色素性疾病,而双脉冲和多脉冲能量可透运真皮,因此可以用来治疗真皮的疾病,如二型嫩肤及脱毛等。

3. 多脉冲技术 合理使用脉冲宽度和延迟能提高 IPL 治疗的安全性和有效性。一般来说,单脉冲时,IPL 能量比较集中于表皮,而多脉冲配合皮肤冷却技术能将 IPL 能量"输注"到皮肤的深层。以三脉冲模式进行治疗为例,为了增加光子对皮肤的穿透性避免表皮的损伤,或者为了治疗真皮的靶组织,可以选择多脉冲技术,配合皮肤冷却能达到治疗真皮而保护表皮的作用(图 3-17-9)。当第一脉冲释放时,表皮和真皮的温度均会升高,由于表皮直接比邻冷却头,因此表皮的温度上升得到一定的抑制,不能上升很高。当第一脉冲结束后,接下来的便是一个光子释放的停顿阶段(脉冲延迟),这实际上是一个让表皮冷却的时间,由于冷却头带走了表皮大量的热量,因此表皮温度会随之下降。当第二个脉冲能量释放时,皮肤再度因为对光子能量的吸

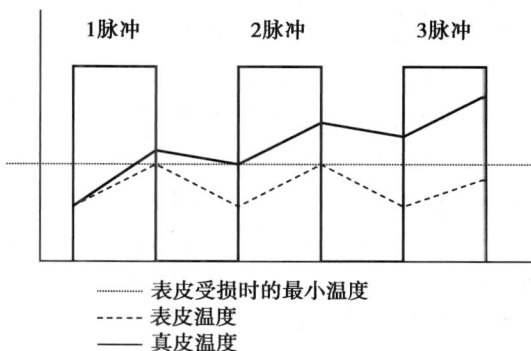

图 3-17-9 多脉冲时皮肤温度变化示意图

收,温度上升。此时表皮和真皮温度会出现一个明显"分离",表皮由于冷却头的保护温度上升慢,而真皮因为吸收了足够的能量,温度攀升。当第三脉冲结束后,真皮温度会达到治疗要求,而表皮温度始终波动在一个相对安全的范围之内。这种技术常用来治疗血管性皮肤疾病、脱毛、缩小毛孔和嫩肤等。

4. 皮肤颜色 和激光治疗一样,深色皮肤的人,治疗的风险明显要比白皙的人大一些,对 V 型和 VI 型皮肤不推荐使用强光治疗,因为他们的治疗风险远比取得疗效的可能性要大。因此治疗时应根据不同肤色的人设置合理的能量和脉冲宽度及延迟时间。

第五节 作 用 机 制

然而有关 IPL 的作用机制以及 IPL 的安全性研究不多。目前见到的均是临床报道和观察,尤其是 IPL 在浅表色素性损害、毛细血管扩张、细小皱纹和改善皮肤质地方面的疗效和不良反应。沈华等[2] 总结了 128 例面部色素性病变经 IPL 治疗 4~6 次(波长 560nm 和 590nm、2 或 3 脉冲、脉宽 2.5~5.0ms、延迟 25~30ms、能量密度 10~33J/cm²),治疗间隔为 2~5 周后,显效率(色素减轻或消退 ≥60%)为雀斑:65.9%,痤疮后色素沉着:66.7%,老年斑:71.4%,疗效较好,但对咖啡斑和黄褐斑效果不明显,显效率分别为:40% 和 0%。单良等[4] 用 IPL 治疗 460 例面部皮肤光老化患者(波长 530nm 和 610nm、3 脉冲、脉宽 3~5ms、脉冲延迟 2~15ms、能量密度 18~40J/cm²)治疗 3~5 次后,患者总满意率

为87.6%。毛细血管扩张、皮肤色素沉着、毛孔粗大、细小皱纹的患者满意率分别为88.5%、84.6%、90.5%、79.5%。刁庆春等[3]采用IPL治疗了111例雀斑病人(参数为波长560nm、2脉冲、第一脉宽3.2ms、第二脉宽6.0ms、延迟时间20ms、能量密度20~30J/cm²),所有病人经1~3次治疗后,总的痊愈率为53.2%,有效率为98.2%,无1例出现炎症后色素沉着或色素脱失。还有类似很多研究均表明IPL可以安全有效地治疗浅表色素、血管性损害达到美白嫩肤的作用。

随着一些无创性皮肤检测技术的发展,我们可以通过量化的指标去评价IPL美白的效果。Negishi等[5]随机征集25例妇女(皮肤Ⅲ~Ⅳ型)进行IPL治疗。根据光损害分类,16例轻微,6例中度,3例严重,并发现4例有潜在黄褐斑。使用丹麦制造的IPL(光谱为530~750nm,光斑10mm×48mm,参数设置为双脉冲、脉宽2.5ms、延迟10ms、能量密度5.5~8.0J/cm²),治疗3次,间隔3~4周。结果超过50%的患者对色素性皮损认为有明显的主观改善。且于治疗前、第3次治疗后1月和3月随访测量L值,发现治疗后两次随访L值均增高,且第3次治疗后3月L值升高与治疗前有统计学意义。作者通过该实验指出使用短波长和脉宽更适合治疗色素性皮肤问题,降低能量并未明显降低疗效,同时并能改善皮肤色调。牟韵竹等[6]采用IPL对33例面部皮肤光老化患者治疗(滤片560nm或640nm、脉宽2.4~6.0ms、延迟时间5~60ms、能量密度15~45 J/cm²)。治疗4~6次,间隔3~4周。每次治疗前,使用无创性皮肤检测技术,客观量化皮肤的颜色、角质层水分、弹性等生物学指标。结果显示随治疗次数的增加,反应肤色L*值升高、a*值下降、皮肤弹性升高、角质层含水量降低,且无创性皮肤检测技术客观量化的评价结果与医师和患者的视觉评价基本一致。

在IPL作用机制方面,近来有较多的研究集中于研究IPL嫩肤机制。如Goldberg[13]对IPL治疗后的皮肤标本进行苏木精-伊红染色,结果发现真皮胶原含量有所增加,通过免疫组化染色进一步发现Ⅰ型、Ⅲ型胶原均增加。但具体机制仍不清楚,Raulin等[15]认为IPL通过选择性光热作用,导致胶原损伤,启动损伤修复过程,导致胶原含量增加。但Prieto等最初[23]并未发现有明显的新生胶原,却发现了凝固坏死的蠕形螨虫,推测螨虫的坏死是皮肤质地改善的原因。我国也做了较多这方面的研究。吴迪等[14]通过分离培养人原代成纤维细胞,采用波长为570~950nm、能量密度15J/cm²的IPL照射培养细胞,在照射结束后1、12、24及48h收集细胞总RNA,应用反转录(RT)-PCR法测定各时间点成纤维细胞Ⅰ、Ⅲ型前胶原mRNA的表达水平。结果发现IPL照射后12、24及48h,成纤维细胞Ⅰ、Ⅲ型前胶原mRNA表达水平均明显上调,且表达水平随孵育时间的延长呈增加的趋势,表明IPL可直接促进成纤维细胞中Ⅰ型和Ⅲ型前胶原mRNA的转录,使真皮中胶原含量增加。王明利等[16]、[17]从IPL对大鼠皮肤金属蛋白酶-1(MMP-1)及金属蛋白酶组织抑制因子-1(TIMP-1)表达的影响,来探讨光子嫩肤的分子生物学机制。研究结果表明,MMP-1、TIMP-1表达的变化规律与创伤修复是相吻合的,MMP-1、TIMP-1在IPL引起皮肤热损伤的修复重塑过程中起到了非常重要的作用。IPL治疗色素斑的机制显然与Q开关激光有区别,因为IPL的脉冲宽度非常宽,因此要IPL对色素斑的机制更符合扩展的选择性光热作用原理[23]。色素小体吸收IPL的能量后,及时地传递到色素斑皮损处皮肤,最后导致皮损区皮损内细胞成分的变性和自然更替。换言之,在IPL的治疗过程中,虽然色基仍然是色素小体,但靶位却是色素斑整个皮损。

在取得较好疗效的同时,多次反复照射是否会造成细胞 DNA 损伤,这一直是大家都非常关注的一个焦点。牟韵竹等[18]以中国仓鼠肺成纤维细胞(V79)为受试细胞,以不同剂量光子照射,用 DNA 梯度电泳、MTT 值、吖啶橙染色三种方法研究 IPL 对细胞 DNA 是否有损伤作用。其结果 DNA 梯度电泳法显示各剂量强光照射组均无 DNA 损伤,MTT 值测定表明各照射剂量组细胞的增殖活性差异无统计学意义,吖啶橙染色显示各剂量组未发现明显的凋亡小体形成,所以他们指出强脉冲光对 V79 细胞 DNA 无明显影响,治疗具有较好的安全性。

另外,长期反复多次治疗对表皮的影响也研究较少。目前有些关于激光治疗对皮肤屏障功能影响的研究。赵晓霞等[19]研究非磨削型激光嫩肤对皮肤屏障功能的影响。分别用 1320nm、755nm、595nm、1064nm 激光照射小鼠皮肤,并用 1% 透明质酸钠涂抹于 1064nm 激光照射后的皮肤,观察 1 周内皮肤经表皮失水、含水量的变化。结果激光照射小鼠皮肤 1h 时,经表皮失水较正常对照组显著性增高,595nm 激光照射引起的皮肤经表皮失水值增高在激光照射后的第 7 天恢复正常,1320nm 激光在第 2 天时恢复正常,1064nm 和 755nm 激光组均在第 4 天恢复正常。1064nm 激光照射部位的皮肤每天用 1% 透明质酸钠涂抹 1 次后,经表皮失水值在第 4 天恢复正常。结果表明各种非气化型嫩肤激光照射小鼠背部皮肤后均引起局部皮肤经表皮失水增加。24h 内均未能恢复正常,但是在 1 周时均可基本恢复正常。波长较短的 595nm 激光引起的皮肤经表皮失水值增高恢复较 1320nm、1064nm、755nm 激光引起的慢。且激光照射后外用 1% 透明质酸钠无助于皮肤经表皮失水的恢复。同时各种激光照射后 1 周内,皮肤含水量的变化轻微。作者推测,波长越短,激光能量能穿透的组织深度越小,产生热损伤的组织区域越靠近表皮,此对经表皮失水值的影响就越大;相反,波长越长,热能作用得越深,热损伤的组织越远离表皮,对表皮的影响也就越小。而用 1% 透明质酸钠每天涂抹激光照射部位的皮肤 1 次无助于经表皮失水的恢复,可能是由于其分子量较大,不能透过表皮的缘故。若是经过特殊降解处理的高纯度小分子量透明质酸可以直接渗透入真皮层,直接促进组织的增殖、重建与修复,促进细胞外基质功能的恢复。此后赵晓霞等[20]又单独研究 1064nm 激光嫩肤治疗对皮肤屏障功能的影响。照射小鼠背部皮肤,每周 1 次,结果显示:首次激光照射小鼠皮肤后 1 周时、连续 3 次照射后 1 周时、连续 4 次照射后 4 周时各时间点的 TEWL、皮肤含水量均基本上较正常对照组无显著性改变。之前的研究表明激光治疗后的 1 周内,皮肤会有一过性的皮肤屏障功能异常,表现为 TEWL 值的显著增高。但一次激光照射后 1 周时皮肤的 TEWL 值已经基本恢复正常,连续多次的激光照射对小鼠背部皮肤 TEWL 的短期内恢复过程基本上无明显的影响,也没有长期的不良影响。因此作者认为单次激光照射会造成皮肤一过性的皮肤屏障功能异常,但多次激光照射对 TEWL 和皮肤含水量基本上没有明显影响。

对 IPL 作用于皮肤角质层的研究甚少。在 Tuchin VV 等[21]的实验中,由于在皮肤中较强的光散射使光不能精确地作用于靶组织,需要通过导入一种外源性物质来解决,然而外源性物质通透性差,不能通过皮肤屏障,所以他们通过应用强脉冲光和 island mask 在角质层中造成点阵样的(lattice of islets)局限性热损伤以增加外源物质的通透性,表明 IPL 对角质层有一定的损伤作用。Schroeter, Careen, A[24]发明了一种方法并申请了专利,通过高能量密度强脉冲光照射皮肤使皮肤至少一层结构的增殖活性和更替增加。同时这种方法会刺激表皮角质层脱落。原理主要为 IPL 通过引起人为损伤刺激免疫系统诱导 TGF-β 的表达,导致细胞外基质蛋白如黏蛋白(tenascin)的释放。此外,在真皮和表皮层 Ki67 表达也见增加,表明这些细胞增殖活性增加。该方法指出波长约 500nm 将有助于增加表皮层的增殖和更替,而 600～660nm 用于增加表皮和真皮层的增殖和更替。为了使皮肤更替和脱落最大化红斑最小,适宜脉宽 4.2～4.8ms,延迟约 20ms 比较适宜。

总之 IPL 对表皮的作用尚未见系统的研究。从零星的一些研究和临床治疗来看,IPL 的美白作用可能部分来源于角质剥脱作用、角质的水合作用的改变以及表皮厚度改变,但尚需证实。目前尚不清楚 IPL 对表皮屏障功能是否具有负面影响,治疗后合理的修复措施是否对皮肤生理功能的恢复具有积极意义。

(周展超)

参 考 文 献

[1] Omi T and Clement RM:The use of a constant spectrum, uniform temporal profile intense pulsed light sourc for long-term hair removal in Asian skin. J cosmet laser thera,2006, 8(3):138-145

[2] 沈华,沈尊理,王永春等.强脉冲光治疗面部色素性病变 128 例.中国美容医学,2005,14(5):607-608

[3] 刁庆春,林琳,郝飞等.强脉冲光子治疗雀斑 111 例临床疗效观察.中国麻风皮肤病杂志,2004, 20(3):354-355

[4] 单良,柳大烈,袁强.强脉冲光(IPL)治疗面部皮肤光老化 460 例临床分析.中国美容医学,2003,12(5):479-480

[5] Negishi K, Kushikata N, Takeuchi K. Photorejuvenation by intense pulsed light with objective measurement of skin color in Japanese patients. Dermatol Surg,2006,32(11):1380-1387

[6] 牟韵竹,李利,何梅,等.强脉冲光治疗面部皮肤光老化疗效的评价.中国实用美容整形外科杂志,2005,16(6):360-362

[7] Nouveau-Richard S, Yang Z, Mac-Mary S, Li L, Bastien, P, Tardy, I, Bouillon C, Humbert P, De Lachrriere O:Skin ageing:a comparison between chinease and European populations. A pilot study. J Dermatol Sci,2005, 40(3):187-193

[8] Negishi K, Tezuka Y, Kushikata N,et al. Photorejuvenation for Asian skin by intense pulsed light. Dermatol Surg,2001,27(7):627-631

[9] Sturgill WH, Leach BC, Spolyar MM, et al. Evaluation of a novel flash lamp system (FLS) incorporating optimal spectral filtration for the treatment of photoaging. Lasers Surg Med,2005,37(2):108-113

[10] Wang CC. Hui CY, Sue YM et al:Intense pulsed lignt for the treatment of refractory melasma in Asian person. Dermatol Surg,2004;30(9):1196-1200

[11] Goldman MP, Fitzpatric RE:Cutaneous Laser Surgery. 2 edition Missouri Mosby,1999,page:46-47

[12] Amin SP and Goldberg DJ:Clinical comparison of four hair removal lasers and light sources. J cosmet laser thera,2006, 8(2):65-68

[13] Goldberg DJ. New collagen formation after dermal remodeling with an intense pulsed light source. J Cutan Laser Ther,2000; 2(2):59-61

[14] 吴迪,骆丹,张镇静,等.强脉冲光对皮肤成纤维细胞 I 型和 III 型前胶原 mRNA 表达水平的影响.临床皮肤科杂志,2006, 35(4):357-359

[15] Raulin C,Greve B,Grema H. IPL technology:a review. Lasers Surg Med,2003;32(2):78-87

[16] 王明利,柳大烈,袁强,等.强脉冲光对大鼠皮肤胶原蛋白影响的定量分析。中国美容整形外科杂

志,2005；16(2):118-120

[17] 王明利,柳大烈,袁强,等. 强脉冲光对大鼠皮肤 TIMP-1 表达的影响. 中国美容医学,2006；15 (2):122-123

[18] 牟韵竹,李利,魏大鹏,等. 光子嫩肤细胞安全性评价. 中国美容医学,2006,15(4):440-442

[19] 赵晓霞,许爱娥,刘华绪,等. 非磨削型嫩肤激光对小鼠皮肤失水的影响. 中华皮肤科杂志,2005, 38(7):689-691

[20] 赵晓霞,任秋实,刘华绪,等. Gentle YAG 1064nm 激光治疗对小鼠皮肤屏障功能及弹性的影响. 中国皮肤性病学杂志,2006,20(6):458-460

[21] Tuchin VV, Altshuler GB, Gavrilova AA et al. : Optical clearing of skin using flash lamp-induced enhancement of epidermal permeability. Lasers Surg Med,2006,38(9):824-836

[22] Prieto VG, Sadick NS, Lloreta J, et al. Effects of intense pulsed light on sun-damaged human skin, routine, and ultrastructural analysis. Lasers Surg Med,2002,30(2):82-85

[23] Altshuler GB, Anderson RR, Manstein D et al: Extended theory of selective photothermolysis. Lasers Surg Med,2001；29(5): 416-432

[24] Schroeter, Careen, A. Methods for peeling and increasing turnover of skin with high-fluency, intense pulsed light. Latest bibliographic data on file with the International Bureau. Publication Date: 16. 11. 2006

18

第十八章
血管性皮损的治疗

　　皮肤血管性疾病的治疗至今仍然是皮肤科中的难点，很多脉冲激光或者强脉冲光治疗都能够获得一定的治疗效果，但是都很难达到满意的结果，例如鲜红斑痣可能仅有10%的病例经过多次激光治疗后皮损完全清除，另一方面，大约有30%的皮损对各种脉冲染料激光（PDL）没有治疗反应，原因可能主要与血管的管径大小和深度有关。但是即便如此，过去面对这类疾病的治疗所抱的消极等待的态度（wait and see），目前已发生改变，大多数医师认为在今天很多治疗方法有效而安全的情况下，消极等待有时会错过最佳的治疗时机，尤其是血管瘤一般主张应尽早干预[1]。但是从另外一个角度来看，关于这类疾病的现代激光治疗在一定程度上可能存在一定的混乱，这或许是为什么欧洲皮肤激光学会（ESLD）制定了一个旨在指导激光与光子治疗指南的原因[2]。依据这一指南，疗效与正确的诊断分类、激光器的选择和治疗技巧是有关的。关于激光治疗的情况在本书的第二篇的第十章已有叙述，这里仅介绍 IPL 的治疗情况。

　　最初 IPL 的诞生并不是用来治疗光老化的，而是用来治疗皮肤血管性疾病的。在上世纪 90 年代中，皮肤血管性疾病的治疗主要是依赖脉冲激光，由于当时的技术条件，大多数的脉冲激光是采用染料激光技术（如波长 585nm，脉冲宽度 $300 \sim 450\mu s$），因此在治疗血管扩张性的皮损时不可避免地出现紫癜，紫癜的出现被认为是过短的脉冲宽度导致治疗时皮肤血管的破裂。这种紫癜的出现，常常会明显地影响患者的工作和学习，因此不得不需要休假来配合医师的治疗。另一方面，对于腿部较大的血管扩张，这种染料激光治疗就更显力不从心。为了减轻甚至消除治疗时的紫癜，IPL 治疗血管性疾病的想法便诞生了，因为 IPL 具有以下优势：

　　1. 可以通过选择合适的滤光片选择合适的波长（区间光）来满足选择性光热作用理论的治疗要求，因此可能会成为血管性疾病治疗的理想手段。因为血红蛋白光的吸收系数在较宽的波长范围内高于周围无血管的真皮组织。Lumenis 的 IPL 设备通过滤过，可以发射从 515nm 到大约 1200nm 的宽光带谱（其他 IPL 设备具有不同的波长输出），通过滤光片的作用可以阻止低波长光线以及与治疗无关的那部分光线的释放。理论上光吸收的选择性是指去氧血红蛋白对 $600 \sim 750nm$ 波长范围的光线选择性吸收。氧合血红蛋白在波长≤630nm 时光吸收系数高，而对 >630nm 的光线的吸收率明显下降，但在 $800 \sim 900nm$ 的近红外光区，光吸收系数再次增高达到宽峰。研究显示下肢蓝色毛细血管扩张中的去氧血红蛋白较红色毛细血管扩张中的去氧血红蛋白稍高；在多重脉冲治疗血管病变时，首次脉冲即可将氧合血红蛋白转变为去氧血红蛋白。长波长光线治疗的另一优点是黑色素对长波长光线吸收甚少。黑色素主要吸收紫外线（240～360nm），随着波长的增加，吸收率稳定下降。由于皮肤对光线的吸收主要取决于黑色素，因此，长波长光线治疗不仅穿透性好，可达深部血管，还可以减少因黑色素对光线吸收造成的表皮损伤。

2. 脉冲宽度为毫秒级，因此非常有利于皮肤血管的治疗，尤其是可能对小腿较大的血管可能具有一定的治疗优势。另外，虽然 IPL 能量输出的光谱是不一致的，但分析显示 10 毫秒脉冲宽度时，尽管输出光的波长可以超过 1000nm，但 600nm 黄光的发射强度最高，红光和红外线的强度明显减少，换言之光治疗头发射的光强度峰值将位于 600nm 黄光区，最容易被鲜红色浅表血管选择性吸收，因此可能出现较好的治疗选择性[3]（图 3-18-1）。

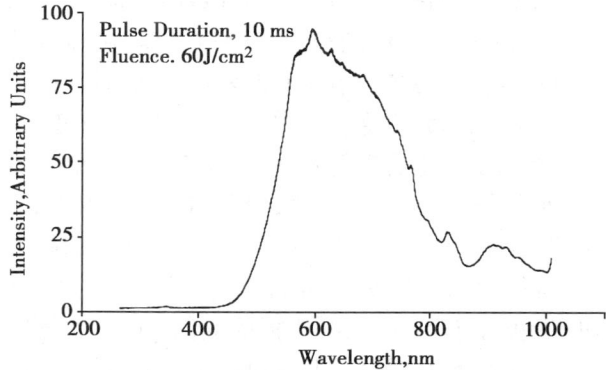

图 3-18-1　脉冲宽度为 10ms 时，515nm 滤光头的 IPL 所发射的谱线图。峰值输出为 600nm，之后逐渐减弱

3. IPL 可具有多脉冲释放能力，因此能量可能会透达到真皮血管起到治疗作用。另外，多脉冲治疗可能更有利于血管的治疗。治疗血管的一个重要的因素是在同一个部位照射的脉冲的数量。每一次的脉冲照射，色素性靶目标便会经历一次加热和冷却的循环。Arrhenius 模式提示，热损害是时间累积性的。因此，理论上，如果使用多次、低能量密度（不会导致出血的脉冲），可能会引起累积性、选择性、更为缓和的和更为完全的微血管损伤。这为我们提供了全新的达到选择性光热作用的能量释放方式。有人报道了使用 585nm，160μs 染料激光脉冲以 0.5Hz 的频率多次照射微小血管引起微血管损伤的研究。50μm 管径的地鼠臀部静脉，其引起出血的能量密度阈值是 6J/cm²，应用这一能量密度进行照射，当照射一次时，仅有一半的血管发生闭塞（血栓形成）。相反使用 2～4J/cm²，照射 10～100 个脉冲时，血管获得完全的闭塞而且没有发生出血。这一研究提示，之所以鲜红斑痣需要多次反复的治疗，其原因之一就是导致微血管的不可逆的损伤可能远非单一的阈值能量密度的脉冲的治疗所能做到的。鲜红斑痣可能对多次、低能量密度、不引起明显热损害的平均的辐射度的激光照射反应更快一些[4]。

由于 IPL 以上的特点，其具有治疗皮肤血管性疾病的可能性是显而易见的。最初诞生并被美国 FDA 批准用于临床的 IPL 治疗系统是 Photoderm（ESC/Sharplan，Norwood，MA，现为 Lumenis，Santa Clara，CA 生产），是当初最具争议的光治疗技术之一。虽然 IPL 最初是由各大商业集团为满足市场对下肢静脉治疗新方法的需求而推出并发展起来的，但是临床实践表明，其对下肢毛细血管扩张的治疗效果是优于以往的治疗技术。早期发现 IPL 一个重要优势是可以采用特殊的治疗模式将紫癜的发生率减至最低，而这种紫癜在脉冲染料激光（PDL）治疗中常见。最初提出 IPL 较之短脉冲 PDL 更少引起紫癜的理论被证明是正确的，而且已被大量研究者正实，实际工作中发现 IPL 的适应证范围远远超过下肢毛细血管扩张,其适应证已被拓展到包括光老化在内的各种治疗:脱毛、面部毛细血管扩张、皮肤所有部位的血管病变、瘢痕、色素沉着和皮肤异色症。最近的新增适应证包括光老化的非剥脱治疗,即所谓的嫩肤或光子嫩肤。

但是 IPL 的治疗不同于激光,对治疗者的技巧有一定的要求,因此 IPL 治疗后其疗效的重复性和治疗效果的优劣还需要探索和评价。IPL 在皮肤血管性疾病的治疗的有效性使其在该领域的治疗中占有一席之地,很多时候 IPL 被认为是首选治疗选择之一,或者被认为是一线治疗[2]。但是和激光治疗一样,在确定是否要进行治疗前,首先应明确疾病的诊断和分类,因为光子治疗的效果与下列因素有关:

1. 皮肤的厚度、颜色 例如鲜红斑痣,当患者小于 1 岁时开始治疗会取得更加明显的疗效,有利于阻止皮损的发展,增加完全清除的可能。这可能与小儿的皮肤薄且相对白皙以及血管管径不太粗大有关,但是随着年龄的增长鲜红斑痣的颜色会加深,皮损变厚,因此应该尽早治疗,开始治疗的时间越早,效果越好[2]。

2. 皮损的深浅和皮损的颜色 毫无疑问,皮损所处深度会直接影响到治疗的效果,皮损的颜色也与疗效有关。皮损的颜色可能与血管所处深度、血管管径、病变血管的类型以及血管内氧合血红蛋白/脱氧血红蛋白的含量等有关。

3. 皮损血管的大小和间质是否有增生 临床上那些粉红色皮损,时隐时现的皮损治疗困难,这可能与这类皮损的血管管径太小有关,事实上目前对管径小于 $30\mu m$ 的血管没有很好的治疗方法。相反,一些增厚的紫红色皮损疗效也非常困难,而那些皮损位置表浅的紫红色治疗效果则非常理想,甚至皮损颜色越深疗效越好[5]。

4. 皮肤分布的部位 很多报道都发现鲜红斑痣的疗效与部位有关,头颈部、面部鲜红斑痣效果好于躯干和四肢部位。对于面部皮损,面中部和三叉神经下颌支分布区效果稍差出现疗效差异的原因不清楚,可能与不同部位的皮损厚度不同有关,皮损厚则效果差。

第一节 鲜红斑痣

鲜红斑痣在新生儿中的发病率估计为 0.3% ~ 0.5%[6],在传统的皮肤科学的分类中,鲜红斑痣被认为是皮肤血管瘤的一个亚类,但是鲜红斑痣皮损确实是由皮肤血管畸形所致,缺乏血管内皮细胞的肿瘤增生的特点,因此鲜红斑痣在新的分类中被列为血管畸形[2]。组织病理学研究表明鲜红斑痣是由位于真皮上层异常扩张的血管丛组成,深度约为 $100 \sim 1000\mu m$,直径 $10 \sim 300\mu m$,表皮层未见异常[7]。

首先,大多数皮损的部位处在皮下 $100 \sim 1000\mu m$ 的部位,然而,现行的各种脉冲激光对皮肤的穿透是非常有限的,例如,532nmKTP 激光在白种人皮肤中的穿透深度大约为 $400\mu m$,585nm 染料激光的穿透深度也只有 $600\mu m$(表 1-4-1),这是鲜红斑痣往往不能 100% 清除的一个重要原因,因为在脉冲染料激光治疗鲜红斑痣前后使用电视显微镜观察发现治疗后残留的血管多是位置较深,直径较小的血管,尤其是多次治疗后的皮损更为明显[8]。

其次,鲜红斑痣的病变血管的管径为 $10 \sim 300\mu m$,但是当病变血管的管径小于 $30 \sim 50\mu m$ 时,鲜红斑痣皮损将对所有现行的脉冲染料激光治疗抵抗[9]。因为这一血管管径实际上已经接近正常皮肤的毛细血管的大小，血管内的红细胞的含量非常有限，即便是选择性非常强的治疗光源对其照射，色基也不可能吸收到足够的能量来损毁血管内皮细胞，因此成为治疗的难点，即便应用光动力学治疗也可能无效。相反如果血管管径太大，治疗也较为困难。对于大多数鲜红斑痣血管来说，要想获得较好的疗效，依据选择性光热作用原理，治疗光源的脉冲宽度以 1~10ms 可能最合适[10]。

另外皮损面积的大小也与疗效有关，临床上面积相对较小的皮损治疗相对容易，而皮损面积较大患者，治疗困难。这可能与皮损的变异有关。例如，面积很大的皮损，可能并不是简单的血管畸形，可能还合并有其他的改变，或者，这类患者实际上就是某个综合征的表现之一，深部的血管畸形和损害不能排除。

如果患者年龄较大，或者皮损经过多年的发展，皮损增厚，颜色加深，甚至出现皮肤结节样改变，此时皮损部位的皮肤可能存在着导致治疗光源散射或者影响光源穿透的其他因素，此时的治疗难度将增加。

IPL 的最新观念以及成功的技术是具有可以调整并延长脉冲宽度的能力，大血管选择长脉冲宽度，小血管选择短脉冲宽度，这样用不同的脉冲宽度来适应不同血管的治疗。这种概念是 IPL 治疗成功的因素。多数激光治疗仪在治疗下肢静脉病变时，选用长脉冲宽度（增大至 50ms）可取得更好的疗效。一般来说，治疗小血管（0.3mm）时，热弥散会在治疗后马上发生；而大血管的情况是不同的，热量从大血管的浅表血管壁传导到血管中心最后到达深部血管壁需要更多时间，而大血管的热扩散冷却也不是瞬间能完成的，它需要更多的冷却时间以便将血管中心蓄积的热量释放至血管表面。采用 585nm 黄色染料激光治疗大血管的鲜红斑痣（>0.1mm）就充分体现了这一理论，在治疗时使用双脉冲，子脉冲的宽度分别为 3ms 和 10ms，此时鲜红斑痣的血管在形成紫癜前便吸收了较多的光能。在另一项研究中，采用 585nm 的脉冲激光，对比了短脉冲宽度（0.45ms）和长脉冲宽度（10ms）的治疗效果。结果显示，长脉冲宽度可引起大血管的凝固坏死，而小血管和毛细血管则显示对光热作用的抵抗，这种现象被称为"光动力学选择性"。

将这种理论应用于 IPL 治疗，我们发现增加脉冲宽度至 12ms 可有效地引起大血管（≥0.5mm）的光热凝固而不损伤表皮。IPL 治疗时，根据"光动力学选择性"理论，脉冲宽度延长，真皮乳头层的小血管不能有效吸收光能，从而避免了对表皮的热损伤。大血管的热弥散时间越长，IPL 治疗时所选择的脉冲宽度也要随之而延长。

双脉冲治疗较大毛细血管扩张时，首次脉冲允许小血管吸收光能预热，而周围组织有充分时间冷却。同时，血管中的氧合血红蛋白转变为可以吸收长波长的去氧血红蛋白，大血管蓄积热量。第二个脉冲宽度长，则使治疗区大血管温度升高。

虽然亚洲人表皮中有较多黑色素，治疗可能有较高并发症的风险，但在一项前瞻性的研究中发现 IPL 能够有效治疗亚洲患者的鲜红斑痣。该治疗如果由有经验的医生操作，并发症较低，可成为治疗鲜红斑痣的一种选择[11]。该研究中评价了 22 例未曾治疗的中国鲜红斑痣患者（年龄为 6~45 岁，平均年龄 21.8±10.1 岁）对 IPL 治疗的疗效和并发症，发现超过 90% 的患者获得大于 25% 的皮损清除率；较多患者（50%）获得 25%~50% 的清除率；虽然有 40% 的患者获得了大于 50% 的清除率，但仅 9% 的患者的清除率大于 75%；仅 2 例患者清除率小于 25%，他们均表现为结节性鲜红斑痣；没有患者能够达到完全清除。患者都能够很好地耐受治疗过程，治疗对日常活动没有影响。其中 1 例患者出现水疱,6 例患者水肿超过 24 小时,但均在 1 周内消退且未遗留永久性痕迹。随访12 ~ 27 个月后,未发现长期并发症。

在另一项研究中发现 37 例患者,共有 40 个鲜红斑痣皮损接受治疗(515nm/550nm, 2.5 ~ 5.0ms 脉宽,24 ~ 60J/cm^2),共治疗 4 ~ 6 次,结果 70% 的皮损(28/40)获得显效,皮损消退达到 70% ~ 100%;红色皮损反应好,平均治疗次数为 1.5 次,粉红色皮损反应较慢,平均治疗次数为 4.0 次,而紫红色平均治疗次数为 4.2 次,而且既往有过治疗史,对过去染料激光治疗抵抗的皮损也有疗效。副作用包括:紫癜(76%)、浅表水疱(8%)、结痂(20%)、暂时性色素改变 10.8%。作者认为 IPL 是治疗鲜红斑痣安全有效的方法[6]。

另外一项研究证实了这个发现,过去接受过其他染料激光的多次治疗无效的 15 例鲜红斑痣患者,经过 4 次新型 IPL 治疗后结果仍然有 46.7% 病例有效(皮损减淡 50% 以上),而且在所有的有效病例中大部分皮损(85.7%)颜色减淡在 75% ~ 100% 之间,只有 53.3% 病例仍然无效,因此作者认为新型 IPL 对 PDL 治疗抵抗的鲜红斑痣仍然有效[12]。

在我们的治疗中,鲜红斑痣经过合理的 IPL 治疗后大多数患者的皮损能明显减淡,但是和其他激光治疗一样,要达到 100% 的清除,非常困难。治疗时应该从以下几个方面着手来考虑参数的设置:

1. 滤光片的选择 依据选择性光热作用原理,血红蛋白的吸收峰值在 542nm 和 577nm 比较高,因此治疗时应根据皮损的颜色和皮损的深度适当选择 515nm、540nm、560nm、或 590nm 的滤光片进行治疗,滤光片越高,其穿透也越深。当然皮肤的颜色也是确定滤光片选择的一个因素,只有皮肤非常白皙的患者我们才选择 515nm 滤光片。

2. 脉冲参数的设置 脉冲参数包括脉冲宽度的选择、脉冲延迟的选择和脉冲数的选择等。脉冲宽度实际上是指光的照射时间,应该根据血管的管径大小来确定,一般为 1 ~ 10ms 之间,而脉冲延迟实际上是脉冲间的皮肤冷却时间,如果延迟时间太短,表皮无法有效冷却,因此容易损伤。一般来说表皮的热弛豫时间可能在 3 ~ 10ms(部位不同可能有所差别),因此为了保证表皮不受伤害,脉冲延迟应该超过 10ms 保证治疗的安全性。相反,脉冲延迟如果超长,子脉冲之间的治疗作用无法得到有效的相加,因此超长的延迟时间也没有实际的临床意义。至于脉冲数的设置,一般规律是:表浅的皮损使用单脉冲模式,较深的皮损使用多脉冲模式。

3. 能量的设置 能量的设置最好是建立在仔细的临床终点(endpoint)的观察基础之上,这一点非常重要,因为皮损的变异较大,设备之间的差异也较大,同时不同的治疗者的治疗方法也存在差异,因此很难推荐一个具体的能量参数。所谓临床终点就是指光子照射皮损后,皮损组织所出现的一个治疗有效、同时不会出现预料之外的其他副作用(如灼伤)的组织反应。通常情况下我们需要对我们预先假定并设置的一个治疗参数进行光斑测试:也就是说我们会首先根据自己的经验,先选择一个比较安全的能量设置在皮损处照射一个光斑,15 ~ 30 分钟后观察皮损反应和皮肤反应,合理的临床终点就是在 15 ~ 30 分钟后出现以下合理的并且是我们期望的皮肤反应:

A. 皮损反应(反映治疗的有效性):照射后皮损血管可能出现下述反应:血管即刻消失,或者血管即刻灰色变,或者按压皮损出现血液有凝固表现。出现上述变化表明此时的治疗是有效的,能量设置也是合理的。但是很多人治疗血管性皮损的经验是源于使用脉冲激光的经验,他们希望在治疗中出现血管的消失或者灰色改变。然而在 IPL 治疗中,有时很难观察到血管的即刻消失或灰色改变,如果一味追求这种改变而不断提高治疗能量,常常会灼伤皮肤导致瘢痕的形成。最常发生的皮损有效反应是治疗后按压皮损发现血液回流没有原来那么快,这很可能是血液出现部分凝固所致,或者皮损同时伴有轻度的颜色加深,这也是治疗有效的改变。如果通过仔细观察皮损没有出现理想的治疗反应,我们需要增加能量密度,或者改用更为积极的脉冲参数进行治疗。

B. 皮肤反应(反映治疗的安全性):同样在光斑测试完毕,在15~30分钟后观察皮肤出现如下反应:皮肤轻度水肿、毛孔扩大如同橘皮样改变,那么这一能量的设置就是正确的,不能再增加能量密度了。这其实是一种轻度的组织烫伤的结果,治疗时只要控制在浅Ⅱ度烫伤以下,组织的完全康复是完全可能的。如果治疗后出现表皮松动,或者皮肤苍白改变,要谨慎! 也许这是治疗过度的表现,如果出现水疱,毫无疑问此时的能量就太高了。

在治疗时,即便是按照光斑测试的能量进行治疗,医师仍应该小心谨慎。要时刻与患者保持交流,及时询问治疗区皮肤的情况,适度的疼痛反应是正常的,但是如果在治疗过程中患者主诉剧烈的疼痛,要谨慎,或许能量设置过高!

为了增加治疗效果一些富有经验的医师愿意采用两回合,甚至多回合的治疗方法。具体治疗如下:首先按照测试的能量设置治疗一遍(在这一回合的治疗中,可以释放多个脉冲进行治疗),然后对皮肤进行冷敷使之冷却下来,在确定患者皮肤没有明显的灼伤而且能够承受再次治疗后,小心地对皮损进行第二遍的治疗(即第二回合治疗,同样在这一回合中,也可以释放多个脉冲)。

术后护理与冷却是重要的。与光老化和色素疾病的治疗不同,首先鲜红斑痣的治疗一般能量设置较大,而且大量的畸形血管中含有大量的血红蛋白能吸收并积蓄很高的热量,为了防止治疗后的热量扩散所导致的无辜组织的损伤,治疗后应该立刻进行冷敷。

部分患者的皮损治愈后还会复发,原因不清楚。鲜红斑痣治疗后复发的机制还不清楚,可能与以下因素有关:①未完全清除的、残余的鲜红斑痣畸形的血管随着年龄的增长而缓慢发展,使得颜色逐渐加深;②新生血管的形成,如从鲜红斑痣深部形成新血管这样使得皮损的颜色加深;③由于激光治疗不能增加神经调控,新形成的和残留的血管将继续缺乏神经调控而持续扩张[13]。据报道,radamycine可减少鲜红斑痣治疗后的复发问题,机制不清。

第二节　毛细血管扩张症

毛细血管扩张症是指皮肤或者黏膜表面的毛细血管、细小动脉和细小静脉呈持续性细丝状、星状或蛛网状的扩张,形成红色或紫红色的斑状、点状或片状的损害,可局限分布,也可弥漫分布。发生后可持久不变,或者缓慢扩展和增多。毛细血管扩张症可分为原发性和继发性。前者原因不明,如鲜红斑痣、血管角皮瘤、遗传性出血性毛细血管扩张症、蜘蛛痣等。继发性毛细血管扩张可发生于持久的皮肤亚损伤的状态的人群,如皮肤长期处于日光暴晒、热环境中,或者长期接触风、寒冷、干燥等时,皮肤容易出现毛细血管扩张。例如海员、运动员就比较容易出现。一些系统性疾病也能发生毛细血管扩张症,如肝硬化、孕妇、酒糟鼻、放射性皮炎、皮肤异色症、结缔组织疾病、内分泌疾病等[14]。近来一些医源性的原因是导致面部毛细血管扩张的重要因素。如长期大量使用对皮肤有损伤的药物:皮质激素、祛斑药物、痤疮治疗药物、维 A 酸类药物等,过度使用化学剥脱,或者长期使用具有剥脱性质的化妆品等都是导致面部毛细血管扩张的重要原因。

因此,治疗毛细血管扩张的第一步应该查明可能的原因和诱因,很多时候需要对原发疾病进行必要的治疗。激光和 IPL 仅对毛细血管扩张这一症状进行治疗。IPL 尤其适应于面部的潮红或扩张不十分明显的皮损,对于明显的血管扩张,粗大的血管,脉冲激光可能是更好的治疗方法而不是 IPL,尽管 IPL 也非常有效。

治疗的技巧和注意事项与鲜红斑痣的治疗相同,治疗前的谈话、拍照、光斑的测试以及谨慎治疗都非常重要。然而面部毛细血管扩张的大小和深度相对一致,其上的表皮较薄,因此较下肢毛细血管扩张更容易治疗,较鲜红斑痣的治疗也容易一些。面部扩张的毛细血管壁较下肢薄,对内膜的热损伤更敏感。面部毛细血管扩张的治疗反应更容易预测,有临床资料显示通过 1 ~ 3 次治疗,面部毛细血管扩张的消散率达到 95%。治疗的技巧类似于治疗鲜红斑痣那样。

科医人的 IPL(quantun)治疗的参数为双脉冲,脉冲宽度为 2.4 ~ 4ms,浅色皮肤使用 550nm 滤光片,而深色皮肤使用 570nm 滤光片,脉冲延迟时间为 10 ~ 20ms(浅色皮肤延迟时间 10ms,深色皮肤和亚洲人皮肤延迟时间 20 ~ 40ms)。能量密度远较治疗下肢静脉时要小,通常为 20 ~ 35J/cm^2。当第二个脉冲宽度长于 4.0ms 时,能量密度需要增加,这样当双脉冲的脉冲宽度分别为 3.0 和 6.0ms 时,一般需要的能量密度达到 20 ~ 45J/cm^2,只有这样才能有效治疗面部较大的大血管病变(直径达到 1mm 的血管)(注意,能量仅作参考,必须根据临床终点调节能量)。与 PDL 激光比较,IPL 在治疗大面积病变(如面颊毛细血管扩张)时的另外一个优势在于其光斑很大,这样一来使用 IPL 治疗可能仅需十来个脉冲就能完成治疗,也许只用不到 5 分钟的治疗时间就能达到治疗的目的,而且很少发生紫癜。对于常见于鼻翼的紫红色大面积毛细血管扩张病变、静脉湖和成人鲜红斑痣,可采用下肢小血管治疗的参数进行治疗,即在短脉冲后紧接一个长的脉冲。

IPL 对 Civatte 皮肤异色症的血管扩张也有较好的治疗效果,其临床表现为光暴露部位如颈、前额和上胸部的红斑、色素沉着和微小皱纹。由于颈部和面颊下部的异色症区域表现为色素沉着和斑驳毛细血管扩张,因此采用 515nm 的 IPL 治疗是理想的方法。此时黑色素和血红蛋白同时吸收光能。如病变中色素减退明显时,开始治疗的波长可以选择 550 或 560nm,以防止表皮光吸收过度而引起持续数天的肿胀、结痂。皮肤异色症中血管病变的治疗可选择波长 550nm、560nm 或 570nm 的 IPL 治疗。严重病例,需从 590nm 波长开始治疗,后续治疗中波长逐渐缩短。

皮肤异色症是 IPL 技术治疗最有效的病变之一。以往的研究中[15],随机挑选 135 名具有典型颈部和/或上胸部皮肤异色症的患者接受了 1 ~ 5 次 IPL 治疗。治疗参数为波长 515nm 和 550nm,单脉冲或双脉冲,脉冲宽度为 2 ~ 4ms,脉冲延迟时间为 10ms,能量密度为 20 ~ 40J/cm^2。结果显示毛细血管扩张和色素沉着的清除率超过 75%;不良反应发生率为 5%,包括暂时性色素沉着和色素减退。治疗者和患者都注意到许多病例的肤质在治疗后得到改善。这可能归功于 IPL 治疗中近红外线成分作用和/或血管间相互作用,导致各种内皮细胞生长因子和成纤维细胞生长因子释放,产生胶原重建,缓解皮肤异色症时的皮肤萎缩,从而达到临床上有效的目的。表 3-18-1 是使用科医人 quantun 时的治疗参数,可供参考(需要强调的是,不同的光子设备的治疗参数很难换算,这些参数仅供参考,临床应用时必须根据患者的临床终点来确定最终的治疗参数）。

表 3-18-1　常见面部血管病变和光子嫩肤强脉冲光治疗推荐参数

血管病变	滤光片（nm）	首次脉冲（ms）	延迟时间（ms）	第二脉冲（ms）	能量密度（J/cm²）	脉冲数
面部毛细血管扩张	550	2.4	10~15	4.0	22~30	2
鼻翼毛细血管扩张	570	2.4~3.0	10~15	5.0~7.0	32~44	2
血管瘤	570	2.4~3.0	10~20	6.0~8	32~44	2
皮肤异色症	515，550	1.5~2.4	10~20	2.4~4.0	22~36	1 或 2
轻度光损伤	550~570	2.4	10~20	4.0	25~38	2
中度光损伤（首次治疗）	570~590	2.4	10~20	4.0~6.0	22~40	2
重度光损伤	590 或以上	2.4~4.0	20~40	4.0~6.0	22~45	2

与脉冲激光相比 IPL 治疗面部毛细血管扩张有以下特点：光斑大，治疗速度较快；但是选择性可能不如激光那样好，因此需要反复治疗。最后临床终点的判断有时不容易掌握，容易出现治疗过度，导致副作用的产生。临床终点的判断和治疗技巧可参考鲜红斑痣一节。IPL 治疗面部毛细血管的疗效是较为肯定的。Negishi 等采用 Quantun-IPL 治疗了 73 例患者。治疗参数为波长 560nm，脉冲宽度 2.8~6.0ms，延迟时间 20~40ms，能量密度 23~27 J/cm²；每 3~4 周一次，连续 5 次。80% 患者的色素沉着及红斑改善率和肤质改善率超过 60%[16]。另外 20 例患者进行光子嫩肤治疗（采用 Quantum-IPL），治疗部位为面部、颈和/或前胸，每月一次，共 3 次。治疗波长 560nm，双脉冲，脉冲宽度 2.4ms 和 6.0ms，脉冲间隔时间为 15ms，能量密度 26~30J/cm²。84% 患者毛细血管扩张改善，78% 患者色素异常改善，78% 患者肤质改善。不良反应少见，50% 患者出现局限性水肿和红斑。水肿 8 小时内即消退；红斑仅持续 2~24 小时。

580 例面部毛细血管扩张的患者（皮肤类型为 I~IV，平均年龄48.5 岁）使用 Photoderm VL（Lumenis Ltd.）进行治疗，结果 87.64% 的患者面部毛细血管明显清除（清除75%~100%），而且疗效与皮损的面积大小、患者的年龄、皮肤的类型无关，但是疗效与医师治疗的技巧明显相关。副作用比较少，大约只有 20% 的患者出现了轻微的副作用[17]。

对于面部的血管性皮肤疾病如毛细血管扩张，酒糟鼻和鲜红斑痣等皮损，有人认为联合 IPL 和脉冲激光进行治疗可以提高疗效和患者的依从性[18]。

第三节　酒　糟　鼻

酒糟鼻多见于中年人，损害特点为在颜面中央部位发生弥漫的潮红，伴发丘疹、脓疱以及毛细血管扩张等。本病的发病原因并没有完全明了，可能与皮脂腺功能强大及过度的皮脂分泌有关，在此基础上发生血管舒缩功能的神经失调，导致毛细血管的扩张。虽然有争议，但是毛囊虫也被怀疑是重要的病因之一。在酒糟鼻的自然病程中，随着病情的发展，可出现三个明显的阶段：红斑期、丘疹脓疱期和鼻赘期[19]。

目前临床上常用的治疗方法有：口服 B 族维生素、甲硝唑、四环素等药物，外用过氧化苯甲酰、硫磺制剂或者甲硝唑类药物,这些方法虽然有一定的疗效,但是总体来说并非满意,尤其是红斑和毛细血管扩张,传统的治疗方法几乎没有实际的效果。过去采用冷冻疗法来治疗扩张的毛细血管,不但疗效远非理想,而且对于红斑的疗效很差。粗大的血管扩张应用脉冲激光治疗是有效的,也可以采用 IPL 进行治疗。

红斑期的酒糟鼻实际上是因为较为明确的毛细血管扩张,因此在治疗过程中所采用的参数和治疗技巧可参考毛细血管扩张。在治疗时,由于部位的特殊,有时皮肤的反应不太容易观察得到,因此治疗应该仔细谨慎。

在玫瑰痤疮患者中,Perieto 等未发现 IPL 治疗后皮肤中胶原、弹力纤维和网状纤维的明显变化,仅发现固化的螨虫,但 3 月后螨虫又出现了。Perieto 等治疗参数为波长560nm,脉冲宽度 $2.4 \sim 4.2$ms,延迟时间 15ms,能量密度 $28 \sim 36$J/cm^2;每月 5 次[20]。IPL联合药物治疗如甲硝唑霜外用显著提高了治疗酒糟鼻的成功率。IPL 治疗结束后,如果不对酒糟鼻的病因进行治疗,有时酒糟鼻红斑或者毛细血管扩张往往会复发,作者本人在IPL 治疗结束后,采用低剂量的异维 A 酸维持治疗(10mg/d),抑制亢进的皮脂腺功能,临床上对酒糟鼻疗效的维持往往能起到较为理想的疗效。

第四节　糖皮质激素依赖性皮炎

糖皮质激素是皮肤科常用的外用药物,具有很强的抗炎、抗过敏和止痒作用,外用也有很好的抑制色素斑的作用,因此临床使用非常广泛。但是如果长期大量的使用,皮质激素会导致包括皮肤屏障功能削弱在内的各种副作用,其中包括形成毛细血管扩张、皮肤萎缩等[21]。这是一个临床越来越常见而皮肤科教科书中很少提及的疾病。有关糖皮质激素导致依赖性皮炎的确切机制尚待进一步探明,临床表现为皮肤敏感、皮肤容易潮红,或者较严重时皮肤出现明显的毛细血管扩张甚至皮肤萎缩。皮肤敏感和皮肤潮红常伴随而发。患者常主诉皮肤紧绷感明显,或者停止外用皮质激素后,原来的疾病会明显加重,不得不再次重新使用,表现出对皮质激素外用的强烈依赖。

对于皮质激素依赖性皮炎的治疗首先要强调的是必须逐渐减少用量直到最终停止糖皮质激素的使用。可采取逐渐减少药物使用次数,或者逐渐降低药物强度等方法,使患者逐渐并最终停止对外用皮质激素的依赖,这是基本的治疗,如果不戒除外用激素,那么接下来的治疗很难成功。新型的非甾体类抗炎药物,如 0.03% 他克莫司,或 0.1% 吡美莫司是一种不同于皮质激素的外用药物,疗效较为肯定,可作为撤减皮质激素的替代药物。但是这类药物仍然有皮肤刺激的可能性,对于皮肤极端敏感的患者来说,可能要从更低的浓度开始使用。往往患者皮肤敏感的恢复和皮质激素的撤减需要超过半年的治疗时间。

关于 IPL 治疗并没有非常成熟的治疗经验,很多医师宁可采用比毛细血管扩张时更为保守的治疗参数,这种患者在 IPL 治疗后,临床的即刻反应多为治疗后血管扩张更为明显,多次治疗后患者的毛细血管扩张或者红斑会逐渐改善。

(周展超)

参 考 文 献

[1]　Landthaler M and Hohenleutner U. Laser therapy of vascular lesions. Photodermatol Photoimmunol Pho-

tomed,2006, 22(6):324-332

[2] Adamic M, Troilius A, Adatto M et al. Vascular lasers and IPLS: guidelines for care from the European Society for Laser Dermatology (ESLD). J Cosmet Laser Ther,2007; 9(2):113-24

[3] Rigel DS, Weiss RA, Lim HW. Dover JS. Photoaging. New York: Marcel Dekker, Inc,2004. 165-181

[4] Goldman MP. Fitzpatrick RE. Cutaneous Laser surgery The art and science of selective photothermolysis. 2 edition Missouri Mosby,1999, 10-11

[5] Reynolds N, Exley J, Hills S et al: The role of the Lumina intense pulsed light system in the treatment of port wine stains-a case controlled study. Br J Plast Surg,2005, 58(7):968-980

[6] Raulin C, Schroeter C Weiss RA et al: Treatemtn of port wine stains with a noncoherent pulsed light source. A retrospective study. Arch Dermatol,1999, 135(6): 679-683

[7] Kelly KM, Choi B, McFarlane S et al: Description and analysis of treatments for port-wine stain birthmarks. Arch Facial Plast Surg,2005, 7(5):287-294

[8] Sivarajan V, Mackay IR. The depth measuring videomicroscope (DMV): a non-invasive tool for the assessment of capillary vascular malformations. Lasers Surg Med,2004, 34(2):193-197

[9] Kono T, Groff WF, Sakurai H. Treatment of port wine stains with the pulse dye laser. Ann Plast Surg, 2006, 56(4):460-463

[10] Dierickx CC, Casparian JM, Venugopalan V et al: thermal relaxtion time port wine stain vessels probed in vivo: the need for 1-10ms laser pulse treatment. J Invest Dermatol,1995, 105(5): 709-714

[11] Ho WS, Ying SU, Chan PC et al: Treatment of port wine stains with intense pulsed light: a prospective study. Dermatol Surgery,2004, 30(6): 887-891

[12] Bjerring P, Christiansen K, Troilius A. et al. Intense pulsed light source for the treatment of dye laser resistant port-wine stains. J Cosmet Laser Ther,2003, 5(1):7-13

[13] Huikeshoven M, Koster PH, de Borgie CA et al. Redarkening of port-wine stains 10 years after pulsed-dye-laser treatment. N Engl J Med,2007; 356(12):1235-1240

[14] 赵辩. 临床皮肤病学. 第三版,南京:江苏科技出版社,871

[15] Weiss RA, Goldman MP, Weiss MA. Treatment of poikiloderma of Civatte with an intense pulsed light source. Dermatol Surg,2000, 26(9): 823-827

[16] Negishi K, Wakamatsu S, Kushikata N et al: full-face phtorejuvenation of photodagaged skin by intense pulsed light with integrated contact cooling. Lasers Surg Med,2002, 30(4):298-305

[17] Clementoni MT, Gilardino P, Muti GF. et al. Facial teleangectasias: our experience in treatment with IPL. Lasers Surg Med,2005, 37(1) 9-13

[18] 高玉雪,廖晓东,涂彩霞,等. 强脉冲光联合 VP532 激光治疗皮肤血管性疾病疗效观察. 中华皮肤科杂志,2007,40(7): 444-445

[19] 赵辩. 临床皮肤病学. 第三版,南京:江苏科技出版社,938-939

[20] Rigel DS, Weiss RA, Lim HW., Dover JS. Photoaging. New York: Marcel Dekker, Inc,2004, 165-181

[21] Lavker RM, Schechter NM, Lazarus GS. Effects of topical corticosteroids on human dermis. Br J Derm,1986, 115 (S31): 101-107

19

第十九章
色素性皮损的治疗

黑素小体是色素性皮损中的天然靶色基。为获得有效的选择性光热作用,适宜的波长应为351～1064nm;适宜的脉宽要短于黑素小体的热弛豫时间(70～250nsec)[1-3]。以Q开关形式发射的激光,包括Q开关倍频Nd-YAG激光(532nm),Q开关红宝石激光(694nm),Q开关紫翠玉激光(755nm),Q开关Nd-YAG激光(1064nm),都能发射出纳秒级的激光。当黑素小体选择性的吸收激光的能量后,局部温度迅速升高(10^7℃/sec)。产生很强的机械波,使得色素颗粒在瞬间分裂,随后被巨噬细胞吞噬或随淋巴循环被运走。因此纳秒级的激光一直是治疗色素增加性皮损的金标准[4-6]。

然而,所有这些Q开关激光系统都易引起色素减退和色素沉着。据报道,Q开关倍频Nd:YAG激光引起的炎症后色素沉着(post-inflammatory hyperpigmentation, PIH)发生率高达8%,在肤色较深的人群中PIH发生率更高。而Q开关红宝石激光引起的色素减退可高达16.8%[7]。一般来说,亚洲人的肤色较深,光生物学类型通常为Fitzpatrick Ⅲ型或Ⅳ型。因此,激光治疗所带来的色素异常限制了Q开关激光系统在亚洲人中的应用。而且,这些激光系统可引起组织飞溅、点状出血、紫癜等副作用,尤其在激光能量较高,色素颜色较深,患者服用阿司匹林或其他抗凝药的时候[7]。此外疼痛和术后出血也常见于某些激光系统[8-9]。

从理论上来讲,如果脉宽较长(长于黑素小体的热弛豫时间),光热作用产生的能量从靶组织中弥散出来,能够导致凝固性坏死,带来的副作用较大。然而,有人使用长脉宽(300msec)脉冲染料激光(510nm)治疗浅表的色素性皮损也取得了很好的效果,且没有出现明显的副作用[10]。

虽然激光具有单色性,但色素的吸收光谱却不是单一的。因此为了让黑色素达到理想的吸收,激光设备并不是唯一的选择。

强脉冲光(intense pulsed light, IPL)能够发射出500nm～1200nm波长的宽光谱的光。使用特定的滤光片,可以选择性地保留黑素小体理想的吸收光谱,从而达到和激光相似的治疗效果。Yamashita等使用反射模式的共聚焦显微镜(reflectance-mode confocal microscopy)以及投射扫描电镜,观察日光性黑子皮损接受IPL治疗后的微观变化。发现:在基底层细胞的上方,由黑素小体形成的帽状结构被破坏,黑素小体迅速向表皮迁移;表皮更替时间变短;在皮损处形成的微痂中可见到完整的黑素小体和细胞碎片。Yamashita等分析,IPL 发射的脉冲光为毫秒级,长于黑素小体的热弛豫时间(纳秒级)。因此黑素小体吸收光子的能量后有足够长的时间把产生的热量传导出去。所以 IPL 的靶器官应该是含有较多黑素小体的角质形成细胞或者色素团块[11]。这些细胞或色素团块被打碎后变成细胞碎屑和微小的色素粉尘,就可以随表皮的更替随皮屑脱落出去或者被吞噬细胞吞噬后,随淋巴循环或血液循环排出体外。

通过调节脉冲宽度、脉冲延迟、脉冲发射的模式、能量密度等,IPL 有多达 1000 种以上的参数设置,能广泛用于光老化、脱毛、血管性疾病、色素性疾病的治疗[12-14]。与激光相比,IPL 治疗的副作用较小,几乎没有误工时间,更适于亚洲人皮肤。

Negishi 等用 Vasculight HR(ESC Medical Systems Ltd. , Yokneam, Israel)治疗了 97 位伴有色素斑点的光老化患者,使用 550nm/570nm 滤光片,能量密度为 28 ~ 32J/cm^2,双脉冲,脉冲时间 2.5 ~ 4.0msec/4.0 ~ 5.0msec,脉冲延迟时间 20/40msec。2 ~ 3 周治疗 1 次,最少治疗 3 次。在第 3 次治疗结束后进行观察。结果显示,有 90% 的患者色素性皮损的改善率(医生和患者的综合评价)超过了 50%。在治疗过程中,没有 1 例患者出现PIH[15]。Wang 等曾比较过激光与 IPL 在治疗雀斑和雀斑样痣时的疗效以及副作用。15 位雀斑患者和 17 位雀斑样痣患者按随机顺序分组。一侧面部采用 Q 开关紫翠玉激光治疗 1 次,另一侧采用 IPL 治疗 2 次,间隔 4 周。在激光治疗侧,1 位雀斑患者和 8 位雀斑样痣患者产生了 PIH,而在 IPL 治疗侧,无一例出现 PIH。雀斑的治疗效果激光优于 IPL($P = 0.04$),而在产生 PIH 的雀斑样痣患者中,IPL 的治疗效果要优于激光[16]。

IPL 治疗后,在色素斑点部位可能出现微痂,约 3 ~ 10 天自然脱落。术后嘱患者使用保湿霜可加速皮肤的修复过程。其他的副作用包括:治疗过程有轻微的刺痛,类似油滴溅到皮肤上,橡皮筋弹到皮肤上或者电击样。一般不需要表面麻醉剂;有时在皮肤上会见到长方形的治疗印记以及印记间没有覆盖到的区域,这可能是治疗时光斑没有完全覆盖到局部皮肤;点状色素减退非常少见;45% 的患者有轻微的烧灼感,10 分钟后可自然缓解;红斑可持续几小时到 3 天;25% 的患者在第一次全面部治疗后会出现轻微的颊部水肿,可持续 24 ~ 72 小时;8% ~ 15% 的患者可有暂时性的色素沉着或色素减退(小于 2 个月)[17]。

第一节　雀　斑

雀斑,是好发于日晒部位皮肤上的黄褐色斑点,常春夏季加重,秋冬季减轻。雀斑常见于肤色较浅,红头发的个体。然而雀斑也常见于亚洲人。在组织病理学上,雀斑表现为表皮基底层黑素细胞胞体较大,树枝状突起明显,黑素颗粒数量增多。

雀斑的传统治疗包括外用药物(如氢醌霜、杜鹃花酸、维 A 酸等),化学剥脱,冷东治疗等。由于它们的非选择性作用而达不到理想效果。20 世纪 90 年代以来,随着激光技术在临床上的应用和发展,选择性光热作用被很好地应用于皮肤色素性疾病的治疗上。用于治疗雀斑的激光包括:Q 开关倍频 Nd-YAG 激光(532nm),Q 开关红宝石激光(694nm),Q 开关紫翠玉激光(755nm),以及脉冲染料激光(510nm)[10]。这些激光系统都能有效清除皮损,但因为是剥脱性激光,常引起某些副作用,并且需要一定的误工时间。此外,由于雀斑的皮损较分散,医生需要逐一寻找,分别治疗,这就使得医生要花费很长的时间。对大部分人来说,雀斑只是个美容问题。为解决美容问题而寻求治疗的患者一般不愿接受激光的副作用以及误工时间。因此人们开始注意非剥脱性的,没有误工时间的治疗手段。

Moreno 等曾使用 IPL 治疗 3 例雀斑患者,滤光片为 590nm,能量密度 34J/cm^2,双脉冲,脉冲时间 3.8msec,脉冲延迟 20msec,每 4 周治疗 1 次。两次治疗后,雀斑的清除率即达到 76%～100%[18]。

Huang 等使用 Vasculight(ESC/Sharplan, Yokneam, Israel)治疗了 36 位雀斑患者(台湾),滤光片为 550～590nm,能量密度 25～35J/cm^2,单脉冲,脉冲时间 4.0msec,或双脉冲,脉冲延迟 20/40msec,如需重复治疗则间隔 4 周。6 个月时由医生进行评价,86.1% 的患者治疗效果非常好或很好。而患者的满意率(极其满意 + 非常满意)高达 91.7%。达到这样的效果所需平均治疗次数为 1.47 次(1～3 次)。在观察过程中,只有 1 位患者出现了色素减退,1 个月以内自然缓解。治疗过程中有暂时性红斑和疼痛,1～2 天内消退。皮损处形成的微痂在 1 周内均消失[19]。

Kawada 等使用 IPL(Natulight, Lumenis, Tokyo)治疗了 7 例雀斑患者,滤光片为 560nm,能量密度 20～24J/cm^2,双脉冲或三脉冲,脉冲时间 2.6～5.0msec,脉冲延迟 20msec,共进行 3～5 次治疗(平均 4 次),治疗间隔 2～3 周,每次提高能量密度 1J/cm^2。治疗后,48% 的患者获得了 51%～75% 的改善率,20% 的患者改善率超过 75%。患者对治疗效果非常满意,71% 的患者满意率达到 50% 以上。所有的患者都能忍受治疗中的疼痛,无需麻醉药。86% 的患者在皮损处出现了微痂,两周内脱落,局部没有出现 PIH。所有的患者都没有误工时间[20]。

我们使用新型 IPL(Lumenis One,科医人)治疗了 69 例雀斑患者。滤光片为 560/590nm,脉冲时间 3.5～4.5msec,脉冲延迟 20～30msec,单脉冲或双脉冲,能量密度为 12～17J/cm^2。治疗 2 次后,所有患者皮损的清除率均达到了 50%～100%。治疗 4 次后,清除率增加至 75%～100%。医生对治疗的满意率为 96.73%,患者对治疗的满意率为 94.65%,二者无显著差异($\chi^2 = 0.13; P > 0.05$)。治疗的副作用仅为轻微的疼痛和红肿,无一例 PIH[29]。

第二节　日光性黑子

日光性黑子,有时也称为日光性雀斑样痣、老年性雀斑样痣,是一种好发生于中老年人的色素增加性皮肤病,多发生于日光暴露部位,如:面部、颈部、前臂、手背部。日光性黑子临床上分为小斑型(皮损大小不超过 1cm)和大斑型(皮损大小超过 1cm)[20]。日光性黑子病理上表现为基底细胞层黑色素细胞增加,其发生与长期日光损伤有关,是皮肤光老化表现之一。严重影响人们外貌美观。

日光性黑子治疗方法较多:如既往报道的冷冻疗法、局部化学剥脱疗法、外用维 A 酸、对甲氧酚及维 A 酸联合对甲氧酚疗法[21-24]。激光治疗包括 Q 开关 Nd:YAG 激光、Q 开关红宝石激光、Q 开关翠绿宝石激光等[16]、[25]、[26]。上述治疗方法虽对日光性黑子疗效确切,但均为有创的治疗方法,治疗后易引起炎症后色素沉着及色素脱失等不良反应,且恢复时间长,影响患者日常生活及工作。

强脉冲光(intense pulsed light，IPL)的出现，为日光性黑子的治疗提供了一种安全、便捷的方法。

Bjerring 等使用 IPL 治疗了 18 例日光性黑子患者并随访 2 个月。96%的患者皮疹颜色变浅。日光性黑子皮损的清除率达到 74.2%[27]。

Kawada 等应用 IPL(NatuLight，Lumenis，Tokyo)治疗了 45 例日光性黑子患者。治疗参数：滤光片为 560nm，能量密度 20～24J/cm²，双脉冲或三脉冲，脉冲时间 2.5～5.0msec，脉冲延迟 20msec，共进行 3～5 次治疗(平均 4 次)，治疗间隔 2～3 周，每次提高能量密度 1J/cm²。治疗后分别有 40%、16% 的患者达到了 51%～100%、76%～100% 的临床改善率；对 51%～100% 临床改善率进行比较，小斑型治疗效果最好，而混合型和大斑型治疗效果较差[20]。

Myers 等使用 IPL(Lumina，Lynton Lasers Ltd. UK)治疗日光性黑子患者。治疗参数：滤光片 585nm，能量密度 10～40J/cm²，脉冲延迟 10～40msec。一次治疗后患者评价皮损的清除率为 65%，医生评价为 70%[28]。

Yamashita 等用 IPL(Quantum SR，Lumenis，Yokneam，Israel)治疗 3 例日光性黑子患者。治疗参数为：560nm 滤光片，双脉冲，脉宽 2.8msec 和 5.0msec，脉冲延迟 20msec，能量密度 23～26J/cm²，治疗间隔三周。术后第二天，皮损处形成表皮内微痂，5～7 天后痂皮自然脱落。微痂的形成与色斑的颜色密切相关。第一次治疗后微痂较明显。随着治疗次数的增加，色斑颜色逐渐减淡，微痂也逐渐变浅[11]。

我们应用新型 IPL(Lumenis One™，科医人公司)治疗了 173 例日光性黑子患者，其中小斑型 113 例，大斑型 21 例，小斑型＋大斑型(混合型)39 例。每 3 周治疗 1 次，4 次为 1 疗程。根据患者皮损性质、部位、颜色、深浅、肤色；Fitzpatrick 光生物学分型；耐受程度；年龄等进行参数调整。如患者肤色白，皮损位置表浅，颜色淡，选用 560nm 滤光片，单脉冲，脉宽 3.5ms/4.0ms，能量密度 12～14J/cm² 或者 560nm/590nm 双脉冲，脉宽 3.5ms，脉冲延迟时间 20ms，能量密度 15～17J/cm²；如患者肤色较深，皮损位置深，皮损呈深褐色，选用 615nm/640nm 滤光片，三脉冲，脉宽 3.0ms～4.0ms，脉冲延迟时间 30ms～40ms，能量密度 15～18J/cm²；治疗颈、前臂、手背等部位时，能量密度下调 1～2J/cm²；皮损经治疗后颜色变浅，下次治疗时可上调能量密度 1～2J/cm²。每次治疗前采集皮损图像以评估治疗效果。采用 5 级分类法来统计改善率情况。同时评定医生和患者的主观满意程度。结果：每次 IPL 治疗后，分别有 36.42%、63.58%、80.35%、92.49% 的患者达到 51%～100% 改善率，每次治疗后总有效率呈增高趋势。小斑型、大斑型和混合型日光性黑子患者均取得了满意效果。各型日光性黑子总有效率之间比较均无统计学差异，说明各型皮损经过 4 次 IPL 治疗临床改善达到 50% 以上疗效相当。经统计学分析，4 次 IPL 治疗后，小斑型达到 76%～100% 改善率的患者比率最高(50.44%)，混合型、大斑型次之。4 次治疗后，医生满意率 95.38%，患者满意率 91.91%，二者差异无统计学意义($\chi^2 = 1.75$，$P > 0.05$)。每次治疗后即刻皮损局部有不同程度的红肿和灼痛感，红肿在 1～12h 内消退，灼痛感在 0.5～2h 内消退。皮损在治疗后 2～10d 颜色加深，大部分皮损表面形成薄痂，一般在 1～2 周内脱落。4 次治疗结束后仅有 1 例患者于 1 个月内皮损部位出现轻微色素沉着，随访 3 个月色素沉着消失；所有患者均未出现色素脱失[29]。

第三节 脂溢性角化病

脂溢性角化病(seborrheic keratosis)又称老年疣(senile wart)、基底细胞乳头瘤,是因角质形成细胞成熟迟缓所致的一种良性表皮内肿瘤;迄今其确切病因尚不明,与年龄、日光有一定关系,部分与乳头瘤病毒感染有关[30]。脂溢性角化病多发生于 40 岁以上的中老年人。好发于颜面、手背、胸、背等处,亦见于四肢等其他部位。皮损为淡黄、浅褐色、褐色甚至黑色的扁平丘疹、疣状丘疹或斑块。组织病理表现为:角化过度、棘层肥厚和乳头瘤样增生。

李燕等曾使用 IPL 治疗脂溢性角化病患者并取得了很好的疗效[31]。

我们使用新型 IPL 治疗仪(Lumenis One™,科医人)治疗伴有明显色素沉着的脂溢性角化病患者 72 人,男 3 人,女 69 人,平均 51.47 ± 8.87 岁。根据患者皮损性质、部位、颜色、数量、肤色、Fitzpatrick 分型、敏感程度、耐受程度、年龄等进行参数调整。采用 560nm、590nm 或 615nm 的滤光片,选择双脉冲,脉宽 3.0 ~ 4.0ms,延迟时间 20 ~ 40ms,能量密度 14 ~ 19J/cm²。以轻中度疼痛,患者耐受而且皮肤轻度发红为治疗终点。每 3 ~ 4 周治疗 1 次,共治疗 4 次。治疗后皮损颜色加深,约 1 ~ 2 周内以褐黑色痂皮的形式脱落。脂溢性角化病患者第三次治疗后有 15 例未进行第四次治疗,电话回访,12 例对治疗效果已相当满意,不再进行第四次治疗;2 例因经济原因而停止后续治疗;仅 1 例对治疗效果不满意而放弃治疗。随治疗次数的增加,皮损消退达 50% ~ 100% 的患者约为 21%(1 次)、49%(2 次)、74%(3 次)和 85%(4 次)。改善率均呈增高趋势(趋势检验,$\chi^2 = 7.60$,$P < 0.0001$)。4 次治疗后,医生满意率 96.73%,患者满意率 94.65%,二者无显著差异($\chi^2 = 0.13$,$P > 0.05$)[32]。

第四节 咖 啡 斑

咖啡斑为边缘规则的色素沉着斑,有时和多发性神经纤维瘤合并发生。咖啡斑常从幼儿期开始,为淡褐色或深褐色的均匀色素斑,形状不一,随年龄的增加,逐渐变大,数目加多。

较早使用激光治疗咖啡斑的报道表明激光可以完全清除咖啡斑,而且没有复发。但是近年来越来越多的医生不同意这种看法。Alster 等曾使用 510nm 的脉冲染料激光治疗 34 例咖啡斑患者,平均治疗次数为 8.4。皮损完全清除,1 年之内均无复发[33]。Somyos 等发现铜蒸气激光治疗咖啡斑有效,仅需 2 次治疗,16 位患者中有 15 位获得痊愈,观测 22 个月均无复发[34]。然而以上的结论并没有得到更多医生的证实。Grossman 等使用 Q 开关红宝石激光和 Q 开关倍频 532nm 的 Nd-YAG 激光治疗咖啡斑。他们发现治疗效果差异很大。到目前为止,尚未找到与治疗效果直接相关的因素,例如组织学分型等[35]。

我们使用 IPL (Lumenis One™,科医人公司)治疗咖啡斑患者 58 人,男 20 人,女 38 人,平均 16.35 ± 8.95 岁。根据患者皮损性质、部位、颜色、数量、肤色、Fitzpatrick 分型、敏感程度、耐受程度、年龄等进行参数调整。咖啡斑采用波长为 560nm/590nm 滤光片,选择单脉冲或双脉冲,治疗脉宽 3.5 ~ 4.5ms,能量密度 12 ~ 17J/cm²。根据治疗反应可对皮损治疗 2 遍或 3 遍。以轻中度疼痛，患者耐受而且皮损轻度发红、水肿为宜。治疗前向患者仔细交代注意事项，签署知情同意书并照相。清洁患者面部，不需要任何麻醉，反损局部涂敷 3~5mm 冷凝胶。根据皮损大小不同，采用 15×35mm 或 15×8mm 光斑，治疗头与皮肤之间紧密接触，避免留有空隙。治疗时避开眼睑，避免遗漏和重复，治疗结束后立即用冷水洗净冷凝胶，并用冰袋冷敷 10~30min。术后 1 月内避免曝晒，外出时涂抹防晒霜（SPF>30）。4 次为一疗程，每次治疗间隔时间为 3 周。每次治疗后 3 周随访 1 次，观察疗效及不良反应。每次治疗前用数码相机（尼康，Coolpix 5600，日本）采集皮损图像以评估治疗效果，摄影条件相对固定。以皮损色素及面积消退程度判定疗效，采用 5 级分类法来计算改善率情况：无变化，0%~25%，25%~50%，50%~75%，75%~100%。应用 SAS8.2 软件包进行数据统计分析，不同组间率的比较采用 χ^2 检验。治疗后有不同程度的红肿和灼痛感，红肿在 1~12h 内消退，灼痛感在 0.5~2h 内消退。大部分皮损在 1 周左右以褐黑色痂皮的形式脱落，之后相继在原发部位再次形成咖啡色皮损。但随着治疗次数的增加，复发的皮损颜色越来越浅，复发的时间也越来越长。第 1 次治疗后 3 周，35% 的皮损达到 50%~100% 的改善率，并逐渐增加为 63%（第 2 次）、75%（第三次）、87%（第四次）。每次治疗后 50%~100% 改善率呈增高趋势（趋势检验，$\chi^2=5.80$，$P<0.0001$）[29]。

第五节　黄　褐　斑

黄褐斑是面部最常见的色素性疾病，表现为界限不清的黄褐色斑片。大部分黄褐斑发生在面部日晒部位。可分为蝶形型（皮损主要分布在两侧面颊部，呈蝶形对称性分布），面上部型（皮损主要分布在前额、颞部、鼻部和颊部），面下部型（皮损主要分布在颊下部、口周）和泛发型（皮损泛发在面部大部区域）。在亚洲人群中，黄褐斑可累及 40% 的女性，20% 的男性[36]。在我国哈尔滨、沈阳、北京、成都、苏州、广州六城市的大样本调查中，19.95%（390/2000）的华人妇女面部有黄褐斑。引起黄褐斑的诱因很多，包括遗传因素，日晒，妊娠，内分泌因素，甲状腺疾病，口服避孕药，激素替代疗法，光敏性药物，抗惊厥药，化妆品等[37-42]。组织学上，黄褐斑表现为三种类型：表皮型，皮损为浅棕色，Wood 灯下皮损颜色加重，组织学上色素沉积在其底层及基底层以上；真皮型，皮损为灰蓝色，Wood 灯下皮损颜色不加重，组织学上嗜黑素细胞见于真皮浅层、中层；混合型，皮损为深棕色，兼具表皮型和真皮型特征，Wood 灯下皮损有的颜色加深，有的不变[38]。

黄褐斑的传统治疗包括使用广谱防晒霜，停止激素疗法，外用氢醌+维 A 酸+由安西龙霜[43]。尽管有报道称化学剥脱术、皮肤磨削术在黄褐斑的治疗中取得很大成功，但由于其引起色沉和皮肤敏感的副作用较大，未能在亚洲女性大力推广[44],[45]。

在激光和强光治疗领域，黄褐斑的治疗效果褒贬不一。1993 年 Fitzpatrick 等尝试用波长为 510 纳米的染料激光治疗黄褐斑，效果不理想[46]。1994 年 Taylor 等用 Q 开关红宝石激光治疗了 8 例黄褐斑和炎症后色素沉着患者，结论为无效[47]。1999 年 Nouri 等联合使用脉冲 CO_2 激光和 Q 开关紫翠玉激光在黄褐斑的皮损处选择性地进行了尝试性治疗，某些斑片的颜色显著减淡，但在治疗区域的边缘出现了色素沉着带[48]。同一年，Manaloto 等尝试用铒激光治疗顽固性黄褐斑取得成功，但术后的色素沉着问题仍难以克服[49]。

2004 年 Angsuwarangsee 等联合应用 CO_2 超脉冲和 Q 开关紫翠玉激光治疗了 6 例顽固性黄褐斑。为比较疗效,面部一侧使用联合激光治疗,另一侧仅使用 Q 开关紫翠玉激光,术后观察 6 个月。在联合治疗侧,患者的黄褐斑面积和严重程度指数(melasma area and severity index,MASI)有显著的改善。而 Q 开关紫翠玉激光治疗侧,疗效不令人满意[50]。使用 CO_2 超脉冲和铒激光治疗后患者需要较长时间的愈合期,而炎症后色素沉着需要长达 9 个月的恢复时间。对于华人妇女来说,炎症后色素沉着的恢复时间要远远长于高加索人种。所以,剥脱性或者创伤性激光治疗不适于华人妇女。

近年来,随着微创伤性激光(局灶性光热作用理论)的问世,有人尝试使用这项技术治疗黄褐斑。在一项前瞻性的研究中,60%(6/10)的患者获得了 75% ~ 100% 的改善率。仅 30% 的患者改善率小于 25%。只有 1 例患者出现了炎症后色素沉着[51]。

2004 年 Wang 等使用第二代强脉冲光(Intense pulsed light,IPL. Vasculight,ESC Santa Clara,CA,USA)联合氢醌霜外用治疗了 17 例黄褐斑患者。每 4 周治疗 1 次,共治疗 4 次。对照组 16 例,仅使用氢醌霜。第 16 周时观察疗效,联合治疗组的黑色素指数下降了 39.8%,而对照组仅下降 11.6%。35% 的患者改善率超过 50%[52]。

2005 年随着完美脉冲技术(optimal pulse technology,OPT)的应用,第四代强脉冲光问世。这种长城垛口样,均匀发射的强光克服了以往强脉冲光不可控制的衰减,极大地提高了治疗效率,同时减少了峰能量过高所带来的副作用。因此,我们应用 OPT 光治疗了 89 例黄褐斑患者。受试者平均年龄 32.7 岁(26 岁 ~ 56 岁)。平均患病时间 9.4 年 (0.5 ~ 30 年)。应用 wood 灯判断黄褐斑位置:表皮型 17 例,混合型 72 例。强脉冲光参数选择:选用 560nm/590nm/615nm 滤光片,双脉冲或三脉冲,脉冲时间 3 ~ 4msec,脉冲间隔时间 25 ~ 40msec。能量密度 13 ~ 17J/cm²。患者一般接受 4 次治疗,每次间隔 3 ~ 4 周。可根据患者的治疗反应及时调整后续治疗的参数。建议患者在治疗期间以及治疗结束后 4 周之内严格使用防晒霜(SPF≥30)。每次治疗前用数码相机(Coolpix 5600,Nikon,日本)进行拍照,由 1 名固定的医生评价 MASI 评分[53]:

$$MASI = 0.3(D_F + H_F)A_F + 0.3(D_{MR} + H_{MR})A_{MR} + 0.3(D_{ML} + H_{ML})A_{ML} + 0.1(D_C + H_C)A_C$$

其中:D:darkness,色素评分;H:homogeneity,均质性评分;A:area,面积百分比;F:forehead,额头;MR:right malar region,右颊;ML:left malar region,左颊;C:chin,下颌。

使用皮肤色素测量仪(Mexameter® MX18,Courage & Khazaka,Electronic GmbH,德国科隆)测量皮损处黑色素指数(melanin index,MI),红斑指数(erythema index,EI)。治疗结束后 4 周,由医生评价治疗效果。采用 5 级分类法:0%,1% ~ 25%,26% ~ 50%,51% ~ 75%,76% ~ 100%。治疗结束后 4 周,嘱患者回访,由医生和患者分别评价治疗的满意度:非常满意;满意;一般;不满意。经过 4 次治疗,MASI 评分由 15.2 逐渐下降为 8.1、8.6、6.4、5.2。在三个月随访时,仍保持在 4.5($F = 20.77$,$P < 0.001$)。MI 由治疗前的 140.8 逐渐下降为 133.0、136.1、129.4、121.1。在三个月随访时,仍保持在 119.7 ($F = 38.67$,$P < 0.001$)。EI 由治疗前的 390.4 逐渐下降为 338.2、310.4、279.4、213.2。在三个月随访时,仍保持在 201.9 ($F = 58.73$,$P < 0.005$)。由医生进行总体评价:经过 1 次治疗,56.2% 的患者改善率达到 50% 以上。治疗 4 次后,75.3% 的患者改善率达到

50%以上。这个评价结果和患者的自评非常接近：经过1次治疗,49.4%的患者认为自己取得了中度到显著的改善。治疗4次后,这个比率提高到73.0%。

第六节 炎症后色素沉着

炎症后色素沉着是继皮肤急性或慢性炎症过程之后出现的皮肤色素沉着。炎症反应可使皮肤中巯基还原或部分的去除。由于巯基减少,酪氨酸酶活性增高而引起色素沉着。炎症后色素沉着可继发于扁平苔藓,玫瑰糠疹,红斑狼疮,固定性药疹,疱疹样皮炎,角层下脓疱病,神经性皮炎,虫咬皮炎等不同的疾病。一般来说,色素沉着可在炎症后数周或数月逐渐消退。但在一些表皮真皮交界处的炎症,由于可使黑素较易落入真皮上部而聚集在噬黑素细胞内外（色素失禁）,故引起的色沉常十分持久。

Paquet等曾报道过两例因磺胺类药物引起的持续性色素沉着病例。患者均为高加索人,分别为35岁和50岁,色沉时间为32年和39年。Paquet等使用的IPL治疗仪为Multilight^T（ESC Medical Systems Ltd,Yokneam,以色列）。治疗参数为:滤光片550nm,590nm,615nm。表浅的皮损采用550nm,单脉冲,能量密度25J/cm^2,脉宽3.6msec。较深的色沉可选用590nm或615nm的滤光片,双脉冲或三脉冲,脉宽3.2msec或2.2msec,脉冲延迟30msec,能量密度25~30J/cm^2（590nm的滤光片）或26~32J/cm^2（615nm的滤光片）。共治疗5次,间隔时间为4~6周。最后一次治疗后2个月评价治疗效果,临床、病理和分光光度计的结果均显示色素沉着消退了80%。随诊8个月没有复发。未出现明显的副作用[55]。

烧伤后色素沉着常见于亚洲人,治疗效果很差,给患者带来严重的负面心理影响。IPL治疗烧伤后色素沉着的效果非常显著。Ho等用IPL治疗了19名中国患者,其中14名女性,5名男性。年龄从8岁到51岁不等。平均色沉时间为29.4±11.6年。治疗参数:550nm,570nm和590nm滤光片,脉宽1.7~4msec,双脉冲,脉冲延迟15~40msec,能量密度28~46J/cm^2,共治疗3~7次,治疗间隔为3~4周。78%以上的患者临床改善率超过50%,而且近32%的患者改善率超过75%。有一位患者的色沉完全消退。只有2位患者无效。在治疗过程中,有三位患者出现了水疱,一位出现了红斑,这些副作用均在1周内自愈。在11~31个月的随访中,没有出现复发[56]。

我们也应用IPL（Lumenis One™,科医人公司）治疗了30多例烧伤后色素沉着患者,如果皮损伴有紫红色或暗红色红斑,位置较浅,则选用590nm滤光片,双脉冲或三脉冲,脉宽3msec,脉冲延迟30~30msec,能量密度16~19J/cm^2;如果皮损为褐色、灰色或蓝黑色,位置较深,则选用615nm,640nm或695nm滤光片,三脉冲,脉宽3~4msec,脉冲延迟30~40msec,能量密度16~20J/cm^2。一般治疗4~8次,治疗2遍,间隔3~4周。在我们的临床中烧伤后色素沉着患者,治疗后红斑及色沉清除率超过75%,瘢痕明显变平。

第七节 其 他

除以上各种色素性皮肤病以外,IPL还被应用于皮肤异色症、面颈红斑黑变病、斑痣、

Riehl 黑变病的治疗中。

1. 皮肤异色症　皮肤异色症是一种形态学上的描述,包括:皮肤萎缩,毛细血管扩张和色素改变[57]。Civatte 皮肤异色症是其中的一个特殊类型。因常见于颈部和上胸部等曝光部位,最初被认为与长期的日光损伤有关。在颈部涂香水可加重病情,被认为是香水引起的日光性光敏性皮炎所致。近来通过家系分析,认为 Civatte 皮肤异色症,是一种常染色体显性遗传病[58]。尽管最初认为常累及绝经期妇女,现在认为典型的患者为30～60岁的男性或女性,Fitzpatric 光生物学分型 I 型或 II 型,常有曝光史。

传统的治疗方法包括氢醌霜,电凝术,冷冻疗法,化学剥脱,氩激光等。但效果均不理想,而且常引起周围正常皮肤的色素减退或瘢痕[59]。Ross 等试用过脉冲染料激光(波长585nm,能量密度 6～7J/cm^2,光斑5mm 直径)治疗 Civatte 皮肤异色症,在一小部分患者中取得了一定的疗效。但术后紫癜较明显,色素驳杂,偶尔出现瘢痕,需反复多次治疗[60]。新型的脉冲染料激光(脉宽1.5msec,光斑直径10mm)疗效有所提高。而更新型的脉宽为10～12msec 的脉冲染料激光的疗效更好。

因为 Civatte 皮肤异色症同时出现血管和色素的异常,因此 Goldman 和 Fitzpatrick 试用 IPL 进行治疗[61]。参数为:550nm 滤光片,双脉冲,脉宽 2.4msec 和 4msec,脉冲延迟10msec,能量密度 35～42J/cm^2。一次治疗即取得 75% 的改善率。副作用非常轻微。Weiss 等总结了治疗 Civatte 皮肤异色症 5 年的经验。共治疗典型患者 135 人,用 IPL 治疗(ESC/Sharplan,Norweed,MA,美国)1～5 次。治疗参数:515nm 滤光片,脉宽 2～8msec,脉冲延迟 10msec。术后仅使用防晒霜,不伍用任何激素类药物、维 A 酸、氢醌或 α 羟基酸。患者的毛细血管扩张和色素沉着的改善率均超过 75%。副作用发生率仅为 5%。同时,医生和患者都观察到了皮肤质地的改善[62]。我们使用 IPL(Lumenis One™,科医人公司)治疗 2 次。治疗参数:590nm 滤光片,双脉冲,脉冲时间 3msec,脉冲延迟 35msec,能量密度18J/cm^2。治疗后 3 周,皮肤萎缩较前减轻,毛细血管扩张改善 50% 左右。

2. 面颈部毛囊性红斑性黑变病　本病常见于中青年男性耳前下部及耳后、颈侧部的毛囊性红斑性色素沉着病。基本损害为一边界鲜明的红棕色色素沉着斑,伴有毛细血管扩张,在此色素斑基础上散布有密集单色的毛囊性丘疹。色素沉着常持久不愈。组织病理示表皮轻度角化过度,毛囊漏斗扩大充以板层状角质栓,皮脂腺肥大,其上表皮钉突变平,黑素增加。真皮血管扩张。传统治疗方法为外用氢醌霜,维 A 酸霜,口服维生素A 等。

我们使用 IPL 治疗了 46 例面颈部毛囊性红斑性黑变病患者,76%(35/46)的患者改善率超过 50%,其中 63%(29/46)的患者改善率超过 75%。随访 3 个月均无复发。一般需经过 4～6 次治疗,间隔 3～4 周。如果患处皮肤以红斑为主,选用590nm 滤光片,三脉冲,脉宽 3～3.5msec,脉冲延迟 30～40msec,局部可治疗 2～3 遍;如果患处皮肤以角化性丘疹为主,皮损颜色为正常肤色,则选用 640nm 或 695nm 滤光片,三脉冲,脉宽 3～3.5msec,脉冲延迟 30～40msec,局部可治疗 2～3 遍。我们使用 IPL(Lumenis One™,科医人公司)治疗 4 次后 3 周,红斑、色沉、毛细血管扩张、丘疹等均显著减轻,深棕色的斑点基本消退,浅棕色的斑片颜色也变浅。

3. 斑痣　斑痣是一种浅棕色或褐色,大小不等的斑,间杂以较小的黑色斑疹或丘疹。好发于躯干和下肢。斑痣可呈皮节或痣样型分布,常不超过中线。组织学上,浅褐色背景可能源自基底层过度的色素沉着,同咖啡斑,较黑的小斑点常常含有痣细胞。

我们使用 IPL 治疗了 16 例斑痣患者。治疗参数:如果患者肤色较深,皮损的颜色也呈深棕色,则选用 590nm 滤光片,双脉冲,脉宽 3～3.5msec,脉冲延迟 30～35msec,能量密度 17～18J/cm²。如果患者的肤色较浅,皮损颜色呈浅棕色,则选用 560nm 滤光片,双脉冲,脉宽 3～3.5msec,脉冲延迟 30～35msec,能量密度 17～18J/cm²。我们使用 IPL(Lumenis One™,科医人公司)治疗 4 次 3 周后,斑片以及斑点基本消退。

4. Riehl 黑变病　Riehl 黑变病是一种光敏性疾病,也可能是一种光毒性皮炎,首先由 Riehl 描述,开始为瘙痒、红斑和色素沉着,逐渐扩展,当达到某种程度时趋于稳定。这种黑变病大部分发生于妇女,在数月内缓慢扩展。本病的特征性表现为点状浅褐色到深褐色色素沉着。在前额、颧骨、耳后、颈部两侧和其他曝光部位明显。除色素沉着斑外,还可见局限性的毛细血管扩张。

我们尝试治疗了几例较轻的 Riehl 黑变病。经过 1～4 次治疗,色素沉着明显减轻。但尚无彻底治愈的病例。治疗参数:640～755nm 滤光片,三脉冲,脉宽 3.5～4.5msec,脉冲延迟 35～45msec,能量密度 14～19J/cm²。我们使用 IPL(Lumenis One™,科医人公司)治疗 2 次。治疗参数:640nm 滤光片,双脉冲,脉冲时间 3.5msec,脉冲延迟 40msec,能量密度 14～18J/cm²。治疗前面、颈部弥漫性色素沉着斑,颈部色素不均匀呈网状;治疗 2 次后 3 周,色素沉着斑明显减淡。

(李远宏)

参 考 文 献

[1] Anderson RR, Parrish JA. Selective photothermolysis: precise microsurgery by selective absorption of pulsed radiation. Science,1983,220(4596):524-527

[2] Margolis RJ, Dover JS, Polla LL, et al. Visible action spectrum for melanin-specific selective photothermolysis. Lasers Surg Med,1989,9(4):389-397

[3] Sherwood KA, Murray S, Kurban AK, et al. Effect of wave-length on cutaneous pigment using pulsed irradiation. J Invest Dermatol,1989,92(5):717-720

[4] Spicer MS, Goldberg DJ. Lasers in dermatology. J Am Acad Dermatol,1996,34(1):1-25

[5] Taylor CR, Anderson RR. Treatment of benign pigmented epidermal lesions by Q-switched ruby laser. Int J Dermatol,1993;32(12):908-912

[6] Acland KM, Barlow RJ. Lasers for the dermatologist. Br J Dermatol,2000,143(2):244-255

[7] Kono T, Nozaki M, Chan HH, et al. A retrospective study looking at the long-term complications of Q-switched ruby laser in the treatment of nevus of Ota. Lasers Surg Med,2001,29(2):156-159

[8] Klimer S, Wheeland R, Goldberg D, et al. Treatment of epidermal pigmented lesions with the frequency-doubled Q-switched Nd:YAG laser. Arch Dermatol,1994,130(12):1515-1519

[9] Tse Y, Levine V, Mc Clain S, et al. The removal of cutaneous pigmented lesions with the Q-switched neodymium:yttrium-aluminumgarnet laser: a comparative study. J Dermatol Surg Oncol,1994,20(12):795-800

[10] Grekin RC, Shelton RM, Geisse JK, et al. 510-nm pigmented lesion dye laser. Its characteristics and clinical uses. J Dermatol Surg Oncol,1993,19(4):380-387

[11] Yamashita T, Negishi K, Hariya T, et al. Intense pulsed light therapy for superficial pigmented lesions evaluated by reflectance-mode confocal microscopy and optical coherence tomography. J Invest Derma-

336

tol,2006,126(10):2281-2286

[12] Raulin C, Werner S, Hartschuh W, et al. Effective treatment of hypertrichosis with pulsed light: a report of two cases. Ann Plast Surg,1997,39(2):169-173

[13] Schroeter CA, Neumann HA. An intense light source. The Photoderm VL-flashlamp as a new treatment possibility for vascular skin lesions. Dermatol Surg,1998,24(7):743-748

[14] Bitter PH. Noninvasive rejuvenation of photodamaged skin using serial, full-face intense pulsed light treatments. Dermatol Surg,2000,26(9): 835-843

[15] Negishi K, Tezuka Y, Kushikata N, et al. Photorejuvenation for Asian skin by intense pulsed light. Dermatol Surg,2001,27(7):627-32

[16] Wang CC, Sue YM, Yang CH, et al. A comparison of Q-switched alexandrite laser and intense pulsed light for the treatment of freckles and lentigines in Asian persons: a randomized, physician-blinded, split-face comparative trial. J Am Acad Dermatol,2006,54(5):804-10

[17] Goldman MP, Weiss RA, Weiss MA. Intense pulsed light as a nonablative approach to photoaging. Dermatol Surg,2005,31(pt2):1179-87

[18] Moreno Arias GA, Ferrando J. Intense pulsed light for melanocytic lesions. Dermatol Surg,2001,27(4):397-400

[19] Huang YL, Liao YL, Lee SH, et al. Intense pulsed light for the treatment of facial freckles in Asian skin. Dermatol Surg,2002,28(11):1007-12

[20] Kawada A, Shiraishi H, Asai M, et al. Clinical improvement of solar lentigines and ephelides with an intense pulsed light source. Dermatol Surg,2002,28(6):504-8

[21] Almond-Roesler B, Zouboulis CC. Successful treatment of solar lentigines by brief gentle cryosurgery using a Kryomed device. Br J Dermatol,2000,143(1): 216-218

[22] Newman N, Newman A, Moy LS, et al. Clinical improvement of photoaged skin with 50% glycolic acid. A double-blind vehicle-controlled study. Dermatol Surg,1996,22: 455-460

[23] Rafal ES, Griffiths CE, Ditre CM, et al. Topical tretinoin(retinoic acid) treatment for liver spots associated with photodamage. N Engl J Med,1992,326(6):368-374

[24] Fleischer AB, Schwartzel EH, Colby BA, et al. The combination of 2% 4-hydroxyanisole (Mequinol) and 0.01% tretinoin is effective in improving the appearance of solar lentigines and related hyperpigmented lesions in two double-blind multicenter clinical studies. J Am Acad Dermatol 2000;42(3):459-467

[25] Todd MM, Rallis TM, Gerwels JW, et al. A comparison of 3 lasers and liquid nitrogen in the treatment of solar lentigines: a randomized, controlled, comparative trial. Arch Dermatol, 2000, 136(7):841-846

[26] Levins PC, Anderson RR. Q-switched ruby laser for the treatment of pigmented lesions and tattoos. Clin Dermatol,1995,13(1): 75-79

[27] Bjerring P, Christiansen K. Intense pulsed light source for treatment of small melanocytic nevi and solar lentigines. J Cutan Laser Ther,2000,4:177-81

[28] Myers P, Bowler P, Hills S. A retrospective study of the efficacy of intense pulsed light for the treatment of dermatologic disorders presenting to a cosmetic skin clinic. J Cos Dermatol,2005,4:262-266

[29] 刘梅,李远宏,吴严,等. 强脉冲光对三种伴有色素增加的皮肤病的疗效. 中华皮肤科杂志,2007;40:337-339

[30] Li YH, Chen G, Dong XP, et al. Detection of epidermodysplasia verruciformis-associated human papillomavirus DNA in nongenital seborrhoeic keratosis. Br J Dermatol,2004,151(5):1060-1065

[31] 李燕，柳林，唐汇东，等. 强脉冲光治疗面部色素增加性皮肤病216例. 中国美容医学，2006，15：84

[32] 刘梅,吴严,徐媛媛,等. 强脉冲光治疗日光性黑子的体会. 中华整形科杂志,2007(修稿)

[33] Alster TS. Complete elimination of larger café au lait birthmarks by the 510nm pulsed dye laser. Plast Reconstr Surg,1995,96(7):1660-4

[34] Somyos K, Boonchu K, Somsak K, et al. Copper vapour laser treatment of café-au-lait macules. Br J Dermatol,1996;135(6):964-6

[35] Grossman MC, Anderson RR, Farinelli W, et al. Treatment of café au lait macules with lasers. A clinicopathologic correlation. Arch Dermatol,1995,131(12):1416-20

[36] Gohh CL, Dlova CN. A retrospective study on the clinical presentation and treatment outcome of melasma in a tertiary dermatological referral Centre in Singapore. Singapore Med J,1999,40(7):455-458

[37] Griffith CE et al. Topical tretinoin improves melasma. A vehicle controlled clinical trial. Br Journal Dermatol,1993,129(4):415-421

[38] Grimes PE. Etiologic and therapeutic considerations. Arch. Dermatol,1995,131(12):1453-1457

[39] Sanchez N et al. Melasma: a clinical, light microscopic, ultrastructural, and immunofluorescence study, J Am Acad Dermatol,1981,4(6):698-710

[40] Muzaffar F. Physiologic skin changes during pregnancy:a study of 140 cases. Int J Dermatol,1993,37(6):429

[41] Sivayathorn A. Melasma in Orientals. Clin Drug Invest,1995,10(Suppl. 2):24-40

[42] Johnston GA et al. Melasma of the arms associated with hormone replacement therapy, Br J Dermatol,1998,139(5):932

[43] Kligman AM, Willis I. A new formula for depigmenting human skin. Arch Dermatol,1975；1111:40-48

[44] Javaheri SM, Handa S, Kaur I, et al. Safety and efficacy of glycolic acid facial peel in Indian women with melasma Int J Dermatol,2001,40(5):354-357

[45] Kunachak S, Leelaudomlipi P, Wongwaisayawan S. Dermabrasion: a curative treatment for melasma. Aesth Plast Surg,2001,252:114-117

[46] Fitzpatrick RE, Goldman MP, Ruiz-Espraza J. Laser treatment of benign pigmented epidermal lesions using a 300 nanosecond pulse and 510-nm wavelength. J Dermatol Surg Oncol,1993,19(4):341-347

[47] Taylor CR, Anderson RR. Ineffective treatment of retractory post inflammatory hyperpigmentation by Q Switched ruby laser. J Dermatol Surg Oncol,1994,20(9):592-7

[48] Nouri K, Bowes L, Chartier T, et al. Combination treatment of melasma with pulse CO_2 laser followed by Q switched alexandrite laser: a pilot study. Dermatol Surg,1999,25(6):494-7

[49] Manaloto RM, Alster. Erbium:YAG laser resurfacing for refractory melasma. Dermatol Surg,1999,25(2):121-3

[50] Angsuwarangsee S, Polnikorn N. Combined ultrapulse CO_2 laser and Q switched alexandrite laser compared with Q switched alexandrite laser alone for refractory melasma: split face design. Dermatol Surg,2003,29(1):59-64

[51] Cameron KR, Richard EF. The treatment of melasma with fractional photothermolysis: a pilot study. Dematol Surg,2005,31(12):1645-1650

[52] Wang C, Hui C, Sue Y, et al. Intense pulse light for the treatment of refractory melasma in Asian patients. Dermatol Surg,2004,30(9):1196-200

[53] Kimbrough-Green CK, Griffiths CE, Finkel LJ, et al. Topical retinoic acid (tretinoin) for melasma in

black patients. A vehicle-controlled clinical trial. Arch Dermatol,1994,130(6):727-33

[54] Li YH, Chen ZS, Wei HC, et al. Efficacy and Safety of Intense Pulsed Light in Treatment of Melasma in Chinese Patients. Dermatol Surg,2008,34(5):693-701

[55] Paquet P, Pierard GE. Intense pulsed light treatment of persistent facial hypermelanosis following drug-induced toxic epidermal necrolysis. Dermatol Surg,2004,30(12p2):1522-5

[56] Ho WS, Chan HH, Ying SY, et al. Prospective study on the treatment of postburn hyperpigmentation by intense pulsed light. Lasers Surg Med,2003,32(1):42-5

[57] Fitzpatrick TB, Bernhard JD, Cropley TG. The structure of skin lesions and fundamentals of diagnosis. In: Freedberg IM, Eisen AZ, Wolff K, et al. , eds. Dermatolgoy in Gerneral Medicine. New York: McGraw-Hill, 1999:13-41

[58] Katoulis AC, Stavrianeas NG, Georgala S, et al. Familial cases of poikiloderma of Civatte: genetic implications in its pathogenesis? Clin Exp Dermatol,1999,24(5):385-7

[59] Geronemus R. Poikiloderma of Civatte [letter]Arch Dermatol,1990,126(4):547-8

[60] Ross BS, Levine VJ, Ashinoff R. Laser treatment of acquired vascular lesions. Dermatol Clin,1997,15(3):385-96

[61] Goldman MP, Fitzpatrick RE. Laser treatment of vascular lesions. In: Goldman MP, Fitzpatrick RE, eds. Cutaneous Laser Surgery. St. Louis: Mosby,1999,19-178

[62] Weiss RA, Goldman MP, Weiss MA. Treatment of poikiloderma of Civatte with an intense pulsed light source. Dermatol Surg,2000,26(9):823-8

20

第二十章

光 老 化

　　皮肤光老化主要是日光照射的积累效应,由日光中的紫外线破坏皮肤骨架成分如胶原和弹性纤维所致。但老化的表现还受遗传因素、内在因素、疾病(如玫瑰痤疮)和老年性皮肤松弛等影响。臭氧层破坏和过度阳光照射使年轻群体的老化征象越来越明显。组织学改变主要包括表皮变薄、黑素增多、有时可见角化不良细胞和不典型的细胞,真皮中细胞成分减少,真皮血管、胶原和弹力纤维减少,常见到真皮上部嗜碱性变。其临床特点为:皮肤质地的改变,如皮肤干燥、松弛、细小皱纹、皮肤松弛、皮肤粗糙、毛孔扩大等;色素性改变,如色素增加或脱失;血管性改变,如表皮血管扩张/断裂等。这三方面的改变构成了光老化的全部症状[1]。过去使用药物和激光治疗,但疗效并不理想或有较明显的并发症。

　　由于光老化是多种皮肤改变的综合征,因此单一解决或者治疗某个皮肤症状通常难以达到理想的结果,换言之,要想达到理想的治疗目的使患者满意,就要对光老化的多种皮肤症状都进行治疗,只有这些症状都不同程度地好转,患者才会满意,老化的皮肤才会显得年轻。逆转光老化的临床表现,除了对皮肤进行合理的养护外,还需要选择合适的治疗方法恢复真皮中的各种成分。脉冲强光(IPL)是1994年首先提出来用于血管性疾病治疗的技术,经过十多年的发展,目前脉冲强光已成功地应用于很多皮肤疾病的治疗。2000年Bitter PH[2]成功应用于光老化治疗后,一种被称为光子嫩肤(Photorejuvenation)的治疗技术在全球范围内开始流行,并逐渐成为治疗光老化的主要方法之一:通过IPL去除斑驳的色素沉着和毛细血管扩张、使皮肤表面变得光滑。通常光子嫩肤治疗每隔3~4周进行一次,连续3~6次,治疗范围不仅局限于有限区域,还可包括全面部,治疗后可以马上恢复所有日常活动。公众和医疗机构已经通过对市场的宣传了解到光子嫩肤技术所引起的皮肤变化。

　　事实上IPL是谱很宽的光,能对多种症状同时有效,因此IPL治疗光老化是非常合适的,甚至被称为非创伤性治疗光老化的"金标准"。然而IPL对某一单一皮肤症状的改善疗效可能不及激光或其他技术好。例如单一的色素斑的消除,Q开关激光可能更有优势,而皮肤松弛的治疗射频或者气化型激光皮表重建技术(ablative laser resurfacing)可能更有效,但是IPL综合解决各类皮肤问题的能力可能是所有治疗手段中最突出的,这可能是IPL风靡全球的部分原因。

因此,在治疗光老化前应该首先对皮损进行评价,在治疗方案的制定时要偏向某个最突出的皮肤问题的治疗,例如,如果色素斑最突出,那么治疗方案就要考虑偏向色素斑的治疗,相反如果皱纹和皮肤松弛比较突出,那么必须将皮肤紧致的解决重点突出出来。为了增加光老化的疗效,联合其他治疗方法是聪明的选择[3],包括联合使用 Q 开关激光、射频等技术,注射治疗(肉毒素和填充剂)以及化学剥脱等治疗也能联合使用。光动力疗法看来是一个非常有效的治疗方法。尽管老化的生理机制是相似的,但个体间的临床表现变化很大,因此治疗前必须仔细评估病情并选择合适的联合治疗。

如前所述光老化临床特点为:皮肤质地的改变,如皮肤干燥、松弛、细小皱纹、皮肤松弛、皮肤粗糙、毛孔扩大等;色素性改变,如色素增加或脱失;血管性改变,如表皮血管扩张等。这三方面的改变构成了光老化的全部症状。要想让患者获得较为满意的治疗效果,就必须同时缓解这三类症状。当然不同个体可能每个症状的轻重有所差异,例如皮肤色素斑增加可能是我国人种在发生光老化时最明显的特征[4]。IPL 对表皮来源的皮肤色素增加性疾病的疗效比较理想,如雀斑、日光性黑子、脂溢性角化等都有非常理想的疗效,也对毛细血管扩张性皮损具有相当可靠的疗效,同时对皮肤松弛和细小皱纹也有一定的疗效。

一、色素性皮损的治疗

色素增加性皮损,如日光性黑子、脂溢性角化及色素异常等是光老化的重要临床表现,这类皮损可以采用 Q 开关激光或脉冲强光治疗,安全、有效。Q 开光激光是遵循选择性光热作用原理并应用得最为成功的现代激光,其巨大的脉冲能量能在瞬间击碎色素小体和色素团块[5]。治疗的目标色基是黑色素,其吸收峰在 200nm 达到最高值,2000nm 时便直线下降。黑色素宽广的吸收光谱使得它们在很宽的波长范围内成为激光易于治疗的目标。有研究表明长脉冲激光在治疗浅表色素性皮损时有实质性疗效,包括长脉冲翠绿宝石和长脉冲倍频 Nd:YAG 激光(即 KTP 激光)。尽管脉冲宽度延长了,但这些设备可以清除皮损而只引起最小的副作用(常见的副作用有色素沉着或持续的水肿和红斑),同样拥有长脉冲宽度的 IPL,通过选择合适的滤光片获得合适的波长,同样能有效地去掉表皮的色素性皮损[6]。

二、皮肤表浅血管性皮损的治疗

氧合血红蛋白和去氧血红蛋白在治疗中充当了色基的角色,当光能在氧合血红蛋白中转化为热能时,血液温度升高引起血管内皮细胞不可逆的损伤。氧合血红蛋白有 3 个吸收峰:418、542 和 577nm。在这些波长范围内,表皮中的黑色素竞争性吸收光能,为了选择性治疗血管性皮损,应选择易于被血红蛋白而不是黑色素吸收的波长。治疗时应根据治疗血管的大小制定脉冲宽度,当脉冲宽度与特定血管的热弛豫时间相同或略长时,便会选择性的损伤该血管,而不会伤及邻近的毛细血管和小血管,从而减少紫癜的发生[5]。考虑到氧合血红蛋白的吸收光谱和血管的深度,波长在 532~1064nm 的激光可以用来治疗血管性皮损。较长的波长治疗深在的血管性皮损效果较好,因为该波长穿透力较强,可以进入真皮。较短的波长对于浅表血管较为合适。最常用的血管激光包括钛氧磷酸钾(Potassium titanyl phosphate,KTP)激光、脉冲染料激光(Pulsed Dye Laser,PDL)、翠绿宝石激光、半导体激光、Nd：YAG 激光和强脉冲光设备[7]。没有哪一种激光对于所有皮损都是适用的,当选择合适的设备和参数时,应当考虑目标血管的管径和距离皮肤表面的深度。

面部毛细血管扩张治疗是 IPL 治疗光老化的基础。推荐的治疗参数(Quantun)如表 3-18-1 所示,但是要强调的是不同的设备其脉冲形态不同,因此能量的分布也不相同,故与皮肤组织作用的强度会出现明显的差别。因此各种设备间的能量参数很难"通用",也就是说,即便是相同的参数设置,应用不同的治疗设备其皮肤的治疗反应会不同。治疗时重要的是以皮损的即刻反应和皮肤的即刻反应来判断治疗的强度,并结合患者的治疗疼痛强度来校准每次的治疗参数,这一点非常重要。

1995～1997 年间许多研究者在临床上观察到治疗面部毛细血管扩张后患者皮肤变光滑。同时研究者还发现面部毛细血管扩张的大小和深度相对一致,其上的表皮较薄,因此较下肢毛细血管扩张更容易治疗。面部扩张的毛细血管壁较下肢薄,对内膜的热损伤更敏感。面部毛细血管扩张的治疗反应更容易预测,有临床资料显示通过 1～3 次治疗,面部毛细血管扩张的消散率达到 95%。IPL 治疗的参数为双脉冲,脉冲宽度为 2.4～4ms,浅色皮肤使用 550nm 滤光片,而深色皮肤使用 570nm 滤光片,脉冲延迟时间为 10～20ms(浅色皮肤延迟时间 10ms,深色皮肤和亚洲人皮肤延迟时间 20～40ms)。能量密度远较治疗下肢静脉时要小,通常为 20～35J/cm^2。当第二个脉冲宽度长于 4.0ms 时,能量密度需要增加,这样当双脉冲的脉冲宽度分别为 3.0 和 6.0ms 时,一般需要的能量密度达到 20～45J/cm^2,只有这样才能有效治疗面部较大的大血管病变(直径达到 1mm 的血管)。当然这些白种人的能量对于黄种人来说可能太大了,出于安全性的考虑,治疗黄种人时能量密度应该要保守一些。与 PDL 激光比较,IPL 在治疗大面积病变(如面颊毛细血管扩张)时的另外一个优势在于其光斑很大,这样一来使用 IPL 治疗可能仅需十来个脉冲就能完成治疗,也许只用不到 5 分钟的治疗时间就能达到治疗的目的,而且很少发生紫癜。对于常见于鼻翼的紫红色大面积毛细血管扩张病变,可采用下肢小血管治疗的参数进行治疗,即在短脉冲后紧接一个长的脉冲。

光老化的一个常见征象就是 Civatte 皮肤异色症,临床表现为光暴露部位如颈、前额和上胸部的红斑、色素沉着和微小皱纹。由于颈部和面颊下部的异色症区域表现为色素沉着和斑驳毛细血管扩张,因此采用 515nm 的 IPL 治疗是理想的方法。此时黑色素和血红蛋白同时吸收光能。如病变中色素减退明显时,开始治疗的波长可以选择 550 或 560nm,以防止表皮光吸收过度而引起持续数天的肿胀、结痂。皮肤异色症中血管病变的治疗可选择波长 550nm、560nm 或 570nm 的 IPL 治疗。严重病例,需从 590nm 波长开始治疗,后续治疗中波长逐渐缩短。皮肤异色症是 IPL 技术治疗最有效的病变之一[8]。

三、皮肤质地的改善

逆转光老化的临床表现,除了对皮肤进行合理的养护外,还需要选择合适的治疗方法恢复真皮中的各种成分。正常皮肤具有强大的修复功能,如在外伤、各种刺激、炎症等情况下,机体的创伤修复机制会被启动,导致真皮的重建与重塑,即使机体在并没有真正出现创伤的情况下,例如亚损伤状态下,创伤愈合的关键阶段也会被启动从而达到使皮肤重塑的目的。当应用不同的方法刺激真皮,使之温度达 60℃并持续一定时间时,真皮中的成纤维细胞会活跃起来,胶原合成也会增加。目前临床上应用的各种非创伤性嫩肤技术所出现的临床疗效基本上都被归结于真皮的热刺激效应。血管性激光对皱纹的治疗作用可能是个例外,它除了热刺激的损伤外,还能通过对血管的刺激使其释放大量的炎症介质从而启动皮肤的修复机制,达到治疗目的。另外,当皮肤受到一定的刺激,如炎症或者创伤时,皮肤会释放包括神经肽和神经营养因子等活性因子[9],因此从某种程度上来看,嫩肤过程中应该有众多的炎症介质和因子参与这一过程,最少有一研究结果显示,IPL 治疗后皮肤组织内的 TGF-β 发生了明显的变化,治疗后含量增加[10]。尽管老化的生理机制是相似的,但个体间的临床表现变化很大,因此治疗前必须仔细评估病情并选择合适的联合治疗。

从临床上来看,IPL 治疗后皮肤细小皱纹和皮肤松弛以及皮肤质地能得到一定程度的改善。从组织学层面来看,真皮在热刺激后,一般认为会使真皮的胶原合成增加,例如组织学、组织化学等研究证实,IPL 治疗后新生胶原合成增加[10]。Hermandez-Perez 等报道 IPL 治疗后表皮增厚 $100 \sim 300 \mu m$,细胞极性更强,角质栓减少,新的皮突形成,弹力纤维病变减少,真皮新胶原形成[11];从细胞水平来看,IPL 照射后的体外纤维母细胞的确活性增加,细胞因子的分泌增加[12];从分子水平研究来看,IPL 治疗后真皮成纤维细胞 Ⅰ 前胶原和 Ⅲ 前胶原 mRNA 表达增多。胶原的转录和表达增加[13]。Zelickson 等报道 IPL 治疗可使 Ⅰ 型胶原的转录增加 18%,PDL 则可增加 23%,这可能是光子嫩肤可以改善细小皱纹的原因。更详细的研究发现 85% ~ 100% 患者在治疗时皮肤中 Ⅰ 型胶原、Ⅲ 型胶原、弹性蛋白和胶原酶增加;50% ~ 70% 患者原胶原增加。大鼠体内研究显示,IPL 照射后,大鼠皮肤中基质金属蛋白酶(MMP-1)与组织基质蛋白酶抑制剂(TIMP-1)表达均增加,第七天达到高峰[14]、[15]。体外研究也证实了这一发现,培养的成纤维细胞 IPL 刺激后,48 小时后 MMP-1 及 TIMP-1 也明显增加,而且 TIMP-1 似乎增加更明显[16]。基质金属蛋白酶(MMP)是降解细胞外基质的重要酶类,几乎能降解细胞外基质的所有成分,而组织金属蛋白酶抑制剂(TIMP)是 MMP 的天然抑制物。这两个酶的变化说明,在 IPL 治疗后,真皮基质包括胶原组织的确发生了有限的损伤和修复。

因此,从现有的研究看来,IPL 治疗后的确能诱导真皮的胶原增生,但是胶原增生是否与治疗参数相关,并没有更为精细的研究。有一项研究表明,猪模型中治疗后(Vasculight,Lumenis,$30J/cm^2$ 和 $40J/cm^2$)胶原的增生与所使用的能量大小存在相关性,能量越高所诱导产生的胶原就越多。但是在相同能量密度的设置下,使用单一脉冲和双脉冲模式进行治疗在治疗的 21 天后,皮肤中所产生的这些胶原量并没有统计学差异[17]。然而普遍认为与单脉冲模式相比,在双脉冲治疗的情况下,医师能使用更高的能量密度,而且更为安全。

第一节　光老化的治疗

一、术　前

病史询问:对每一位准备接受强光治疗的病人详细询问病史是非常必要的,要了解其工作及生活方式、是否能坚持治疗、术后恢复时间是否受到影响,并选择合适的治疗方式。询问病人以前采取过哪些嫩肤的方法,是否使用过维 A 酸类的药物,如果最近一两年内曾经使用过该类药物或其他光敏药物,建议推迟强光治疗。病人及其家人有增生性瘢痕或瘢痕疙瘩病史时,进行试验性治疗是非常必要的;有单纯性疱疹病史的人则要采取必要的预防措施[18]。

皮肤检查:术前仔细检查病人判断光老化的严重程度及皮肤 Fitzpatrick 分型,而对于病人的遴选,不同的医生稍有差别。Negishi K 等[6]选择那些没有激光治疗史、化学剥脱史和其他嫩肤治疗史的光老化病人。Sturgill 等[19]的研究则选择了 23 例 37~74 岁 Fitzpatrick 皮肤型 I~IV 型的病人,所有患者至少有一种光老化的临床表现:如不规则的色素沉着、毛细血管扩张和/或细皱纹,其中一个 IV 型皮肤的病人合并有黄褐斑。其排除标准包括瘢痕疙瘩病史、活动性感染、免疫力低下、凝血性病、妊娠、使用抗凝血药、两周内外用维 A 酸治疗史、12 个月为使用异维 A 酸治疗史、6 个月内在面部使用激光治疗史等。Trelles MA 等[20]的遴选标准比较详细,他们的入选标准为:

1. 临床上诊断或评价为光老化,有关皮肤状况包括日光性弹性组织变性、毛细血管扩张、黑子、皮肤色素异常。

2. Fitzpatrick 皮肤型 I~IV 型。

3. 皱纹与皮肤等级为 I~III 级(分级基于 Glogau 皮肤等级 II~IV 级)(见表 3-20-1)。

表 3-20-1　皱纹与皮肤等级

分级	皱纹和皮肤状况
I	活动时看到细皱纹 轻微的弹性组织变性、轻度结构改变和皮肤纹路轻度加深
II	静止时有中等数量的细皱纹,活动时有中度到深度皱纹 中度弹性组织变性(光线直射下有可见的半透明黄色丘疹)和轻度皮肤色素异常
III	静止时有大量轻到中度的深皱纹,活动时有非常深的皱纹 严重的弹性组织变性(光线直射下有密集的黄色丘疹,触诊有粗糙感)有较多的色素异常病变

知情同意:术前重要的一个问题是知情同意,必须告知患者治疗的各个细节以及可能出现的副作用,建议采取哪些护肤措施等都应该在治疗前和患者交换意见。告知预期的疗效也是非常重要的,让患者知道,IPL 治疗光老化基本上是一个无需休假的温和过程,因此疗效的建立是缓慢的,通常在 2~3 次治疗后,方能获得较为理想的效果,而要想获得更好的疗效,一个疗程(通常为 5 次)的治疗是必需的。正因为疗效的建立是缓慢的过程,而非"立竿见影",因此疗前拍摄照片,为日后的疗效评价提供依据非常重要。因此要求治疗前每位病人都必须签署知情同意书、采集照片,治疗区域保持清洁。治疗时病人稍有不适感,一般不需要使用麻药,对于个别敏感病人,可在治疗前局部使用局麻药[18]。

相对禁忌证:以下情况建议不要进行 IPL 治疗,或者应该非常谨慎地进行 IPL 治疗,这些情况包括妊娠期或哺乳期、对正常日光过分敏感、皮肤炎症性疾病、治疗区域有开放性伤口、活动性单纯疱疹、最近有(不少于 3 个月)面部手术史、Fitzpatrick 皮肤型 VI 型、病人表现为严重紧张、拒绝签署知情同意书、面部有先天性色痣的病人。

二、术　　中

光斑测试:治疗光老化是一种明显带有美容色彩的"锦上添花"式的治疗,患者通常不允许治疗过程中出现明显的副作用,不能接受治疗后不得不休假的情况发生。因此在治疗前,首先选择耳前区进行光斑测试,这是一个不能省略掉的重要步骤,只有仔细地进行光斑测试后,才能找到最佳的治疗参数,最佳的治疗参数是照射 15～30 分钟后皮肤出现合理的临床终点:色素斑等皮损颜色不同程度加深,或者有轻微的水肿,但是周围的正常皮肤仅发生轻微的红斑反应,或者发生皮肤潮红,而且患者治疗时的疼痛感觉不很剧烈。过度的红斑、水肿,或者患者主诉剧烈的疼痛,都有可能提示治疗的参数设置过高,应该降低一些。有时要注意,皮肤黑的患者可能出现这些反应的时间较长,应该更仔细的观察。

参数的设置:在设置参数的时候应该根据不同的皮损性质和状态来确定。Ⅰ型光子嫩肤主要是解决一些色素斑和毛细血管扩张等问题,因此在设计参数时可参考 IPL 治疗色素斑或者毛细血管扩张时的情况,滤光片多采用波长较为短的 560、590nm 等滤光片。Ⅱ型光子嫩肤多用来解决皮肤质地、毛孔大小、皮肤粗糙、瘢痕或细小皱纹等,因此要求对真皮有更强烈的刺激作用,此时应该选择波长较长的 640nm 滤光片,或者波长更长的滤光片,而且采用高一些的能量采用双脉冲或者多脉冲的模式进行治疗。

治疗部位:不同的医生对治疗区域的选择基本相同,病人的眼睛需要用护眼罩保护起来,Kei Negish 等[6]、[21]选择的治疗区域为除所有病人的上眼睑和男性病人的胡须部位外的全面部。Bitter PH[2]选择的治疗区域为除男性病人的胡须部位外,全面部都给予治疗。Sturgill WH 等[19]选择的治疗区域为除上下眼睑外的全面部。

治疗技巧:在治疗过程中一般主张使用冷却胶,因为充填在皮肤和镜头之间的冷却胶有助于保护表皮,帮助强光均衡地照射到皮肤。治疗头和皮肤应保持平行,其边缘和前一次治疗的边界要仔细排列,避免重复和不均匀的治疗,直到治疗区域完全覆盖。在过去的治疗中大多数医师将治疗头与皮肤保持 1～2 毫米的距离而避免直接接触[6]、[20]。但这种治疗技术已发生改变,现在的治疗是在皮肤上涂抹少量的胶,而将治疗头轻轻地放置在皮肤上进行治疗,但要避免按压。理想的治疗参数需要个体化,不同的医生根据临床经验选择不同的参数,但是都主张在正式治疗前进行试验性治疗,它有助于确定病人的理想治疗参数。治疗中的小诀窍就是不要治疗得太快,一边涂胶一边治疗一边观察,照射后将胶擦掉,然后观察是否有适当治疗反应,治疗是否安全,是否需要调整治疗参数。和患者交流也很重要,因为过度的疼痛或者没有疼痛的感觉都可能提示治疗过度或者治疗过于温和。

三、术　后

局部外用冷敷,可以减少不适感和水肿,外用弱效的糖皮质激素可以减少水肿和红斑。如有表皮灼伤,外用抗生素软膏,每日两次。对于有单纯疱疹病史的病人,应使用抗病毒药物预防复发。避免日晒,如外出应使用防晒霜。第二天可以使用化妆品,除非有水疱或结痂[6]。

第二节　疗效与治疗机制

尽管不同的作者报道的疗效是有差异的,但均显示出良好的治疗效果[22],尤其是对色素性皮损,见效快,而且疗效也高,也能有效地改善皮肤质地,治疗安全,副作用相对较少,几乎不影响患者的上下班。Hermandez-Perez 等研究了 IPL 治疗后的组织学变化。治疗参数为波长 570nm 至 645nm,脉冲宽度为 2.4~6.0ms,延迟时间 20ms,能量密度为 25~42J/cm²。结果发现表皮增厚 100~300μm,细胞极性更强,角质栓减少,新的皮突形成,弹力纤维病变减少,真皮新胶原形成。

然而在玫瑰痤疮患者中,Perieto 等未发现 IPL 治疗后皮肤中胶原、弹力纤维和网状纤维的明显变化,仅发现固化的螨虫,但 3 月后螨虫又出现了。Perieto 等治疗参数为波长 560nm,脉冲宽度 2.4~4.2ms,延迟时间 15ms,能量密度 28~36J/cm²;每月五次。

Negishi 等采用 IPL 治疗了 73 例患者。该 Quantun IPL 具有整合的皮肤冷却系统,治疗时如开启冷却装置表皮温度将冷却并维持至 40℃;如关闭皮肤冷却系统治疗时表皮温度将上升至 65℃。治疗参数为波长 560nm,脉冲宽度 2.8~6.0ms,延迟时间 20~40ms,能量密度23~27J/cm²;每 3~4 周一次,连续 5 次。80% 患者的色素沉着及红斑改善率和肤质改善率超过 60%。

Negishi 等报道了 IPL 光子嫩肤治疗的 97 例日本患者。治疗参数为波长 550~570nm(550nm 治疗色素病变,570nm 治疗毛细血管扩张),脉冲宽度 2.5~4.0/4.0~5.0ms,延迟时间 20~40ms,能量密度 28~32J/cm²;每 2~3 周一次,连续 3~6 次,不使用表面麻醉剂。结果显示 49% 患者的色素沉着改善率超过 75%;33% 的患者毛细血管扩张改善率超过 75%;13% 的患者肤质的改善率超过 75%。大约 50% 的患者上述各项指标的改善率超过 50%。包括 4 名黄褐斑在内的所有患者无一例出现治疗后色素沉着。治疗结束时组织学检查显示皮肤乳头层和乳头下层胶原和弹性纤维增生。

Huang 等采用 IPL 治疗雀斑,治疗参数为波长 550 或 570nm,单脉冲或双脉冲,脉冲宽度 4.0ms,延迟时间 20~40ms,能量密度 25~35J/cm²;每 4 周一次,连续 1~3 次(平均 1.4 次),治疗终点为皮损变灰或出现皮损周围红斑。接受治疗的患者中 91.7% 对治疗效果十分满意。Kawada 等采用 Quantun IPL 治疗亚洲人的雀斑和黑子。治疗参数为波长 560nm,脉冲宽度 2.6~5.0ms,延迟时间 20ms,能量密度 20~24J/cm²;每 2~3 周一次,连续 3~5 次。结果显示无不良反应,小黑斑和雀斑对治疗反应最好(48% 患者皮损改善率超过 50%;20% 患者改善率超过 75%)。

Weiss 等对 80 例因血管病变接受 IPL 治疗患者的皮肤进行评价,以判断是否出现"光子嫩肤"效果。他们将患者连续三次治疗的照片和治疗后 4 年的追踪观察照片进行评分。发现皮肤色素沉着、毛细血管扩张和肤质的改善率达到 80%。2.5% 患者出现色素减退,但仅持续 1 年;19% 患者出现暂时性轻度结痂;15% 的患者出现持续超过 4 小时的红斑;5% 的患者出现色素减退或色素沉着;5% 的患者出现矩形的治疗头痕迹。

既往研究对 49 例不同程度光损伤患者进行 IPL(VascuLight IPL,Lumenis)全面部治疗,每 3 周一次,连续 4 次或以上。能量密度 30~50J/cm²,一般选择双脉冲或三脉冲,脉冲宽度 2.4~4.7ms,延迟时间 10~60ms,波长为 550nm 或 570nm。除男性患者因 IPL 的潜在致脱发作用而有选择地在胡须部位以外进行治疗外,女性患者均为全面部治疗。90% 以上患者的光损伤包括皱纹、皮肤粗糙、不规则色素沉着、毛孔粗大,毛细血管扩张等均得到改善。72% 受试者认为皮肤光滑度改善超过 50%;44% 受试者认为改善率超过 75%。不良反应报道较少,仅出现短暂色素减退和黑色斑点,7 天内可完全消退。2 例因中至重度水肿而休假 1~3 天。

采用带有冷却传导系统的 IPL(Quantum SR)对 20 例患者进行光子嫩肤治疗,治疗部位为面部、颈和/或前胸,每月一次,共 3 次。治疗波长 560nm,双脉冲,脉冲宽度 2.4ms 和 6.0ms,脉冲间隔时间为 15ms,能量密度 26~30J/cm² 。84% 患者毛细血管扩张改善,78% 患者色素异常改善,78% 患者肤质改善。不良反应少见,50% 患者出现局限性水肿和红斑。水肿 8 小时内即消退;红斑仅持续 2~24 小时。

采用 IPL 系统(Elipse Flex DDD)对 20 例妇女进行光子嫩肤治疗。受试者分为两组,一组治疗的滤光片波长范围为 530nm~750nm,能量密度 11~17J/cm² ;另一组波长范围为 555nm~950nm,能量密度 13~19J/cm² 。首先在毛细血管扩张区采用脉冲宽度 14~30ms 进行治疗,然后进行第二次治疗,采用双脉冲,脉冲宽度 2.5ms,延迟时间 10ms。两组受试者毛细血管扩张和色素异常均有明显改善,无不良后遗症。

178 例面部光老化的中国患者,治疗 4 次,波长:560、590、640nm。双脉冲/三脉冲、能量密度:11~18J/cm²,脉宽:2.5~4ms,延迟:20~40ms。间隔 3~4 周。结果医师评价:4 次治疗后整体评分(光老化严重程度)从 3 下降到 1.5,差别显著(P<0.01),患者自评非常满意 54/178,满意 107/178,一般 17/178,不满意 0。满意率为 90.45%。通过对皮肤色素和红斑的数字化测定,结果黑素指数:各部位明显下降,但在 2 次和 3 次治疗后略有回升,可能与色素沉着发生有关,也提示色素产生和色素代谢是分离的,提示治疗时对一些特殊体质的患者应该多加注意,防止色素沉着的发生。皮肤的黑素指数的下降也提示,IPL 的确具有皮肤白皙的作用。红斑指数也明显下降。但颧部这两个指数下降均不明显;提示颧部的皮肤结构可能有其特殊性,以及光照对其可能的影响。对这些病历同时测定了治疗前后的角质层含水量,结果提示含水量没有变化,提示 IPL 疗程式的治疗对皮肤的屏障功能可能没有明显的负面影响[23]。

IPL 治疗后组织学可发现明显的改变:Prieto VG 等[26]对 5 例接受强光治疗的患者进行了术前和术后病理及免疫组织化学检查后发现:经强光治疗后表皮下胶原厚度增加,弹性组织染色显示真皮乳头层变性的弹性组织减少,治疗前的标本中上皮和平滑肌表达热休克蛋白-70,原胶原-1 主要表达于表皮和附属器上皮的下层。而治疗后的标本中热休克蛋白-70、原胶原-1 表达于真皮乳头层和真皮网状层上部树枝状细胞中。Negish 等[21]对 3 例接受强光治疗的患者在术前和第 5 次治疗后的第 3 周取材检查发现,治疗后 I 型和 III 型胶原明显可见,真皮浅层胶原沉积明显。但是即往有研究没有发现明显的病理改变,Prieto VG 等[27]研究了 5 例接受强光治疗的患者,分别在第一次治疗后 1 周、3 月、6 月和未治疗区域取材,在 5 份未治疗区域的标本中有 3 份可见到至少有一个毛囊包含皮脂螨,毛囊周围有淋巴细胞浸润,病灶区海绵水肿(脂溢性皮炎),治疗后一周常规组织学检查无明显的毛囊周围淋巴细胞浸润。第一次治疗后 3 月和 6 月的标本再次表现出皮脂螨和轻微的毛囊周围淋巴细胞浸润。治疗前后的胶原纤维、弹力纤维、网状纤维的数量和质量无明显差异,超微结构分析没有表现胶原和弹力纤维明显的形态学改变,上皮结构包括基底膜带无特殊改变,有两份标本显示尽管与未治疗区皮肤比较,治疗部位皮肤的真皮乳头层胶原纤维沉积增多,但差别微小。这一研究所得出的阴性结论可能与治疗次数有关,仅仅 1 次的 IPL 治疗不足以出现明显的组织学改变(表 3-20-2)。

尽管 IPL 的临床应用已非常普及和广泛,但对其治疗光老化机制的研究并没有临床

表 3-20-2 IPL 治疗光老化的疗效

作者	设备/滤光镜(nm)	参 数				病例	疗效
		能量密度(J/cm²)	脉冲宽度(ms)	脉冲延迟(ms)	治疗次数(次)/间隔		
Negishi K 等[6]	Vasculight HR 550/570	28~32	双脉冲 2.5~4.0/4.0~5.0	20~40	3~6/2~3周	97例光老化	达到51%~100%改善者：色素异常≥90% 毛细血管扩张≥83% 皮肤质地改善≥65%
Sturgill WH 等[19]	波长范围为 450~1400 500~670 870~1400	23 24 27	20		4/3·4周	23例光老化	达到50%~100%改善者：色素异常≥90% 毛细血管扩张≥50% 细皱纹≥30% 皮肤光滑度≥30%
Trelles MA 等[20]	VascuLight HR 570 645 755	35	双脉冲或三脉冲 5	50	6/前5次间隔1周，第5次和第6次间隔4周	25例光老化	治疗4周后0%~15%改善为8人，16%~35%为14人，36%~55%为3人，56%以上为0，8周后依次为4人,9人,10人,2人
Negishi K 等[21]	Quantum SR 560	23~27 28~32	双脉冲 2.8~3.2/3.6~6.0	20~40	≥5/3~4周	73例光老化	5次治疗后60%~100%改善者：色素异常为80.9% 毛细血管扩张81.2% 皮肤皱纹为55.9% 皮肤质地为87.9%

续表

作者	设备/滤光镜（nm）	参　数				病例	疗效
		能量密度（J/cm²）	脉冲宽度（ms）	脉冲延迟（ms）	治疗次数（次）/间隔		
Bjerring P 等[7]	Ellipse Flex 波长范围为 555-950	13~22	10 15 30		1~4/1 月	24 例毛细血管扩张	达到 50%~100% 改善者：毛细血管扩张 83.4% 弥散性红斑 61.9%
Clementoni 等[24]	Photoderm VL 590 570	50~56 40~43	双脉冲或三脉冲 2.4,3.0 3.5,4.0	25,30	1~9,平均 1.69/ 不定,根据治疗效果确定	518 例毛细血管扩张	75%~100% 改善 454 例（87.64%）50%~75% 改善 41 例（7.92%）25%~50% 改善 23 例（4.44%）
Bjerring P 等[25]	Ellipse Flex 波长范围为 555~950	14.6 SD:2.7 9.9 SD:0.9	15~30 双脉冲 2.5	10	1.82　SD:0.70/ 1 月 1.43　SD:0.51/ 3~4 周	23 例光老化	改善 25% 以上者：毛细血管扩张 58.8% 色素异常 61.9% 弥散性红斑 35.0%
Bjerring P 等[25]	Ellipse Flex 波长范围为 530~750	14.3 SD:0.6 7.9 SD:0.3	15~30 双脉冲 2.5	10	1.75 SD:0.7 /1 月 3/3~4 周	12 例光老化	改善 25% 以上者：毛细血管扩张 81.8% 色素异常 54.5% 弥散性红斑 72.7%

应用那样深入。大多数的治疗机制是基于对组织病理学观察的结果并结合过去使用激光治疗的经验得出的,因而带有一些推测的痕迹,然而这些治疗机制正逐渐变得清晰而让人接受。由于 IPL 本质上是一组宽谱的强光,即含有色素和血管特异吸收的光谱,也含有水和胶原能吸收的光谱,因此从理论上来讲,选择合适的滤光片能特异地作用于色素、血管,也能刺激真皮胶原合成。Kei Negish 等[21]认为成纤维细胞的活化和胶原合成有三和机制:①含有黑色素和氧合血红蛋白的组织选择性吸收强光,热量导致胶原纤维的热损伤;②胶原纤维自身吸收的光导致纤维的热损伤;③真皮非选择性吸收的热量导致胶原纤维的热损伤。这些作用的综合结果是生物刺激作用:IPL 作用于皮肤后产生光化学作用,使真皮层的胶原纤维和弹力纤维内部发生分子结构的化学变化产生亚损伤从而启动皮肤的创伤修复机制,最终恢复原有皮肤弹性。另外,其所产生的光热作用可增强血管功能、改善循环从而达到消除皱纹、缩小毛孔的治疗效果。多数人认为 IPL 同样遵守选择性光热作用原理,尤其是在治疗色素性皮肤疾病和血管性皮肤疾病时,由于病变组织内的色基含量远远多于正常皮肤组织,其在吸收光之后产生的热效应也高于周围皮肤,利用它们的温差使病变血管封闭、色素颗粒破坏,而不损伤正常组织。

另外如前所述那样,或许 IPL 的刺激导致皮肤内各种细胞因子的释放,如神经营养因子、神经肽、血管内皮活化因子等也或多或少地起到了一定的作用,尽管有一项研究表明,最少在体外实验模型中没有观察到 IPL 照射后有血管内皮生长因子的释放[12],似乎不支持血管内皮生长因子的"嫩肤机制",然而这些推断需要未来进一步的实验加以澄清或者证实。

第三节　副作用与治疗后护理

如果参数设置合理,操作细致准确,术后应当无明显副作用发生。Negishi K 等[6]在对 97 例病人治疗时,有 4 例在治疗后立即出现治疗区域的灼热感和红斑,在 48 小时内消失。其中三例第二天发展成水疱,但在 5 天内痊愈没有留下斑痕、色素减退或色素沉着。Negishi K 等[21]对 73 例光老化患者进行强光治疗,2 例(2.7%)出现轻度红斑和灼热感,直到第二天消失,这两位病人主要是治疗毛细血管扩张,能量密度较其他人高。无一例出现色素沉着、色素减退、水疱形成或瘢痕形成。Bjerring P 等[25]对 24 例病人的面部毛细血管扩张进行强光治疗时,无一例发生紫癜,但所有的病人都经历了不同程度的红斑和水肿,红斑在治疗后立即出现,而水肿在治疗后 1~2 天出现,持续 5 天。增生性瘢痕、萎缩性瘢痕或色素紊乱没有发生。但是临床参数如果设置不合理,操作者操作不规范,也会引起严重的并发症。Sperber BR 等[28]报道了一例严重的并发症,一位 21 岁的女患者,因诊断酒渣鼻而行强光治疗,操作者并非专业医生,术后第二天出现水疱,第三天面部明显水肿,第五天形成黑斑,两周后在两颊部和两侧颈部形成红色斑块、丘疹,组织结构改变,网状皮肤变色。面部红斑持续不退达十年之久。

IPL 治疗光老化的疗效比较确切,尤其是在治疗色素性皮损和血管性皮损时表现出良好的治疗效果,对皮肤的质地也有很好的帮助,因此总的满意度较高。但对皱纹的疗效并不十分满意。不断推出的新的 IPL 技术正在试图对 IPL 的发生和发射进行精确的控制,从而提高了治疗的效果和安全性,也不断拓展 IPL 新的治疗领域。但是现今的临床研究常常缺乏客观的评价标准;临床治疗终点的判断标准不一;对于治疗间隔时间、治疗次数到目前并没有一个统一的标准;IPL 治疗后的组织病理学变化研究也不多,缺乏大样本资料;分子水平的研究很少。因此很多问题仍需要未来进一步的研究加以阐述,如:现今的治疗方案是最佳的吗? 治疗光老化的真正靶位在什么地方? 确切的机制是什么? 反复多次的 IPL 治疗对皮肤会产生什么结果? 如果我们无休止的治疗下去是否安全? 对细胞 DNA 等分子有损伤吗? 维持性的治疗会推迟皮肤光老化的发生吗? 或者这样做会适得其反?

IPL 除可以治疗前述光损伤引起的色素沉着外,对其他色素异常性疾病也许也有帮助。19 例中国患者因烧伤后色素沉着而接受了 IPL 治疗。患者年龄为 8 ~ 51 岁。治疗参数为波长 550nm、570nm 或 590nm,脉冲宽度 1.7 ~ 4ms,脉冲间隔时间 15 ~ 40ms,能量密度 28 ~ 45J/cm^2。结果显示 78% 患者改善率大于 50%,32% 患者的改善率大于 5%。19 例中,2 例无明显改善。随访观察 11 ~ 32 月,未发现复发。

（李 光 周展超）

参 考 文 献

[1] Rigel DS,Weiss RA,Lim HW. Dover JS. Photoaging. New York:Marcel Dekker,Inc,2004:65-72
[2] Bitter PH. Noninvasive rejuvenation of photodamaged skin using serial,full-face intense pulsed light treatments. Dermatol Surg,2000,26(9):835-842
[3] Rigel DS,Weiss RA,Lim HW. ,Dover JS. Photoaging. New York:Marcel Dekker,Inc,2004:141-164
[4] Nouveau-Richard S,Yang Z,Mac-Mary S et al. Skin ageing:a comparison between Chinese and European populations. A pilot study. J Dermatol Sci,2005,40(3):187-193
[5] Goldman MP,Fitzpatric RE. Cutaneous Laser Surgery. The art and science of selective photothermolysis. 2nd ed,New York:Mosby,1999,179-212
[6] Negishi K,Tezuka Y,Kushikata N,et al. Photorejuvenation for Asian skin by intense pulsed light. Dermatol Surg. 2001,27(7):627-631
[7] Bjerring P,Christiansen K and Troilius A. Intense pulsed light source for treatment of facial telangiectasias. J Cosmet Laser Ther. 2001,3(4):169-173
[8] Weiss RA,Goldman MP,Weiss MA. Treatment of poikiloderma of Civatte with an intense pulsed light source. Dermatol Surg,2000,26:823-827
[9] 周展超,郑家润. 神经营养因子与皮肤. 国外医学·皮肤性病学分册,2003,29(5):309-312
[10] Schroeter CA. Photorejuvenation using intense pulsed light:my technique. J Cosmetic & Laser Ther,2003,5(3-4):206-207
[11] Hernandez-Perez E,Ibiett EV. Gross and microscopic findings in patients submitted to nonablative full-face resurfacing using intense pulsed light:a preliminary study. Dermatol Surg,2002;28(8):651-655
[12] 吴迪,骆丹,张镇静,等.强脉冲光对成纤维细胞及血管内皮细胞增殖型及血管内皮细胞生长因子分泌水平的影响.临床皮肤科杂志,2005,34(7):436-438
[13] 吴迪,张镇静,闵玮,等.强脉冲光对成纤维细胞Ⅰ型和Ⅲ型前胶原 mRNA 表达水平的影响.临床皮肤科杂志,2006,35(6):357-359
[14] 王利明,柳大烈,袁强,等.强脉冲光对大鼠皮肤 TIMP-1 表达的影响.中国美容医学杂志,2006,15(2):122-123
[15] 王利明,柳大烈,袁强,等.脉冲光对大鼠皮肤 MMP-1 表达的影响中国美容医学杂志,2006,15

（5）：392-394

[16] 王永贤,等. 强脉冲光对培养的人成纤维细胞表达 MMP-1 和 TIMP-1 的影响. 中国美容医学杂志, 2007,16(7)：885-887

[17] Iyer S,Carranza D,Kolodney M et al. Evaluation of procollagen I deposition after intense pulsed light treatments at varying parameters in a porcine model. J Cosmet Laser Thera,2007,9(2)：75-73

[18] Dierickx CC,Anderson RR. Visible light treatment of photoaging. Dermatol Ther. 2005,18(3)：191-208

[19] Sturgill WH,Leach BC,Spolyar MM,et al. Evaluation of a novel flash lamp system (FLS) incorporating optimal spectral filtration for the treatment of photoaging. Lasers Surg Med. 2005,37(2)：108-113

[20] Trelles MA,Allones I,Velez M. Non-ablative facial skin photorejuvenation with an intense pulsed light system and adjunctive epidermal care. Lasers Med Sci. 2003,18(2)：104-111

[21] Negishi K,Wakamatsu S,Kushikata N,et al. Full-face photorejuvenation of photodamaged skin by intense pulsed light with integrated contact cooling: initial experiences in Asian patients. Lasers Surg Med. 2002,30(4)：298-305

[22] Rigel DS,Weiss RA,Lim HW. Dover JS. Photoaging. New York：Marcel Dekker,Inc,2004:165-181

[23] 吴严,李远宏,刘梅,等. 强脉冲光治疗面部皮肤老化的观察. 中华皮肤科杂志,2007,40(7)：403-405

[24] Clementoni MT,Gilardino P,Muti GF,et al. Facial teleangectasias: our experience in treatment with IPL. Lasers Surg Med,2005,37(1):9-13

[25] Bjerring P,Christiansen K,Troilius A,et al. Facial photo rejuvenation using two different intense pulsed light (IPL) wavelength bands. Lasers Surg Med,2004,34(2):120-126

[26] Prieto VG,Diwan AH,Shea CR,et al. Effects of intense pulsed light and the 1064nm Nd:YAG laser on sun-damaged human skin: histologic and immunohistochemical analysis. Dermatol Surg. 2005,31(5)：522-525

[27] Prieto VG,Sadick NS,Lloreta J,et al. Effects of intense pulsed light on sun-damaged human skin, routine, and ultrastructural analysis. Lasers Surg Med,2002,30(2):82-85

[28] Sperber BR,Walling HW,Arpey CJ et al. Vesiculobullous eruption from intense pulsed light treatment. Dermatol Surg. 2005,31(3):345-348

第二十一章
其他治疗

除了前面所叙述的治疗外,IPL 还在其他许多领域中得到成功的应用,包括脱毛、治疗毛孔粗大、痤疮治疗、痤疮瘢痕治疗,以及作为其他手术治疗后的辅助治疗,如在化学剥脱(Chemical Peeling)治疗后或者在气化型激光皮表重建(Ablative Laser resurfacing)治疗后皮肤出现的持久性红斑,应用 IPL 能加速其消退过程。

皮肤粗糙:在 IPL 的治疗过程中发现,多次治疗后,皮肤光洁、光滑,而且皮肤也变得相对细腻,因此很快,IPL 的适应证便拓展到治疗毛孔粗大、皮肤粗糙等领域,这实际上是 IPL 进行嫩肤治疗的一个临床拓展。治疗时多选择穿透较深的滤光片,类似于 II 型嫩肤的参数设置那样,选择多脉冲,如果同时结合使用长脉冲红外线激光进行治疗,那么疗效会更好一些。

脱毛:虽然很多人仍然认为激光的高选择性是脱毛的首选治疗方法,但是 IPL 具有治疗光斑大、疗效可靠、多脉冲模式以及治疗成本较低的特点,因此 IPL 脱毛也深受医师喜欢。事实上,近年来在各种国际和国内会议中涌现出了各类光子脱毛设备让人目不暇接。有资料表明,新型的 IPL 由于输出的脉冲呈现一种砖块状形态,因此不仅治疗安全,而且疗效不比激光逊色[1]。在一项研究中,比较了 4 种不同的脱毛技术包括 IPL(625～1200nm)、IPL(650～1200nm)、半导体激光、翠绿宝石激光等等,结果发现这些脱毛技术都非常有效而且安全,但是 IPL 治疗相对痛苦小,而且疗效与激光完全一样[2]。然而也存在一些相反的临床观察,认为对一些特殊的病例的脱毛治疗(如多囊卵巢综合征的女性患者),或许激光的疗效要好一些[3]。基于作者本人的经验认为,如果医师具有丰富的临床经验,强光脱毛的疗效会非常好,尤其是使用新型的 IPL 技术(如 Lumenis One OPT-IPL),其疗效丝毫不逊色于激光,相反由于光头大,治疗也非常快捷和便利,重要的是多脉冲技术更符合拓展的光热作用原理[4]。但是需要提醒的是,强光的选择性毕竟不如激光,因此对操作者的要求较高,在没有积累一定的临床经验前,皮肤灼伤和其他的副作用发生的风险会高一些。考虑到中国人的皮肤类型,治疗时应该选择 695nm 以上的滤光片进行治疗,保证治疗的安全性,同时选择多脉冲模式进行治疗。

光动力治疗:外用 5-氨基酮戊酸(ALA)再进行 IPL 治疗可明显提高 IPL 对光老化的治疗效果。16 例患者进行面部自身对照治疗[5],一侧面部短时间外用 ALA,另外一侧作为对照不用 ALA,然后全面部进行 IPL 照射治疗,每月 1 次,3 次治疗后共 13 例完成完整的临床观察,结果 ALA-IPL 侧的治疗效果明显要比单独使用 IPL 治疗侧要好。光老化的眼周皱纹、皮肤粗糙、斑驳样色素斑和毛细血管扩张的疗效分别为:55% 对 29.5%、55%对 29.5%、60.3% 对 37.2%、84.6% 对 53.8%。对日光性角化的清除率分别为 78%对 53.6%。

痤疮治疗:药物治疗仍然是寻常痤疮的基本选择,而且应该作为第一线治疗使用。然而光子治疗也显示出其明显的优势:副作用少、不存在耐药性。常用的治疗光源有 418nm蓝光,或者 633nm 的红光,这两种光都有效。前者穿透较浅,但是与原卟啉Ⅸ(PpⅨ)的最大吸收峰值相吻合,633nm 光子虽然穿透较深,但是仅与 PpⅨ的次吸收峰吻合。联合红蓝光照射可能会增加治疗效果。另外一个选择是外用 5-氨基酮戊酸(ALA),再结合光子照射,这样会明显增加治疗效果。ALA 结合 IPL 的治疗也受到关注[6],更详细的情况可参阅有关章节。

痤疮瘢痕及其他瘢痕:IPL 的另外一个临床适应证的拓展是对痤疮后的浅表瘢痕的治疗,虽然文献报道不多,但是临床上很多医师应用 IPL 治疗痤疮后的红斑、瘢痕都获得了很好的疗效,尤其是红色的浅表瘢痕(或者成为痤疮红斑)是非常有效的。临床上痤疮后留下的红色萎缩性瘢痕往往消退困难,即便消退,也历时较长时间。IPL 能加速这种皮损的消退过程。治疗时依据皮损的情况来选择滤光片,如果皮损较红可选择 560nm 或者590nm 滤光片进行治疗,这样能加速红色瘢痕的消退,如果皮损不太红,而是轻度萎缩为主,也可直接选用 640nm 或以上的滤光片治疗,这样增加对皮肤的穿透,刺激真皮。这种治疗的靶位一般都在真皮,因此选择双脉冲或者多脉冲是合理的。同样,如果同时联合进行长脉冲红外线激光进行治疗,疗效会好一些。一些临床医师将 IPL 的这一治疗经验扩展到了治疗外伤瘢痕领域中,但疗效如何可能需要进一步的临床资料来证实。有报道IPL 每月 2 次共 5 次治疗,对晚期妊娠纹也具有一定的疗效[7]。

Erol 等应用 IPL 治疗 109 例增生性瘢痕,其中外科手术瘢痕 55 例、外伤性瘢痕 24例、痤疮瘢痕 6 例、瘢痕疙瘩 5 例、烫伤 19 例。治疗间隔 2~4 周,平均治疗 8 次。结果所有瘢痕,无论是什么原因引起的瘢痕,瘢痕的外观明显改善,大多数患者(92.5%)瘢痕的高度、红斑、硬度等改善。其中 31.2% 的患者获得显著疗效,25.7% 患者有效,34% 患者获得一定的改善,只有 9.1% 的患者疗效不明显。超过半数的患者对疗效满意。在预防性IPL 治疗组中,65% 的患者获得良好的外观改善,患者满意度高。认为 IPL 不仅对萎缩性瘢痕以及瘢痕疙瘩的外观有明显的改善作用,而且对改善瘢痕的高度、红斑和质地也有效[8]。

(周展超)

参 考 文 献

[1] Omi T and Clement RM. The use of a constant spectrum, uniform temporal profile intense pulsed light sourc for long-term hair removal in Asian skin. J cosmet laser thera,2006,8(3):138-145

[2] Amin SP, Goldberg DJ. Clinical comparison of four hair removal lasers and light sources. J cosmet laser thera,2006,8(2):65-68

[3] McGill DJ, Hutchison C, McKenzie E et al. a randomized, split-face comparison of facial hair removal with the alexandrite laser and intense pulsed light system. Lasers Surg Med,2007,39(10):767-772

[4] Altshuler GB, Anderson RR, Manstein D et al. Extended theory of selective photothermolysis. Lasers Surg Med. 2001;29(5):416-432

[5] Gold M H,Bradshaw VL,Boring MM,et al. Split-face comparison of photodynamic therapy with 5-amin-olevulinc acid and intense pulsed light versus intense pulsed light alone for photodamage. Dermatol surg, 2006,32(6):795-803

[6] Taub AF. A comparison of intense pulsed light,combination radiofrequency and intense pulsed light,and blue light in photodynamic therapy for acne vulgaris. J Drugs Dermatol,2007,6(10):1010-1016

[7] Hernández-Pérez E,Colombo-Charrier E,Valencia-Ibiett E. Intense pulsed light in the treatment of striae distensae. Dermatol Surg. 2002; 28(12):1124-1130

[8] Erol OO,Gurlek A,Agaoglu G et al. Treatment of Hypertrophic Scars and Keloids Using Intense Pulsed Light (IPL). Aesthetic Plast Surg. 2008 Jun 17. [Epub ahead of print]

22

第二十二章
Titan 治疗技术

　　由于皮肤光老化和自然老化的影响，真皮中胶原蛋白的含量随着年龄的增加而逐渐减少，并且同时还伴有其下骨骼、肌肉、筋膜、皮下脂肪等支撑、悬吊、填充组织的萎缩。因此在重力因素作用下，皮肤组织自原固着点逐渐松弛下垂，出现老化的外观。改善皮肤松弛状况最初只能求助于外科手术立皮的方法，但是手术所带来的疼痛、出血、感染风险、大范围的切口瘢痕、自然表情的缺失、长时间休息恢复、昂贵的手术费用等一系列问题使得众多的爱美人士只能是望而却步。激光能够改善皮肤松弛最早是于 20 世纪 90 年代初在使用 CO_2 激光进行剥脱性皮表重建治疗过程中被发现的[1,2]。这种治疗后产生的显著美容改善并非单纯组织剥脱所能够解释的，尽管 CO_2 激光磨削只去除了 20 微米的组织层，但却产生了 $60 \sim 120$ 微米深度的残留热损伤带[3]。温度的升高及其持续时间已足以使真皮胶原蛋白变性，因此在治疗过程中会产生肉眼可见的皮肤收缩，形成更紧致、细嫩的皮肤外观。

　　随着无创性嫩肤技术的进展，原本备受推崇的剥脱性皮表重建治疗开始逐渐淡出。由于具有术后无需创面护理及停工休息等优势，使得无创性嫩肤技术成为激光美容领域中增长最为迅速的部分[4]。然而，随之而来的疑问就是能否通过无创的治疗达到皮肤收紧的效果呢？答案是肯定的，并且无创性紧肤技术已成为当今医疗美容市场中最先进和最令人关注的治疗技术之一。

　　目前的无创性紧肤治疗技术可分为两大类：一类以光为基础的治疗方法，以 Cutera 公司生产的 Titan 为代表；另一类以射频（RF）为基础的方法，以 Thermage 公司生产的 Therma Cool 为代表[5]，并且只有这两种治疗皮肤松弛的方法分别提供了能够产生胶原蛋白即刻收缩的组织学证据[6,7]。本章将着重介绍 Titan 无创紧肤治疗技术。Titan 由美国 Cutera 公司于 2004 年研发生产，是第一个以光进行无创性紧肤治疗的技术，Titan 为波长 $1100 \sim 1800nm$ 的非相干光，能量密度最高可达 $65J/cm^2$，脉宽最长 9.5s，蓝宝石治疗光窗的大小为 $10mm \times 15mm$（Titan S 或 V 型手柄）或 $10mm \times 30mm$（Titan XL 型手柄），在发射脉冲光的同时能够提供 20℃ 的治疗前、中、后全程接触式冷却。Titan V 和 Titan XL 型手柄的光窗还有轻度的凸出，可使治疗点视野更清晰，并且便于使每一个光斑都相互紧邻从而使整个治疗区域被均匀覆盖。

第一节　治疗原理

在探讨无创紧肤术之前,我们有必要先简要介绍一下自始至终贯穿于紧肤治疗过程中的主角——胶原蛋白。胶原蛋白是一个结构蛋白家族,为真皮结缔组织中最丰富的成分,其主要功能是维持皮肤及其他组织的强度和韧性[8],它由成纤维细胞分泌,由三条蛋白链螺旋而成,链间键连接形成胶原蛋白的晶体结构。Ⅰ型胶原是真皮中最常见的胶原形态,有研究显示在光老化的皮肤中其含量降低,而经过某些嫩肤治疗后含量增加[3]。Ⅲ型胶原是皮肤中第二常见的胶原蛋白形态,为直径较Ⅰ型胶原细的纤维。在创伤愈合的过程中最初形成原胶原蛋白和Ⅲ型胶原,随后生成Ⅰ型胶原[9]。大多数关于胶原蛋白收缩或变性的实验室研究都是在体外进行的,这些研究显示受到加热的胶原蛋白由于连接三螺旋蛋白链间的氢键断裂,而由三螺旋结构的晶体形态转换为一种无定形的、无序卷曲的结构[10],使胶原蛋白纤维随着蛋白链的折叠而增粗缩短,并且呈现出更稳定的构象,如图3-22-1所示。这种胶原蛋白受热后变性引起的即刻收缩可用于皮肤松弛或面部或身体其他老化迹象的美容治疗。

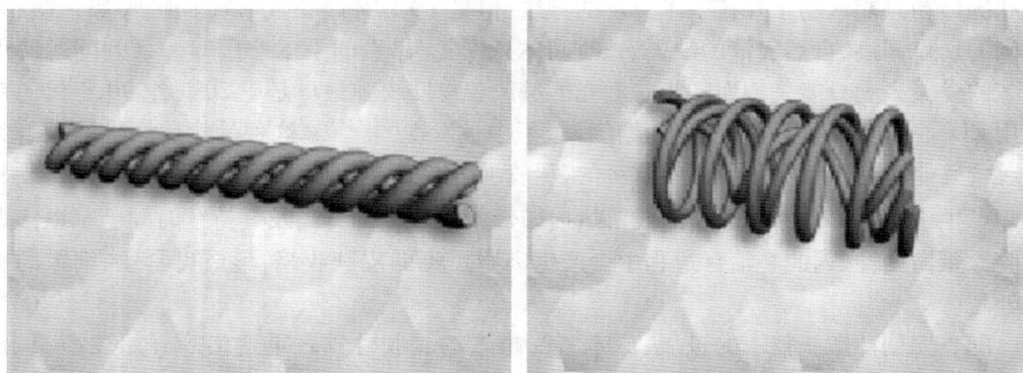

图3-22-1　胶原蛋白受热后收缩,由三螺旋结构转换为无序卷曲结构

虽然加热温度在胶原蛋白收缩或变性过程中是一个关键因素,但却并非唯一的因素。Arrhenius方程可以更全面地分析胶原蛋白收缩需要的条件,研究显示加热温度每降低5℃,其持续时间必须增加10倍,才能获得相似程度的胶原蛋白变性[3]。因此不存在单纯的收缩温度,胶原蛋白的收缩程度由加热温度和时间的组合共同决定。毫秒级脉宽所需要的收缩温度达85℃以上,而相对较长的数秒级脉宽所需要的收缩温度只需60~65℃[3]。

尽管目前还没有明确的研究显示胶原蛋白收缩紧肤的理想深度具体在什么位置,但是加热深度达1~2mm显然就可以定位于真皮网状层中的胶原蛋白纤维,同时又避免了加热皮下脂肪的风险。因此只要选择适当的吸收靶位(色基)以及波长,光就可以在此深度产生供足够的温度升高。水是一种十分理想的靶色基,它在整个真皮组织中均匀分布,通过加热水就可以将热量均匀地传导至周围的胶原蛋白。Titan的波长正是基于水的吸收特性而筛选出来的一组非相干光,根据水的吸收曲线所示(图3-22-2),波长在1100~

1800nm 范围内的红外光具有适当的吸收系数和穿透深度,可用于加热深度 1～2mm 的真皮组织。由于在 1400～1500nm 的波长范围内有一个较强的水吸收峰值,为了减轻治疗的不适感,进一步优化疗效,因此在 Titan 的发射波长中将此段也过滤了出去。

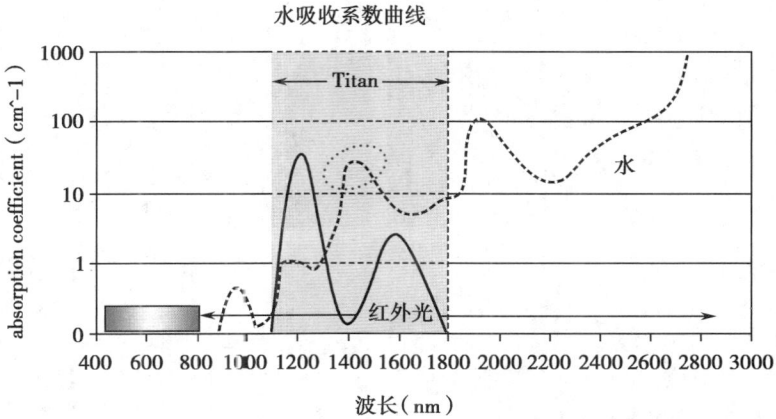

水吸收系数曲线

图 3-22-2　水吸收曲线:波长在 1100～1800nm 范围内的光为加热
深度 1～2mm 的真皮组织提供了适度的吸收

每一个 Titan 治疗脉冲的脉宽都长达数秒之久,结合足够高的能量密度,就能够产生胶原蛋白收缩所需的时间温度组合。表皮通过蓝宝石光窗的持续接触式冷却也得到了充分的保护。真皮中的温度改变可以通过动物试验来测量,如图 3-22-3 所示的猪反组织横截面最高温度升高约 25℃,此最高温度大概出现于 1～2mm 的深度。从该照片中还可以清晰地看到表皮被良好地冷却。

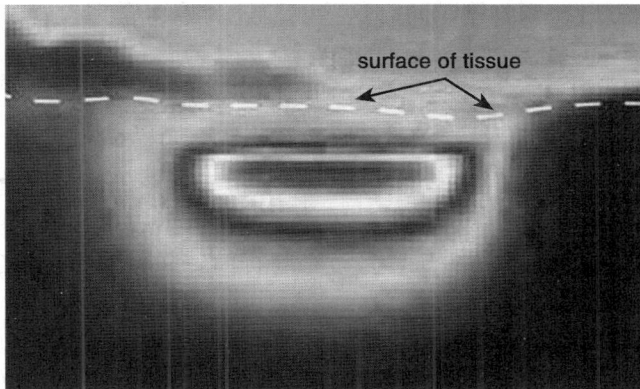

surface of tissue

图 3-22-3　在一个 Titan 脉冲后使用温度照相机测量的猪皮组
织横截面照片。温度升高最高的区域以红色显示,大约出现于
表面以下 1～2mm 的深度

不仅动物试验验证了 Titan 可有效加热真皮组织,Brian Zelickson 等人[6]以 Titan 分别在尸体前额及活体腹部进行了不同能量密度下的实验,并立即取组织在透射电镜下进行观察,结果发现在真皮中的不同深度均有胶原蛋白变性,并且变性的程度与组织深度及能量密度均有关。腹部皮肤部分胶原蛋白变性呈剂量相关的方式,能量密度越大,组织越

深,胶原蛋白变性越明显,但变性最显著的部位均位于 1~2mm 深处。如图 3-22-4、3-22-5 所示胶原蛋白纤维的变性清晰可见。

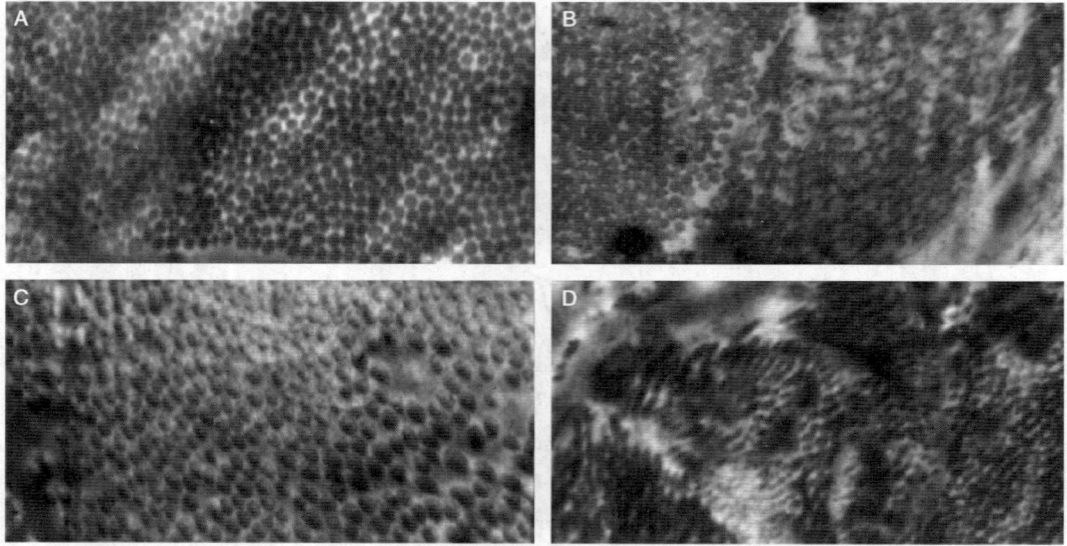

图 3-22-4 位于 0~1mm 深度的胶原纤维的透射电镜照片

（A）阴性对照显示典型的胶原纤维横截面；（B）以 30J/cm² 治疗 4 遍之后的胶原纤维。左侧显示为正常的形态,而右侧显示的是胶原纤维收缩的过渡状态；（C）以 45J/cm² 治疗 4 遍之后的胶原纤维,整个区域均显示已收缩的胶原蛋白；（D）以 65J/cm² 治疗 4 遍之后的胶原纤维,许多纤维已经收缩至其正常大小的数倍。原始大小 ×4320 倍

上述实验验证了 Titan 设计的合理性和优越性,1100~1800nm 的红外光可以有效加热真皮并引起胶原蛋白即刻收缩。同时这些实验还为如何合理设置参数提供了实验依据,如果使用的能量密度过高,则 20℃ 的蓝宝石接触式冷却可能不足以对抗 Titan 对浅层真皮甚至表皮的加热,从而增加了发生不良反应的风险。

这种胶原蛋白的即刻收缩带来的紧肤疗效在临床上同样是常见的。许多医生通常会先治疗一侧面部,然后再移至另一侧。在此过程中,医生会要求患者坐立并观察治疗侧与未治疗侧的差别。这种差别绝非水肿所引起,因为第一,水肿可在数日内消退,然而这种差别即使在数周甚至数月后仍然可见,第二,水肿将产生肿胀的外观,这只会使治疗区域看起来更糟,而不是更紧致。

除了能够引起胶原蛋白即刻收缩反应以外,Titan 对真皮的加热还可以启动选择性热损伤的修复过程,诱导激活真皮内的成纤维细胞产生新生胶原蛋白,并发生组织重构,从而可以维持紧肤的疗效并不断改善。日本学者 Sachiko Koike 等人亦通过大鼠实验证实了 Titan 可以刺激远期新胶原蛋白产生增多[11]。他们分别以 15、35 和 50J/cm² 的能量密度照射大鼠皮肤,并分别于治疗后 3 小时,1 天和 3 个月取皮肤组织活检,结果发现 3 小时后各治疗组均有成纤维细胞的体积增大,在中、高能量密度组治疗 3 个月后有新胶原蛋白产生增多。

与动物实验的组织学证据相一致,多中心的临床研究对比治疗前后照片同样也发现 Titan 治疗后数周至数月的皮肤松弛情况仍有持续不断的改善[12,13]。新加坡学者 Sze-Hon

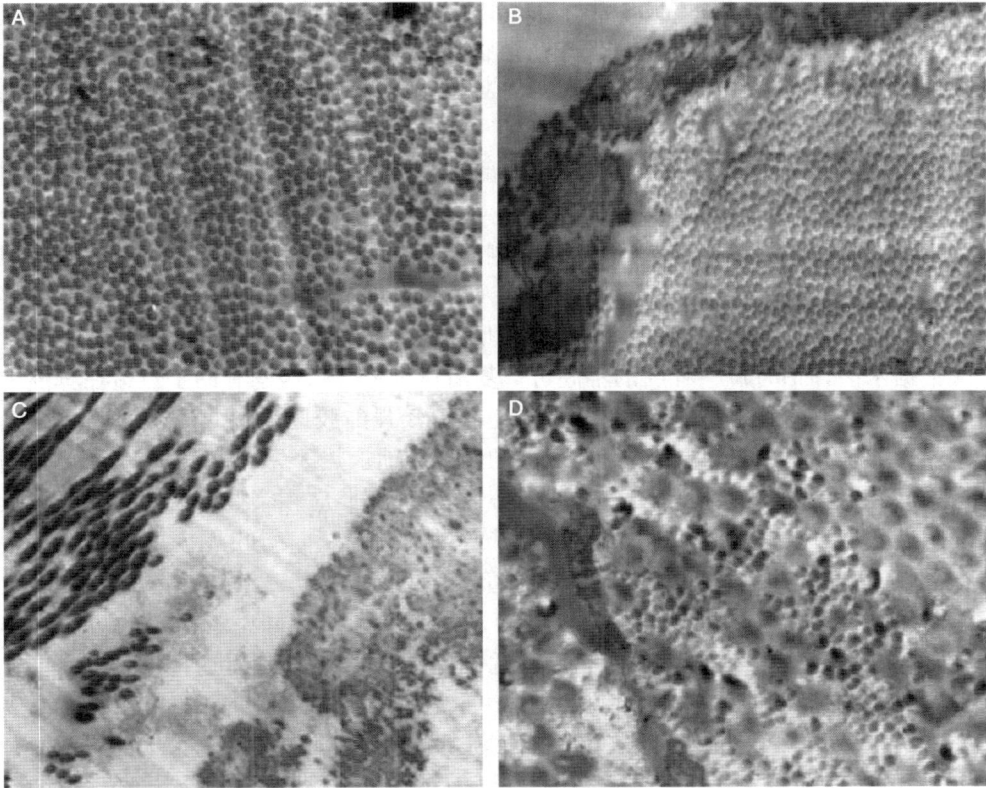

图 3-22-5　位于 1～2mm 深度的胶原纤维的透射电镜照片
(A)阴性对照显示典型的胶原纤维横截面;(B)以 30J/cm² 治疗 4 遍之后的胶原纤维。一弹性蛋白带包绕正常的胶原纤维,邻近弹性蛋白处有些收缩的胶原;(C)以 45J/cm² 治疗 4 遍之后的胶原纤维,正常胶原纤维发生了不可逆的无定形改变;(D)以 65J/cm² 治疗 4 遍之后的胶原纤维,大多数纤维已经收缩至其正常大小的数倍,而有的仍保持正常大小,但由于受热而失去了清晰的边界。原始大小 ×4320 倍[6]。

Chua 等用 Titan 治疗了 21 名Ⅳ～Ⅴ型皮肤的亚裔患者,经过术后 6 个月的随访发现术后 6 个月的紧肤疗效要优于术后 3 个月。除了对面、颈部皮肤松弛有显著的紧致提升外,他们还观察到 Titan 具有改善皮肤质地和细纹,缩小毛孔的作用[12]。

第二节　治疗步骤及注意事项

遵循合理的治疗步骤并掌握得当的操作技巧可以获得更显著的临床疗效,避免不良反应的发生,并节省治疗成本。

首先,术前应对患者的皮肤松弛状况给予充分的评估,皮肤较薄且活动程度较大的患者往往可以取得较好的疗效。应注意区分皮肤松弛与肥胖引起组织垂坠的不同,尤其是颏下的部分,后者往往难以达到满意的疗效。在术前谈话时应引导患者对 Titan 紧肤治疗树立现实的期望值,如果患者用手使劲按住面部皮肤用力向后上方提拉时,他所评估的是手术拉皮的效果,而并不是 Titan 所能达到的紧肤效果。Titan 只能收缩真皮,并不能改变皮下脂肪、筋膜等其他结构,因此不能完全替代拉皮或者吸脂手术。正确的评估方法应该使用手指轻触面部皮肤,能使轮廓改变最明显的部位就是我们应该重点治疗的位置。术前的正确评估,合适患者的选择,患者现实的期望值是术后医患双方都能对疗效达到满意的前提。

治疗前应嘱患者用肥皂或洗面奶清洗面部,彻底去除包括面部分泌的油脂、防晒霜或其他化妆品,以免反射或阻挡光穿透入真皮。应按照需治疗部位的解剖学特点来划分区域治疗,比如面部可以划分为双侧面颊和双侧前额四个区域来分别治疗。在治疗区域需均匀涂布4℃~5℃冷藏的透明超声耦合胶或芦荟胶,这样既可以冷却保护表皮,使感觉舒适,又可以减少光在空气皮肤界面的散射和反射。治疗完一个区域后再移至另一个区,每个区根据术前评估时位移程度的不同可重复治疗2~4遍,这样有助于热量在真皮中更长时间的积累,从而在较低的治疗温度下也能获得较强的胶原蛋白收缩效果。应尽量使每一个光斑相互紧邻,可使整个治疗区域被均匀一致地加热。另外,由于真皮受热收缩本身没有方向性,每一个光斑处的真皮均为向心性收缩,因此应在牵拉时位移较明显处投放较多的脉冲数,以产生对松弛部位的整体提升效果。

在 Titan 发射脉冲的过程中治疗部位随着热量的逐渐累积会有"凉→温→热→烫→刺→痛"递增的感觉,并随脉冲光的终止而冷却下来。由于不同患者对热的耐受性不尽相同,即使在同一患者的不同部位对热的感觉也有差异,因此应设置适合患者的个体化动态治疗参数,一般面部使用的能量密度约 36~42J/cm^2,而颈部、前额等骨性表面或皮肤较薄处应相应降低能量 10%~15%,腹部等处皮肤较厚且不敏感区域可升高至 40~48J/cm^2。作者的个人经验发现面中部较两侧敏感,前额邻近发际线处较其他部位敏感,因此在接近这些部位时应提前降低能量密度,以免造成患者较强的刺痛不适,甚至发生水疱等不良反应。

减少发生不良反应除避免设定过高的能量密度外,还须非常注意蓝宝石冷却光窗应与皮肤表面平行紧贴,尤其是在前额或下颌等皮肤表面不平的位置。操作时应注意轻度施压,既可以固定光窗紧贴皮肤避免滑动,又可使皮肤延展以增加穿透深度,同时操作者视线应注意观察治疗界面,如果光窗有一侧角翘起,则有可能因为失去冷却保护表皮而造成局部烫伤起水疱。

Titan 治疗时患者一般只有极短暂的轻微刺痛不适或无明显感觉,可以轻松耐受。在治疗过程中操作者应根据患者的即时反馈调节能量密度,不建议患者为追求更强的疗效而术前使用表面麻醉剂或者口服镇痛药物以忍耐更高的能量密度,这样可能会使操作者误判而导致不良反应。如果在治疗过程中患者诉有剧痛,应在该脉冲结束后立即予以冰敷降温,并调低能量后再继续治疗。

根据患者的皮肤松弛状况不同可能需要 2~4 次连续 Titan 治疗,推荐两次治疗的间隔为四周左右。Titan 对于全身各部位的皮肤松弛均已经显示出疗效,最佳疗效多见于下半面部和颈部,下颌轮廓线的改善也很常见[12,13],患者的显著改善率可高达86%。

第三节　不良反应

除了在脉冲加热的末段患者可能会感觉一过性的轻中度刺痛外,治疗后皮肤还可遗留轻度的潮红,一般数小时内可自行消退。Titan 治疗的安全性较高,偶尔会发生表皮水疱,报道发生率由千分之几到百分之十几不等,估计与操作者的手法差异及熟练程度相关[12,13,14]。所有水疱经适当处理后都能完全愈合,未有遗留瘢痕、色素改变的报道。

第四节 治疗优势与应用前景

如上所述,以非相干性红外光源为基础的 Titan 无创紧肤治疗技术具有快速、持久、舒适、安全的特性,并且由于其波长极少被表皮中的黑素所吸收,不受表皮色素屏障的影响,因此适用于任何肤色的患者。患者术前无需特殊准备,术后即刻可以恢复正常工作生活,尤其适合目前繁忙高效的都市生活节奏,只需短短的午餐时间就可以完成一次面部紧肤治疗,因此 Titan 在全球范围内受到了各界精英人士的关注和欢迎。

对于那些年龄 30～60 岁,皮肤有轻中度松弛迹象的患者来说,Titan 治疗可明显地改善松弛症状,避免了拉皮手术的痛苦及瘢痕,或能推迟需要手术的时间,不失为一种最佳的选择。但是对于某些年龄较大、皮肤松弛严重,期望值高又非常迫切收到显效的患者来说,手术拉皮仍是他们的首选,Titan 不可能达到类似手术的疗效。与另一种以单极射频(RF)为基础的紧肤技术 Thermacool 相比,Titan 具有疗效更明显,疼痛更轻的特性,而且没有皮下脂肪坏死的风险[13]。

皮肤光老化的改变往往累及皮肤全层,除了深层真皮的松弛外,还包括表皮的色素改变、真皮浅层毛细血管增生扩张、皮肤纹理粗糙,皮脂腺增生并伴有毛孔粗大等一系列问题,因此即使 Titan 可以明显改善皮肤松弛,有时仍难以让患者满意,可以结合 IPL、Q 开关激光、脉冲染料激光、长脉宽 Nd:YAG 激光或其他的嫩肤治疗手段等针对不同皮肤层次、不同靶色基予以全方位的"4D"光嫩肤治疗。同时还可以结合肉毒素、注射式填充剂等解决动力性皱纹或改善皮肤容积等美容问题。

(王 展)

参 考 文 献

[1] KirschK. M,Zelickson B. D,Zachary C. B. et al. "Ultrastructure of collagen thermally denatured by microsecond domain pulsed CO_2 laser",Paper presented at the 17th Annual Meeting of the American Society of Lasers in Medicine and Surgery,Phoenix,April,1997

[2] FitzpatrickR. E,Rostan E. F. , MarchellN. "Collagen tighetening induced by carbon dioxide laser versus erbium:YAG laser," Lasers Surg Med,2000,27(5):395-403

[3] RossV. E,Mc Kinlay J. R,Anderson R. R. Why Does Carbon Dioxide Resurfacing Work?: A Review. Arch Dermatol. 1999,135 (4):444-454

[4] American Society for Aesthetic Plastic Surgery,2004 Cosmetic Plastic Surgery National Data Bank Statistics

[5] Dierickx CC. The Role of Deep Heating for Noninvasive Skin Rejuvenation. Laser Surg Med. 2006,38 (9):799-807

[6] Zelickson B,Ross V,Kist D,et al. Ultrastructural Effect of an Infrared Handpiece on Forehead and Abdominal Skin. Dermatol Surg,2006,32(7):897-901

[7] ZelicksonB. D,Kist D,Bernstein E,et al. Histological and Ultrastructural Evaluation of the Effects of a

Radiofrequency-Based Nonablative Dermal Remodeling Device. Arch Dermatol,2004,140(2):204-209

[8] Baumann L. Cosmetic Dermatology: Principles and Practice. New York,Mc Graw-Hill,2003:9-12

[9] Schmults CD,Phelps R,Goldberg DJ. Nonablative Facial Remodeling. Arch Dermatol. 2004,140(11):1373-1376

[10] Lennox F. G. Shrinkage of Collagen. Biochim Biophys Acta,1949,3:170-187

[11] Koike S,Ogawa R,Aoki R,et al. Intradermal Change Resulting from Irradiation with Broadband Infrared Light (Titan). J Jap Soc Aesthe Plast Surg,2006,28(2):39-41

[12] Chua SH,Ang P,Khoo LS,et al. Nonablative Infrared Skin Tightening in Type IV to V Asian Skin: A Prospective Clinical Study. Dermatol Surg,2007,33(2):146-151

[13] Ruiz-Esparza J. Near Painless,Nonablative,Immediate Skin Contraction Induced by Low-Fluence Irradiation with New Infrared Device: A Report of 25 Patients. Dermatol Surg,2006,32(5):601-610

23 第二十三章 禁忌与常见的副作用

IPL 的禁忌及副作用均源于其本身的特点。首先 IPL 脉冲宽度较宽,能量相对于激光来说治疗是较低的,因此,IPL 治疗相对温和而且安全。另一方面,IPL 又具有光的属性,在治疗的光谱中含有大多数可见光部分和部分红外线,因此具有光的一切可能的副作用。另外 IPL 治疗的选择性不如激光强,因此对操作者的要求更高。

第一节　治疗禁忌或相对治疗禁忌

一、相对禁忌证

由于 IPL 仍然具有光的特性,因此 IPL 的治疗禁忌与其他光治疗非常类似,主要要排除那些对日光过敏或过度敏感的患者,在进行嫩肤治疗时以下情况应该慎重治疗:

1. 患者有任何活动性感染　在治疗区如果有任何感染,有可能因为治疗而使炎症加重,或者感染的创面有可能污染治疗头,因此对有感染的创面的治疗应该慎重。痤疮本身并不是感染,事实上 ALA-IPL 对痤疮的治疗是非常有效的。

2. 有激素或内分泌疾病史的患者,如糖尿病、免疫缺陷病患者,包括艾滋病和 HIV 感染者,或使用免疫抑制剂者都应该谨慎治疗。这类患者治疗时可能会出现预料之外的反应,除非您对治疗拥有足够的治疗信心,否则应当慎重对待,或等到病情得到控制后再治疗。

3. 有凝血功能障碍史或使用抗凝药物的患者　因为 IPL 治疗后有可能导致毛细血的破裂形成紫癜,因此这类病人治疗后可能会出现皮下出血趋势,因此治疗时应当适当重视。

4. 有瘢痕疙瘩史的患者　尽管 IPL 治疗非常安全,但是仍有灼伤的可能,尤其在治疗血管性病变时能量相对较大,灼伤的可能性就较大,因此排除这类患者的治疗是有必要的。

5. 色素沉着体质者　这种患者容易发生色素沉着,轻微的损伤会导致漫长的色素沉着,很难让患者满意,除非您对色素沉着有信心控制,否则最好不要治疗。

6. 皮肤非常干燥的患者　这类患者可能皮肤比较敏感,治疗后可能会加重其皮肤干燥的症状。

7. 肿瘤患者或有肿瘤史的患者,尤其是恶性黑色素瘤或复发性皮肤非黑色素性肿瘤,或癌前病变如多发性发育不良痣。如果治疗区有上述皮损,那么肯定不能治疗,因为任何可能的光刺激都有可能加重病情。但是如果在非皮损区需要治疗,那么应该根据您的判断可以适当进行治疗。

8. 怀孕期和哺乳期　治疗设备在工作的时候本身是否会释放电磁辐射从而影响孕妇和哺乳期妇女尚不清楚,但是治疗的疼痛会增加流产或内分泌改变的风险,因此从安全的角度出发,应该不要治疗这类患者。

9. 患者皮肤敏感或者有湿疹改变　此类患者最好暂时不要治疗,一方面 IPL 的刺激有可能加重病情,另一方面治疗后很难使患者感到满意,如果疗后出现了一些皮肤上的某些改变,患者常常会与 IPL 治疗关联起来造成不必要的纠纷。

二、禁 忌 证

以下情况,坚持进行治疗可能会提高出现不良反应的风险,因此建议最好不要治疗:

1. 患者有易被 515~1200nm 光激惹的疾病,系统性红斑狼疮,或卟啉症。频繁复发的单纯疱疹最好不要治疗,或者在有效的抗病毒药物的联合治疗下,慎重进行治疗。

2. 患者使用光敏药物和(或)中草药,如异维 A 酸、四环素、或小连翘属植物等,可引起对 515~1200nm 光线敏感。这类患者应该推迟治疗。然而随着治疗经验的积累,很多医师发现,即便患者口服了异维 A 酸时进行治疗,治疗也比较安全,但是应当慎重。

3. 治疗前 3~4 周有日光暴晒史或人工晒黑史的患者　这类患者不同于那些本身皮肤就深的人,晒黑的皮肤事实上是一种日光损伤后的皮肤,治疗很不安全,这类患者最好推迟进行治疗。

4. 皮肤类型属第Ⅵ型皮肤者　几乎所有的医师都认为这类皮肤容易出现副作用而难以出现疗效,因此不推荐使用。

需要强调的是,IPL 事实上治疗非常安全,也没有太多的绝对意义上的治疗禁忌,上述的情况应该引起足够的重视,仅供临床医师参考,但并不是一种规定,临床上医师仍然应该根据自己对疾病的判断和疗效/风险的把握来决定是否对您的患者进行治疗,这是医师的责任。

第二节　常见的副作用

一、治疗的即刻反应

1. 治疗不适或疼痛　一些患者在每发射一个脉冲光时有不同程度的不适,有些人描述有刺人的感觉,另一些人觉得像被橡皮筋弹射。治疗后 1 小时之内会有烧灼感。多数人可以耐受这些不适,但少数患者可能需要外用麻醉剂。IPL 治疗过程中的刺痛,常被描述成轻微热油溅落样、电击样或橡胶棒拍痛样。通常情况下,一次治疗中即使脉冲超过 150 个,患者也能耐受。疼痛可以通过外用麻醉霜(除 EMLA 外)如 ELA-max(4% 利多卡因,Ferndale Labs)减轻。但是作者本人并不主张使用局部麻醉,因为,疼痛往往是我们观察能量大小、临床终点的一个很好的指标:剧烈的疼痛提示可能治疗过度,而完全缺乏疼痛也许治疗完全无效。

2. 红斑和水肿　治疗后出现适度的红斑和非常轻微水肿是正常的,但是过度肿胀可能提示治疗过度,能量需要降低。治疗后尤其是患者的鼻部和两颊,可能出现暂时性水肿。水肿往往在数小时至 7 日内消退。

3. 瘀斑　治疗可能引起治疗区蓝紫色瘀斑,持续 5～15 天。在瘀斑消失的过程中,皮肤可能出现锈棕色的色素改变,这种色素改变一般要 1～3 个月才能消退。

二、治疗后的皮肤副作用

1. 损害皮肤质地　有些患者治疗后可能会结痂或形成水疱,需要 5～10 天才能愈合。

2. 皮肤脆性增加　治疗区或附近区域皮肤可能变得较易破损。如果出现上述情况,应避免化妆和摩擦,以免皮肤撕脱。

3. 色素改变　治疗区域可能会出现色素改变。色素脱失或色素沉着好发于皮肤颜色较深的患者,或者治疗区域在术前或术后有日晒史的患者。有些患者即使避免了日晒,仍然出现色素沉着。这些色素改变往往在 3～6 个月内消失。但在少数患者,主要是色素脱失的患者可持续存在。

亚洲人炎症后色素沉着是治疗后的主要合并症。但与脉冲激光治疗相比较,IPL 光子嫩肤治疗后色素沉着相对要轻微或者不出现色素沉着,这可能与它仅引起局部的轻度光损伤有关。但是与激光相比,光子嫩肤去除相同程度的色素性皮损需要治疗的次数要多些,也正因为这种治疗的“温和性”而使得它导致炎症后色素沉着的可能性很小。事实上与传统的换肤术如机械磨削、化学剥脱以及激光治疗等相比,光子技术具有四大优势:①非创伤性的嫩肤技术;②在单一疗程中可同时改善多种皮肤问题:可有效地清除或减退各种色素斑和老年斑;去除面部毛细血管扩张和红斑性酒渣鼻;减轻细小皱纹;收缩粗大毛孔;明显改善面部皮肤粗糙状况;减轻轻度的痤疮瘢痕;有效改善肌肤的质地与弹性,使面部皮肤变得光滑细腻、有弹性;还能去除面部多余毛发;③全脸治疗:突破过去仅做病灶治疗的局限性,使美容效果达到整个面部的每一处;④无需休假:治疗后仅轻微的水肿、红斑及无其他不适感觉,治疗结束即可投入正常的工作和生活,不需休息。因此,有人认为脉冲强光技术将可作为现有激光系统或其他治疗技术的辅助手段,广泛应用于临床。如果参数设置合理,操作细致准确,术后应当无明显副作用发生。

4. 瘢痕　皮肤颜色较深的患者,出现瘢痕如扩大的增殖性瘢痕的几率较小。极少数有先天性瘢痕体质的病例,会出现异常增大、增高的瘢痕疙瘩。为了减少发生瘢痕的机会,应严格遵循治疗程序。

5. 少数情况下,由于漏治,有时可以看到两个治疗头间的未治疗区,这种情况可以通过将治疗头直接置于未治疗区或将治疗头旋转90°治疗而消除。当然也观察到极少数患者在表皮剥脱后出现小矩形色素减退斑，持续存在2年以上。

　　如果操作者富有经验，而且治疗细心并严格遵循治疗程序，上述很多副作用实际上是可以避免或者减少的。由于临床适应证不同，这些副反应出现的风险和程度也有所不同。在嫩肤治疗，或者仅仅是为了消除色素斑的治疗过程中，治疗通常不需要太剧烈，因此，大多数副作用应该能够避免。但是在治疗血管性皮肤疾病时，一般使用的能量都比较高，因此出现副作用的几率会明显增高。Goldman MP是全球最早使用IPL的医师之一，他最初进行IPL的一些经验也许对大家都有一定的启示。他在最初的IPL临床试用中[1]，有3例下肢皮肤黝黑患者在接受脉冲宽度3msec，能量密度40J/cm^{2}的单脉冲治疗后立即出现表皮剥脱，导致色素减退（2.5%）。2例患者在持续4~6月后恢复；1例持续1年恢复，未留下永久性色素改变。面部治疗未发生这种不良反应，也未发现长期不良后果。在此后进行的上千例治疗病例中，大约2%患者出现治疗部位散在的色素沉着和结痂，通常在7天内即脱屑恢复。为了加速这一过程的恢复，在IPL治疗后，每天2次使用保湿剂，但这些痂不要强行提前去掉，否则色素沉着的风险会增加。无色素着的结痂主要发生于身体弯曲部位如颈部的胸锁乳突肌走行区，大约4%患者可出现散在的紫癜。紫癜在治疗波长为515nm容易出现，尤其是使用短脉冲，如2.4msec的脉冲宽度，而第二个脉冲宽度也很短，很容易发生紫癜。IPL引起的紫癜与常见短脉冲PDL治疗所致紫癜不同，前者在2~5天内可消退，而后者需要1~2周。以后随着治疗参数的逐步改进和治疗经验的丰富，急性不良反应的发生率明显下降。不良反应包括轻度烧灼感（发生率为45%，持续时间短于10分钟）和红斑（通常持续数小时至3天）。在全面部治疗时，25%患者出现轻度面颊肿胀或水肿，常发生在初次治疗后，持续24~72小时。大约8%~15%患者治疗部位可出现短暂色素沉着或色素减退（持续时间<2月）。

　　Negishi K等是治疗黄种人最早的医师之一，她们[2]在对97例病人治疗时，有4例在治疗后立即出现治疗区域的灼热感和红斑，在48小时内消失。其中三例第二天发展成水疱，但在5天内痊愈没有留下斑痕、色素减退或色素沉着。从我们自己的临床经验来看，发生并发症的几率依次为：灼伤、色素沉着、痤疮样发疹、轻微瘢痕、色素减退、皮肤黑变等，但总的来看，发生的几率均非常低，尤其是在规范认真的治疗过程中，这些并发症几乎不发生。

　　关于这些副作用的发生率很难统计，首先不同的治疗医生由于经验和熟练程度不同，可能会导致发生率的不同；另外，不同的适应证所使用的能量密度也不同，如治疗血管性皮肤疾病的时候能量通常要大一些，因此发生率可能会高一些；最后，不同的治疗设备之间可能也存在一些差异，对一些设计安全的设备来说，发生率可能会低一些。表3-23-1列出了白种人（西班牙人，皮肤类型Ⅰ~Ⅳ型）在IPL（EpiLight，ESC，Israel）脱毛时副作用的发生率[3]，可供参考。

　　Bitter P H.是另外一个全球最早使用IPL治疗光老化的医师之一，在他最初的治疗中，49例患者一共进行了242次治疗[4]，他所报道的副作用见表3-23-2，这是Fitzpatrick Ⅰ~Ⅲ型皮肤的治疗情况，预计黄种人的情况会更常见一些。

表 3-23-1　IPL 脱毛的副作用发生率

副作用	患者数量（n=49）	%
轻度疼痛	43	87.8
中度疼痛	6	12.2
暂时性红斑（<24h）	30	61.2
红斑（25~72 小时才消退）	3	6.1
暂时性色素沉着改变（<6 月）	8	16.3
暂时性色素减退（<6 月）	1	2.0
结痂	9	18.4
局限性小水疱	3	6.1
Paradoxical effect*	5	10.2
轻微瘢痕	1	2.0
表浅灼伤	1	2.0
局部持久性热感	1	2.0

* 一种少见的脱毛后的反应,在脱毛治疗区外的毛发生长旺盛。

表 3-23-2　IPL 治疗 Fitzpatrick Ⅰ~Ⅲ型皮肤光老化时的副作用

项　目	报告的发生率
暂时性的色素改变	66%
暂时性的水肿	
没有	49%
轻度	39%
中度	10%
重度	2.1%
水疱	
没有	84%
轻度	16%
中度或重度	0
结痂	
没有	100%
影响工作天数（总治疗次数为 242 次）	
没有	240 次
1 天	1 次
3 天	1 次

N=49

（周展超）

参 考 文 献

[1] Rigel DS,Weiss RA,Lim HW. Dover JS. Photoaging. New York：Marcel Dekker,Inc,2004,165-184

[2] Negishi K,Tezuka Y,Kushikata N,et al. Photorejuvenation for Asian skin by intense pulsed light. Dermatol Surg,2001,27(7):627-631

[3] Moreno-Arias G A,Castelo-Branco C,Ferrando J. Side-effects after IPL photodepilation. Dermatol Surg,2002,28(12):1131-1134

[4] Bitter P H. Noninvasive rejuvenation of photodamaged skin using serial full-face intense pulsed light treatments. Dermatol Surg,2000,26(9):835-842

第四篇

射频能量

24

第二十四章

概　述

　　射频(radiofrequency,RF)是介于调幅、调频无线电波之间的电磁波,其能量可以电或磁的形式(波)在空间存在并传播,频率范围很高,可以在数百 kHz 到数百 MHz 的范围内(如图 1-3-7)。射频在各个领域都得到了广泛应用,如收音机、手机等。日常生活中的微波炉也是典型的射频技术,其加热效应显示了电磁辐射对水作用良好,这也是高能量 RF 照射人体有害的主要原因。

　　射频技术在医学上有着相当广泛的应用,主要利用射频能量,通过电热作用对组织进行切割、切除、电灼、消融及电凝等,从而达到去除病灶、治疗疾病的目的。射频消融(RFP)就是其中的一个代表,近年来这一技术发展迅速,用于治疗各种肿瘤、心律失常等,取得了一定的效果。近年来发现,射频技术应用于组织切割具有精细、微创、安全、方便等优点,可以在一定程度上替代手术刀的操作,例如皮肤外科常用射频替代手术刀对寻常疣、扁平疣、脂溢性角化、血管瘤及皮肤肿瘤等病变组织进行切割破坏等。

　　随着经济的发展,物质文化水平的提高,人们对于美容的需求在迅速增长。与之相适应,各种皮肤年轻化激光及强光设备在临床上得到广泛应用,越来越多的患者得到了满意的疗效。但是对于比较严重的光老化及自然老化症状(如较深的皱纹、皮肤松弛等),治疗效果还有待提高。近年来射频在皮肤美容领域的应用逐渐增多,研究显示,射频能量可作用于皮肤深层,用于治疗皱纹、皮肤松弛、萎缩性瘢痕等并收到了较好的效果,这也是射频在皮肤美容领域的最为主要的适应证。此外亦有射频用于去眼袋、除脂、脱毛等方面的报道。可以说射频的适应证和治疗方案都是在不断发展的。

　　射频对组织的生物学作用主要是热效应。在一定条件下,当组织暴露于射频下,且功率密度达到或超过 $1 \sim 10 \text{mW/cm}^2$ 时,组织的温度便会明显升高。热效应的程度取决于多个因素:辐射频率、大小、照射部位、时间、皮肤阻抗大小及热弥散措施等。射频的热效应源于组织阻抗对射频电流的自然反应,射频电波频率高、极性转换快,通过组织时产生的阻抗使组织内的水分子瞬间产生沿着电力线方向的快速移动或振荡,振动过程中不断摩擦从而产生热能。机体有两个器官对射频特别敏感,就是眼睛和睾丸。可能与这两者没有足够的血流来有效带走增高的温度有关。动物实验证明,短时间暴露在较高射频下能发生白内障;而睾丸可发生精子数的减少,活动能力下降,最终可能导致不孕症的发生。在日常生活中我们经常接触到的射频能量是非常低的。暴露在相对低能量的射频下,如低于能使机体产生热效应的能量下,是否也会对人体产生不利的甚至是有害的后果,目前还不清楚。不管怎样,对于射频的这些潜在的不良反应都必须给予足够的重视,有必要作深入的探讨。

一旦 RF 能量通过计算机控制,在保护表皮的同时选择性向真皮和皮下组织传递热能,就可以观察到双重作用。首先原发性的胶原收缩,于射频治疗后即刻发生,可能是个短期的作用,与二氧化碳激光气化治疗进行表皮重建时所见相似;其次射频产生的可逆性热损伤启动皮肤的修复机制,上调 I 型胶原 mRNA 的表达,引起新的胶原纤维合成,并导致胶原重塑,这一过程持续时间较长,发生于射频治疗后的几个月内。

射频的作用有两个特点。第一,射频的作用与皮肤色素关系不大,可以说其作用方式是“色盲”的,这是因为与激光及强光不同,射频产生的热效应主要取决于皮肤阻抗,而激光及强光光能的吸收则取决于皮肤组织中的色基(如黑素、血红蛋白等)。这一特点使射频在治疗深肤色人群时具有相当的优势。射频作用的第二个特点是穿透深,可加热至真皮深层乃至皮下脂肪,不但促进胶原纤维合成,还可使真皮与皮下组织中的纤维隔膜收缩,因而能有效治疗皮肤松弛。

射频治疗系统主要由主机及电极 2 部分组成,后者又分为发射极和接受极。目前用于皮肤美容的射频治疗仪主要分为两种:单极射频和双极射频。单极射频治疗时需另接一个导电板作为接受极,射频治疗手柄本身充当发射极,手柄与导电板之间构成射频电流的通路。双极射频治疗时无需导电板,治疗手柄本身具有两个电极,这两个电极之间构成射频电流的通路。单双极射频的工作原理如图 4-24-1 所示。

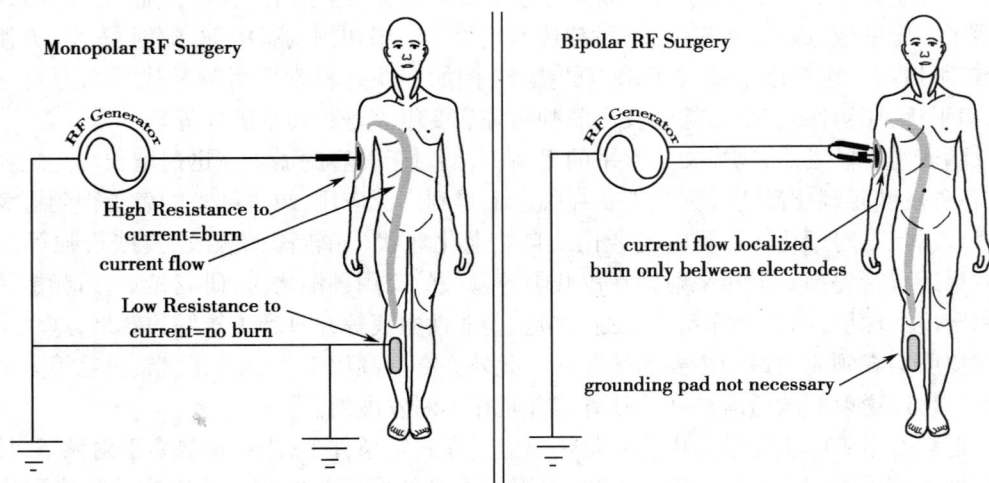

图 4-24-1　单、双极射频工作原理示意图(左侧,单极射频;右侧,双极射频)

作为一种皮肤美容手段,射频对皱纹(轻中度)及皮肤松弛的疗效与安全性已经为目前的临床实践所证明[1-3]。随着临床经验的积累与研究的深入,射频治疗不断得到改进与完善。此外,射频与激光、强光或注射等治疗手段联合应用有可能进一步提高疗效,这还需要进一步探讨。

(钱辉　卢忠)

参 考 文 献

[1] Abraham MT, Chiang SK, Keller CS, et al. Clinical evaluation of non-ablative radiofrequency facial. J Cosmet Laser Ther, 2004, 6(3): 136-144

[2] Weiss RA, Weiss MA, Munavalli G, et al. Monopolar radiofrequency facial tightening: a retrospective analysis of efficacy and safety in over 600 treatments. J Drugs Dermatol, 2006,5(8): 707-712

[3] Gold MH, Goldman MP, Rao J. Treatment of Wrinkles and Elastosis Using Vacuum-Assisted Bipolar Radiofrequency Heating of the Dermis. Dermatol Surgery, 2007,33 (3): 300-309

25

第二十五章
单 极 射 频

第一节 皱 纹

单极射频(monopolar RF)用于去皱紧肤已有多年,其疗效已得到广泛的认同,这主要归功于其较其他非剥脱性治疗设备的更深的穿透性。据报道,单极射频 ThermaCool TC (Thermage)的电流穿透深度可达 2.5mm 甚至更深,能使浅到真皮乳头层深至皮下组织都得到加热。由于有冷却保护装置,治疗中患者皮肤深被加热感的同时,表皮得到有效保护。考虑到色素基团并非 RF 治疗靶目标,且已证实术后不会引起皮肤色素加深或减退,因此,所有的皮肤类型均能得到有效治疗。单极射频可治疗轻至中度的皱纹及皮肤松弛,亦可用于治疗较深的皱纹,尤其是对眼周及前额的外观改善效果不错[1]、[2]、[3]。患有严重光老化或更严重的皮肤凹陷者也会得到有效改善,但改善的程度可能小一些。RF 术后即刻反应是真皮胶原纤维的受热收缩,很多患者会很快感受到皮肤紧致感。大部分患者在随后的 2~6 个月内还能看到持续的改善效果,这是由于射频能量激活了机体自然的损伤修复机制,引起新的胶原形成,真皮的胶原增生及重塑,纤维隔膜收缩,从而得到皮肤年轻化的效果。

RF 治疗前需清洗并干燥治疗区域,如外用表面麻醉药则需 1 小时左右。在非剥脱性激光和 IPL 的皮肤年轻化治疗中,皮肤发红常常作为治疗终点。RF 治疗时电热效应可深达真皮深层,需要主动冷却,因此皮肤发红不是一个有效的终点。电热效应的产生伴随一种尖锐痛感,因此一般使用患者能忍受的最高疼痛作为治疗终点。疼痛是一种人体器官自然的防御反应,告诉我们应该远离诸如热等有害刺激,这样可以避免灼伤及相应的后遗症。我们除了外涂表面麻醉剂以外,一般不使用其他任何麻醉方式,例如局部注射或神经阻滞麻醉。如果电热效应太高而患者由于过度麻醉的原因没能感觉到相应的痛感,可能伴发严重的组织损伤。另一方面,太轻微的热效应可能无法产生足够的疗效。有作者认为仅使用设备推荐值,往往热效应有限,通过使用局部外涂麻醉药,可提高治疗部位疼痛"阈值",保证疗效的同时还可减轻患者的不适。

Iyer 等[4]使用单极射频 ThermaCool TC 治疗了 40 例患者的皮肤松弛、光老化、萎缩性瘢痕及皱纹,皮肤松弛及质地分别在术后 1、2、3 月出现了 30%、50%、70% 的改善。2006年,Kushikata 等[5]对 ThermaCool TC 治疗亚洲人做了研究。85 例 Fitzpatrick 3~4 型皮肤日本女性接受了面部皱纹和皮肤松弛的治疗。患者术后的满意度还是相当高的,3 个月时对下颏部皮肤松弛、鼻唇沟和法令纹、其他面部皱纹三组患者的疗效满意率分别为 79.3%、67.1%、76.3%,6 个月时满意率分别为 76.8%、63.4%、72.5%。患者无一出现症状加重。治疗后 7 例患者有轻度并发症,其中 3 例出现水肿,水疱和灼伤各 1 例、继发性色素沉着 2 例;上述并发症均属暂时性,最后都完全恢复正常,无瘢痕形成、持续性色素沉着等情况。与欧美其他文献比较,疗效相对偏高点,而副反应非常轻微,作者认为可能与手术技巧有关。

RF 能量治疗部位一般较高能量时仅照射一遍,不需重叠。一次治疗后 3 至 6 个月可见效果,疗效可以维持 2～3 年。随着单极射频治疗患者日益增多,人们普遍对治疗中的疼痛感及术后瘢痕形成风险更加关注。Dover 等[6]使用单极射频对 5700 例患者进行了高能量一次照射和中等能量多次照射的疗效等方面的随访比较。研究发现,高能量一次照射组中分别有 26% 和 54% 的患者在术后即刻和 6 月后出现紧肤效果,45% 感到治疗明显疼痛,68% 的患者获得预期效果;而中等能量多次照射组中分别有 87% 和 92% 的患者在术后即刻和 6 月后出现紧肤效果,只有 5% 感到治疗明显疼痛,94% 的患者获得预期效果。该研究中可看出,使用合适的能量多次照射不仅可以获得更好的疗效和满意率,也有助于减少术后副作用。

由于眼睑皮肤较薄,有部分医生认为可能有害于眼睛并将其列为非治疗区域。动物实验证明,兔眼短时间暴露在高剂量(>150W/kg)的 RF 照射,晶状体内或附近温度超过 41℃ 时可导致白内障形成。然而,同样的情况并未发生在与人眼结构相近的猴及其他灵长类动物的眼睛上。Biesman 等[7]用 ThermaCool TC 单极射频对眼睑皮肤治疗的安全评估试验证明,新型的治疗头(0.25cm²)在必要的保护下,RF 可用于眼睑部位的治疗,但疗效还需要进一步随访。Carruthers 等[8]的研究也证实了单极射频治疗眼睑部位的安全性,有一定的疗效,但满意率还不高,作者认为增加治疗次数可进一步提高疗效。

很多专家认为单极射频联合填充剂可能提高去皱紧肤效果,但 Goldman 等[9]的一随机临床试验显示并非如此。将 36 例患者先在双侧鼻唇沟及耳后区皮肤内注射填充剂透明质酸,随后选一侧联合非剥脱性激光、强脉冲光及单极射频治疗。结果显示联合治疗相对于单独透明质酸注射的疗效无明显提高,但也没有改变治疗的安全性。Suh 等[10]还用 ThermaCool TC 联合 585nm 脉冲染料激光治疗 37 例亚洲患者的产后妊娠纹,取得了比较满意的效果。此外,还有单极 RF 用于除脂的尝试,这方面文献报道很少,其疗效有待进一步的探讨。

第二节 治疗后护理和副作用

射频术后患者一般不需要专门的皮肤护理,往往可以很快恢复日常工作和化妆。术后皮肤可能出现轻度脱屑或干燥,可使用温和的保湿剂。除非出现明显红斑或水疱,对避免日晒要求不高,但考虑到光老化可引起皱纹或皮肤松弛,减少日晒还是对治疗有意义的。

只要操作得当,射频治疗很安全。全球数十万例患者的统计显示,仅有不到 0.05% 出现轻度副反应。该技术一般不用考虑激光治疗中需要注意的光敏性问题,几乎适合于所有人群。单极射频常见的副反应还是比较少的,主要有水肿、红斑、水疱、皮肤轻度凹陷等。一旦出现往往在数日或数周内消退。色素沉着少见,可能要维持 3 个月左右。有报道单极射频治疗曾出现小面积瘢痕,6 个月后仍未退去。

不适合治疗的患者主要包括:治疗部位有损伤、炎症等异常情况,引起皮肤干燥等影响导电性的疾病存在,装有起搏器等植入物,不稳定性格,不恰当的期望值。

第三节　常用设备

ThermaCool 射频技术在 1996 年首先由 Thermage 公司开发,是最早被美国 FDA 批准用于皮肤松弛和皱纹治疗的单极射频,也是单极射频的经典代表,并有力推动了射频技术在皮肤年轻化治疗方面的发展。该设备有四个主要组成部分:一个高频(6MHz)射频发射器,一个手具,一个冷却调节器,以及可选择尺寸及治疗深度的治疗头。ThermaCool 射频发射器提供 6MHz 交流电穿过一个特制的单电极发射到靶组织产生柱状分布的热量,一块可随意放置的接受极垫子放在患者的腹侧以产生一个射频信号通路。射频能量发射前后及发射过程中,冷冻剂被喷雾到治疗头内侧的膜表面,以提供冷却保护作用,保护皮肤不至于过热导致损伤。加热的深度取决于治疗头的几何形状以及冷却持续的时间。动物研究表明,使用 $1cm^2$ 治疗头,治疗时间为 2 或 6 秒时(分别称为"快速"和"标准"治疗模式),作用深度是一样的。

深圳 GSD 公司的 GSD 单极射频(1.15 ± 0.02MHz,能量 20～500J)具有大中小三种不同治疗头,可针对不同的部位进行治疗。此外,飞顿公司亦有单极射频。

(钱　辉)

参 考 文 献

[1] Abraham MT, Chiang SK, Keller GS, et al. Clinical evaluation of non-ablative radiofrequency facial. J Cosmet Laser Ther, 2004,6(3): 136-144

[2] Alster TS, Tanzi. Improvement of neck and cheek laxity with a nonablative radiofrequency device: a lifting experience. Dermatol Surg, 2004,30(4 Pt 1): 503-507

[3] Weiss RA, Wei Weiss RA, Weiss MA, et al: Monopolar radiofrequency facial tightening: a retrospective analysis of efficacy and safety in over 600 treatments. J Drugs Dermatol, 2006,5(8): 707-712

[4] Iyer S, Suthamjariya K, Fitzpatrick RE. Using a radiofrequency energy device to treat the lower face: a treatment paradigm for a nonsurgical facelift. Cosmet Dermatol, 2003,16(5): 37-40

[5] Kushikata N, Negishi K, Yukiko T, et al. Non-ablative shin tightening with radiofrequency in Asian shin. Lasers Surg Med, 2005,36(2): 92-97

[6] Dover JS, Zelickson B. Results of a survey of 5,700 patient monopolar radiofrequency facial skin tightening treatments: assessment of a low-energy multiple-pass technique leading to a clinical end point algorithm. Dermatol Surg, 2007, 33(8): 900-907

[7] Biesman BS, Pope K: Monopolar radiofrequency treatment of the eyelids: a safety evaluation. Dermatol Surg, 2007; 33(7):794-801

[8] Carruthers J, Carruthers A. Shrinking Upper and Lower Eyelid Skin with a Novel Radiofrequency Tip. Dermatol Surg, 2007, 33(7): 802-809

［9］ Goldman MP，Alster TS，Weiss R. A Randomized Trial to Determine the Influence of Laser Therapy，Monopolar Radiofrequency Treatment, and Intense Pulsed Light Therapy Administered Immediately after Hyaluronic Acid Gel Implantation. Dermatol Surg，2007，33(5)：535-542

［10］ Suh DH，Chang KY，Son HC，et al. Radiofrequency and 585-nm Pulsed Dye Laser Treatment of Striae Distensae：A Report of 37 Asian Patients. Dermatol Surg，2007，33(1)：29-34

26

第二十六章

双 极 射 频

第一节 除皱和紧肤

虽然单极射频在紧肤除皱治疗上取得了一定的效果,但人们普遍对治疗中的疼痛感及瘢痕形成风险、对深部组织不可预知的影响等副反应开始关注。有些患者、整形医师或皮肤科医师也甚至因此拒绝此项治疗。这促使了双极射频除皱紧肤技术的发展。

早期推出的双极射频系统,电极放置于皮肤表面,使能量的有效穿透深度局限于电极间距离的1/2,穿透深度浅,无论发射的能量多高都只能达到表浅的效果,深层组织无法获得足够的能量,因此除皱紧肤的效果不够理想,限制了这一技术的推广。此后 Syneron Medical 公司将双极射频系统和不同光学系统整合,形成光电整合系统(ELOS),以这一概念推出了一系列产品。其中 Aurora SR 将双极射频和强脉冲光(IPL)相结合,主要用于嫩肤;Polaris WR 将双极射频系统和900nm 半导体激光相结合,主要用于除皱;此外还有用于脱毛(Aurora DS 和 Polaris DS)和血管治疗(Polaris LV)的 ELOS 系统。由于双极射频电流总是选择电流阻抗最低的路径,而升高组织温度可以降低电流阻抗,因此这种整合的合理性至少有两方面,首先 ELOS 系统将射频和光两种形式的效应进行叠加互补,一定波长的光能作用于特定的色基(如黑色素、血红蛋白等),而射频产生的热能可促进皮肤深层胶原的合成,从而有利于两个系统参数的合理设置;另一方面皮肤中特定的色基吸收一定波长的光能量,根据选择性光热作用理论转化为热能,预先降低靶组织的电流阻抗,引导射频能量更集中作用于靶组织,从而降低射频和光的治疗能量,减少不良反应的发生。

一项关于 Aurora SR 的临床研究中[1],收集了 Fitzpatrick Ⅱ 至Ⅳ型皮肤的患者共100例,治疗区域包括面部和颈部,光能量密度 28～34J/cm^2,射频能量密度 20J/cm^2,每次治疗 1～3 遍,根据皮损改善情况接受 2～5 次治疗。研究结果显示,患者自我评价红斑和毛细血管扩张平均改善70%,雀斑和色素沉着平均改善78%,同时患者和医生都观察到口周、眶周和前额细纹及皱纹的显著减少(平均60%),该研究作者观察到 IPL 与双极射频相结合,在除皱效果上显著优于单独使用 IPL。此外,相对于单独的 IPL,患者也更愿意选择 Aurora SR,因为后者起效更快,效果更明显,而且治疗时的疼痛感更轻。Aurora SR 治疗发生的副作用大多是暂时性,可恢复的,常见浅表结痂和浅度灼伤。

两项关于 Polaris WR 除皱和紧肤的研究,一项包括面和/或颈部有轻至中度的皱纹的 20 例患者(Fitzpatrick Ⅰ 至 Ⅵ 型),外用表面麻醉剂后,治疗射频能量密度 40 ~ 100J/cm^2,光能量密度 15 ~ 50J/cm^2,每次治疗 3 遍,每隔 3 周治疗一次,最多接受 3 次治疗。由患者和医生分别评价疗效,同时包括两名不参与治疗的人根据照片独立评价疗效。初步研究结果显示面颈部皱纹有显著改善,对大多数患者颈部松弛情况稍有改善。主要不良反应为暂时性的红斑和肿胀[2]。另一项包括 24 位患者,根据患者皮肤类型和皮损特点确定治疗剂量,最大射频能量密度 100J/cm^2,激光能量密度 50J/cm^2,每次治疗 2 遍,间隔 4 周治疗一次,共接受 6 次治疗,结束治疗后 3 个月随访疗效。结果显示根据照片皱纹评分所有患者都至少有 1 级的改善(0 = 无改善,1 = 中度,2 = 好,3 = 非常好),口周和眶周皱纹改善情况无差异。58% 的患者(14/24)自认为皱纹明显减少,治疗时的疼痛平均评分为 0.6分(0 = 无疼痛,5 = 无法忍受的疼痛)。16% 的患者治疗后出现中等程度的红斑和肿胀,但持续不超过 1 天[3]。

近年来,Lumenis 公司推出双极射频系统阿璐玛(Aluma),应用 FACES 技术(Functional Aspiration Controlled Electrothermal Stimulation),称为功能性可控电热刺激技术,结合了真空辅助使皮肤定位及折叠以达到比较理想的除皱或紧肤治疗的目的。

一项关于 Aluma 的临床研究[4],包括 42 名女性及 4 名男性患者(平均年龄 52.1 ± 8.7 岁),以 1 ~ 2 周的间隔进行全面部治疗,共治疗 8 次。按 Fitzpatrick-Goldmen 皱纹及弹性分级(ES)对疗效进行评估,在治疗的早期即发现皱纹明显改善。随实验的进行,改善效果得到提高,并在最后一次随访达到最佳。术后 6 个月,ES 评估由治疗前平均 4.5分降至 2.5 分以下,意味着从中度的弹力纤维变性(Ⅱ级)转为轻度(Ⅰ级),85% 的受试患者至少有一个 ES 单位的改善。治疗期间和治疗后一个月的随访显示,超过一半的患者表示对治疗非常满意,而仅不到 7% 的患者对治疗不满意。整个治疗期间,仅 1 例患者在 3 次治疗中均表示有强烈疼痛感,而 89% 的患者在末次治疗中表示仅感到轻微疼痛。治疗的主要副反应包括暂时性的红斑、刺痛,极少数出现肿胀、紫癜和结痂,1 例发生暂时性的色素沉着,但所见副作用均为轻度或中度,所有病人均迅速恢复,未影响后续治疗,也无永久的不良反应发生。

笔者所在单位也进行了 Aluma 除皱紧肤的临床研究,每次治疗 2 ~ 3 遍,每隔 2 周治疗一次,共治疗 6 次,14 例女性患者完成疗程(年龄 27 ~ 51 岁),9 例为眶周皱纹(Fitzpatrick 评分 4 ~ 6 分),2 例为颈部皮肤松弛及颈纹(中度),2 例为腹部皮肤松弛,1 例为上臂皮肤松弛。结果眶周皱纹 3 例改善 50% 以上,1 例改善 25%;颈部 2 例分别改善 50% ~ 74% 及 25% ~ 49%,对上臂与腹壁松弛疗效欠佳。主要不良反应是治疗后出现红斑、紫癜,2 ~ 3 日可自行消退而无需特别处理。建议同一部位不能反复吸引,能量不宜过大,否则可能出现水疱等严重反应。

(严淑贤　钱　辉)

第二节　Elos 技术特点

在过去 10 年,在非剥脱嫩肤方面,市场上出现了各种各样的设备,这主要得益于这种非侵入性治疗方法比传统的二氧化碳激光换肤需要的恢复时间短,并发症少,市场对于非剥脱性嫩肤的需求越来越大。这种非剥脱性设备主要是基于选择性的作用于目标组织,而不损伤周围组织。新一代强脉冲光(IPL)和其他非剥脱性红外线激光已经改善了安全和恢复的过程。但是,它们仅仅对日光损伤有一定的恢复作用,治疗一些细小皱纹和浅表缺陷(皮肤重组),对深部皱纹的作用有限[5]。要取得一定的临床效果,患者常常需要几个月的时间,进行多次治疗(有时需要 18 个月)[6]。

射频(RF)技术应用电流而不是光能,开辟了一条非剥脱嫩肤的治疗方法。RF 技术的作用取决于局部的电阻和电流强度,对目标组织产生选择性的热损伤。第一个引进的非剥脱性射频设施是 ThermaCool(Thermage, Hayward, CA, USA),在真皮深部产生持续一致的热量,作用深度达到真皮深部和皮下组织(5~6mm),比现有以光为媒介的技术要深[5]、[6],已经应用作紧肤和痤疮的治疗[7]、[8]、[9]、[10]、[11]。该技术产生水疱和烧伤的危险很小,但疼痛仍然是一个问题。ELOS 公司将双极射频和光能结合起来用于美容,称为电光合能(ELOS; Syneron,Medical Ltd, Yokneam, Israel),在国内被翻译成 E 光。它的技术特点有:①光和射频两种不同形式的能要设置合理,以求达到最佳的合能;②降低两种能量的水平,减少单纯用光或单纯用射频的潜在可能的并发症。ELOS 的设备包括应用强脉冲光和双极射频相结合的 eLight 操作平台(原始机型 Aurora),应用二极管激光和双极射频相结合的 eLaser 操作平台(原始机型 Polaris),以及集强脉冲光,二极管激光和射频为一身的 eMax 操作平台。

一、ELOS 系统作用机制和技术特点

Elos 两种能量综合作用的方式如下:以光学作用为基础的光能被皮肤的特殊色素基吸收(黑色素,血红蛋白,胶原),按照选择性光热解效应转变成热能[12]。根据组织的导电性双极射频产生加热作用。根据物理学电阻原理,它通过离子电流产生热量,这就是说,电流总是从电阻小的位置通过[13]、[14]。例如血液的导电性很强,因此它的电阻小,骨的导电性很弱,电阻高,电流总是沿着导电性高(电阻小)的路线通过,因此它不穿过骨,而是沿着它行走。电阻的大小与产生的热量成反比,较高的温度使电阻降低,因而引导了电流的方向。在复合能量的 ELOS 系统中,光能预热部分降低目标组织的电阻,引导了电流方向,使双极射频的能量集中于靶组织,增加了选择性热效应。为了达到同样加热的目的,降低了光和射频使用的能量[15]。另外皮肤的冷却增加了表浅部分皮肤的电阻,使电流穿透更深,有利于保护表皮和增加患者的舒适程度。基于以上机制,这种 ELOS 技术是一种同时采用光能和射频能加上表皮预冷的理想技术。

ELOS 系统包含一个双极射频发生器(90×38×38cm),一个闪光灯脉冲光或二极管激光和接触冷却系统组成,由一个蓝宝石连接导出发射,双极射频由埋藏在系统手柄内的电极与皮肤表面接触发射。其主要技术参数见表 4-26-1。

Elight,Aurora 应用脉冲光(400~2000nm)作光能,按不同用途截断的波段不同,而 elaser, Polaris 应用高能二极管激光(810,900 和 915nm)作光源。ELOS 的 RF 部分都是双极射频,两个电极固定于方形蓝宝石的两侧。电流通过电极,仅仅限于电极之间。电流穿透的深度大约是两个电极距离的一半。例如,两个电极之间的距离是 8 毫米,穿透深度大约为 4 毫米。光和射频的脉冲大约同时发出。但双极射频的脉冲比光脉冲要长,用光预热靶子以增加射频的选择性。该系统还增加了一个实时皮肤监测系统,测量皮肤电阻

表 4-26-1　ELOS 技术：系统技术参数

机　　型	eLight，Aurora	eLaser，Polaris
临床应用	SR，SRA-嫩肤 ST-紧肤 DS-脱毛 AC-痤疮	WR，WRA-除皱 Matrix -除皱 DSL-脱毛 LV，LVA 小腿静脉/血管病变治疗
RF 能量 J/cm^3	5 ~ 25	高至 100
光类型	IPL 470/580 ~ 980nm（嫩肤） 680 ~ 980nm（脱毛） 400 ~ 980nm（痤疮）	二极管激光 815nm（脱毛） 900nm（除皱，血管病变） 915nm（Matrix 除皱）
光能 J/cm^2	10 ~ 45	WR- 高至 50 LV- 高至 140 LVA-高至 350
皮肤表面冷却	5 ~ 20℃	5℃
治疗区域,mm	12 × 25mm	8 × 12mm
频率,次/秒	0.7	高至 2

的变化,该系统可调,提供了一个完整的安全调控机制(电阻安全限制),以防止皮肤过热。手柄冷却系统中接触冷却部分的温度在发射前,发射中和发射后大约为 5℃。每个脉冲的发射过程为:

1. 水化冷却表皮。

2. 应用光能选择性的加热靶子,再用双极射频对预热的靶子继续加热。所用能量不能使表皮的温度超过靶子温度。

3. 停止光脉冲并继续射频脉冲,进一步选择性的加热靶子。

ELOS 的 Vela Smooth 技术应用射频电流,红外线和机械性滚筒/负压吸引技术来治疗局部皮肤的不规则,其参数为 RF(1MHz,20W),IR 光 (700 ~ 1500nm-12.5W),负压吸引(750mmHg 负压/吸引 250ms,停止 150ms)。

二、临床应用

由于 E 光是由光和射频两种技术复合而来,因此这种技术仍然保留了很多光和射频的临床适应证:

1. 嫩肤治疗　嫩肤涉及皮肤多个靶子的治疗,包括色素和血管病变,皱纹和整个皮肤的质地[15]。色素病变包括日光斑,咖啡斑,含有大量黑色素,位置表浅。理想的光学波长为 580 ~ 1000nm（SR）,短脉宽,对于肤色浅者可用 470 ~ 1000nm(SRA)。相反,血管病变的治疗就困难一些,因为血管的大小和深度不同。皱纹可能细小或表浅,或者深而严重。嫩肤最佳的光能和射频能的结合如下:光能要能够处理表浅的异常色素和可见的血管病变,而 RF 主要用来加热深部组织,引起新的胶原形成。Bitter 和 Mulholland 最近报告[16]应用 Aurora SR 嫩肤的安全性和有效性,它结合了 RF 和 IPL 两种能量。他们治疗了 100 个患者的面部和颈部,皮肤类型属于 Fitzpatrick Ⅱ ~ Ⅳ,大部分病人具有色素病变,血管病变,皮肤松弛或毛孔粗大多种特征。每次面部治疗作 1 ~ 3 遍,光能量密度从 28 ~ 34J/cm^2,RF 20J/cm^3。治疗次数不一,分别为 2 ~ 5 次,依病变类型而异。治疗结束后随访确定她们的满意程度,改善分几个方面统计:红斑和毛细血管扩张(70%),日光斑和色素沉着(78%),另外由医生和患者评价细小和粗糙的口周,眶周和额部皱纹有无显著的改善,平均有 60% 的改善,作者(根据临床经验)注意到应用 ELOS 技术比单纯应用 IPL 技术所获得的效果要明显。

还有,许多曾经做过两种治疗的患者更加愿意做激光和射频结合的治疗,因为她们获得了更好的改善和更快的作用,以及治疗中感觉要舒适一些。作者指出并发症是暂时的和可以恢复的,如果正确应用,可以降到最低程度。可有浅表的痂皮和烧伤。

Doshi 和 Alster 报告二极管激光和射频结合应用治疗皱纹和皮肤松弛[17]。20 个患者(皮肤类型 1 ~ 6 型)有轻到中度面颈部皱纹。局部表面麻醉后,应用该设备治疗面颈部 3 遍,RF 能量为 40 ~ 100J/cm^3;光能为 15 ~ 50J/cm^2。患者每 3 周治疗 1 次,最多治疗 3 次。临床治疗效果由患者和医生共同评估,并有两个独立人员对照片进行双盲评估。初步评估结果显示大部分患者面颈部皱纹有明显改善,皮肤松弛有一定改善。副作用包括暂时性红斑和水肿。作者认为两者结合治疗可以有效地加热胶原,达到即刻紧肤和后期的胶原重组,因而达到紧肤和去皱的作用。

2. 脱毛　根据选择性光热作用原理,由于在毛干和毛囊上皮中存在大量的黑色素组织,激光已经成功地应用于脱毛治疗[18]、[19]、[20]。但是由于肤色深的患者表皮中存在大量黑色素,大量吸收光能,这些患者的治疗很容易出现表皮烧伤的问题。更成问题的是对于浅色毛发来说,由于其中存在的黑色素很少,吸收的光能不足以对毛囊造成热损伤破坏。因此,由于射频能不是选择性作用于表皮的黑色素,光能和射频能的结合对这些患者的脱毛就显示出它的优势。对这些肤色较深的患者可以使用较低的光能,使深色皮肤的患者脱毛更加安全。同样,浅色毛发的黑色素不是主要的靶子,而非选择性的射频能可以加热破坏毛囊的生发层而成功脱毛。

在最近的多中心研究中,有 60 个 Fitzpatrick Ⅱ ~ Ⅴ 型的患者,毛色不一,应用 ELOS 治疗[21]。应用能量为光能 15 ~ 28J,RF10 ~ 20J,所有患者接受 3 次治疗,间隔 8 周,术前以及最后一次治疗后 3 个月作毛发计数,最大毛发减少见于术后 2 ~ 8 周,3 个月时,依据解剖部位不同,毛发清除为 64% ~ 84%。最有效的部位为腋下。大部分病例中,应用了较高的 RF 能量(15 ~ 20J)。结果显示,其有效程度与 RF 能量有关,而不是光能。

Sadick 进行了两项研究,观察 ELOS 脱毛的安全性和有效性。第一个研究包括 40 个不同肤色的成年人(Fitzpatrick Ⅱ ~ Ⅴ),根据肤色和毛色不同,观察 9 ~ 12 个月[22]、[23]。第二项研究包括 36 个成年妇女,包括所有的肤色(1 ~ 5 型)和金黄色和面部白色毛发,接受 4 次治疗,间隔 8 ~ 12 周,光能为 15 ~ 30J。肤色和毛色浅的患者应用了较高的光能。按解剖位置 RF10 ~ 20J,面部应用的 RF 能量较高(与较低位置比较)。第一次治疗 18 个月后或最后一次治疗 6 个月后进行评估。

两项研究中,每次治疗后 6 ~ 8 周毛发减少最多。在第一个研究中,毛色深者最为有效(80% ~ 85%),与单纯用光的效果相仿[24]。两项研究显示毛色浅者清除 60%。结果显示与肤色无显著关系。深浅肤色者反应相类似。副作用轻且为暂时性。第一组患者有

20%有轻度红斑,在治疗后24小时消退。第二项研究有8%有暂时性色素沉着,不需处理;14%有轻度红斑,在24小时消退。

Laughlin对10个深肤色患者进行了研究[25]。包括7个东印度肤色5型患者和3个非洲裔美国人肤色6型患者,5型和6型患者RF设置分别为18和20J,在1~3天,2周,1个月,4~7个月应用系列照相和临床检查进行评估,以确定脱毛情况和副作用。由两个双盲独立人员进行毛发计数。结果显示,有50%的患者获得35%以上的脱毛,平均脱毛率30.2%(13%~75.4%)。在治疗后72小时内未发现水泡,在单纯应用光能的患者可能发生[26],[27]。

3. 小腿静脉治疗 Chess进行了应用光能和RF能结合治疗毛细血管扩张,静脉潮和小腿网状血管的研究。[28] 25个女性,1~4型,小腿具有大小深浅不一静脉的患者参加了这一研究。有35处血管直径0.3~5mm的部位进行了治疗。能量按肤色设置,逐步增加,直到观察到血管反应。光能设置80~120J,肤色浅者较高,RF设置80~100J,患者最多治疗3次,间隔4~10周。最后治疗结束后1个月和6个月,有77%的部位显示有75%~100%的血管清除,13%有50%~74%的血管清除,10%有25%~49%的清除。

在治疗中,治疗区域的不适常见。不适程度为7(按1~10级划分,10级最差)。一个患者在治疗区域出现不美观,3周后未经治疗而消退。3处出现结痂,未留下任何永久性问题。虽然暂时性色素脱失和色素沉着的副作用常见,所有患者中并无永久性色素脱失或质地的变化。研究中最大激光能量达到140J,RF能量100J,脉宽100~300毫秒,使小和大的血管(0.3~5.0mm)得到有效清除。

4. 皮肤橘皮样改变 皮肤橘皮样改变表现为皮肤表面不规则,出现特征性的凹陷,称为橘皮样改变。这种不雅的情况常常出现在妇女的大腿,髋部,和臀部。这种橘皮样改变累及80%的妇女,是一种常见的美容问题,特别是那些身体脂肪含量比较低的人。

橘皮样改变的发生是由于脂肪沉积在皮下脂肪间隔中,看起来像皮肤肿胀,随着脂肪细胞增大,周围组织受压变硬,使血液循环受限,造成液体存留,减少了脂肪组织的弹性,产生组织层中不愉快的张力。结缔组织附着点的牵拉就产生这种橘皮样外观。这种情况对吸脂的效果不好,对非侵入性治疗如按摩和超声治疗的效果也不明显。

ELOS的Vela Smooth技术应用射频电流,红外线和机械性滚筒/负压吸引技术来治疗局部皮肤的不规则,其参数为RF(1MHz,20W),IR光(700~1500nm-12.5W),负压吸引(750mmHg负压/吸引250ms,停止150ms),开始5~7分钟轻压皮肤,缓缓移动,治疗区域重叠75%,一旦皮肤感觉温暖,将治疗头紧压皮肤向前推进,与已经治疗过的区域重叠不超过25%,另外由于吸引拉起了皮肤,在移动到下一个位置时,可轻轻的牵拉手柄,伸直皮肤。治疗后患者穿弹力衣48小时。Michael Kulick报告有16个患者接受了治疗,每周两次,连续4周。治疗限于大腿后侧,持续15分钟。评估包括治疗结束后3和6个月患者问卷和3个医生对患者的照片的皮肤外形进行双盲评估。医生评估认为所有的患者在治疗后3和6个月都有改善。3和6个月的平均改善分别为62%和50%。所有患者感觉都有改善,一个患者在1次治疗后,因为疼痛要求减少治疗参数。第一次治疗后有5个患者有瘀斑,但以后的治疗未减少参数,也未再出现瘀斑。一个患者由于接触不良出现了表浅烧伤。

Tina S. Alser[29]对20个女性患者(25~57岁),皮肤类型(Ⅰ~Ⅴ),双侧大腿和臀部橘皮样改变的患者进行了 8 次治疗,两周一次,任选一侧做治疗,另外一侧作对照。治疗结束后 1,3 和 6 个月进行评估。结果显示,90%(18/20)的患者可观测到临床症状全面改善,18 个患者中有 17 个提出愿意作对侧治疗。副作用限于暂时性红斑,20 个患者中有两个出现瘀斑,但以后未再出现。临床有 50% 的改善,治疗侧大腿周长缩小了 0.8cm。

James shaoul[30] 治疗了 15 个女性脂肪橘皮样改变的患者,25 ~ 64 岁,皮肤类型 2 ~ 4,术前术后照相,测量患者髋部和大腿周长,所有患者都经过 8 次治疗,每周两次,每次治疗大约 40 分钟,治疗时起初的组织反应是局部脂肪的血液循环增加,这是由于负压和局部红外线和射频加热的效果。所有患者的橘皮样改变的外观改善,髋部周长缩小,橘皮样改变为 65%,髋部周长平均缩小 3.2 厘米,所有患者都报告感觉到皮肤收缩。无并发症,治疗中和治疗后无不适。其中有一个患者的髋部橘皮样改变有戏剧性的改善。

Sandick [31] 应用 Vela-Smooth 治疗了 35 个大腿和髋部不规则的橘皮样改变的患者,每周两次,共治疗 8 ~ 16 次,患者保持原来的生活方式和饮食。治疗前和治疗后 4 周测量左右大腿中部,最后治疗结束时用照片对皮肤的光滑程度和橘皮样改变进行评估,有 3 个患者提供了活检标本作组织学检查,所有患者经 8 周治疗后大腿围都有减少,经 4 周治疗的患者有 70% 的大腿围缩小。100% 患者的皮肤质地和橘皮样改变都有一定程度的改善。周长平均减少 0.8 英寸,有些患者减少了 2 英寸。无明显并发症。

5. 痤疮的治疗 最近,非侵犯性激光和 IPL 用于痤疮治疗获得了一定的效果,用于减少痤疮的数量,副作用很轻,其机制不清,这种光学设备可以减少皮脂腺的大小,减轻毛囊炎症,减少痤疮杆菌数量。

Victor Prieto[32] 应用 Aurora AC 治疗头,对 32 个患中度痤疮的患者进行了研究。每周治疗两次,共治疗 4 周,25 个患者完成了治疗,其中有 4 个患者在治疗前后作了毛囊周围炎症数量,毛囊直径,皮脂腺直径的研究。8 次治疗后显示平均病变数量减少了 47%,副作用有红斑,刺痛和烧伤——属于轻度和暂时性的,毛囊周围炎症从 58% 减少到 33%,皮脂腺的大小从 0.092mm 缩小到 0.07mm,结果显示光能和射频能的结合可以作为中度痤疮的一种治疗方法,其作用可能是由于减少了毛囊周围炎症和缩小了皮脂腺的体积。

6. 皱纹和皮肤松弛 Polaris WR 是应用射频和激光治疗皱纹和皮肤松弛的设备,它应用二极管 900nm 的红外线激光和射频(1Mz)结合,从而达到深层皮肤加热的目的。Seema N. Dosha 和 Tina S. Alser[33] 进行了研究,选择 20 个患者,皮肤类型 1 ~ 3 型,轻度至中度皱纹和松弛,3 周治疗 1 次,治疗 3 次。临床效果由治疗者和 2 个独立评估人在每次治疗后和治疗结束后 3 和 6 个月评估,采取定量分级方法（1 级 < 25%；2 级 25% ~ 50%；3 级 51% ~ 75%；4 级 > 75% 改善），患者满意度也在治疗结束后获得。由医生和独立评估者评估的治疗结果显示大部分患者的面部皱纹有一定改善。患者满意度调查也反映临床结果有改善,副作用限于暂时性红斑和水肿,无瘢痕和色素沉着。结论认为,WR 对于面部轻度和中度皱纹和皮肤松弛有效,需要多次治疗,每次治疗需要进行多遍。

Robert Sleightholm[34] 应用 ST 治疗头(700 ~ 2000nm,RF)治疗 31 个皮肤松弛和轻到中度皱纹患者,其中女性 26 人。患者接受 2 ~ 5 次治疗,间隔 3 ~ 4 周,IR 700 ~ 2000nm,10W/cm^2,RF 50 ~ 100J/cm^3,由 3 名双盲评估者对治疗前后的照片进行评估,患者术后满意度调查 1 ~ 2 不满意;3 ~ 4 有一点满意,5 ~ 6 相当满意,7 ~ 8 满意,9 ~ 10 非常满意。结果显示,3 名双盲评估人的皱纹清除 50%,患者的满意度为 7.0,有 20 个患者的打分在

7.0 以上。不良反应有暂时性红斑和水肿,其他未见到。

Michael Kulick[35]应用 WR 治疗 15 个患者,能量设置根据皱纹深度,皱纹越深,集中于皱纹的 RF 能量越高,RF50 ~ 100 J/cm^2,光能 15J/cm^2 患者接受 3 次全面部治疗,按照标准照片和每次治疗前和第 3 次治疗后进行患者问卷调查评估,主要评估人和 3 个双盲医生应用 Fitzpatrick 皱纹分级评估改善情况。有 8 个患者完成了研究,其他 6 个患者有 1 人做了手术,2 人感觉太疼痛,3 人搬家离开。治疗后所有患者都有轻度水肿(在 48 小时消退),充血(在 24 小时消退),8 个患者治疗结束后 1 个月皱纹有 25% 减少(14% ~ 32%),无副作用。主要问题是治疗时不适。

最近 Elos 推出了新的 Matrix IR 去皱治疗头,它应用点阵激光的原理,在原有的 eLight 和 eMax 平台上应用。Matrix IR 治疗头二极管激光的波长为 915nm,其发出的点阵激光能量更强,穿透更深,因此治疗效果更明显。安全性也没有改变。

(陈国璋)

第三节　Accent 领航者射频系统

Accent 领航者射频系统是由以色列 AlmaLasers 公司生产,同时配备有双极和单极两种射频头,单极射频穿透较深,双极射频穿透较浅。根据身体不同的部位和不同的临床用途,可以选择不同的治疗模式。其中单极射频主要用于面颊部,下颌部颈部皮肤的收紧,鼻唇沟的改善和腰腹部,四肢减肥,以及臀部,大腿部橘皮样皮肤改善。双极射频主要用于额部,眼周,鼻部和唇周的皱纹。

技术特点:与其他射频设计不同,Accent 领航者采用了环形电极,保证每次射频发射的射频场均匀,避免了在加热区域出现热点造成皮肤烫伤;另外,它采用了波相匹配技术(Phase Matching Technology),严格控制射频的穿透,将射频能准确的聚集在皮下特定深度,如双极在 2 ~ 4 毫米,单极在 10 ~ 15 毫米;与其他射频采用的频率不同,它采用 40.68MHz 的频率,该频率可以使细胞中的水分子产生强烈的共振旋转,摩擦产生热,从而达到给深层组织加热的目的,不使用导电霜或导电液。

作用原理:Accent 领航者可以在皮下特定深度产生 40.68MHz 的射频波,射频波作用于水分子,使双极水分子产生高速振动,通过高速旋转摩擦产生热量,真皮胶原纤维的加热首先使胶原纤维收缩,使松弛的皮肤和皱纹拉紧,随后真皮层中的胶原增生,重新排列,从而达到去皱紧肤的目的。

Accent 领航者单极射频通过 3 种机制改善橘皮症:①通过生物热引起的纤维隔的真皮收紧,启动创伤的炎症反应,包括纤维母细胞增生,胶原表达上调,新胶原形成于重组;②增强了局部血液循环和淋巴系统中脂肪的引流;③脂肪酸分解和热导致的脂肪细胞凋亡。

脂肪组织对血流非常敏感,单极射频加热产生的充血可以增加局部的血流,释放出游离脂肪酸(FFA),从而增加脂肪分解,刺激局部血液中的儿茶酚胺,促进 FFA 释放到血液中。脂肪细胞热损伤后,甘油三脂从脂肪细胞中释放出来,在脂肪酶的作用下,裂解成游离脂肪酸和甘油,最后经肝脏代谢,排出体外。

由于 Accent 是一种新的设备,在临床使用时间不长,所以可查的文献资料不多,以色列的 Friedman，DJ. 报告[36]，应用 Accent 治疗了 16 个患者，年龄 29～66 岁，平均 47.76 岁，皮肤类型 2～4 型，应用 Accent 治疗额部（5 人），额（8 人），颊 12 人，下颌线 9 人，眶周 7 人，提偶纹 3 人，鼻唇沟 6 人，其中皱纹 27 人，皮肤松弛 23 人，患者每人接受 2～6 次治疗，间隔 2～3 周，治疗结束后一个月对照片进行评估。结果 12 个治疗颊部的患者有 5 人有显著改善（51%～75%），2 人获得极显著改善（76%～100%）；下颌线的 9 人中，4 人有显著改善（51%～75%），1 人有极显著改善（76%～100%）；眶周（7 人）额部皱纹（8 人）中，有 3 人有显著改善。

墨西哥的 Ma. Emilia 报告[37]用 Accent 治疗了 26 个女性患者，年龄 18～50 岁，双侧臀部或大腿有可见的脂肪橘皮样改变 1～3 级。经 2 次 Accent 单极 RF 治疗 3 遍，每遍 30 秒，间隔 15 天。于治疗前、第一次治疗后、第二次治疗后、和第二次治疗 15 天后，用超声波影像扫描评估臀部、大腿皮下组织的厚度，同时评估胶原结构的改变，应用照片证实皮肤表面形状的变化。结果显示，从皮肤表面到 Camper's 筋膜以及皮肤表面到肌肉的距离，有 68% 的患者的体积收缩了 20%。

Mayoral 报告[38]应用 Accent 单极 RF 治疗面部皮肤松弛 1 例，60 岁，女性，经治疗上臂皮肤松弛获得良好效果。单极和双极 RF 联合应用使上臂皮肤收紧，它的即刻作用是真皮胶原收缩，皮肤发红呈红斑样改变 1～2 小时。

英国美容医师联合会主席 Patrick Bowler 写了一遍文章[39]，谈了它使用 Accent 的体会。标题是"射频：一种真正的非手术上提？"文中他报告了自己使用 Accent 的体会：面部治疗理想的患者年龄为 40～60 岁，治疗时，将皮肤加热到 40～44℃，不要超过 44℃，维持 1～2 分钟，将治疗头快速不中断旋转，加热每个区域，在达到治疗温度前，可重复治疗。达到治疗温度后要增加 1～2 遍治疗，维持这一温度 1～2 分钟，使皮肤达到均匀的红色。在眶下局部有多余的脂肪时，可通过这一手法引起脂肪溶解，整个面颈部治疗需要 45 分钟。为了使治疗舒适可以耐受，一定要不断地旋转移动治疗头，移动太慢或能量太高，局部热量太高，疼痛就会加重。最好让热量逐步提高，无疼痛的达到温度水平。共治疗 3～4 次，间隔 4 周。副作用有红斑，水肿，常见于眶下区域。治疗结果显示：共治疗近 50 人，未进行统计学处理。总的印象是有 90% 以上的患者注意到她们皮肤的情况改善，评价有皮肤质地，坚实度和光滑度的变化为主。许多人注意到治疗后的即刻提升，有 50% 的改善，但随后几天随着水肿的消退而逐步恢复，但不会全部消失；继续治疗后，原来上提的部分继续上升，每次治疗都有看得见的改善。不要期望手术上提的那种惊人效果，上提的效果不大，但足以在照片上显示。治疗无作用者占 10%～15%，他希望通过加强患者的选择和改善治疗技术可以减少。这一结果是他迄今为止在制造商和诊所网上所能看到的最好结果。对于橘皮样改变的平滑和体型重塑治疗，他对 RF 用于身体治疗的经验还不多。应用单极 RF，可以减少上臂，腹部，臀部和小腿的脂肪沉积，对橘皮样改变也有效。患者的选择非常重要，它对于一般的肥胖不起作用，但对局部的脂肪堆积作用最好。必须要和节食和运动结合起来。高功率设置是重要的，达 120～160 瓦，和面部的治疗方法相同，一次治疗一小片地方，多遍治疗使温度达到 40～44℃，维持 2 分钟。每两周治疗一次，共 6～8 次。

（陈国璋）

第四节 阿璐玛双极射频技术特点

一、功能性可控电热刺激技术

FACES(Functional Aspiration Controlled Electrothermal Stimulation)技术,称为功能性可控电热刺激技术,是一种无线射频结合真空负压的技术,由 Lumenis 公司推出应用于双极射频系统 Aluma 中。它采用双极结构,电流仅流经两个电极间很短的距离。相对单极结构,主要优点在于电流的分布易于控制。Aluma 双极射频同时使用了独特的真空负压技术(Vacuum Technology),治疗头与真空泵连接,真空泵产生负压,使受治疗的皮肤位于射频头的两个平行电极之间。只要皮肤被吸至这两个电极之间,高频电流就会穿过旦极之间的组织。真空负压、作用时间和脉冲强度可根据治疗部位情况和病人的热感进行调节。在传统的双极系统中,电极放置于皮肤表面,那么能量的有效穿透深度局限于电极间距离的1/2,这意味没有足够的能量到达深层结构,无论发射的能量多高都只能达到衰浅的效果。FACES 技术结合了真空辅助使皮肤定位及折叠以进行除皱或紧肤治疗,治疗时相对电极放置于皮肤表面,折叠皮肤时真皮与电极的排列形成直列关系,局部使用导电耦合胶(一种经过特殊配方的非腐蚀性、不含盐和酒精具有一定导电特性的传导液)配合特殊的工作头设计将热量有效集中于两个电极之间的真皮。这种设计使医生可预先决定治疗所影响真皮的深度,而且射频能量仅影响电极之间的皮肤,所需能量相对较低,最大程度提高了疗效与安全性,并使治疗时的疼痛感大大降低,甚至不需要表面麻醉。治疗后不久病人就可恢复日常活动,无需"停工时间"。

Aluma 双极射频在一个相对封闭的状态下进行治疗,减少了射频可能出现的泄漏,安全性非常高。因此,Aluma 能够满足患者的特殊需求。无论治疗眼角皱纹(鱼尾纹),还是治疗眼下部皱纹和眼袋,都具有明显的疗效。除此以外,患者全身各部位轻至中度的皮肤皱纹和松弛都适合治疗。一般建议 5 ~ 8 次治疗,每次治疗间隔一到两周,每次治疗2 ~ 3 遍。

二、治疗禁忌证

尽管射频治疗非常安全,但是在下述情况下,我们仍应小心谨慎,情况明显时不要强行治疗。很多情况下,由于射频与交流电的物理特性存在某些相似处,因此有可能产生一些电刺激带来的风险。

1. 带有任何活性植入物(如心脏起搏器)的患者 这类患者的植入体的功能可能受到射频电流的刺激出现功能障碍。

2. 有癌症病史及严重的合并症,如糖尿病、充血性心脏病、癫痫症等。这些器质性病变的患者皮肤功能愈合不良,创伤愈合反应可能不正常。另外射频电流是否对心脏心电活动或者大脑皮层电活动具有潜在影响,目前尚不明了。

3. 皮肤严重不平,影响治疗部位 其中包括:开放性创伤和瘢痕、血管丛生性损害(如血管瘤)和炎症性皮肤损伤等。

4. 瘢痕体质、皮肤萎缩或伤口愈合能力低下者。

5. 在治疗一个月内或在治疗期间的任何治疗干预,如化学换肤、光子嫩肤等。皮肤干燥会导致皮肤导电性质的改变,而皮肤的保湿功能主要源于皮肤的角质层,因此对于皮肤干燥或者对角质层具有一定损伤的治疗后,射频治疗要谨慎一些。

6. 在两个月内口服过异维A酸或在治疗的一个月内或治疗期间,局部使用维A酸及接受其他光照治疗痤疮。这类药物能改变皮肤的含水量,也能改变皮肤的愈合过程。

7. 使用免疫抑制类药物或患有免疫抑制类疾病,如 AIDS。

8. 凝血功能障碍或使用抗凝血药物。

9. 对射频的耦合介质过敏。

10. 怀孕或哺乳期。

三、治疗技术

1. 治疗前拍照记录。温水洗净治疗部位。

2. Aluma 治疗可以不使用任何麻醉药。若病人希望消除治疗时的不适,可使用4%的利多卡因表面麻醉乳剂(通常不推荐使用),但不能使用任何一种注射麻醉剂。

3. 在治疗部位涂抹一层薄薄的耦合介质-最大厚度为0.5mm。

4. 治疗时可先通过测试确定治疗参数。Aluma 脉冲功率的输出范围是2~10W,脉冲持续时间(脉冲宽度)是1~5秒。原则上应选择较大的脉冲宽度和/或较高的脉冲强度治疗弹性组织变性程度高的部位。在治疗时,随时检查目标区域是否被吸入射频头中、吸入深度是否至少能使电极与治疗部位皮肤接触,并以此来确定所需的真空度。可根据治疗部位和病人感受情况通过改变功率、脉宽和真空度大小,进行个性化治疗,治疗后的最佳反应是治疗局部轻度发红并有温热感。为了达到理想的治疗效果,可以对功率、脉宽或二者同时进行调节。治疗头的形状、大小与治疗的组织体积、面积大小密切相关,因此对治疗效果也会造成影响。小治疗头通常用于治疗皱纹,大治疗头通常用于紧肤。治疗头的方向对治疗效果也有一定影响。在除皱治疗中,治疗头长轴应与皱纹平行,皱纹中点置于治疗头正中,距两边电极距离相等。紧肤治疗中,治疗头应与收紧的方向垂直。在治疗头移位时,应覆盖上一治疗部位纵轴的10%。

四、术后处理

治疗结束,若有红肿现象,可予冰袋冷敷或做冷喷。建议患者术后2日内避免接触热水。皮肤可能出现轻度剥脱或干燥,可使用温和的保湿剂。除非出现明显红斑或水疱,射频治疗导致皮肤出现继发性色素沉着的风险很小,但仍然建议患者术后尽量避免日晒和使用广谱的遮光剂。

五、并发症和副反应

1. 红斑、水肿及水疱 轻微和短暂的红斑(持续几个小时)是治疗的正常反应。但某些治疗病例,由于治疗能量过高或负压吸引过大,红肿会持续数日,一般可完全消退;严重时可能会出现明显水疱,若不恰当护理,则可出现继发感染,从而导致色素沉着或瘢痕形成。

2. 紫癜 持续数日,可完全消退。调低负压值以及同一部位不反复吸引可避免紫癜发生。

3. 瘙痒症 治疗期间或治疗后极少数病例会出现瘙痒、麻刺或疼痛的感觉。

4. 接触性和刺激性皮炎 由于病人接触耦合介质发生过敏反应。

5. 灼热或灼伤 治疗会造成局部灼热或灼伤,10 天之内这些情况会消失。有时会形成硬壳或结痂。

6. 色素沉着改变 很少发生。

7. 皮肤萎缩 极少情况下发生,如未正确处理皮肤损伤,采用了较高的射频能量造成皮肤局部凹陷等。

(严淑贤 钱 辉)

参 考 文 献

[1] Bitter P Jr, Mulholland S. Report of a new technique for enhanced non-invasive skin rejuvenation using a dual mode pulsed light and radio-frequency energy source: selective radiothermolysis. J Cosmet Dermatol,2002, 1(3):142-143

[2] Doshi SN, Alster TS. Combined diode laser and radiofrequency energy for rhytides and skin laxity: investigation of a novel device. Cosmet Laser Ther,2005, 7(1):11-15

[3] Hammes S, Greve B, Raulin C. Electro-optical synergy (ELOS) technology for nonablative skin rejuvenation: a preliminary prospective study. J Eur Acad Dermatol Venereol,2006, 20(9):1070-1075

[4] Gold MH, Goldman MP, Rao J. Treatment of Wrinkles and Elastosis Using Vacuum-Assisted Bipolar Radiofrequency Heating of the Dermis. Dermatologic Surgery, 2007, 33 (3): 300-309

[5] Nelson JS, Majaron B, Kelly KM What is nonablative photorejuvenation of human skin? Semin Cutan Med Surg,2002, 21(4):238-250

[6] Sadick NS. Update on non-ablative light therapy for rejuvenation: a review. Lasers Surg Med,2003, 32 (2):120-128

[7] Fitzpatrick R, Geronemus R, Goldberg D, et al. Multicenter study of noninvasive radiofrequency for periorbital tissue tightening. Lasers Surg Med,2003, 33(4):232-242

[8] Hsu TS, Kaminer MS. The use of nonablative radiofrequency technology to tighten the lower face and neck. Semin Cutan Med Surg,2003, 22(2):115-123

[9] Narins DJ, Narins RS. Non-surgical radiofrequency facelift. J Drugs Dermatol,2003, 2(5):495-500

[10] Ruiz-Esparza J, Gomez JB. The medical face lift: a noninvasive, nonsurgical approach to tissue tightening in facial skin using nonablative radiofrequency. Dermatol Surg,2003, 29(4):325-332

[11] Ruiz-Esparza J, Gomez JB. Nonablative radiofrequency for active acne vulgaris: the use of deep dermal heat in the treatment of moderate to severe active acne vulgaris (thermotherapy): a report of 22 patients. Dermatol Surg,2003, 29(4):333-339

[12] Anderson RR, Parish JA. Selective photothermolysis: precise microsurgery by selective absorption of pulsed radiation. Science,1983, 220(4596):524-527

[13] Duck FA. Physical properties of tissue. New York: Academic Press, 1990

[14] Gabriel S, Lau RW, Gabriel C. The dielectric properties of biological tissues: Ⅲ. Parametric models for the dielectric spectrum of tissues. Phys Med Biol,1996, 41(11):2271-2293

[15] Sadick NS, Makino Y. Selective electro-thermolysis in aesthetic medicine. Lasers Surg Med,2004, 34 (2):91-97

[16] Bitter P Jr, Mulholland S. Report of a new technique for enhanced non-invasive skin rejuvenation using a dual mode pulsed light and radio-frequency energy source: selective radiothermolysis. J Cosmet Dermatol,2002, 1(3):142-143

[17] Doshi SN, Alster TS. Combined diode laser and radiofrequency energy for rhytides and skin laxity: investigation of a novel device. J Cosmet Laser Ther,2005, 7(1):11-15

[18] Lask G, Elman M, Slatkine M, et al. Laser-assisted hair removal by selective photothermolysis. Dermatol Surg,1997, 23(9):737-739

[19] Nanni CA, Alster TS. A practical review of laser-assisted hair removal using the Q-switched Nd:YAG, long-pulsed ruby, and longpulsed alexandrite lasers. Dermatol Surg,1998, 24(12):1399-1405

[20] Ross EV, Laden Z, Kreindel M, et al. Theoretical considerations in laser hair removal. Dermatol Clin, 1999, 17(2):333-355

[21] Del Giglio A. Hair removal using a combination of electrical and optical energies: 3-month clinical study [data on file]. Yokneam (Israel): Syneron Medical Ltd, 2002

[22] Sadick NS, Shaoul J. Hair removal using a combination of conducted RF and optical energies: an 18-month follow-up. J Cosmet Laser Ther,2004, 6(1):21-26

[23] Sadick NS, Laughlin SA. Effective epilation of white and blond hair using a combined radiofrequency and optical energy. J Cosmet Laser Ther,2004, 6(1):27-31

[24] Ort RJ, Dierickx C. Laser hair removal. Semin Cutan Med Surg,2002,21(2):129-144

[25] Laughlin SA. Epilation in dark skin (types V and VI) with integrated radio-frequency and optical energy [data on file]. Yokneam (Israel): Syneron Medical Ltd

[26] Alster TS, Bryan H, William CM. Long-pulsed Nd:YAG laserassisted hair removal in pigmented skin. Arch Dermatol,2001, 137(7):885-889

[27] Nanni CA, Alster TS. Laser-assisted hair removal: side effects of Qswitched Nd:YAG, long-pulsed ruby, and alexandrite lasers. J Am Acad Dermatol,1999, 41(2 Pt 1):165-171

[28] Chess C. Prospective study on combination diode laser and bipolar radiofrequency energies (ELOS) for the treatment of leg veins. J Cosmet Laser Ther,2004,6(2):86-90

[29] Alster TS., Elizabeth L. Tanzi. Cellulite treatment using a novel combination radiofrequency, infrared light, and mechanical tissue manipulation device. J Cosmet Laser Thera,2005, 7(2): 81-85

[30] James Shaoul. Body: Cellulite breakthrough Australian cosmetic Surgery,32-33

[31] Neil Sadick. A study evaluating the safety and efficacy of the VelaSmooth system in the treatment of cellulite. PMID: 17506136

[32] Victor Prieto, Peter S. Z, Neil Sadick: Evaluation of pulsed light and radiofrequency combined for the treatment of acne vulgaris with histologic analysis of facial skin biopsies Journal of Cosmetic and Laser Therapy,2005, 7(2): 63-68

[33] Seema N. Doshi and Alster TS: Combination radiofrequency and diode laser for treatment of facial rhytides and skin laxity. Journal of Cosmetic and Laser Therapy,2005, 7(1): 11-15

[34] Robert Sleightholm Skin Tightening and Treatment of Facial Rhytides With Combined Infrared Light and Bipolar Radiofrequency Technology

[35] Kulick M: Evaluation of a combined laser-radio frequency device (Polaris WR) for the nonablative treatment of facial wrinkles. J Cosmet Laser Thera,2005, 7(2): 87-92

[36] Feiedman DJ, and Giled,LT:The Use of Hybrid Radiofrequency Device for the Treatment of Rhytides and Lax Skin,Dermatol Surg,2007,33(5):543-551

[37] Emilia del Pino M, Rosado RH et al: Effect of controlled volumetric tissue heating with radiofrequency

on cellulite and the subcutaneous tissue of the buttocks and thighs. J Drugs Dermatol,2006, 5(8):714-722

[38] Mayoral FA.: Case reports: skin tightening with a combined unipolar and bipolar radiofrequency device. J Drugs Dermatol,2007, 6(2):212-215

[39] Bowler P. Radiofrequency: A real non-surgical face-lift? Aesthetic medicine,2007, 49-52

第五篇

光动力学治疗

27

第二十七章
光动力治疗

　　光动力疗法(photodynamic therapy)以光、光敏剂和氧的相互作用为基础的一种新的疾病治疗手段,其原理为:被生物体组织、细胞吸收后的光敏剂,经特定波长的激光照射,能吸收该波长的光能,处于激发状态,与氧分子作用后产生具有细胞毒作用的单态氧和自由基,杀伤生物体细胞。由于光敏剂能在一些病理组织或皮肤网状内皮系统富集或滞留,利用激光在局部激活、杀死病变细胞,因此具有疗效确切、全身毒性低等优点。

　　这种治疗实际上可以追溯到公元前1400年,当时就有人应用一些植物产品来改善光疗的效果了[1]。100年前,即1905年,Von Tappeiner医师与Jodblauer医师首次将光动力疗法应用于皮肤癌的治疗。在过去的一个世纪里,医师们一直在对能够选择性地聚集在各种体内与体表肿瘤,或像毛囊、皮脂腺那样的良性组织内,并能被光激活而造成限局性破坏的各种化合物进行试验。许多这类化合物已经被试验并证明在治疗各种病变中有效。但是,由于较长的光敏反应时间和缺乏足够的治疗特异性,妨碍了将PDT当作可行的治疗方法而推广。随着科学技术的发展目前研发了一些较为理想的光敏剂并走向了临床应用。例如1999年,5-氨基酮戊酸(5-ALA)(Dusa药厂)已作为第一个局部应用的光敏剂得到美国药品与食品管理局(FDA)的批准,并被批准用于治疗日光性角化病。虽然如此,各国研究者确认,5-ALA还能用于治疗许多皮肤科疾病,如:寻常痤疮治疗,皮肤癌前期和皮肤肿瘤的治疗、人类乳头瘤病毒的治疗以及嫩肤治疗等[1]。

　　光动力疗法的机制是由光能所激发的一种化学反应,可用来选择性地破坏生物组织。该反应需靶组织中含有光敏化学物质(光敏剂)和可发射能被该光敏剂所吸收的一定波长光的光源。反应中产生具有细胞毒性作用的单态氧($-O_2$)和其他自由基(图5-27-1)。单态氧的细胞毒作用半径$>0.02\mu m$,而其在生物系统中的生存期$<0.04\mu s$。由于光敏剂优先聚集于异常组织中,反应产物产生的细胞毒性作用局限于异常组织中,PDT中所使用的光敏剂可被正常细胞和快速分裂(恶性)细胞所吸收,但在后者中光敏剂排出较慢。这种排出速度的差异可能是由于快速分裂的恶性细胞组织中血管数量较多,且通透性较大而淋巴回流较慢所致。据报道,光敏剂可潴留在血管、溶酶体、线粒体、质膜和肿瘤细胞核中。PDT可通过以下途径杀灭肿瘤:①单态氧直接的破坏作用;②损伤血管;③激活免疫应答反应。因此在光动力治疗中有两个因素非常重要,那就是光敏剂和治疗中的激发光源[1]。

$$光敏剂 + \longrightarrow -O_2 + 自由基$$

图 5-27-1 靶组织中细胞毒产物单态氧和其它自由基

一、光敏剂

理想的光敏剂应具备如下特点:①毒性最小;②异常(靶)组织对光敏剂的吸收比正常组织更快;③能快速从正常组织中清除掉;④可被能穿透靶组织的相应波长的光激发;⑤能产生大量的细胞毒性产物,达到治疗目的。目前皮肤科正在使用和正处于观察中的光敏剂很多,成熟的光敏剂有 ALA 和血卟啉单甲醚(HMME)等。

ALA 是由来自组织中的甘氨酸和琥珀酰辅酶 A 所形成的(在 ALA 合成酶存在的情况下)。这是亚铁血红蛋白生物合成过程中的第一步,而且是比率受限的一步(图 5-27-2)。在酶的作用下,两分子的 ALA 聚集形成卟吩胆色素原(porphobilinogen,PBG),之后,4 分子 PBG 转化为尿卟啉原Ⅰ(uroporphyrinogen Ⅰ,UROP Ⅰ),即可形成原卟啉Ⅸ。在亚铁螯合酶的作用下,加入铁离子即形成亚铁血红蛋白。在无外源性 ALA 的情况下,由 ALA 合成酶反馈抑制自由亚铁血红蛋白的浓度来控制组织中 ALA 的产量。当大量的 ALA 涂于皮肤表面且被快速分裂的(异常)细胞吸收后,原卟啉Ⅸ浓度增加明显快于其在有效的亚铁螯合酶作用下转化为亚铁血红蛋白的速度,造成原卟啉Ⅸ短时聚集。原卟啉Ⅸ优先积聚于某些特定类型的细胞(其机制尚未完全明了)是 ALA-PDT 临床应用的基础。

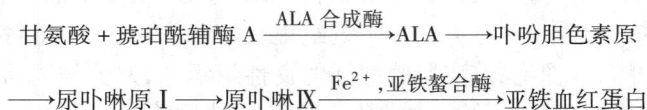

$$甘氨酸 + 琥珀酰辅酶 A \xrightarrow{ALA 合成酶} ALA \longrightarrow 卟吩胆色素原$$
$$\longrightarrow 尿卟啉原Ⅰ \longrightarrow 原卟啉Ⅸ \xrightarrow{Fe^{2+},亚铁螯合酶} 亚铁血红蛋白$$

图 5-27-2 亚铁血红蛋白的生物合成

HMME 能够以被动运输的方式通过血管内皮细胞膜,当静脉给药后,HMME 能被血管内皮细胞迅速吸收并达到一定的药理浓度,经过一定波长和能量的激光照射,产生光动力效应,在体外表现为对血管内皮细胞有杀伤和破坏作用,在动物模型上表现为能选择性破坏鸡冠皮肤浅层毛细血管网,使光动力作用区的红色鸡冠变白。这种光敏剂较过去第一代光敏剂卟非姆钠(Porfimer、Photofrin)及血卟啉衍生物(HpD)毒性低。由于 HMME 组成单一、结构明确、代谢迅速,具有反应轻、愈合快、不良反应少、安全度高、避光期短、色素沉着轻、护理容易、重复治疗间隔期短的特点,具有广阔的应用前景。目前正在进行治疗鲜红斑痣的Ⅲ期临床研究,预计 2010 年能成功上市应用于光动力治疗鲜红斑痣。

二、治疗光源

用于 PDT 中的光源,必须能发射出和光敏剂吸收谱波长一致的光。卟啉类有几个吸收峰:410nm(最强)、505nm、540nm、580nm 和 630nm(图 5-27-3)。光激发量大小取决于到达靶组织中并被光敏剂所吸收的光量的多少。波长较长的光穿透组织比较深,但这种优势受制于光敏剂对这些长波段光的吸收强度如何。例如,630nm 光比 410nm 光穿透组织深,但卟啉类光敏剂对 410nm 光的吸收要比 630nm 强得多。在这种情况下,适合的波长取决于肿瘤靶组织的深度。如果吸收低,则需延长照光时间或者增加激光能量以获得光激发。用可见光治疗常伴有疼痛,通过使用滤镜去除短波长光或者降低激光功率或减少照射时间可使疼痛得到缓解。

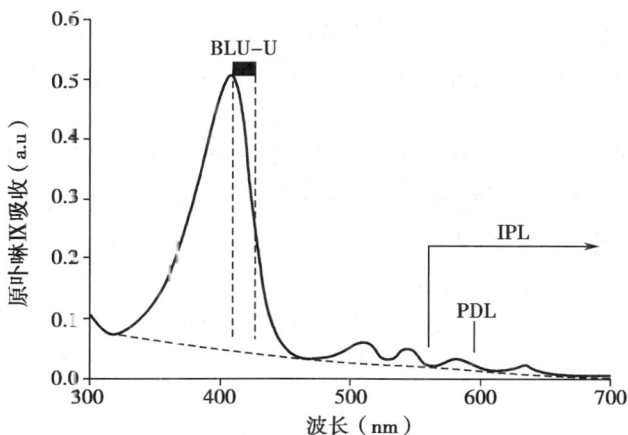

图 5-27-3　在生物环境中原卟啉Ⅸ的光吸收曲线示意图

　　激光与非激光均已被成功地用于皮肤科的光动力疗法。可见光源如卤素灯、氙灯和荧光灯等等,在治疗大面积和对光穿透深度不太重要的病损(如日光性角化病)时比激光更廉价和更有效。非激光光源也不需使用防护镜。另外,宽波段可见光因具有多种波长照射,可提高效率。例如,630~675nm 波长的光常用于须以激光激活的原卟啉Ⅸ,但也能提供675nm 光的非激光光源,它还可激活原卟啉Ⅸ的光产物-光原卟啉,结果是更大地提高了疗效。然而,和激光相比,此可见光剂量精确性较差,来自宽波段光源的零星红外光可加热皮肤,引起疼痛。FDA 已批准了两种蓝色光源:一是 BLU-U PDT 发光器(Dusa 制药厂),用于治疗日光性角化病变;另一种是 ClearLight 系统(Lumenis 公司),用于治疗中度炎性痤疮。590~1200nm 波段的强脉冲光(Intense pulsed light,IPL)已用于皮肤嫩肤和日光性角化病变的治疗。

　　激光使用者能够更容易地对准特定靶部位,减少照射时间及选择相应波段。脉冲金蒸汽激光,连续波氩离子泵染料激光,铜蒸汽激光,KTP 激光和脉冲染料激光已被用于皮肤科光动力疗法中。目前已有一些关于在局部使用 ALA 后,应用高能量极短脉冲光(脉冲染料激光、毫秒脉冲 KTP 激光、IPL)照射来激活原卟啉Ⅸ的报道。然而,一些脉冲光或者激光,由于光脉冲过于短暂(数毫秒或者十几毫秒),或许不能激发足够的光动力反应来杀伤细胞。例如当应用595nm 激光,采用 6ms 脉宽,能量密度为 5J/cm² 在体外肿瘤实验中,连续 10 个脉冲的治疗,不能引起明显的细胞杀伤作用。但为什么一些报道有效呢?原因不清楚,可能的解释是治疗的效果可能有其他的解释或者机制。如朱菁等观察到[2]以不同剂量 HpD 配合不同剂量带同步冷却装置的可变脉宽 532nm 激光照射鲜红斑痣动物模型来享大公鸡鸡冠,治疗后即刻表皮鳞状上皮细胞固缩性坏死,表现为核固缩。真皮血管内皮细胞肿胀明显致管腔闭塞,同时内皮细胞可见空泡变性及线粒体肿胀变性,腔内见破坏的红细胞碎片。血管周围可见炎性细胞浸润。治疗后一周大部分血管管腔闭塞,少许开始重新血管化。治疗后二周部分血管管腔闭塞,新的血管形成。反应程度随激光能量密度提高及光敏药物剂量增加而增加,治疗组的组织反应比对照组明显。血管反应在真皮的浅、中层较明显,真皮深层反应较小。在这里可能还存在光热作用的解释,因为顾瑛等[3]在标准的光动力疗法中,仅观察到血红细胞轻微的损伤而未观察到碎片样的损伤。

光动力治疗可能使用于非黑素瘤的皮肤肿瘤、痤疮和光子嫩肤。目前光动力治疗已在如下方面起得了很好得进展:光敏剂可以外用、皮损内注射、静脉注射等分别应用于不同的治疗目的、治疗后的光毒性反应少、治疗的适应证也不断增加。但是很多方面尚没有进展:一些治疗效果与外科手术比较尚有差距(如治疗肿瘤)、尚没有统一的治疗参数、什么光源最佳?那种卟啉的衍生物最好?这些问题的解决尚需时日,我们需要选择最佳的治疗参数、寻找到最佳的光源与卟啉衍生物使其最佳匹配,通过这些来改进我们现在的治疗效果。欧洲的皮肤病医生已经在局部使用 PDT 治疗日光性角化和皮肤癌。然而直到最近欧洲的皮肤病医生才开始缓慢的使用 PDT 进行痤疮和皮肤光年轻化治疗。

(周展超)

参 考 文 献

[1] 李峻亨主译. 光动力疗法与医学美容-美容皮肤科实用技术. 北京:人民军医出版社,2007
[2] 朱菁,秦梅香,张慧国,等. 小剂量 HpD 配合可变脉宽 532nm 激光治疗鲜红斑痣的病理电镜研究. 应用激光 2002,22(6):573-576
[3] 顾瑛,张丽,刘凡光,等. 光动力作用对鸡冠皮肤微循环影响的研究. 中国激光医学杂志 2005,14(4):222-227

第二十八章
日光性损害的治疗

日光性损害是指由日光照射后所引起的皮肤、黏膜急性或慢性病变。日光实质是一种电磁波,可分为紫外线(UV)(波长180～400nm)、可见光(波长400～760nm)和红外线(波长>760nm)。因为大气层的吸收作用,日光中能到达地面的只有中波紫外线(波长290～320nm,简称UVB)、长波紫外线(波长320～400nm,简称UVA)、可见光和红外线。其波长与穿透能力呈正相关,但穿透能力越强,则能量越小。日光中引起皮肤损伤的主要是中波紫外线、长波紫外线和可见光。中波紫外线能到达表皮的基底层,主要损伤表皮,长波紫外线可到达真皮上层,能引起血管和其他组织成分的损伤。由于皮肤各层所吸收的紫外线的波长与量都不相同,故诱导的组织生物学变化也完全不同,从而导致多种皮肤疾病的发生。除日光直接作用导致的皮肤病如日晒伤、多形日光疹外,还有相当一部分皮肤病的发生或加重与日光照射有明显的相关性,如日光角化病、Bowen病、基底细胞上皮瘤等。本章节重点讨论日光相关性损害的光动力学治疗问题。

光动力学治疗(Photodynamic Therapy,PDT)原称光辐射疗法(Photoradiation Therap,PRT)或光化学疗法(Photochemical Therapy,PCT),它是利用光动力反应进行疾病治疗的一种新技术。光动力反应的基本定义是:由可见光、近红外光或紫外光所驱动的,通过生物组织中激发态光敏物质的退激而引发的一系列物理、化学和生物学过程即为光动力反应。

光动力反应的基本过程是:生物组织中的内源性或外源性光敏物质受到相应波长(可见光、近红外光或紫外光)光照时,吸收光子能量,由基态变成激发态,处于激发态的光敏物质很不稳定,迅速经过物理退激或化学退激过程释放出能量而返回基态。在其物理退激过程中可以产生荧光,利用荧光光谱分析能进行疾病的诊断即所谓的光动力诊断(也称为荧光诊断)。而其化学退激过程中还可以产生大量活性氧,其中最主要的是单线态氧。活性氧能与多种生物大分子相互作用,损伤细胞结构或影响细胞功能,导致细胞死亡,因而产生治疗作用即称为光动力治疗。

目前的研究结果还表明,PDT效应亦与炎症和免疫反应密切相关,如中性粒细胞和巨噬细胞快速地在局部浸润以及全身炎症介质的释放,并引起特异性T淋巴细胞活化,影响炎症的进一步发展,最终控制病变细胞的生长等。PDT引起的免疫反应的类型通常与其剂量大小有关。有些免疫修饰作用甚至在小于可以引起皮肤炎症或红斑的剂量时就可能发生。这可能和不同细胞对 PDT 的敏感性不同有关。无论是免疫细胞还是非免疫细胞，它们的功能改变都可能会影响机体免疫系统。

PDT 治疗的关键是在采用光敏剂的基础上，经特定波长光照射产生光动力学反应而达到治疗目的。因此必须具备三个重要因素：使病变组织中含有一定浓度的光敏物质；病变组织中含有分子状态的氧；适当波长的光、适当时间的照射。

光敏剂，目前种类较多。从使用途径分类，有口服、静脉注射及外用光敏剂。从结构及生产年代分类，一般认为 70 年代和 80 年代早期研发的卟啉等光敏剂称为第一代光敏剂（如：Photofrin）；80 年代后期制成的卟啉衍生物或合成物称为第二代光敏剂（如：ALA）；第三代光敏剂通常指一些修饰产物，如生物结合物（如：抗体结合物，脂质体结合物）和内含光淬灭或光漂白特性的结合物。

并非新一代光敏剂就一定优于老一代，临床医生应高度注重光敏剂的低毒性和高选择性[1]。目前临床理想的光敏剂应具备以下条件：

1. 具有官方批准的市售产品。
2. 化学纯度高，并且毒性低而光毒性高，即能产生大量的细胞毒性产物。
3. 对靶细胞的选择性高，即病变组织（靶组织）对光敏剂的吸收比正常组织更快。
4. 能被穿透靶组织的相应波长的光激发。
5. 能快速从正常组织中清除。

目前皮肤科临床常外用的光敏剂是 5-氨基酮戊酸（5-aminolevulinic acid，ALA），它是一种内源性光动力治疗药物，本身无光动力效应，在体内经一系列酶的作用生物合成具有光敏作用的原卟啉 PP（PPIX）后才发挥作用。其作用波长在 630nm 处有一个吸收峰，滞留期为 24h。ALA-PDT 几乎无副作用，研究表明 ALA 进入人体后 1～3h，病变组织中 PPIX 的含量达到高峰，6h 后逐渐下降，24h 后组织中测不到 PPIX。

总结光动力疗法的临床特点，有以下几点：

1）对病变组织选择性强，即能在光照区域内较特异地作用于靶组织、靶细胞。这是光动力疗法最突出的优点，可以最大限度地减少非病变组织即正常组织的损伤；

2）作用表浅：人体组织的光透射性较差。PDT 的有效作用深度一般很难超过 10mm。因此，PDT 的主要临床适应证是病变表浅的疾病；

3）是一种局部治疗方法：PDT 的治疗作用仅限于光照范围内，故只适用于病变范围局限的疾病；

4）全身副作用轻：由于 PDT 是一种局部治疗方法，无明显的全身副作用，所以特别适用于一般情况差、不能耐受其他治疗方法的患者，并且可以多次重复使用。

第一节　癌前期病变

癌前期病变指的是某些良性病变组织，但又具有可能的癌变潜在性。对于此类病变，如果长期不治疗有可能转变为癌。常见皮肤癌前期病变有：日光性角化病、黏膜白斑病和皮角等。对于黏膜白斑病和皮角，目前多采用冷冻、微波或激光治疗。而对于日光性角化病，因大多数皮疹发生在暴露部位，上述治疗方法易影响美观，故目前对皮损数目多、皮损面积较大，又发生在易影响美容部位者，可采用光动力治疗。

日光性角化病又称为老年焦化病(keratosis senilis)。本病易发于中老年人。是日光长期曝晒所致的一种最常见的癌前期皮肤损害。

本病白种人好发,白化病患者发病率较高。日光、紫外线、放射性热能、电离辐射,以及沥青、煤提炼物均可诱发本病。日光性雀斑样痣、面部毛细血管扩张、颈部皮肤异色病也是本病的高危因素。三要好发于日光暴露部位,如面、耳、手背、前臂。初起皮疹多为米粒至黄豆大小的肤色或淡红色扁平丘疹或小结节;也可有界限不清的红斑或色素斑。逐渐皮疹转变为黄褐色或黑褐色,有时出现暗红色如盘状红斑狼疮样改变,但无扩张毛囊口和萎缩。久之皮疹略隆起,表面疣状增殖,附着少许黏着性鳞屑。若强行除去鳞屑,可见渗出或轻度出血。皮疹多单发。一般损害约 0.3 ~ 1cm 左右,多无自觉症状或微痒。本病是慢性经过。若皮疹显著增大、隆起明显或形成糜烂、溃疡,可转变为鳞癌。

一、日光性角化病的防治原则

日光性角化病治疗目的主要在于:①清除皮疹,改善美容;②防止皮疹进一步发展转化为皮肤肿瘤。具体预防及治疗方法可从以下几方面着手:

1. 避免日光曝晒,早期使用遮光剂是有效的预防方法。

2. 低脂饮食有助于降低日光性角化病的发生,其机制尚未阐明。

3. 皮损数量少,并每个皮损面积不大,发生的皮损又不在易影响美观的部位,这时可以采用液氮冷冻。本治疗方法疗效肯定、操作方便、经济实惠,但易留色素沉着和/或瘢痕。

4. 皮损多发、面积较大者,也可采用5% 氟尿嘧啶霜或溶液,每日 2 次外搽,连续 2 ~ 3 周。也可以用维 A 酸乳膏或凝胶外搽,或氟尿嘧啶制剂与维 A 酸制剂联合应用。但这些方法疗程长,疗效不突出。

5. 光动力疗法对本病有明显效果,也是第一个获得批准应用 PDT 治疗的皮肤科适应证。尤其适用于皮损面积较大,又发生在影响美观部位者。有资料证实,发生在头面部皮损,疗效优于四肢皮损者[2]。

二、光动力疗法

1. 患者选择和禁忌证　对代谢紊乱及其伴有光敏感性湿疹、卟啉症、白化病、自身免疫性疾病,如红斑狼疮等疾病的患者,禁用或慎用光动力疗法。患者在服用金诺芬(瑞得,抗关节炎药),治疗应立即停止。以下药物常会导致光敏感性发生:氯丙嗪、盐酸氯丙嗪、灰黄霉素、异维 A 酸、四环素、盐酸四环素、甲氨蝶呤、胺碘酮等。经由医生慎重考虑,方可接受光动力治疗。

2. 外用光动力药物　首先用生理盐水清洁病变部位,尤其对于病变区表面有结痂的皮损,必须小心仔细的尽量刮擦、除去过多的痂皮。这样做可以使局部外用光敏剂吸收增加,从而提高病变组织细胞中原卟啉Ⅸ的含量。

然后在皮损部位涂光敏剂。特别注意在使用光敏剂前,应仔细阅读光敏剂使用说明书,因不同生产厂商所生产的光敏剂在使用时,有不同要求。以 5-ALA 为例:将20% 的 5-ALA 软膏薄薄地涂抹在整个病变部位,并覆盖周围 2 ~ 3mm 的正常皮肤。然后用敷料覆盖在该部位。经过 3 ~ 4 小时后,病变部位用以特定波段的光照射。也有报道,可以用

20%氨基酮戊酸溶液在皮损处涂搽,四至六小时之后用红光照射治疗。但此方法易致光敏剂溶液浸至非皮损部位,又需要反复涂搽,因而操作麻烦,故临床不常使用。

为了监测光敏剂吸收情况,通常在外用 5-ALA2～3 小时后,可用 365nm 的紫外光诱导下查看病灶区有无可见的红色荧光。若病灶区呈红色荧光反应,则为阳性结果,证实了病变组织中有 PpIX 的存在,并可见分布情况,而周围的正常组织没有这种红色荧光反应。

3. 光源选择　目前,宽波段绿光、红光、蓝光和激光(585nm、595nm 和 630nm)都已应用于激发原卟啉IX。

4. 光剂量选择　有效光剂量的大小取决于照射光源能量的多少和所使用的光敏剂所吸收的光波长范围大小。因而,为了提高疗效,增加光剂量是有效手段。增加光剂量的方法有:延长光敏剂作用时间,使局部组织吸收光敏剂增加,从而提高病变组织细胞内 PpIX 含量。另外,在确定光源前提下,延长光照时间[3]。

但是在提高疗效的同时,局部不适也会明显增加。目前认为疼痛与光动力直接损伤皮肤神经有关。目前大多数学者认为,对日光性角化病治疗可以采用相对较低的光剂量。但是目前尚无统一剂量标准。目前需要操作医师从小剂量开始,根据病者的治疗反应调整用量[4]。

有资料证实,PDT 一次治疗可使 80%～100% 的光化性角化病获得临床痊愈。仅有少数患者需要 2～3 次重复治疗。通常,间隔治疗时间为 2～3 周[5]。

5. 副作用及注意事项　多数患者在照射治疗过程中有一些不适,常见是烧灼感及麻刺感。一般情况下,大部分患者都可耐受。局部的光敏性会持续数小时,应注意避光。偶见炎症后色素沉着或色素减退。

第二节　皮肤肿瘤

临床常见皮肤肿瘤有鲍温病(Bowen's Disease)、基底细胞上皮瘤和鳞状细胞癌等。

鲍温病是一种表皮内鳞状细胞癌,所以又称为皮肤原位癌、原位鳞状细胞癌或表皮内鳞癌。本病多见于中年以上的人,男女均可累及。皮损可发生于身体的任何部位的皮肤或黏膜处。皮损一般单发,少数多发,个别可以泛发。一般无自觉症状。初期皮疹为淡红或暗红色丘疹或边界清楚的非浸润性的斑片,表面有少量鳞屑或痂皮。逐渐增大融合成斑块。皮疹直径可达数毫米至数厘米不等。皮疹边缘稍隆起,形态呈圆形、环形、不规则形或匐行形。强行剥离痂皮后露出颗粒状或肉芽状红色湿润面。若在黏膜发病,常呈乳白色或红色的线状、点状或不规则形斑片,表面粗糙不平,部分呈息肉样改变。女阴、阴道、鼻腔黏膜、眼结膜和喉部是好发部位。本病病程慢性,大多数患者迁延数年不变,仅少数患者转变为浸润癌,甚至发生区域淋巴结转移。本病皮疹如短期内生长迅猛、出现浸润性结节、蕈样损害或发生溃烂常是侵袭性生长的征象。要高度警惕。

基底细胞癌又称为基底细胞上皮瘤(basal cell epithelioma)、基底细胞瘤(basalioma)和侵蚀性溃疡(rodent ulcer)等。是皮肤癌中最多见的一种。本病男性比女性稍多,老年人比青年人多见,年龄高峰在 50～60 岁之间。好发于暴露部位,尤其在眼眶周围、鼻翼、鼻唇沟和颊部多见。早期表现为小的有光泽的、境界清楚的斑片,边缘隆起,其上见珍珠样小丘疹。皮损表面常有毛细血管扩张或中央凹陷、糜烂、结痂,甚至表浅溃疡。基底细

胞癌生长缓慢,很少发生转移。根据皮损形态,常见以下几型:

1. 结节溃疡型　本型常见,损害多单发。初发皮疹多为黄豆大小的蜡样结节,逐渐增大,中央糜烂或破溃而形成溃疡,并逐渐侵袭周围组织。少数情况下,基底细胞癌可侵犯或压迫重要的器官如眼,耳,口及硬脑膜,从而导致残疾,甚至死亡。

2. 色素型　基本皮损同结节溃疡型,但皮损有明显褐色或黑褐色色素沉着,有时易误诊为黑色素瘤。

3. 硬斑病样或纤维化型　局部皮肤硬化,呈蜡样光泽的白色斑块,皮损边界不十分清楚,晚期可破溃、结痂。

4. 浅表型　本型又称表皮内癌。多发生于躯干或四肢。皮损可为一个或数个,甚至泛发。皮损常为边界清楚的鳞屑性红色斑片,大小不等,呈匐形性向周边缓慢发展。有些损害直径可达 10cm 左右。皮损边缘常见细小的珍珠样丘疹。

5. 纤维上皮瘤型　皮损好发于躯干下部,可单发或多发。表现为质软、表面光滑的肤色或棕色的结节或斑块,外观似纤维瘤样改变。皮损生长缓慢,较大皮损底部易出血,中央萎缩或破溃。

另外,还有一些少见类型,如瘢痕疙瘩性基底细胞癌、囊性基底细胞癌等。

鳞状细胞癌简称鳞癌,又称表皮样癌(Epidermoid carcinoma)。本病是发生在皮肤或黏膜的恶性肿瘤。起源于表皮或附属器角质形成细胞。本病与多种因素有关,其中紫外线是最重要的致病因素之一。研究证实,UVB 损伤 DNA,杀伤局部朗格汉斯细胞而致本病。在美国应用补骨脂素加 UVA 治疗的患者鳞状细胞癌发生率较高。一些因遗传性疾病所致缺乏对日光损伤 DNA 的修复能力的患者易患鳞状细胞癌。另外,一些经常接触化学物质如砷、焦油、沥青者易发生本病。光化性角化病、黏膜白斑、灼伤、瘢痕和一些慢性皮肤病如寻常狼疮、盘状狼疮、慢性溃疡等也易发生鳞状细胞癌。据报道,免疫抑制患者鳞癌的发病率明显增高。在肾移植并用免疫抑制剂时,皮肤鳞癌的发病率比普遍人群高18 倍。热损伤、X 射线长期接触也易致鳞状细胞癌的发生。人类乳头瘤病毒(HPV),尤其是 16、18、30 和 33 型与鳞状细胞癌的发生也有一定的关系。鳞状细胞癌的发病率仅次于基底细胞癌,在皮肤癌肿中占第二位。

一、治　疗　原　则

对皮肤肿瘤治疗,首先应根据患者年龄、皮损大小、位置及病理组织学改变,综合分析后制定治疗方案。

目前手术切除治疗方法,仍是首先需要考虑的。最好采取 Mohs 手术(在显微镜下切除组织)。对不能手术者也可选用电凝、冷冻、X 线或激光治疗,但这些方法易留色素沉着或减退,甚至瘢痕。

局部应用氟尿嘧啶会使皮损表皮愈合,而使皮下肿瘤细胞继续生长,故不主张用此方法治疗基底细胞癌。

若皮损面积较大或皮损发生在眼、口、鼻等特殊部位不宜手术者;或患者不宜采取手术治疗,并病理证实损害比较表浅者,可选用光动力治疗。目前,光动力治疗可视为皮肤肿瘤的二线治疗方法。光动力治疗的操作方法,副作用等基本同日光性角化病。

二、光动力治疗

1. Bowen's 病　因为 Bowen's 病变位于表皮内,光敏剂的皮肤渗透深度相对安全。多项研究已经证实一次 ALA-PDT 的治愈率为86%,2~3 次治疗后升高到93%[6]。

一般光敏剂外敷时间相对要求较长,可以达4~8 小时。照射光源可以是宽波段光和激光,红光(595nm 和 630nm)作用强于绿光(525~555nm)都已应用于激发原卟啉IX。

2. 基底细胞癌(Basal Cell Carcinoma,BCC)　根据报道,局部 ALA-PDT 治疗浅表型 BCC 的治愈率为79%~100%,而对结节型 BCC 清除率仅为10%~75%,主要因为 ALA 渗透深度和采用光源的穿透深度不够所致。也有报道,刮除部分结节型 BCC 皮损后再行 ALA-PDT 治疗,则可以提高皮损治愈率[7]、[8]。

3. 鳞状细胞癌　关于鳞状细胞癌光动力治疗的研究报道相对较少。因为鳞状细胞癌具有侵袭性生长及易复发、易转移的特点[9]、[10]。故主张首选手术切除治疗。光动力疗法仅适用于早期鳞状细胞癌而不能行手术治疗者。

对各种皮肤肿瘤实施光动力治疗结束后,皮疹完全痊愈后,仍需要严密观察治疗区的情况1~3 年。若有皮疹复发,首先行皮疹区病理检查,以确定皮疹的性质,皮疹的深浅。其次行全身体检,明确有无转移。若病理检查证实皮疹仍比较表浅,全身检查无转移征象,可以继续使用光动力方法治疗。有资料证实,重复使用光动力治疗仍然有效。若皮疹病理检查证实有侵袭性生长,侵犯部位较深,则主张手术切除。

第三节　光　老　化

皮肤的老化分为内源性老化和外源性老化。内源性老化指的是单纯随年龄增长而产生的改变,即人体自然老化,纯粹是一个渐进性演变过程,从30~35 岁起变得明显,一般在此之后随年龄的增加而逐渐更加明显,尤其是非暴露部位皮肤易于见到。表现为皮肤变白、出现细小皱纹、弹性下降、皮肤松弛等。组织学的改变主要包括表皮变薄,真皮中细胞成分减少,真皮血管、胶原和弹力纤维逐渐减少。外源性老化指的是光老化,也称为皮肤日射病。许多研究证明日晒是引起皮肤外源性老化的唯一因素。光老化的作用光谱尚未完全确定,目前一般多认为主要与中波紫外线(UVB)有关,但也不能排除长波紫外线(UVA)的作用。长波紫外线(UVA)具有更深的穿透能力,对皮肤胶原蛋白及弹性硬蛋白的降解作用可能更强。主要由紫外线照射所致的光老化使人在20 岁以后就开始出现老化征兆,比自然老化平均提前了10 年左右。光老化主要表现为皱纹、皮肤松弛粗糙、淡黄或灰黄的皮肤变色、毛细血管扩张、色素斑形成,甚至发生皮肤肿瘤等。近年来由于臭氧层的逐渐破坏,到达地面的紫外线量增加,更加速皮肤光老化及皮肤肿瘤的发生。光老化的组织学改变除有与内源性老化相同的组织学改变外,还常见到真皮上部嗜碱性变,表皮黑色素增多,有时可见角化不良细胞及不典型的细胞等。尽管内源性老化和外源性老化有所不同,但临床表现差异不大,而且两者之间还相互有促进作用。

现代医学不仅要防病治病,而且越来越重视老化问题的研究。皮肤的衰老不仅影响人的容貌,而且带来多种皮肤疾病的发生,甚至与皮肤癌的发生有着病因学的联系[12]。因而更是受到广泛重视。近年来,治疗光老化的方法不断涌现,如光子嫩肤、E 光嫩肤和光动力疗法等。光子嫩肤在消除色素、改善皮肤红血丝、改善皱纹和皮肤弹性方面,有明显疗效。但对日光性角化病治疗效果就相对较差。而光动力疗法的诞生,则就是利用光动力原理对皮肤进行治疗和养护的一种综合性高新技术。比较全面地解决了皮肤光老化的问题外,对日光性角化病也有较好的疗效。目前将光动力治疗光老化,也称为"光动力嫩肤",有资料显示光动力嫩肤还可以促进单用光子嫩肤的治疗效果[2]。

一、病 例 选 择

1. 具有皮肤光老化的表现(皮肤皱纹增多、不规则变薄、斑片状色素沉着和毛细血管扩张)外,并伴有日光性角化病的皮疹。
2. 患者身体情况良好,无光敏性疾病史。
3. 患者无服用光敏性药物史。

二、治 疗 方 法

已研究证实,ALA 作为外用光敏剂,外涂后可以渗透进入表皮角质层并聚集在营养不良细胞、肿瘤和皮脂腺细胞内。再进一步转化为原卟啉Ⅸ(PpⅨ)。在治疗皮肤光老化伴有日光性角化病时,有学者用 ALA 外涂,4 小时后用强脉冲光光源照射治疗,每月一次,经 2 次治疗后,收到明显效果。不仅日光性角化病皮损治愈,而且美容效果极佳[13]、[14]。还有主张外用光敏剂短时间接触治疗的,即外用光敏剂 20% ALA 溶液 0.5～1 小时后,再用特定光源照射治疗。目前,外用 ALA 后,光动力嫩肤治疗光源除强脉冲光源(500～1200nm)外,还可以选择蓝光(405～420nm)、红光(635nm)和脉冲染料激光(585～595nm)。

三、副作用及注意事项

当用强脉冲光治疗时,其产生的热能,具有脱毛的作用。因而在全面部治疗过程中,不可避免的导致胡须部位的脱毛发生。所以对男性患者不宜选用强脉冲光源治疗。

(惠　艳)

参 考 文 献

[1] Ruiz-Rodriguez R,López-Rodriguez L. Nonablative skin resurfacing:the role of PDT. J Drug Dermatol,2006,5(8):756-762

[2] 李峻亨主译. 光动力疗法与医学美容-美容皮肤科实用技术. 人民军医出版社,2007,38

[3] Clark C,Bryden A,Dawe R et al. Topical 5-aminolaevulinic acid photodynamic therapy for cutaneous lesions:outcome and comparison of light sources. Photoderm Photoimmu photomed,2003,19(3):134-141

[4] Radakovic-Fijan S,Blecha-Thalhammer U,Kittler H et al. Efficacy of 3 different light doses in the treatment of actinic keratosis with 5-aminolevulinic acid photodynamic therapy:a randomized,observer-blinded,intrapatient,comparison study. J Am Acad Dermatol,2005,53(5):823-827

[5] Goldman MP,Atkin DH. ALA/PDT in the treatment of actinic keratosis:Spot vs. confluent therapy. J Cosmet Laser Thera,2003,5(2):107-110

[6] Guillen C,Sanmartin O,Escudero A,et al. Photodynamic therapy for in situ squamous cell carcinoma on chronic radiation dermatitis after photosensitization with 5-aminolevulinic acid. J Euro Acad Dermatol,

2000,14(4):298-300

[7] Vinciullo C,Elliott T,Francis D et al. Photodynamic therapy with topical methyl aminolaevulinate for'dif-ficult-to-treat' basal cell carcinoma. J Dermatol,2005,152(4):765-772

[8] Haller JC,Cairnduff F,Slack G,et al. Routine double treatments of superficial basal cell carcinomas using aminolaevulinic acidbased photodynamic therapy. Br J Dermatol,2000,143(6):1270-1274

[9] Dougherty TJ. Photosensitizers:therapy and detection of malignant tumors. Photochem Photobiol,1987,45(6):879-889

[10] Svanberg K,Andersson T,Killander D,et al. Photodynamic therapy of Non-melanoma malignant tumours of the skin using topical delta-aminolevulinic acid sensitization and laser irradiation. Br J Dermatol,1994,130(6):743-751

[11] 钱佳萍,冯岩,任华丽,等. 光动力学疗法治疗皮肤癌疗效分析. 中国医学物理学杂志,2000,3(17):143-145

[12] 吴和岩,周华. 光老化的预防与治疗. 国外医学卫生学分册,2003,30(3):166-169

[13] 林孟盈,项蕾红. 光动力疗法在皮肤光老化治疗中的应用. 国际皮肤性病学杂志,2007,33(6):334-336

[14] Alster TS,Konda SP. Plasma skin resurfacing for regeneration of neck,chest,and hands:investigation of a novel device. Dermatol Surg,2007,33(11):1315-1321

29

第二十九章
寻常痤疮的治疗

痤疮是一种累及毛囊皮脂腺的慢性炎症性皮肤病,皮疹好发于面部、胸部和背部。多国健康监测系统统计数据显示,痤疮皮疹呈多形性,可表现为丘疹、脓疱、结节、囊肿和粉刺等。

临床根据皮疹的严重程度,目前常采用 Pillsbury 分类法将痤疮分为 I 至 Ⅳ 度[1]（表 5-29-1）。

表 5-29-1 痤疮的严重程度分类

严重程度	临床表现特点
I 度（轻度）	散发至多发的黑头粉刺,可伴散在分布的炎性丘疹
Ⅱ 度（中等度）	I 度＋炎症性皮损数目增加,出现浅在性脓疱,但局限于颜面
Ⅲ 度（重度）	Ⅱ 度＋深在性脓疱,分布于颜面、颈部和胸背部
Ⅳ 度（重度～集簇性）	Ⅲ 度＋结节、囊肿、伴瘢痕形成,发生于上半身

除寻常痤疮外,临床尚可见聚合性痤疮、暴发性痤疮等特殊类型的痤疮。目前痤疮在临床治疗的原则是去脂、溶解角质、杀菌、消炎及调节性激素水平,治疗方法多种多样。对于相当一部分患者,目前临床常规采用的治疗方法效果不够满意,或者还会产生一定副作用,如采用抗生素治疗痤疮是多年来临床治疗痤疮的主要方法之一。但是痤疮丙酸杆菌对抗生素的耐药性从 1978 年的 20% 升高到 1996 年的 62%。维 A 酸类药物虽然早已被批准应用于囊肿性和严重性痤疮的治疗,但该疗法由于其较多的副作用,限制了临床使用。

目前应用光动力疗法来治疗中度到重度痤疮已经被证明取得了不同程度的疗效,是近年来诞生的最有希望的新疗法之一。目前认为,ALA-PDT 治疗痤疮能从三方面发挥作用:①光动力学方法能直接杀灭痤疮丙酸杆菌;②光动力学方法直接损伤皮脂腺,抑制皮脂生成;③光动力学方法能抑制角质形成细胞而减少毛囊阻塞。

一、病 例 选 择

除光敏者外,光动力治疗痤疮适用于各种类型、所有部位的患者。但干性皮肤者治疗后要格外注意皮肤保湿,因为光动力治疗损伤皮脂腺,抑制皮脂分泌。

二、治 疗 方 法

国外最初报道的治疗方法之一是外用 20% ALA 溶液 4 小时后,再用特定波长光照射皮疹区。此方法优点是无口服用药的全身副作用,但易致皮损区发生色素沉着。为此,诞生了口服 ALA 的光动力疗法。即 ALA 按 10mg/kg 口服给药,服药后严密观察有无副作用出现。最常见副作用是恶心,多发生在服药后 2 小时,很少发生呕吐。若发生恶心,可以给予止吐药物对症处理。另外需要交代患者,在口服 ALA2 小时后即可发展为光敏感,所以要求患者服药后至治疗当天均应停留在室内,照光治疗时应着深色衣服。

后来改进的方法比较多,大多是经验性的。为了减轻治疗时的反应,外用药物的浓度从 2.5% ~20% 不等,外用药物的时间也从 30 分钟至 4 小时不等。

光照射治疗时,首先应注意眼睛、口唇、鼻腔黏膜的防护,不能接触到照射的治疗光。因光照射治疗时疼痛感较轻,能够忍受,一般不需要进行麻醉[2]。

照光治疗时,光能量应从小剂量开始,尤其面部治疗更为重要,否则易发生副作用,如红斑、肿胀,甚至导致形成瘢痕。

三、光 源 选 择

本治疗的光源可以由多种激光和灯光提供。目前报道使用较多的是蓝光源、血管激光和强脉冲光(IPL)光源[3]。应根据皮损情况选择不同光源。一般无囊肿或结节性皮疹的,仅有丘疹、粉刺改变的皮肤,可选择波长 410nm 的光源,这时光穿透能力约 2mm 左右,对皮脂腺能发挥很好的治疗作用。相反,若皮疹以囊肿或结节性改变为主要表现的,则应选择 630nm 波长的光源。这时光穿透能力更强、更深,才能发挥更好的治疗作用。

目前国内用的较多的光源是半导体二极管(LED)光源发射仪,能发射出蓝色和红色光源。我们所用的 LED 光源发出的蓝光波长是 415nm,红光波长是 633nm。

四、副作用及处理方法

外用光敏剂再用光照射治疗痤疮的方法,易致局部发生色素沉着。口服光敏剂再用光照射治疗痤疮的方法,可以减少色素沉着的发生,但是口服光敏剂后常易发生恶心。照光治疗期间,大多数患者会感觉局部轻度灼热及微痛,一般这种反应属于正常现象,仅需要局部冷敷处理即可。无需光剂量调整。若灼热及疼痛明显,并发生红斑,严重时发生水肿。常说明光剂量过量,需要减少光剂量,并要求积极进行局部冷敷。必要时应用抗组织胺类药物及/或用 10% 葡萄糖酸钙加维生素 C 静脉滴注等。在这种情况下,若不积极处理,或处理不当,常可以导致瘢痕形成。

（惠　艳）

参 考 文 献

［1］　张学军. 皮肤性病学. 人民卫生出版社. 2004,164-166

［2］　Itoh Y,Ninomiya Y,Tajima S et al. Photodynamic therapy of acne vulgaris with topical delta-aminolevulinic acid and incoherent light in Japanese patients. Br J Dermatol,2001,144(3): 575-579

［3］　Papageorgiou P,Katsambas A,Chu A. Phototherapy with blue(415nm)and red(660nm)light in the treatment of acne vulgaris. Br J Dermatol,2000,142(5): 973-978

第三十章
鲜红斑痣光动力治疗

激光光动力治疗微静脉畸形的设想是由我国学者首先提出。1984年我国学者马宝章开展连续氩激光泵浦染料激光光动力治疗微静脉畸形-鸡冠模型实验研究获得成功;1987年美国学者率先报道临床治疗膀胱肿瘤患者的伴发微静脉畸形获得成功;1992年我国学者顾瑛、李峻亨等[1]报道应用氩激光光动力治疗微静脉畸形获得成功。随后又提出应用铜蒸气激光开展光动力治疗,取得较好的疗效,并在国内推广。几乎是在同一时期上海第九医院也开展了以氩激光泵浦染料激光(600nm)、氩激光(488nm,514.5nm)为光源的探索性光动力治疗研究。在这些临床研究的基础上我国学者摸索出了一种全新的治疗鲜红斑痣的光动力方案。

光动力疗法是以光、光敏剂和活性氧元素的相互作用为基础的一种新的疾病治疗手段,20世纪70年代开始应用于人类肿瘤的治疗,并取得良好的效果,其作用机制包括化学机制和生物机制两个方面[2],其化学机制主要包括Ⅰ型反应和Ⅱ型反应。根据光敏剂在各组织中的半衰期不同并有亲肿瘤组织的特性,使得某特定时间段肿瘤组织中的光敏剂的浓度高于其周围正常组织,在特定波长的光源照射下,光敏剂吸收光能后迅速形成短寿命的单线态,经过系统内交联,跨越到寿命较长的三线态;在Ⅰ型反应中,光敏剂的三线态与底物发生电子转移,产生底物或光敏剂的自由基或自由基离子,它们可进一步与周围的氧反应生成氧化物。Ⅱ型反应机制是光敏剂的三线态与基态分子氧发生能量传递产生单线态氧。单线态氧是一种高反应活性的物质,它具有亲电性,能高效地氧化生物分子。在大多数情况下,Ⅱ型反应起主导作用。其他活性物质,如羟基自由基、超氧阴离子自由基等也参与了光化学反应的某些过程,单线态氧与氧化物都具有细胞毒作用,尤其单线态氧是光动力作用诱导肿瘤损伤的主要形式。生物机制则以化学机制为基础,PDT在肿瘤治疗方面的研究表明:PDT在直接杀伤肿瘤细胞的同时,也可损伤微血管内皮细胞,引起血栓形成和血管闭塞,并诱导机体产生抗肿瘤免疫反应。其中PDT对微血管的这种损伤机制同时也为治疗微静脉畸形提供了理论依据。

在鲜红斑痣的治疗中,一般推断其治疗机制为[3]光敏剂经静脉注射后立即在血液中形成浓度高峰,并被血管内皮细胞迅速吸收,而表皮层细胞吸收尚很少。因此光敏剂的分布在血管内皮细胞与表皮层细胞间形成明显的浓度差。此时给予穿透表浅、可被选择性吸收的特定波长的激光照射,使光敏剂产生单态氧等光毒物质。血管内皮细胞因含较多光敏剂而对光动力学作用十分敏感,在激光照射下,光照部位的血管内皮细胞与病变血管网因强烈的光毒性反应而受到破坏,但其表面的表皮,周围组织及表皮特别是其基底细胞层,则因光敏剂含量极少而仅产生轻微的、可恢复的光毒性反应而不受损伤,从而既有效地破坏了鲜红斑痣中扩张畸形的(病变)毛细血管网,又完好地保留了覆盖其上的正常表皮。位于扩张畸形毛细血管网下的正常真皮深层组织则因激光穿透浅、难以达到有效激发量也得到保护。

光动力疗治治疗后,最初血管会出现一定程度的扩张,血流量有所增加,不同的研究者给出了不同的解释:Smith 等[4]认为血流量增加可能为 PDT 治疗时氧的消耗引起血管反应性扩张和/或急性炎症反应。而顾瑛等则认为[5]光动力疗法时功率密度为 80 ~ 100mW/cm^2 的激光照射可使体表温度升高 3℃~5℃。微血管的扩张可能与局部温度升高有关。但他们均认为光动力治疗的这些早期的血管改变将有利于光敏剂和氧的供应,有利于靶细胞对光敏剂的吸收,因此这一现象对光动力治疗是有益的,提示目前有部分医师临床治疗时在推注光敏剂的同时就开始照光的治疗方法或许也有合理性的一方面;另外光动力治疗后引起的即刻血管扩张,增加了局部的血红蛋白分子,导致本来对标准染料激光疗法抵抗的小血管热凝固,因此可增加染料激光的疗效。如 Kelly 等[6]在鸡胚绒毛膜尿囊膜模型试验中发现联合使用 PDT + PDL 比单纯 PDT 对血管的损伤大 127%,比单纯 PDL 大 47%,因此联合 PDT + PDL 具有协同作用。

随着光动力治疗,最初扩张的血管血流量会逐渐减少甚至停止,与之伴随的是患者会逐渐出现如下感觉:温热感,轻微的瘙痒或蚁走感,轻微的疼痛,以后疼痛的程度逐渐加重。顾瑛等[5]以来亨鸡鸡冠为实验动物模型,静脉注射血卟啉衍生物(HpD)10mg/kg 后,以波长为 532nm、功率密度为 100mW/cm^2 的连续激光照射。结果显示光动力作用 5 分钟时,微循环结构无改变,但血流量增至对照组的 1.17 倍($P < 0.05$);光动力作用 10 分钟时,血管内皮细胞及管腔内血红细胞轻度损伤改变,管腔扩张,血流量明显增加,为对照组的 1.70 倍($P < 0.05$);光动力作用 20 分钟时,微血管损伤明显,血流明显减慢,血流量为对照组的 94.3%($P > 0.05$);光动力作用后第 1 天和第 3 天,微血管损伤加重,血流基本停滞,血流量分别为对照组的 19.3% 和 21.6%($P < 0.05$),依据这一观察顾瑛等将光动力治疗的疼痛解释为缺血性疼痛。然而,笔者认为光动力治疗过程中的疼痛最少不能完全用疼痛性缺血来解释,理由是:①如果是缺血性疼痛,治疗后组织应该会发生坏死;②临床上发生的疼痛是一个由轻到重的过程,当治疗结束,或者光斑暂时移开治疗区,疼痛会很快缓解。因此用氧自由基或炎症因子的释放来解释疼痛可能更合理:治疗中这些物质逐渐释放出来,并呈浓度梯度的上升最终导致疼痛的逐渐加重;③无论是静脉给药的光动力治疗还是局部外用药的光动力治疗,在治疗过程中同样会发生随着照光时间延长而不断加重的疼痛,两者非常类似,但是在局部外用光动力的治疗中,用缺血性疼痛来解释显然过于牵强;④从顾瑛的研究来看,光动力治疗停止后的第 1~3 天,微血管损伤更为严重,而且血流基本停止;因此如果以缺血性疼痛来解释的话,此时的疼痛应该更重,但是实际情况是光照停止,疼痛便立刻缓解;⑤临床观察到疼痛的程度与疗效存在某种相关性,换言之,如果不发生疼痛,则治疗可能完全无效,提示疼痛可能就是光动力发生作用的开始,进一步提示疼痛的发生可能源于各种因子或氧自由基的释放。然而这些推断需要今后更为直接的实验数据去证实。

一、血卟啉单甲醚

光动力疗法较早应用于肿瘤的治疗并且卓有成效。光敏剂的一个重要特性是,它能够在病变组织优先聚集并产生特定的生物效应,而对周围的正常组织影响较小或没有影响,这一特性使得 PDT 成为继手术、化疗、放疗之后的第四种非常有发展前景的肿瘤治疗方法。另外作为一种探索性的治疗,PDT 在其他疾病如鲜红斑痣、银屑病、风湿性关节炎等的治疗方面也取得了一定的进展。

除了所选择的光源对 PDT 疗效具有影响外,另外一个影响疗效的关键因素就是所使用的光敏剂。自从第一代光敏剂进入临床使用后,在临床上取得了显著的成效,但由于血卟啉衍生物是多种卟啉的混合物,其组分及化学结构尚未完全阐明,且在体内排泄缓慢,尤其是与胶元纤维有较强的亲和力,因此治疗后造成皮肤长时间的光敏感,对皮肤的光毒性反应可持续 1~2 个月,部分患者长达 3~4 个月。在此期间,患者必须严格避光,严重影响患者的生活和工作质量。同时给临床治疗也带来很大不便。目前国内外临床应用的肿瘤光动力治疗药物如血卟啉衍生物(HpD)和光敏素 II(Photofrin II)等,均为组成不定的卟啉混合物,其肿瘤光生物活性成分至今尚未阐明,并都含有相当数量对肿瘤无选择性摄入作用的光敏化卟啉,如血卟啉、羟乙基乙烯基次卟啉和原卟啉等,常导致正常组织长时间的光毒反应。因此,寻找一种选择性强、排泄快、毒性低的光敏剂非常重要。一般认为理想的光敏剂应符合以下特点:

1. 化学组分单一、结构明确且性质稳定,治疗后能迅速被机体清除并排出体外;

2. 能被靶器官优先摄取并富集,正常组织最少吸收,使治疗的选择性最大化;

3. 光毒性低,治疗后需要的避免光时间短,术后最小影响患者的生活;各系统副作用小,对重要器官系统,如肝、肾、心、血液系统的影响小;

4. 光敏剂对治疗光源的吸收良好,或者其吸收峰值与光源的波长相匹配,最大程度激发光动力效应,单线态氧及其他活性氧物质产量高,疗效高;

5. 对于较长波长的光(如 600~800nm)有较强的吸收能力,来保证治疗光源的穿透深度,进而增加治疗的深度。

20 世纪 90 年代初发现混合卟啉制剂癌光啉治疗肿瘤的主要光生物活性成分为(hematoporphyrinmonomethyl ether, HMME)。HMME 是一种组成单一、性能稳定的新型光敏剂。HMME 的化学名称为 3-(或 8-)(1-甲氧基乙基)-8-(或-3-)(1-羟乙基)-次卟啉 IX,或血卟啉 3-或 8-单甲醚,是一对同分异构体。激发峰为 395nm,发射峰为 613nm。基础研究表明 HMME(甲醇溶液)于 401nm、500nm、533nm、569nm、613nm 处具有特征吸收峰。它可迅速从组织中清除,对正常组织的光毒作用很低,急性和长期毒性均低于第一代光敏剂血卟啉衍生物(hematoporphyrin derivative, HpD)。HMME 较 HpD 具有成分单一明确、组成稳定、给药后避光期短等明显优点。而且 578.2nm 激光以 $10mW/cm^2$ 照射 2.5g/ml HMME、HpD,结果发现 HMME 单线态氧和活性氧物质的产量是 HpD 的 8 倍。以上特点使得 HMME 成为一种高效、毒副作用低、非常有应用前景的新一代光动力药物。

血卟啉单甲醚在动物体内的药代动力学研究结果显示血卟啉单甲醚静脉注射后,在家兔体内的药时过程为线性一级动力学过程,第一分布相和第二分布相显示该药静脉注射后迅速由中央室向周边室分布,消除相显示该药消除也较迅速,不易蓄积。以上特点使得 HMME 的光毒反应较第一代光敏剂显著减轻。

光敏剂在有氧环境中,经特定波长的光的激发,产生多种活性氧物质(reactive oxygen species,ROS),包括单线态氧($^1O_2$)、氧自由基、羟自由基等等,$^1O_2$ 在其生存期内只能扩散 20nm 左右,所以光敏剂的亚细胞定位是尤其重要的,它决定了原始损害的位置。不同亚细胞定位的光敏剂诱导细胞凋亡的途径不同。HMME 进入靶细胞后分布于线粒体、溶酶体、内质网和高尔基体,因此 HMME 诱导凋亡的机制可能是非常复杂的。近年来的研究发现定位于线粒体的光敏剂首先使线粒体损伤、内膜通透性增加,内膜的通透性导致线粒体肿胀、外膜破裂,细胞色素 C 自膜间隙释放(或通过形成的特殊通道释放),半胱天冬酶被激活,细胞最终发生凋亡[7]。

迄今为止的临床前药理学研究治疗显示,HMME 在小鼠的实验中其主要靶器官为肝、肾和红细胞系统,出现损伤的程度与药物剂量成正比,并可在停药后两周内恢复。未发现 HMME 有致突变性,也未发现 HMME 对孕鼠母体毒性、胚胎毒性和致畸作用。

目前,HMME-PDT 的动物实验主要有关于鲜红斑痣、关节炎、血管损伤等的研究。给莱亨鸡静脉注射 HMME 和 HpD,发现 HMME 在鸡冠组织中的含量于注射后 10min 显著高于 HpD,直至 80min 仍显著高于 HpD,说明 HMME 较 HpD 更容易被皮肤微血管内皮细胞摄取,更有利于对鲜红斑痣的治疗。以兔耳缘静脉为研究对象,以不同的功率密度、照射时间、HMME 剂量,比较各组兔耳缘静脉血栓形成比率,发现在一定范围内局部激光照射能量越高、光敏剂的剂量越大,越容易形成血栓。

光敏剂不仅可以用于疾病的治疗,因为它可以优先聚集在肿瘤组织,所以通过激光诱发荧光,还可以进行对肿瘤的诊断[7]。例如 HMME 能选择性地被吸收并潴留于肺癌组织中,而正常支气管组织中吸收的 HMME 较少,且排泄较快,故在一定时间内肺癌组织中的 HMME 浓度高于周围正常支气管组织,HMME 被特定波长的激光激发后能产生特征性的红色荧光(特征峰),从而使正常支气管组织与肺癌组织区分开,使诊断更加直观、可靠。

二、临床应用

顾瑛等采用无创的激光多普勒技术,对 56 例鲜红斑痣患区皮肤血流量进行定量检测,比较光动力治疗前后血流量的动态变化,结果显示:①造成鲜红斑痣患区皮肤呈现异常红或紫红色的直接原因是该部位血管内含血量增加。鲜红斑痣患区皮肤血液灌流量明显高于正常对照区,二者差异非常显著($P < 0.01$)。增厚型病变的血流量为 4.29,而紫红型病变为 2.41,明显低于前者,说明病变程度与血液灌流量有关;②光动力治疗中和治疗后,治疗患区血流量的变化具有一定的规律性,表现为缓慢、持续下降的特点。在治疗开始 10 分钟患区血流量增加,表明激光照射对局部血管有轻度扩张作用,这将有利于靶细胞对光敏剂的吸收。随着照光时间延长,血管内皮细胞因受到光敏损伤而逐渐出现肿胀,使管腔变小,血流减慢,治疗患区血流量随之开始下降。照光结束后,尽管光敏反应已停止,但光动力所造成的毛细血管网光敏损伤反应有一变化过程,并未停止。治疗后 3 至 6 个月治疗患区的血流量仍有下降变化,6 个月以后治疗患区血流量才趋于稳定。这个变化过程与形态学研究结果相吻合,毛细血管网在光敏损伤后的形态学变化有一个时间过程,在此期间毛细血管网由内皮细胞损伤开始,逐渐发展为管腔缩小、微血栓形成、管腔闭锁、管壁破坏,直至毛细血管数量减少。

1. 疗效及影响疗效的因素　顾瑛等[8]对 1385 例病人的 1949 处鲜红斑痣皮损进行光动力治疗,每位病人静脉内注射 HpD 或 HMME 3～7mg/kg,激光光斑 2～8cm,波长 488.0～578.2nm,能量密度 50～100mW/cm²,能量 90～540J/cm²,治疗的 1949 处皮损中 99.7%随访到治疗结果,效果非常好 128 处(6.6%)(100% 清除),良好 746 处(38.3%)(清除率>75%),中等 923 处(47.4%)(清除率 50%～75%),较差 145 处(7.4%)(清除率<50%),无效 7 处(0.3%),粉红色皮损经单次光动力治疗就能取得良好的疗效,而成人紫色皮损需要 2 次或更多次的治疗。

王开等[9]对 128 例鲜红斑痣患者共 147 个治疗区行 PDT 治疗,于照射中和治疗结束即刻观察治疗区的反应情况,并对疗效进行随访,治疗区主要表现为褪色、明显暗紫加黑点、明显暗紫、略暗四种反应类型。粉红型患者以褪色型反应最多见(占 65.2%),而较少出现明显暗紫或明显暗紫加黑点型反应;紫红型患者以略暗型反应最常见(占 69.8%),褪色型反应少见;而增厚型患者以明显暗紫型反应最多见(占 42.0%);其他反应次之。同一病灶如行第 2 次治疗时,病灶反应类型会发生变化。粉红型病灶略暗型反应增多(占 75.0%),而褪色型反应减少(占 25.0%);紫红型或增厚型病灶褪色型反应增多(分别占 27.3% 和 31.3%),明显暗紫或明显暗紫加黑点型反应则减少。由此可见治疗中红斑区的变化情况反映了异常毛细血管网受光敏损伤的程度。通过对疗效的随访可知,不同的反应类型其疗效亦不同。本组病例的观察显示明显暗紫加黑点型反应疗效最佳,褪色型反应和明显暗紫型反应疗效次之,略暗型反应疗效较差。

顾瑛等[10]对 1216 例鲜红斑痣,共 2283 人次的治疗,共治疗了 2821 个皮损的情况进行了总结报道,认为光动力治疗的疗效与下列因素有关:

病变类型:光动力的疗效与病变程度密切相关,对粉红型病变的治疗效果明显优于紫红型,对增厚型病变的疗效低于前两者,三型间疗效差异非常显著($P<0.01$)。这个结果与以往光动力治疗鲜红斑痣的临床研究结果一致。说明光动力一样对各型鲜红斑痣均有效,同时也进一步验证了皮肤血流量的研究结果,即光动力对各型病变的作用强度基本相同,而临床疗效主要取决于病变程度。这表明光动力破坏病变血管网的作用是有限度的,如病变血管网数量超过这一作用限度,即不能达到一次治愈的临床效果,需多次治疗才能使病变毛细血管网逐次减少,血流量逐步达到正常水平,红斑逐渐消退。

光敏剂:经海姆泊芬光动力治疗的 774 个病灶全部有效,明显褪色者达 94.8%,略高于 HpD 光动力治疗组的 93.7%。光敏剂的剂量与疗效存在正相关性,提高给药量,疗效会明显增加。

照光剂量:在一定范围内提高照光量可增加疗效。前述研究表明,光动力对靶组织的光敏效应强度取决于光敏剂含量和激发光量。光剂量的使用,在光动力治疗鲜红斑痣中需考虑两方面问题:一是功率密度的选择,提高激光照射的功率密度固然可增加激发光量,从而增加光敏反应强度,并同时增加光漂白作用而更好地保护表皮层。然而,功率密度过高会对皮肤产生非特异性热损伤,但功率密度过低又难以激发光敏剂,产生足以破坏毛细血管网的光敏反应;二是照射时间的控制,照射时间过短对靶组织光敏损伤强度不够,难以达到有效去除病变毛细血管网的临床治疗作用,但照射时间过长,在一定的能量范围内既不能提高疗效,同时还会因表皮层光敏剂含量的逐渐增多而增加对表皮组织光敏损伤的机会。研究表明,照光功率密度在 50mW/cm² 时,无皮肤热损伤反应。激光功率密度为 80~100mW/cm^2,能量密度为 190~360J/cm^2 的照光量较为适度。由于皮肤的透光性与年龄有关,婴幼儿皮肤的透光性较成年人高 4 倍左右,故在经验上 10 岁以下采用 80mW/cm^2 较为安全,能量密度则不超过 270J/cm^2,年龄越小,照光量越低;而 10 岁以上患者照光功率密度为 100mW/cm^2,能量密度在 270~360J/cm^2 之间,年龄越大,照光量越高。个别年龄大、肤色较黑的增厚型患者照光量可渐次增至 540J/cm^2。

2. 治疗方案　治疗前建议常规做肝功能和心电图检查,异常者应谨慎评估医疗的利弊后再决定是否治疗。以下治疗方案可供临床参考[10]、[11]。

光敏剂:低温、避光保存。给药剂量:血卟啉单甲醚(HMME)4.5~6m/kg;血卟啉衍生物(HpD)原液:3.0~7.0mg/kg。给药剂量越大,疗效可能越好,但导致的副作用可能也越明显。给药方法:静脉给药(建议使用静脉泵),推注时间 20~40min。

激光照射方法:治疗时用黑色的厚布遮盖和保护非照射区皮肤。一边给药,一边激光照射。功率密度为:80~100mW/cm^2,照射时间 20~60min,能量密度:144~420J/cm^2。所采用的能量越大疗效越好,但皮肤反应也会越重,甚至发生剧烈的皮肤光毒性反应形成瘢痕。治疗中应保持光量均匀一致,并定时测激光输出功率。

激光选择:510.6nm、578.2nm 的铜蒸气激光;532nm 半导体连续激光、413nm 氪激光、488nm、514.5nm 氩激光等可用作 PDT 的治疗光源,可酌情选用。治疗时的功率密度也基本相同:80~100mW/cm^2。

术后护理:嘱患者保持创局部干燥、清洁,可外用抗生素软膏或烧伤软膏保护治疗区,结痂患者要使痂皮自然脱落,严格避光 7~10 天。

3. 不良反应及处理措施　王开等[11]对 238 例鲜红斑痣病人使用 HMME-PDT 治疗,治疗过程中患者自觉治疗区有烧灼感,一般能忍受;术后 2~3 天治疗部位水肿明显,5 天后基本消退;5~7 天部分患者有薄痂形成,10~15 天反应过程结束。3 例病人有瘢痕形成(1 例发生感染,2 例由于意外被别人将痂碰掉)。少数病人在避光期内接触强光后出现了不同程度的皮肤光毒性反应,继续避光至 7~10 天后,未再发生光敏反应。顾瑛等[10]回顾分析了 1216 例光动力治疗的两组病人,HpD-PDT 组结痂率>70%,其中薄痂 45%,中等厚度痂 28%,厚痂 27%,结痂时间为 3~6 周;治疗后感染率<3%;不良愈合<7%,其中>70% 为感染所致,色素沉着重,色素消退时间为 4~12 周;多数患者的避光期为 30~90 天,重复治疗间隔需 3 个月。HMME-PDT 组结痂率<50%,其中薄痂 67%,中等厚度痂 26%,厚痂 7%,结痂时间为 2~4 周;治疗后感染率<1%;不良愈合率<3%,其中>70% 为搔抓所致;色素沉着轻,色素消退时间为 1~4 个月;多数患者的避光期为 7~14 天,重复治疗间隔需 1 个月。

治疗中过程出现的渐进性增强的疼痛感被认为是治疗后的正常反应,与疗效存在相关性。但是过于剧烈的疼痛反应,甚至伴随皮肤水疱的发生,则提示可能治疗的过度,治疗后会导致色素改变和瘢痕的形成,应当避免。皮肤光毒性皮炎可在疗后 2 周左右发生(曝光区出现皮肤红肿、水疱、结痂、刺激瘙痒、烧灼感),少数患者还可能发生光敏性眼炎(畏光、结膜红肿等)。轻者可不处理,通常数天后自然缓解。症状重者可对症处理,必要时可考虑口服抗组胺药,或者口服强的松。

治疗后的光敏感或者光毒性反应是一个不能完全避免的反应,其反应强度与所使用的光敏剂类型、避光时间的长短有关。依据顾瑛等的经验,海姆泊芬治疗后避光期较

HpD 组明显缩短,且在避光期内对避光强度的要求也低于 HpD,一般不超过直射阳光的亮度即可,对日常室内活动无限制。避光期短者仅 2~3 天、长者 14~21 天,70%~80% 的患者 7~14 天即可外出活动。而 HpD 组最短需 14~21 天,最长 180~270 天,70% 左右的患者需 30~90 天才能外出活动。因此在光敏剂输入体内后应立刻避免日光或强灯光照射全身皮肤,用海姆泊芬者一般需避光 5~7 天,此后可逐渐增加受光强度,如无光敏反应可恢复正常生活照光。照光后约 1h 治疗区局部皮肤开始出现水肿反应,一般持续 3~5 天。可给予泼尼松片 5mg,每天三次,(儿童酌减),连服 3 天,以减轻水肿。同时应多食富含维生素 C、E、胡萝卜素及纤维素的食物,以减轻光敏反应,促进光敏剂从体内排除。水肿后期常出现少量渗出,可用无菌棉球轻轻蘸拭。如眼周围治疗区分泌物较多时,可用蘸有 0.25% 氯霉素眼液的棉签擦去分泌物。照光 2~4 周左右为结痂期,应注意避免外力触碰痂面。应注意痂下感染,一旦出现应及时进行有效的抗感染治疗。鼻唇沟、口角处结痂者应尽量减少该处的肌肉运动,以免肌肉牵拉撕裂痂面引起感染或愈合不良。

(周展超)

参 考 文 献

[1] 顾瑛,李峻亨,江忆平,等.光动力疗法选择性治疗鲜红斑痣的临床研究.中国激光医学杂志,1992,1(1):6-10

[2] Pogue BW,O'Hara JA,Demidenko E,et,al. Photodynamic therapy with verteporfin in the radiation-induced fibrosarcoma-1 tumor causes enhanced radiation sensitivity. Cancer Res,2003,63(5):1025-1033

[3] 顾瑛,李峻亨,江忆平,等.光动力疗法选择性治疗鲜红斑痣的机制探讨.中国激光医学杂志,1992,1(3):141-144

[4] Smith TK,Choi B,Ramirez-San-Juan JC,et al. Microvascular blood flow dynamics associated with photodynamic therapy,pulsed dye laser irradiation and combined regimens. Lasers Surg Med,2006,38(5):532-539

[5] 顾瑛,张丽,刘凡光,等.光动力作用对鸡冠皮肤微循环影响的研究.中国激光医学杂志,2005:14(4):222-227

[6] Kelly KM,Kimel S,Smith T,et al. Combined photodynamic and photothermal induced injury enhances damage to in vivo model blood vessels. Lasers Surg Med,2004,34(5):407-413

[7] 于丽,李晓原.第二代光敏剂血卟啉单甲醚及其临床应用研究进展.生物医学工程与临床,2005,9(6):365-368.

[8] Gu Y,Huang NY,Liang J,et al. Clinical study of 1949 cases of port wine stains treated with vascular photodynamic therapy(Gu's PDT). Ann Dermatol Venereol,2007,134(3 Pt 1):241-244

[9] 王开,顾瑛,李峻亨,等.光动力学疗法治疗中鲜红斑痣治疗区的反应.中国激光医学杂志,1999,8(2):88-91

[10] 顾瑛,刘凡光,王开,等.光动力疗法治疗鲜红斑痣 1216 例临床分析.中国激光医学杂志,2001,10(2):1-4

[11] 王开,顾瑛,刘凡光,等.HMME-PDT 治疗鲜红斑痣 238 例临床疗效分析.中国美容医学,2003,12(5):476-478

第六篇

光调作用

31

第三十一章
概 述

光调作用(Photomodulation)有时也被称为生物刺激作用(Biostimulation),目前主要集中在以下方面的应用和研究:光老化治疗、创伤愈合、毛发再生长、皮炎等。光子嫩肤术是利用光的能量逆转或修复阳光及环境中其他因素对皮肤造成的损伤。非剥脱性光子嫩肤术是通过对光热作用的控制,既达到嫩肤的效果,又不损伤表皮。而光调作用是利用发光半导体(light-emitting diode,LED)、激光或其他光源来调控细胞的活性,而不是以发热方式通过诱发热损伤修复机制来进行嫩肤治疗[1]。光调作用可以改变细胞膜的通透性,为线粒体提供能量,刺激纤维母细胞合成更多的胶原蛋白和弹性蛋白。光调作用不产生热,没有痛苦,不需要误工时间,适合于所有肤色的人。通过光调作用,老化的皮肤可以得到修正,外伤后的伤口愈合时间大大缩短,瘢痕形成减少,激光、强光、化学剥脱、微磨削术后的红斑恢复迅速。此外,光调作用还广泛用于其他疾病的治疗,如非黑素性皮肤肿瘤、红斑痤疮、寻常痤疮、银屑病和白癜风等。

众所周知,植物和动物细胞的代谢状态根据可见光进行调整。这一过程在不同种类的细胞中差异很大。而且,还与波长、辐照度和时间相关。但是这一过程的具体机制尚不清楚。

近来,人们非常关注这种非热效应,低能量的激光治疗,或称冷激光。Weiss 等使用不同的 LED 光源,证实某些特殊的频率、脉宽可引起纤维母细胞中 I 型胶原蛋白的表达上调。纤维母细胞中胶原蛋白的上调与临床上治疗部位活检标本真皮中胶原蛋白的增加是一致的。无论是在培养的纤维母细胞模型还是在临床模型中,胶原蛋白的合成都伴有基质金属蛋白酶(matrix metalloproteinases,MMPs)的减少或下调,其中以 MMP-1 的下调最显著。使用低能量,窄谱的,有特定脉冲方式和脉宽的光进行治疗,被称作光调[2]。

无论是剥脱性的治疗还是非剥脱性的嫩肤,还是光子抗衰老治疗,其本质都是光和组织的相互作用。当我们想到激光或者 IPL 治疗,首先会想到组织对光的选择性吸收以及在靶组织中的光热作用。然而发生在光热作用周围的非热效应其实更加重要。如果没有这种非热效应,那么最经济有效的加热皮肤组织的方式可能是家用熨斗。

在一个典型的剥脱性激光发射部位,光与组织之间的相互作用范围:包括光热作用与非热效应。在非热效应的光调作用区域,能量由光子发射出来,直接作用到靶细胞或靶组织上,没有以热能的形式浪费掉。

图 6-31-1 显示的是在外科剥脱性激光的发射部位,光与组织间的相互作用。从光的破坏性作用(炭化、气化、凝固)到光的损伤性改变(蛋白降解和变性),再到非热效应的光调作用。凝固被看做是一种严重的损伤,可引起创伤修复机制。蛋白的降解和变性也被看做是一种损伤,因此也引发创伤修复机制,但需要纤维母细胞的帮助。入射光可能会激发这一过程。光调作用带是这里最引人入胜的部分,它把光疗从其他传统疗法区分出来。剥脱性的换肤术、非剥脱性的嫩肤术以及光子抗衰老治疗都涵盖了光调作用带。事实上,如果没有它,以上三种作用的效果都将大打折扣[3]。

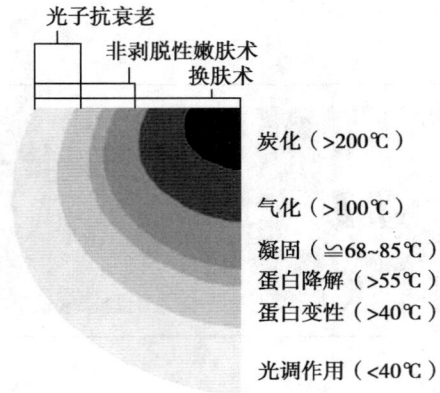

图 6-31-1　激光与组织的相互作用

LED 的治疗原理尚未完全被阐述清楚。目前的研究认为:LED 是一种冷光源,不通过热效应来刺激真皮中的胶原蛋白或者血管内皮。LED 的光调作用是因为它激活了细胞水平或亚细胞水平某种信号的受体。LED 的吸收最有可能是通过线粒体进行的。当线粒体中的细胞色素吸收光子后,靶细胞的代谢活性增强,例如纤维母细胞将会合成更多的胶原蛋白。细胞色素分子,特别是线粒体膜上的细胞色素氧化酶是线粒体吸收光子的部位。机体吸收 562nm 至 600nm 的光后,由原卟啉 IX 生成细胞色素。线粒体膜上的天线分子吸收光子后发生构象改变。质子的异位启动某种泵,最终导致能量由二磷酸腺苷(adenosine diphosphate,ADP)转变成三磷酸腺苷(adenosine triphosphate,ATP)。其本质是"细胞电池"再次充电,为细胞的各种活动提供能量。McDaniel 等证实用 590nm 的 LED 黄光照射培养的纤维母细胞,如脉冲条件适宜,在其线粒体中可检测到迅速合成的 ATP。这些新合成的 ATP 可促发纤维母细胞随后的代谢活动,通过受体样的机制调控基因活性的表达,使基因的活性及细胞旁路信号系统的表达上调或下调[4]。

细胞是光子抗衰老治疗中的靶点。这些细胞不仅仅有纤维母细胞[5]、还有白细胞、巨噬细胞、肥大细胞[6]、表皮基底层的角质形成细胞[7]。同时,光子可促进真皮中的血液循环和淋巴循环。这些也会加速创伤愈合,有助于新的胶原蛋白的合成。

Takezaki 等发现,光调作用可以在正常皮肤中诱导皮肤归巢 T 细胞的数量。Takezaki 等使用 LED 红光(Omnilux,630nm±3nm)照射 6 位志愿者的下肢外侧皮肤,一周一次,连续照射 8 周。辐照度:105mW/cm^2,每次 15 分钟,能量密度 95J/cm^2。8 次治疗后取皮肤活检进行定性以及定量 PCR。结果显示 Th-1 和 Th-2 的数量都有所增加,后者增多的更加明显。皮肤归巢 T 细胞在机体的免疫防御系统中起着重要作用。它们在细菌或过敏原通过表皮进入真皮后从淋巴结中移行到局部皮肤[8]。

LED 发射出窄谱的光,但其范围很广,可以从紫外线一直延伸到可见光和红外线。典型的 LED 灯很小(直径:3~5 毫米),常被安装在很小的晶片上,或装配在微小的棱镜上。LED 发射出毫瓦级的低强度的光。不过几组 LED 灯可以被组装在一起,形成较大的阵列,这样也可以发出高强度的光。LED 灯非常耐用(寿命超过 100,000 小时),对温度、灰尘、振动以及其他环境损伤都有很强的耐受力。它们不需要很高的工作电压或复杂的光路,因此装配成本和维护成本都很低。LED 的治疗完全无痛,如果把 LED 灯组装成较大的阵列,那么全面部的治疗也不过才几分钟或者更快(图 6-31-2)。

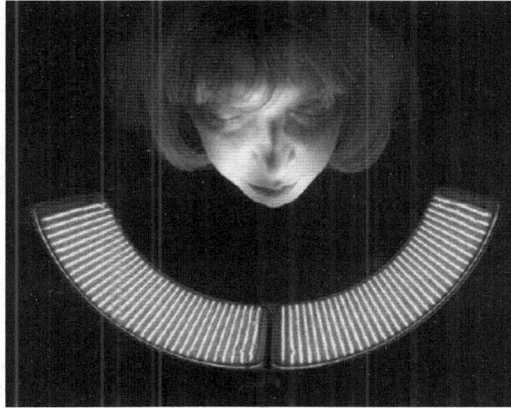

图 6-31-2　Gentlewaves LED 黄光治疗中
(LightBioScience,Virginia Beach,VA,美国)

32

第三十二章

光老化治疗

皮肤老化是内源性老化和外源性老化,或称光老化长期协同作用的结果。在面部等曝光部位,老化的程度主要取决于阳光或环境中其他因素对皮肤的损伤。光老化表现为细小或粗大的皱纹,色素沉着或色素减退性斑点,肤色暗沉,皮肤松弛等。剥脱性的激光治疗对于光老化可取得非常好的治疗效果,但是副作用较大,原有的表皮脱落并由新生的表皮所取代,常需要较长的误工时间。非剥脱性治疗包括激光以及强脉冲光等其他光源,虽然副作用较小,原有的表皮不受破坏,但效果不确切,而且价格不菲。LED 的光源具有细胞特异性,特别是对肥大细胞、巨噬细胞、内皮细胞、纤维母细胞等。通过无创的,非热效应方式,提高细胞的功能,从而达到光调作用。此外,LED 光源还可以促进局部的血液循环和淋巴循环。有学者形容利用 LED 光调作用进行光老化的治疗,即用特定能量密度、特定光源的光来预防光老化,就像我们使用灭活或减毒疫苗进行预防接种一样。在皱纹及细纹出现之前进行抗衰老治疗,是可以预防或减缓自然老化和光老化的过程的。利用光的作用进行抗衰老治疗,是基于光可以加强皮肤抵御衰老的能力。表 6-32-1 列出了目前用于非剥脱性嫩肤术的 LED 光源。

表 6-32-1　用于非剥脱性嫩肤术的 LED 光源

光源	波长(nm)	系 统 名 称
LED	590	GentleWaves(Light Bioscience),USA
	590	Revitallight(Skin Care Technology),USA
	633	Omnilux revive TM(Photo Therapeutics),UK
	660	LumiPhase-R(OpusMed),Canada
	830	Omnilux plus TM(Photo Therapeutics),UK

Weiss 等在 2004 年曾经报道过,使用 LED 治疗 90 名患者,4 周内给予 8 次治疗,结果有 65% 的患者获得了总体改善,包括面部肤质、细皱纹、红斑、色素问题等。在治疗结束后 4～6 个月效果最显著[9]。以上结果用数码显微镜得以验证[10]。

Weiss 等在 2005 年总结了两年多来使用 LED 的治疗经验(900 位患者,3500 次治疗)。根据他的报道,超过 90% 的患者都或多或少的取得了一定的改善,包括皮肤质地变软,粗糙度降低,细皱纹减少等。此外,LED 对激光或者 IPL 的治疗有一定的协同作用。经过 LED 治疗的患者,术后红斑以及其他的副作用明显减少而且恢复较快。因此,如果患者尝试过 LED 的治疗,那么在复诊时往往主动要求再次予以同样的治疗。Weiss 的治疗参数是:Gentlewaves 黄光治疗仪(LightBioScience,Virginia Beach,VA,美国),全面部治疗,能量密度预设值为 0.1J/cm^2。脉宽 250msec,脉冲延迟 100msec,连续 100 个脉冲。每次的治疗时间要小于 60 秒[11]。

在 Weiss 的另一项临床研究中,93 名患者接受了全面部的 LED 治疗(590nm,Gentlewaves,Light BioScience,弗吉尼亚,美国),能量密度 0.1 ~ 0.8J/cm^2,脉冲方式,脉宽为毫秒级。4 周内共给予 8 次治疗。治疗结束后,在第 4、8、12、18 周以及 6 个月、12 个月进行效果评估。数码照片显示 90% 的患者取得了光老化的改善——皮肤质地变得细致、眶周皱纹减少,红斑和色斑减少等。用光学的面形测量器(profilometry)进行测量,结果显示反肤的地形学取得了 10% 的改善。组织学检测显示:治疗后 100% 的患者真皮乳头层的胶原蛋白量出现了显著增加(N = 10)。用抗胶原蛋白 I 的抗体进行染色,在 28%(范围 10% ~70%)的患者中胶原蛋白的密度增加。用抗 MMP-1 的抗体进行染色,MMP-1 平均减少 4%(范围 2% ~40%)。在治疗过程中没有出现副作用或疼痛[12]。

到目前为止,尚无一种 LED 治疗仪可以证实自己的有效性。因此,还需要大样本的、半边脸对照的、随机双盲的试验进行证实。

第三十三章
面部炎症性皮肤疾病

  早期的研究证明激光介导的治疗可以促进创伤愈合。近期的研究主要针对在创伤修复过程中激光对细胞生长过程的影响。创伤修复是一个很复杂的反应,包括多种细胞、细胞因子以及它们的受体、细胞外基质。创伤修复可分为三个阶段:炎症期、增生期和塑形期。在炎症期,血小板、中性粒细胞、巨噬细胞和淋巴细胞移动到创伤处。在增生期,纤维母细胞和巨噬细胞的数目增多,而急性期的反应细胞减少。塑形期主要包括纤维母细胞合成细胞外基质及胶原蛋白的沉积[13]。

  因为纤维母细胞在创伤修复过程中起着关键性作用,所以大部分关于低能量激光疗法(low-level laser theray,LLLT)的文章都观察 LLLT 对纤维母细胞生长、运动及合成胶原蛋白的影响。在 Abergel 的早期工作中,HeNe 激光(632.8nm,能量密度 $0.053 \sim 1.589$J/cm^2)对细胞培养的纤维母细胞的作用与空白对照无差别。而 GaAs 激光(904nm,能量密度 $1.94 \times 10^{-7} - 5.84 \times 10^{-6}$J/$cm^2$)照射后,纤维母细胞的增生反而下降。作者也注意到在两种 LLLT 照射后,由纤维母细胞介导的前胶原的合成有所增加[14]。Schindl 等观察到用 670nm 的半导体激光(能量密度 $2 \sim 8$J/cm^2)照射后,脐带静脉内皮细胞(unbilical vein endothelial cells,HUVECs)的数量增加[15]。然而 Bouma 等用 904nm 的 GaAa 激光(辐照度 40.18mW/cm^2)人单核细胞和 HUVECs 后,发现一些细胞因子如肿瘤坏死因子 α,白介素-6 和-8,E-选择素,细胞间黏附分子 1 和血管细胞黏附分子 1 等的表达没有改变[16]。因此,HUVECs 的增加有可能与这些促进血管生成的细胞因子的作用无关。

  近来,Grossman 等发现 780nm 连续波半导体激光(能量密度 $0 \sim 3.6$J/cm^2)能够刺激角质形成细胞的增殖[17]。

  尽管上述的研究显示 LLLT 或有光调作用的激光有助于创伤修复,实验室中可以证明这些治疗有助于胶原蛋白的沉积,内皮细胞和角质形成细胞的增加等。但也有一些研究结果是相反的,这可能和试验设计、试验中所使用的光源,参数,细胞培养技术的不同有关。

  Weiss 等证实:光热作用的非剥脱性光子嫩肤术和非光热作用的 LED 光调作用有协同效应。如果在某种光热作用的治疗结束后立即进行 LED 光调作用治疗,则后者的抗炎效果会减少由于非剥脱性设备的光热作用引起的红斑。一些尝试性治疗已经表明可以利用 LED 光调作用的抗炎效果来治疗异位性湿疹。

  Weiss 用 LED 治疗了 9 例因非剥脱性激光/强光治疗引起二度烧伤的患者。每天一次连续一周。结果无论是患者还是医生都发现愈合速度提高了 50%[11]。

  另有 10 名急性日晒伤的患者接受了 LED 的治疗，每日 1~2 次，连续 3 天。他们只治疗了受累皮肤的一半，另一半不予处理作为对照。结果在治疗侧，症状（包括烧灼感、红肿及脱屑）减轻的更为明显。皮肤活检免疫荧光染色显示，在 LED 治疗侧，MMP-1 较未治疗侧减少。而且日晒伤 4 天后，在治疗区域和未治疗区域，一些炎症因子和真皮基质成分也出现了显著变化。

  Goldberg 等使用 Omnilux Blue（415nm，能量密度:48J/cm^2，每次治疗时间 20 分钟）和 Omnilux Revive（633nm，能量密度:96J/cm^2，每次治疗时间 20 分钟）治疗中度到重度的炎症性痤疮患者（24 人），每周 2 次，共治疗 4 周。2 周后就可以观察到显著的改善（改善率 46%，$P=0.001$）。在 12 周时进行观察，81%（$P=0.001$）的皮损得到改善。在治疗结束后 16 周，皮损的改善仍在继续，因为 LED 光调作用能够刺激皮肤的免疫调节通路[18]。

（李远宏）

参 考 文 献

[1] McDaniel DH, Weiss RA, Geronemus R, et al. Light-tissue interactions I: photothermolysis vs photomodulation laboratory findings. Lasers Surg Med,2002,30（supple 14）:25

[2] McDaniel DH, Weiss RA, Geronemus R, et al. Light-tissue interactions II: photothermolysis vs photomodulation clinical applications. Lasers Surg Med,2002,30（supple 14）:25

[3] Trelles MA. Phototherapy in anti-aging and its photobiologic basics: a new approach to skin rejuvenation. J Cos Dermatol,2006,5(1):87-91

[4] Geronemus R, Weiss RA, Weiss MA, et al. Non-ablative LED photomodulation light activated fibroblast stimulation clinical trial. Lasers Surg Med,2003,32(supple 15):22

[5] Noble PB, Shields ED, Blecher P, Bentley KC. Locomotory characteristics of fibroblasts within a three-dimensional collagen lattice: modulation by a helium-neon soft laser. Lasers Surg Med,1992,12(6):669-674

[6] Trelles MA, Rigau J, Velez M. LLLT and in vivo effects on mast cells. In: Z Simunovic,ed. Lasers in Medicine and Dentistry. Croatia: VitaGraf,2000:169-186

[7] Haas AF, Isserhof RR, Wheeland RG, Rood PA, Graves PhJ. Low-energy helium-neon laser irradiation increases the motility of cultured human keratinocytes. J Invest Dermatol,1990,94(6):822-826

[8] Takezaki S, Omi T, Sato S, et al. Light-emitting diode phototherapy at 630 +/-3nm increases local levels of skin-homing T-cells in human subjects. J Nippon Med Sch,2006,73(2):75-81

[9] Weiss RA, McDaniel DH, Geronemus R, et al. Non-ablative, nonthermal light emitting diode（LED）phototherapy of photoaged skin. Lasers Surg Med,2004,34（supple 16）:31

[10] Weiss RA, Weiss MA, Geronemus RG, McDaniel DH. A novel nonthermal non-ablative full panel led photomodulation device for reversal of photoaging: digital microscopic and clinical results in various skin types. J Drugs Dermatol,2004,3(6):605-610

[11] Weiss RA, McDaniel DH, Geronemus RG, et al. Clinical experience with light-emitting diode（LED）photomodulation. Dermatol Surg,2005,31(9 Pt 2):1199-1205

[12] Weiss RA, McDaniel DH, Geronemus RG, Weiss MA. Clinical trial of a novel nonthermal LED array for reversal of photoaging: clinical, histologic, and surface profilometric results. Lasers Surg Med,2005,36

（2）：85-91

[13] Kirsner R. Wound healing. In：Bolognia J，Jorizzo J，Rapini R，editors. Dermatology. Bolognia：Mosby，2003，2207-2218

[14] Abergel RP，Lyons RF，Castel JC，et al. Biostimulation of wound healing by lasers：experimental approaches in animal models and in fibroblast cultures. J Dermatol Surg Oncol，1987，13（2）：127-133

[15] Schindl A，Merwald H，Schindl L，et al. Direct stimulatory effect of low-intensity 670nm laser irradiation on human endothelial cell proliferation. Br J Dermatol，2003，148（2）：334-336

[16] Bouma MG，Buurman WA，van den Wildenberg FA. Low energy laser irradiation fails to modulate the inflammatory function of human monocytes and endothelial cells. Lasers Surg Med，1996，19（2）：207-215

[17] Grossman N，Schneid N，Reuveni H，et al. 780nm low power diode laser irradiation stimulates proliferation of keratinocyte cultures：involvement of reactive oxygen species. Lasers Surg Med，1998，22（4）：212-218

[18] Goldberg DJ，Russell BA. Combination blue（415nm）and red（633nm）LED phototherapy in the treatment of mild to severe acne vulgaris. J Cos Laser Ther，2006，8（2）：71-75

常用的激光设备介绍

(本资料由各商业公司提供)

一、科医人公司提供资料

商品名	超脉冲点阵王
技术参数	激光介质:二氧化碳 激光波长:10600nm 功率:60 瓦特 激光类型:超脉冲(UltraPulse)或连续(CW)模式 光斑直径:1.25mm 和 0.12mm 脉冲宽度:1ms (脉冲模式下) 穿透深度:50um ~ 2000um 每遍治疗范围:5% ~ 100%
技术特点	1. 具有三个工作模式:连续光模式、超脉冲工作模式和点阵激光治疗模式 2. 连续光模式: 　a) 该模式下可以传统 CO_2 激光工作模式治疗,具有良好的止血和消融能力 　b) 该模式下有两个不同大小的工作光斑:1mm、0.2mm,满足不同临床需求。其中 0.2mm 手具具有切割功能(激光刀) 3. 脉冲工作模式: 　a) 该模式下可以去除体表所有赘生物等皮损,包括汗管瘤、睑黄瘤、痣性反损等,对皮肤损伤小,遗留瘢痕小 　b) 切割功能(激光刀),用于整形外科手术 　c) 该模式下有两个不同大小的工作光斑:1mm、0.2mm,满足不同临床需求 4. 点阵激光模式: 　a) 具有气化的即刻紧肤作用和刺激胶原蛋白重塑的长期作用 　b) 有两个不同大小的光点供临床灵活应用:1.25mm 和 0.12mm,满足不同临床病症的需求 　c) 治疗光斑密度可调,满足不同临床病症的需求 　d) 治疗穿透深度可调,满足不同临床病症的需求 　e) 具有独特的 CoolScan-非顺序扫描模式,使得在达到可靠疗效的同时,缩短了恢复时间和减少了并发症的发生
临床适应证	FDA 许可的适应症大于 100 项,包括:皱纹,瘢痕,光老化,老年斑,咖啡斑等色素性病变的治疗,疣,痣,小肿瘤,各种整形外科手术
产地及公司名称	以色列,Lumenis 公司
联系方式	(86)10-65102610(电话);(86)10-65102621(传真) www.lumenis.com(English)　　www.lumenis.com.cn(中文)
市场价格	未提供

商品名	LightSheer
技术参数:	激光介质:半导体 波长:800nm 光斑:9mm×9mm 方形 脉冲宽度:5~400ms 能量密度:10~100J/cm^2 重复频率:2Hz
技术特点	1. 800nm 是脱毛的最佳波长,同时又最大限度地减少血红蛋白和水对激光的吸收,减少激光能量的损失 2. 400ms 超长脉宽,更加适合亚洲深肤色者 3. 真正的方形大光斑,是最高效率与最佳效果的保证 4. 专利接触式冷却,具有最安全友好的治疗 5. 压迫式治疗,是最具突破性的治疗方法
临床适应证	各种毛发的脱毛,毛发永久减退,腿部静脉治疗,良性皮肤色素损害,良性血管性损害和假性毛囊炎
产地及公司名称	美国。Lumenis 公司
联系方式	(86)10-65102610(电话);(86)10-65102621(传真) www. lumenis. com(English)　　www. lumenis. com. cn(中文)
市场价格	未提供

商品名	Sinon 红宝石激光器
技术参数	激光介质:红宝石 激光波长:694nm 操作模式:Q 开关/长脉宽 光斑大小:3mm,4mm,5mm,6mm 脉冲宽度:20ns/3ms 重复频率:0.5~2Hz 传输方式:关节镜臂
技术特点	1. 20ns 的脉宽,出色的瞬间爆破效果 2. 发散型光束,避免皮肤损伤 3. 清晰的治疗视野,更好的控制效果 4. 关节臂传输,经久耐用 5. 稳定的系统,保证治疗顺利进行 6. 体积小巧,操作简洁
临床适应证	用于专业文刺和治疗皮肤色素性病变,如雀斑,咖啡斑,太田痣等。长脉宽也可用于脱毛
产地及公司名称	德国 Lumenis 公司代理
联系方式	(86)10-65102610(电话);(86)10-65102621(传真) www. lumenis. com(English)　　www. lumenis. com. cn(中文)
市场价格	未提供

商品名	Aluma™阿璐玛™
技术参数:	脉冲参数: 射频频率:486KHz 脉冲宽度范围是 1~5 秒,增幅为 0.5 秒 脉冲强度分为 1~5 个等级,功率范围是 2~10 瓦特 真空度包括 1~5 个等级,范围是 4~28Hg
技术特点	Aluma 装置采用功能性可控电热刺激(FACES)技术 1. 无线射频+真空负压技术:利用电流产生的热量来改变真皮胶原的特性。在真皮损伤会引发一种典型的伤口修复过程,促使真皮纤维细胞形成新的胶原质,以一种更紧密的方式沉积,减少皱纹,改善皮肤质地,增加皮肤光泽 2. 低频率射频技术,接触性治疗,射频能量不会发射到治疗区外,对治疗区外的重要器官(如眼球)的安全性高 3. 由于负压吸引形成"封闭性"治疗,射频能量不会发散到治疗区外,增加了治疗的安全性,能对重要器官进行保护 4. 配备两个治疗头:小治疗头专门针对眼周皱纹和松弛治疗,大治疗头专门针对面部、颈部和躯体其他部位的皱纹和松弛治疗
临床适应症	无创伤除皱、皮肤紧缩、妊娠纹修复等。特别适合眼周皱纹的治疗
产地及公司名称	以色列,Lumenis 公司
联系方式	(86)10-65102610(电话);(86)10-65102621(传真) www.lumenis.com(English)　　www.lumenis.com.cn(中文)
市场价格	未提供

商品名	Lumenis one™王者风范™
技术参数	多种治疗技术的平台: 1. OPT-IPL: 　a) 光谱:515~1200nm 　b) 7 组滤光片:515nm、560nm、590nm、615nm、640nm、695nm、755nm 　c) 完美脉冲技术(OPT 光子技术): 　　i. 多脉冲技术:1~3 脉冲,任意调节 　　ii. 脉冲宽度:1~100ms 任意调节 　　iii. 脉冲延迟:1~120ms 任意调节 　　iv. 能量密度:10~35J/cm² 任意调节 　d) 治疗头:15mm×35mm、15mm×8mm 　e) 同步冷却技术 2. Nd:YAG 1064nm 激光 　a) 多光斑:直径 2mm×4mm(长方形光斑),6mm(圆形光斑),9mm(圆形光斑) 　b) 多脉冲技术: 　　i. 脉冲数:1~3 脉冲,任意调节 　　ii. 脉冲宽度:1~20ms,任意调节 　　iii. 脉冲延迟:5~100ms,任意调节 　c) 同步冷却技术

续表

商品名	Lumenis one™王者风范™
	3. Lightsheer 半导体脱毛技术 　a）波长:800nm 　b）脉冲宽度: 　　● 自动模式:自动设置成设定的治疗能量密度的一半 　　● 自设模式:10 ~ 400ms,任意调节 　c）脉冲重复频率:0.5 ~ 2Hz,任意调节 　d）同步冷却技术 　e）光斑大小:9mm × 9mm 方形光斑
技术特点	IPL:第四代 IPL ● 完美脉冲技术(OPT):真正使发出的脉冲全程能量输出平稳均一 ● 多脉冲技术(MPT):对不同的靶组织选择不同的脉宽和延迟时间 ● 专利冷却技术(Cooling Technology):蓝宝石冷却技术,进行持续,接触时冷却 ● 人机对话控制面板:方便病例管理和医师操作,同时 Lumenis one 具有基本操作模式和高级操作模式两种设置,方便不同医师的临床应用 Nd:YAG 1064nm: ● 3 种蓝宝石光导头光斑:2mm × 4mm,6mm,9mm ● 比目前 Nd:YAG 激光器治疗速度快 3 倍 Lightsheer: 　a）800nm 是脱毛的最佳波长,同时又最大限度地减少血红蛋白和水对激光的吸收,减少激光能量的损失 　b）400ms 超长脉宽,更加适合亚洲深肤色者 　c）真正的方形大光斑,是最高效率与最佳效果的保证 　d）专利接触式冷却,具有最安全友好的治疗
临床适应证	Lumenis One 的 IPL 515 ~ 1200nm 适应证如下: ● 良性的色素性皮肤疾病,包括色素异常症,色素沉着,黄褐斑,瘢痕和细纹 ● 良性的皮肤血管疾病,如鲜红斑痣,面部或躯干的毛细血管扩张,酒糟鼻,玫瑰痤疮,蜘蛛痣,Civatte 皮肤异色症,腿部静脉和静脉畸形 1064nm Nd:YAG 激光用于血管性疾病,包括治疗和清除浅部和深部毛细血管扩张(小静脉扩张)以及腿部的网状静脉(直径 0.1 ~ 4nm),也可拓展应用于嫩肤和萎缩性瘢痕的治疗 Lightsheer 脱毛应用于所有皮肤类型(Fitzpatrick 皮肤分型的 I ~ VI型),并能达到维持时间较长的或永久性的毛发减少
产地及公司名称	以色列,Lumenis 公司
联系方式	(86)10-65102610 (电话);(86)10-65102621(传真) www. lumenis. com（English）　　www. lumenis. com. cn（中文）
市场价格	未提供

商品名	IPL Quantum™炫彩美容仪

技术参数:	IPL:
	     1. 波长:560 ~ 1200nm(SR),640 ~ 1200nm(SR),695 ~ 1200nm(HR)
	     2. 能量密度:15 ~ 45J/cm^2(SR),20 ~ 45J/cm^2(HR),任意调节
	     3. 脉冲:1 ~ 2脉冲,任意调节
	     4. 脉冲宽度:5 ~ 26ms(SR),6 ~ 18ms(HR),任意调节
	     5. 脉冲延迟:5 ~ 60ms(SR),10 ~ 150ms(HR),任意调节
	     6. 光斑大小:35mm × 8mm
	     7. 重复频率:0.5Hz
	     8. 同步冷却
	 DL激光:
	     1. 激光介质:Nd:YAG
	     2. 波长:1064nm
	     3. 能量密度:90 ~ 150J/cm^2,任意调节
	     4. 脉冲:1 ~ 2脉冲,任意调节
	     5. 脉冲宽度:5 ~ 38ms,任意调节
	     6. 脉冲延迟:5 ~ 100ms,任意调节
	     7. 光斑大小:6mm
	     8. 重复频率:0.5Hz
	     9. 同步冷却
	 Q开关激光:
	     1. 激光介质:Nd:YAG
	     2. 波长:1064nm
	     3. 能量密度:2 ~ 12.7J/cm^2,任意调节
	     4. 脉冲宽度:6 ~ 8ns
	     5. 光斑大小:2,2.5,3.5,5mm
	     6. 重复频率:1 ~ 5Hz,任意调节

技术特点	• IPL Quantum SR 光子嫩肤 • IPL Quantum DL:1064nm Nd:YAG 治疗腿部血管和良性皮肤血管损伤 • IPL Quantum HR 光子脱毛 • IPL Quantum QS:Q开关 1064nm Nd:YAG 治疗文身和良性色素损伤
临床适应证	• 血管的改变,包括毛细血管扩张和因毛细血管断裂引起的面部红色 • 色素的改变,包括文刺、太田痣治疗 • 嫩肤治疗:用于光损伤和光老化的治疗 • 脱毛治疗
产地及公司名称	以色列,Lumenis公司
联系方式	(86)10-65102610(电话);(86)10-65102621(传真) www.lumenis.com(English)　　www.lumenis.com.cn(中文)
市场价格	未提供

商品名	AcuPulse
技术参数	激光介质:二氧化碳 激光波长:10600nm 功率:40 瓦特 激光类型:超脉冲(UltraPulse)或连续(CW)模式 光斑直径:0.12mm 和 0.35mm 治疗面积:10mm×10mm,15mm×15mm 穿透深度:任意 治疗密度:5%~98% 治疗速度:600Hz
技术特点	1. 具有气化的即刻紧肤作用和刺激胶原蛋白重塑的长期作用 2. 光斑大小,光斑密度,穿透深度可根据治疗要求调整,满足不同临床治疗的需求 3. 具有独特的 CoolScan-非顺序扫描模式,使得在达到可靠疗效的同时,缩短了恢复时间和减少了并发症的发生
临床适应证	FDA 许可的适应证大于 100 项,包括:皱纹,瘢痕,光老化,老年斑,咖啡斑等色素性病变的治疗,疣,痣,小肿瘤,各种整形外科手术
产地及公司名称	以色列,Lumenis 公司
联系方式	(86)10-65102610(电话);(86)10-65102621(传真) www.lumenis.com(English)　　www.lumenis.com.cn(中文)
市场价格	未提供

商品名	LightSheer Duet
技术参数	激光介质: 半导体 波长:800nm 光斑:22mm×35mm 脉冲宽度:30~400ms 能量密度:12J/cm^2 重复频率:2Hz
技术特点	1. 800nm 是脱毛的最佳波长,同时又最大限度地减少血红蛋白和水对激光的吸收,减少激光能量的损失 2. 400ms 超长脉宽,适合亚洲深肤色者脱毛 3. 拥有常规治疗头和空气动力学治疗头(PPx) 4. 空气动力学治疗头能充分伸展皮肤,增加皮肤的透光性,而且光斑大,增加了脱毛速度和效率 5. Vacuum 冷却,安全性好 6. GUI 操作屏幕,方便简洁
临床适应证	各种毛发的脱毛,腿部静脉治疗,良性血管性损害和假性毛囊炎
产地及公司名称	美国。Lumenis 公司
联系方式	(86)10-65102610(电话);(86)10-65102621(传真) www.lumenis.com(English)　　www.lumenis.com.cn(中文)
市场价格	未提供

商品名	Lume 2
技术参数	IPL 光谱 515,560,590,615,640,695nm 光斑大小 5.25cm² (15mm×35mm) 脉冲宽度:4~20ms 脉冲延时:5~150ms 能量密度:1~35J/cm² 重复频率:0.5~1Hz Nd:YAG 1064nm 脉冲宽度:2~20ms 脉冲延时:5~100ms 能量密度:10~225J/cm²
技术特点	IPL:第四代 IPL • 完美脉冲技术(OPT)——真正使发出的脉冲全程能量输出平稳均一 • 多脉冲技术(MPT)——对不同的靶组织选择不同的脉宽和延迟时间 • 专利冷却技术(Cooling Technology)——蓝宝石冷却技术,进行持续,接触式冷却
临床适应证	Lume2 的 IPL 515~695nm 适应证如下: • 良性的色素性皮肤疾病,包括色素异常症,色素沉着,黄褐斑,瘢痕和细纹 • 良性的皮肤血管疾病,如鲜红斑痣,血管瘤,面部或躯干的毛细血管扩张,酒糟鼻,玫瑰痤疮,蜘蛛痣,Civatte 皮肤异色症,腿部静脉和静脉畸形 1064nm Nd:YAG 激光用于血管性疾病和软组织的凝血和止血,包括治疗和清除浅部和深部毛细血管扩张(小静脉扩张)以及腿部的网状静脉(直径 0.1~4nm)
产地及公司名称	以色列,Lumenis 公司
联系方式	(86)10-65102610(电话);(86)10-65102621(传真) www.lumenis.com(English) www.lumenis.com.cn(中文)
市场价格	未提供

商品名	TALOS 308nm 准分子激光系统
技术参数	激光类型:准分子激光/XeCl 激光 激光波长:308nm 脉冲频率:最大 200Hz 传输方式:关节臂镜 控制方式:触摸式软件,LCD 屏幕 冷却方式:空气冷却
技术特点	有两种治疗模式: 1. 在"标准"模式下,可依据皮肤类型和剂量因子决定总剂量 2. 在"指定"模式下,可选择能量范围:低(50~500mJ/cm²)中(550~1000mJ/cm²)高(1050~1500mJ/cm²)及选择单脉冲或持续脉冲 3. 输出方式:关节臂输出,因此输出能量高、不易折断损害、寿命长 4. 陶瓷激光管,故密封性好、不容易泄漏、不消耗准分子气体 5. 光斑尺寸多(10mm、20mm、25mm),有利于靶皮损的个性化治疗 6. 最小红斑量(MED)自动测试功能,有利于标准治疗 7. 自动校准功能(每天校准 1 次,无需每个患者治疗前都校准,方便临床治疗)
临床适应证	可迅速缓解银屑病的症状,可用于白癜风及特应性皮炎的治疗
产地及公司名称	德国,Wavelight 公司
联系方式	49 9131 6186222
市场价格	未提供

二、欧洲之星公司提供资料

商品名	"红色先锋"血管治疗激光
技术参数	激光介质:Nd:YAG 波长:1064nm 最高能量密度:400J/cm^2 脉宽:2~200ms 光斑:2~8mm 频率:1~12Hz 皮肤冷却:CSC 瞬间冷喷
技术特点	1)高能量高稳定性固体激光器 2)VSP 方波脉宽调控技术 3)Hot Hat 纯平光斑技术,使光斑能量均匀分布 4)EFC 能量反馈技术,使能量均衡输出 5)可升级安装长脉宽 KTP532nm 激光
临床适应证	各类血管性皮肤疾病。包括鲜红斑痣,血管瘤,蜘蛛痣,毛细血管扩张,静脉曲张等
产地及公司名称	欧盟,Fotona 欧洲之星激光公司
联系方式	庞建新:13802954397;www. fotona. cc
市场价格	120 万(人民币)

商品名	FotonaQX 去斑王
技术参数	激光介质:Nd:YAG/KTP Nd:YAG 波长:1064nm/532nm 最高能量密度:12.7J/cm^2(1064nm);6.3J/cm^2(532nm) 脉宽:4~6ns 光斑:2~8mm 频率:1~10Hz
技术特点	1)采用最短的 Q 开关技术(4~6ns),使峰值功率达到最高 2)Hot Hat 纯平光斑技术,使光斑能量均匀分布 3)EFC 能量反馈技术,使能量均衡输出 4)采用同步瞄准光指示 5)预留能量升级和波长升级空间
临床适应证	各种色素性皮肤病和文刺;激光嫩肤治疗等
产地及公司名称	欧盟,Fotona 欧洲之星激光公司
联系方式:	庞建新:13802954397;www. fotona. cc
市场价格	150 万(人民币)

商品名	Dualis"迪丝"激光工作站
技术参数	激光介质:Nd:YAG 波长:1064nm 最高能量密度:400J/cm² 脉宽:0.2~200ms 光斑:2~8mm 频率:1~12Hz 皮肤冷却:风冷
技术特点	1）高能量高稳定性固体激光器 2）VSP方波脉宽调控技术 3）Hot Hat 纯平光斑技术,使光斑能量均匀分布 4）EFC能量反馈技术,使能量均衡输出
临床适应证	各类血管性皮肤疾病、脱毛、嫩肤、痤疮治疗
产地、公司名称	欧盟,Fotona 欧洲之星激光公司
联系方式	庞建新:13802954397;www.fotona.cc
市场价格	120 万(人民币)

商品名	欧洲之星 SP 超级平台
技术参数	激光介质:Nd:YAG/ER:YAG 波长:1064nm/2940nm 最高能量密度:400J/cm²(1064nm);380J/cm²(2940nm) 脉宽:2~200ms(1064nm);100us~1500us(2940nm) 光斑:2~8mm 频率:1~12HZ(1064nm);1~20Hz(2940nm) 皮肤冷却:风冷
技术特点	1）高能量高稳定性固体激光激光器 2）VSP方波脉宽调控技术 3）Hot Hat 纯平光斑技术,使光斑能量均匀分布 4）EFC能量反馈技术,使能量均衡输出 5）三维点阵技术 6）可以升级安装飞点扫描手具
适应证	激光脱毛、血管性皮肤病、痤疮及痤疮瘢痕治疗、点阵激光换肤、除皱、去除皮肤赘生物
生产地、公司名称	欧盟,Fotona 欧洲之星激光公司
联系方式	庞建新:13802954397;www.fotona.cc
市场价格	180 万(人民币)

商品名	"飞梭"三维点阵铒激光
技术参数	激光介质:Er:YAG 波长:2940nm 点阵密度:150~250MIT/cm^2 最高能量密度:380J/cm^2 脉冲宽度:100~1000μs 光斑大小:2~8mm 重复频率:1~20Hz
技术特点	1）高能量高速度 2）四种脉宽模式选择 3）三维点阵技术:点阵密度可调(水平面),磨削深度可调(垂直面) 4）可升级安装飞点扫描手具
临床适应证	激光换肤,瘢痕磨削,除皱,去斑,去除皮肤赘生物
生产地、公司名称	欧盟,Fotona欧洲之星激光公司
联系方式:	庞建新:13802954397;www.fotona.cc
市场价格	150万（人民币）

三、赛诺秀公司提供资料

商品名	Cynergy
技术参数	激光介质: 脉冲染料+Nd:YAG 激光波长:585nm/1064nm 脉冲宽度:0.5~40ms/0.3~300ms 光斑直径(mm):5、7、10、12/1.5、3、5、7、10、12、15
技术特点	Multiplex技术,世界首台结合脉冲染料和1064激光进行血管治疗的设备,有效减轻紫癜及1064激光治疗的副作用。设备应用范围广泛,可用于瘢痕、嫩肤、色素、痤疮等
适应证	各类血管病变(包括鲜红斑痣,血管瘤),痤疮,瘢痕,银屑病,嫩肤
产地及公司名称	美国,Cynosure公司
联系方式	(86)10-58205248（电话）;(86)10-58205247（传真） www.cynosure.com(English)　　www.cynosurechina.com(中文)
市场价格	未提供

商品名	Accolade
技术参数	激光介质:翠绿宝石 激光波长:755nm 脉冲宽度:70ns、150μs 光斑直径:2～5mm 脉冲频率:10Hz
技术特点	内部无光路设计,模块式结构,易于维护,稳定性高,使用寿命长
适应证	各类色素病变,文身 长脉宽可用于脱毛治疗
产地及公司名称	美国,Cynosure 公司
联系方式	(86)10-58205248 (电话);(86)10-58205247(传真) www. cynosure. com(English)　　www. cynosurechina. com(中文)
市场价格	未提供

商品名	Affirm
技术参数	激光介质:Nd:YAG + Erbium + CO_2 激光波长:1320 + 1440 + 2940 + 10600nm 脉冲宽度:3ms 光斑直径:10mm、14mm 脉冲频率:2Hz
技术特点	Multiplex + CAP 技术,双波长序列技术,兼顾除皱、紧肤,并可扩展铒激光和二氧化碳激光,同时具有剥脱和非剥脱点阵功能
适应证	除皱,嫩肤,紧肤,瘢痕等
生产地、公司名称	美国,Cynosure 公司
联系方式:	(86)10-58205248 (电话);(86)10-58205247(传真) www. cynosure. com(English)　　www. cynosurechina. com(中文)
市场价格	未提供

商品名	Elite
技术参数	激光介质:翠绿宝石 + Nd:Yag 激光波长:755nm/1064nm 脉冲宽度:0.5～300ms/0.4～300ms 光斑直径(mm):1.5～15 脉冲频率:3Hz/5Hz
技术特点	应用范围广,设备稳定性能好,适用各种肤色脱毛,并可用于血管、色素及嫩肤等治疗
适应证	脱毛,色素及血管治疗,嫩肤除皱
生产地、公司名称	美国,Cynosure 公司
联系方式	(86)10-58205248 (电话);(86)10-58205247(传真) www. cynosure. com(English)　　www. cynosurechina. com(中文)
市场价格	未提供

四、Cutera 公司提供资料

商品名	Titan 紧肤仪
技术参数	波长范围:1100nm~1800nm 能量密度:5~65J/cm^2 脉冲宽度:4~10s 光斑尺寸:10mm×30mm;10mm×15mm
技术特点	1. 足够的能量被传递到胶原组织,胶原的结构会发生改变(变性),导致纤维收缩变厚 2. 以水为理想的光吸收靶组织对真皮进行均一加热,持续几秒钟的脉冲,实现量化加热 3. 智能集成环路冷却(系统冷却) 4. 适用于所有皮肤类型 5. 治疗全程冷却,无脂肪坏死 6. 无一次性耗材,节约成本
适应证	应对衰老导致的皮肤松弛,如眼袋,颈部皮肤松弛,腹部皮肤松弛,四肢皮肤提升等
产地及公司名称	公司名称:Cutera Inc. 产品产地:3240 Bayshore Boulevard Brisbane,CA 94005
联系方式	公司网站:www.cutera.com 中国区联系电话:138-17246228 联系人:毕炜清 电子邮件:sbi@cutera.com
市场价格	人民币 100 万

商品名	Laser Genesis 激光嫩肤仪
技术参数	激光介质:Nd:YAG 激光波长:1064nm 能量密度:12~20J/cm^2 脉冲宽度:0.3ms 光斑大小:5mm 重复频率:5~10Hz
技术特点	1. 迅速传递脉冲至治疗区域,以表浅微毛细血管和水分为靶组织,产生微温热,刺激产生新的胶原蛋白 2. 对所有输出脉冲的实时校正,保证输出能量的准确度和治疗的安全性 3. 平顶帽式脉冲结构,保证输出能量的可控性和准确性,确保治疗安全性 4. 适用于所有皮肤类型 5. 无需冷却表皮,无需使用冷凝胶 6. 无耗材 7. 平均 5 次治疗一个疗程,每次治疗只需 15~30 分钟

商品名	Laser Genesis 激光嫩肤仪
适应证	改善皮肤毛孔大小和纹理、治疗扩散红斑和皮肤异色病、改善细小皱纹及缩小瘢痕。
产地及公司名称	公司名称:Cutera Inc. 产品产地:3240 Bayshore Boulevard Brisbane,CA 94005
联系方式	公司网站:www.cutera.com 中国区联系电话:138-17246228 联系人:毕炜清 电子邮件:sbi@cutera.com
市场价格	人民币 100 万

商品名	Pearl 激光换肤仪
技术参数	介质:YSGG 波长范围:2790nm 能量密度:2.0~3.0J/cm^2 脉冲宽度:0.4ms
技术特点	1. 表皮汽化去除准确厚度的表皮; 2. 凝固表皮组织产生一层自然保护层; 3. 真皮余热产生新的胶原蛋白; 4. 立竿见影的效果,一次治疗见效; 5. 无需使用镇痛剂; 6. 可接受的短期休止期(3~4 天); 7. 无需伤口护理,进行整脸治疗,极少术后护理; 8. 手术风险低; 9. 无耗材 10. 治疗时间短,10~15 分钟
临床适应证	以更少的治疗次数和比其他技术更短的休止期治疗皱纹,改善皮肤纹理色泽和缩小毛孔,治疗晒斑和老年斑
产地及公司名称	公司名称:Cutera Inc. 产品产地:3240 Bayshore Boulevard Brisbane,CA 94005
联系方式	公司网站:www.cutera.com 中国区联系电话:138-17246228 联系人:毕炜清 电子邮件:sbi@cutera.com
市场价格	未提供

五、捍马公司提供资料

商品名	MedLite C6 激光美肤系统
技术参数	激光介质:Nd:YAG 激光波长:1064nm,532nm;(选配:585nm,650nm) 激光输出方式:Q 开关,倍频 脉冲宽度:5~20ns 脉冲频率:单脉冲,1Hz,2Hz,5Hz 和 10Hz 光斑直径:1064nm:3,4,6,8mm 532nm:2,3,4,6mm 585nm:2,3mm 650nm:2,3mm 能量密度:12J/cm^2 冷却系统:封闭内置水循环到空气热交换器
技术特点	1. Q 开关倍频技术成熟 2. 平帽式输出技术,光斑范围内能量均匀 3. 脉冲频率选择范围广,有效治疗不同色素性病变 4. 七关节导光臂,操作灵活 5. 自带能量校正系统,设备稳定,故障率低 6. 治疗过程无需使用碳粉,无耗材
适应证	太田痣、颧部褐青色痣等真皮色素性病变;雀斑、老年斑、咖啡斑等表皮色素性病变;文身、文眉、文唇线、文眼线等;也可拓展应用于黄褐斑治疗、激光嫩肤,收缩粗大毛孔
产地及公司名称	厂家名称:美国 HOYA ConBio 公司 厂家地址:47733 Fremont Blvd Fremont,CA 94538 USA 代理商公司名称:广州捍马医疗科技有限公司 代理商公司地址:广州市越秀区沿江中路 296-298 号江湾新城大酒店 中区 1407-1408 室
联系方式	电　　话:(86)20-83282285　83282371　传真:(86)20-83282351 售后服务:(86)20-83283722 监督电话:(86)13922719749 网　　址:www.hammere.com
市场价格	RMB:198 万元

商品名	MedLite C3 激光美肤系统
技术参数	激光介质:Nd:YAG 激光波长:1064nm,532nm; 激光输出方式:Q 开关,倍频 脉冲宽度:5~7ns 脉冲频率:单脉冲,1Hz,2Hz,5Hz 和 10Hz 光斑直径:1064nm:2,3,4,6,7mm 532nm:1.5,2,3,4,6mm 能量密度:12J/cm² 冷却系统:封闭内置水循环到空气热交换器
技术特点	1. Q 开关倍频技术成熟 2. 脉冲频率选择范围广,有效治疗不同色素性病变 3. 七关节导光臂,操作灵活 4. 自带能量校正系统,设备稳定,故障率低 5. 治疗过程无需使用碳粉,无耗材 6. 二波长操作界面,清晰明朗,具备可升级空间
适应证	太田痣、颧部褐青色痣等真皮色素性病变;雀斑、老年斑、咖啡斑等表皮色素性病变;文身、文眉、文唇线、文眼线等
产地及公司名称	厂家名称:美国 HOYA ConBio 公司 厂家地址:47733 Fremont Blvd Fremont,CA 94538 USA 代理商公司名称:广州捍马医疗科技有限公司 代理商公司地址:广州市越秀区沿江中路 296-298 号江湾新城大酒店 二区 1407-1408 室
联系方式	电 话:(86)20-33282285 83282371 传真:(86)20-83282351 售后服务:(86)20-83283722 监督电话:(86)13522719749 网 址:www.hammere.com
市场价格	RMB:148 万元

商品名	CoolTouch1320 开拓者深层去皱活肤系统
技术参数	激光介质:Nd:YAG 激光波长:1320nm 脉冲宽度:350μs 脉冲频率:1Hz 光斑直径:10mm 能量密度:24J/cm² 治疗手柄:TQ10(带皮肤温度感应装置) 冷却装置:DCD 动态冷却系统 传输系统:S-10 光纤传输
技术特点	1. 手柄设计中配有皮肤温度感应装置,即时反映治疗状况 2. 专利的 DCD 动态冷却技术 3. 治疗损伤小,无误工期

442

续表

商品名	CoolTouch1320 开拓者深层去皱活肤系统
适应证	治疗皱纹、新鲜和陈旧性瘢痕、膨胀纹、痤疮瘢痕,收缩粗大毛孔、治疗活动性痤疮
产地及公司名称	厂家名称:美国 New Star Laser 公司 厂家地址:9085 Foothills Blvd. Roseville,CA 95747 代理商公司名称:广州捍马医疗科技有限公司 代理商公司地址:广州市越秀区沿江中路 296-298 号江湾新城大酒店 　　　　　　　中区 1407-1408 室
联系方式	电　　话:(86)20-83282285　83282371　传真:(86)20-83282351 售后服务:(86)20-83283722 监督电话:(86)13922719749 网　　址:www. hammere. com
市场价格	RMB:188 万元

商品名	StarLux 第八元素全功能激光/强光美肤系统
技术参数	点阵模块: **Lux1540 非气化型点阵激光** 激光介质:Er:Glass 激光波长:1540nm 脉冲宽度:10 和 15ms 脉冲频率:1.5Hz 光斑直径:10mm(100mb/cm^2)和 15mm(3200mb/cm^2) 能量密度:70mJ/mb
技术特点	1. 两种光斑尺寸可供选择,扩充治疗适应证 2. 治疗过程方便简单,无需使用光耦合胶等耗材 3. 术后即可进行日常工作,无误工期;
适应证	治疗痤疮瘢痕、去除瘢痕(包括新鲜和陈旧性、增生性和萎缩性瘢痕)、去除皱纹、黄褐斑等斑点的治疗
技术参数	**Lux2940 气化型点阵激光** 激光介质:Er:YAG 激光波长:2940nm 脉冲宽度:0.25,2 和 5ms 脉冲频率:6Hz 光斑直径:点阵:10mm×10mm,6mm×6mm;非点阵:6mm×6mm
技术特点	1. 点阵和非点阵光斑灵活选择; 2. 三种脉宽输出,便于操作和选择; 3. 适应证广泛,治疗损伤小,误工期短
适应证	治疗皱纹、瘢痕和痤疮瘢痕、去除雀斑、日光性黑子等皮肤表浅色斑、去除表皮痣、去除疣、瘤、皮肤赘肉等

续表

商品名	StarLux 第八元素全功能激光/强光美肤系统		
技术参数	**红外光模块**		
	LuxIR 气化型点阵光 波　　长:850~1350nm 光斑直径:12mm×28mm 能量密度:100J/cm² 脉　　宽:2.5~5s 冷却温度:0~5℃		
技术特点	1. 采用点阵模式,将 12mm×28mm 的光斑分解成 21 个直径为 3mm 的小光斑输出 2. 长脉宽脉冲技术 3. 光路循环系统能量利用率好,保证疗效,减少治疗次数 4. 术前、中、后提供皮肤冷却		
适应证	刺激胶原重塑,紧致提升肌肤、改善肤质		
技术参数	激光模块 **Lux1064 长脉冲激光治疗手柄** 激光介质:Nd:YAG 波　　长:1064nm 光斑直径:1.5,3,6,10mm 能量密度:可达 700J/cm² 脉　　宽:可达 100ms		
技术特点	1. 动态冷却系统,充分保护皮肤 2. 长脉宽脉冲技术 3. 应用范围广泛		
适应证	激光脱毛、治疗血管性病变:毛细血管扩张,腿部静脉等		
技术参数	强光模块 强光治疗手柄 波长(nm):400~1200 光斑直径(mm):10×15~16×46 能量(J/cm²):26~70 脉宽(ms):1~500 频率(Hz):2		
技术特点	1. 长脉宽脉冲技术,避免传统输出方式产生的强烈刺激 2. 智能化动态冷却技术 3. 双重过滤技术,充分满足临床不同病变治疗的需要 4. 光路循环系统能量利用率好,减少治疗次数		
适应证	脱毛、光子嫩肤、色素性病变、血管性病变、痤疮		
产地及公司名称	厂家名称:美国 Palomar Medical Products 公司 厂家地址:82 Cambridge Street,Burlington MA 01803 代理商公司名称:广州捍马医疗科技有限公司 代理商公司地址:广州市越秀区沿江中路 296-298 号江湾新城大酒店 　　　　　　　　中区 1407-1408 室		
联系方式	电　　话:(86)20-83282285　83282371　传真:(86)20-83282351 售后服务:(86)20-83283722 监督电话:(86)13922719749 网　　址:www.hammere.com		
市场价格	RMB:万元(配置不同,价格不同)		

商品名	**MultiClear 世纪 U 光多功能专业皮肤治疗系统**
技术参数	激光波长:可调 296~315nm(UVB),360~370nm(UVA1),405~420nm(蓝光) 脉冲宽度:0.5~20s 光斑尺寸:23mm×23mm 能量密度:UVB 20~1200mJ/cm² 　　　　　UVA1 0.5~100J/cm² 　　　　　蓝光 0.5~100J/cm² 操作模式:电脑控制,脉冲或连续输出 传输系统:光纤传输
技术特点	1. 获得 FDA 认证的计算机操作多波长、靶向、窄谱光疗设备 2. 一机多用,可同时输出 UVB,UVA1,UVB&UVA1 和蓝光四种模式 3. 靶向治疗,对周围组织没有损伤 4. 操作简单,全电脑人性化操作
适应证	白癜风、银屑病、瘢痕疙瘩、膨胀纹、痤疮、过敏性皮炎、PDT 光动力疗法
产地及公司名称	厂家名称:以色列 CureLight 公司 厂家地址:2 Ha'ilan Street,POB247 Northern Industrial Zone Or Akiva 30600 Israel 代理商公司名称:广州捍马医疗科技有限公司 代理商公司地址:广州市越秀区沿江中路 296-298 号江湾新城大酒店 　　　　　　　　中区 1407-1408 室
联系方式	电　　话:(86)20-83282285　83282371　传真:(86)20-83282351 售后服务:(86)20-83283722 监督电话:(86)13922719749 网　　址:www.hammere.com
市场价格	RMB:198 万元

六、美中互利公司提供资料

商品名	GentleYAG 长脉冲 1064 多功能工作站
技术参数	激光介质:Nd:YAG 掺钕钇铝石榴石激光 激光波长:1064nm 输出方式:光纤传输 脉冲宽度:0.25~300ms 脉冲频率:最高达 10Hz 光斑直径:VR:1.5mm,3mm 　　　　　SR:6mm,8mm,10mm 　　　　　HR:12mm,15mm,18mm
技术特点	大功率:最高能量 600J/cm²,迄今为止最高功率的 Nd:YAG 激光 大光斑:18mm 大光斑,穿透更深,治疗更快 DCD 技术:DCD 动态冷却系统,在每次激光脉冲前数十毫秒将高聚冷却剂喷射至皮肤,起到表皮麻醉保护表皮的作用,使患者疼痛和热损伤降至最少

续表

商品名	GentleYAG 长脉冲 1064 多功能工作站
适应证	血管性疾病治疗:毛细血管扩张、血管瘤、蜘蛛痣和深部血管性病变 脱毛:亚洲人种和晒后皮肤脱毛的最安全选择 嫩肤:激光深层除皱和皮肤提升
产地及公司名称	公司名称:美中互利国际贸易有限公司 公司地址:北京市朝阳区朝阳门外吉祥里 103 号中国工艺大厦 B 座 3 层
联系方式	电　　话:010-65528822　　　　传真:010-65528375 售后服务:010-65528822 监督电话:010-65528822 网　　址:www.chindexlaser.com
市场价格	180 万人民币

商品名	Vbeam 595nm 染料激光系统
技术参数	激光介质:脉冲染料激光 激光波长:595nm 输出方式:光纤传输 脉冲宽度:0.45～40ms 脉冲频率:1.5Hz 光斑直径:5mm,7mm,10mm,3×10mm
技术特点	595nm 穿透较深,合适治疗鲜红斑痣 脉宽可调:有效降低紫癜的发生 大光斑:多个光斑尺寸可选,适用不同类型患者。 DCD 技术:DCD 动态冷却系统,在每次激光脉冲前数十毫秒将高聚冷却剂喷射至皮肤,起到表皮麻醉保护表皮的作用,使患者疼痛和热损伤降至最少。
适应证	血管性疾病:鲜红斑痣、血管瘤、毛细血管扩张、静脉曲张、蜘蛛痣、酒糟鼻 瘢痕:改善增生性瘢痕、痤疮瘢痕 痤疮:痤疮、痤疮红斑 去皱:激光去皱 扩展功能:妊娠纹、异色症、银屑病
产地及公司名称	公司名称:美中互利国际贸易有限公司 公司地址:北京市朝阳区朝阳门外吉祥里 103 号中国工艺大厦 B 座 3 层
联系方式	电　　话:010-65528822　　　　传真:010-65528375 售后服务:010-65528822 监督电话:010-65528822 网　　址:www.chindexlaser.com
市场价格	160 万人民币

商品名	AlexLazr Q755 翠绿宝石激光系统
技术参数	激光介质:翠绿宝石激光 激光波长:755nm 输出方式:光纤传输 脉冲宽度:50ns 脉冲频率:5Hz 光斑直径:2mm,3mm,4mm
技术特点	改进的 Q 开关技术:更加稳定 FDA 认证:有效治疗色素性疾病 更安全:色素沉着、色素减退、瘢痕等副反应发生率低
适应证	太田痣、获得性太田痣样斑、文身、咖啡斑、雀斑、老年斑、日光性黑子、脂溢性角化
产地及公司名称	公司名称:美中互利国际贸易有限公司 公司地址:北京市朝阳区朝阳门外吉祥里 103 号中国工艺大厦 B 座 3 层
联系方式	电　　话:010-65528822　　　　传真:010-65528375 售后服务:010-65528822 监督电话:010-65528822 网　　址:www. chindexlaser. com
市场价格	180 万人民币

商品名	GentleLase 755 翠绿宝石系统
技术参数	激光介质:翠绿宝石激光 激光波长:755nm 激光输出方式:光纤传输 脉冲宽度:3ms 脉冲频率:1.5Hz 光斑直径:6mm,8mm,10mm,12mm,15mm,18mm 最大能量:100J/cm^2
技术特点	速度快:18mm 大光斑,1.5Hz 重复频率,治疗更快速 多功能:755nm 吸收曲线,色素、氧和血红蛋白均吸收,可用于脱毛、浅表色素性疾病、浅表血管性疾病 DCD 技术:DCD 动态冷却系统,在每次激光脉冲前数十毫秒将高聚冷却剂喷射至皮肤,起到表皮麻醉保护表皮的作用,使患者疼痛和热损伤降至最少
适应证	脱毛:适用于所有类型的皮肤脱毛 浅表色素性疾病:雀斑、咖啡斑、日光性老化
产地及公司名称	公司名称:美中互利国际贸易有限公司 公司地址:北京市朝阳区朝阳门外吉祥里 103 号中国工艺大厦 B 座 3 层
联系方式	电　　话:010-65528822　　　　传真:010-65528375 售后服务:010-65528822 监督电话:010-65528822 网　　址:www. chindexlaser. com
市场价格	160 万人民币

商品名	Smoothbeam 1450 半导体激光系统
技术参数	激光介质：半导体激光 激光波长：1450nm 输出方式：光纤传输 脉冲宽度：210ms 脉冲频率：1Hz 光斑直径：4mm,6mm
技术特点	选择性光热作用于皮脂腺，热损伤改善皮脂腺结构，治疗痤疮 独特的梳状脉冲：把热量局限于光损伤所主要存在的真皮上层，减少热损伤 专利的 LASR 技术：LASR 胶原蛋白修复技术，深层激光去皱，有效去除眼周的细纹和皱纹，平缓痤疮瘢痕
适应证	FDA 认证：有效治疗痤疮、凹陷性瘢痕、皱纹、皮脂腺增生
产地及公司名称	公司名称：美中互利国际贸易有限公司 公司地址：北京市朝阳区朝阳门外吉祥里 103 号中国工艺大厦 B 座 3 层
联系方式	电　　话：010-65528822　　　　　　传真：010-65528375 售后服务：010-65528822 监督电话：010-65528822 网　　址：www.chindexlaser.com
市场价格	135 万人民币

七、飞顿公司提供资料

商品名	DermaT 高能脉冲光皮肤治疗仪
技术参数	光源介质：脉冲氙灯/UVB 光源 光源波长：420～950nm,308nm 输出方式：脉冲方式 脉冲宽度：30,40,50ms 脉冲频率：1/3Hz 光斑面积：6.4mm^2 能量密度：420～950 nm；5～20J/cm^2 　　　　　308nm；2000～5000mJ/脉冲
技术特点	1）高能脉冲蓝光可以快速杀灭痤疮丙酸杆菌，有效抑制细菌的生长繁殖，同时缓解红肿疼痛的症状 2）高能脉冲紫外光针对局部的银屑病和白斑症，选择性作用病变部位，不影响正常的皮肤 3）治疗快速，安全，见效快
适应证	治疗炎症性痤疮、治疗银屑病、白癜风和皮肤色素脱失
产地及公司名称	公司名称：以色列飞顿激光公司 Alma Lasers Inc, 公司地址：14 Halamish, Caesarea Industrial Park, Israel 38900
联系方式	电　　话：+972-4-627-5357　传真：+972-4-627-5368 售后服务：以色列飞顿激光公司北京代表处；及上海，广州，成都，沈阳技术服务中心 监督电话：+86-10-8586-9581 网　　址：www.almalasers.com.cn
市场价格	联系公司各商务代表

商品名	LED 红蓝光治疗仪
技术参数	激光介质:发光半导体 激光波长:590nm/410nm 输出方式:脉冲方式/连续方式 脉冲宽度:30ms-CW 光斑直径:400mm² 激光能量:最大 3W
技术特点	1）大功率 LED 2）具有红蓝光双波长 3）双面颊设计,治疗方便 4）整机为落地式设计,适合长时间高密度的治疗 5）寿命长
适应证:	炎性痤疮治疗、嫩肤
产地及公司名称	公司名称:以色列飞顿激光公司 Alma Lasers Inc, 公司地址:14 Halamish,Caesarea Industrial Park,Israel 38900
联系方式	电　　话:+972-4-627-5357　传真:+972-4-627-5368 售后服务:以色列飞顿激光公司北京代表处;及上海,广州,成都,沈阳技术服务中心 监督电话:+86-10-8586-9581 网　　址:www.almalasers.com.cn
市场价格	联系公司各商务代表

商品名	冰点™半导体激光脱毛机
技术参数	激光介质:砷化镓半导体晶体 激光波长:810nm 激光输出方式:脉冲方式 脉冲宽度:1~400ms 脉冲频率:0.5~10Hz 光斑直径:12mm×10mm 激光能量:最大 120J/cm² 脱毛模式:双模式(SHR 脱毛/传统脱毛) 可升级性:具有 ST 功能,B-White 功能升级
技术特点	1）脱毛速度快。激光脉冲发射速度可达10Hz 2）具有无痛脱毛模式 SHR,病人在治疗时疼痛感明显减轻 3）整机为落地式设计,散热空间大,适合长时间高密度的治疗 4）无任何消耗品
适应证	毛发脱减、皮肤收紧(ST)
产地及公司名称	公司名称:以色列飞顿激光公司 Alma Lasers Inc, 公司地址:14 Halamish,Caesarea Industrial Park,Israel 38900
联系方式	电　　话:+972-4-627-5357　传真:+972-4-627-5368 售后服务:以色列飞顿激光公司北京代表处;及上海,广州,成都,沈阳技术服务中心 监督电话:+86-10-8586-9581 网　　址:www.almalasers.com.cn
市场价格	联系公司各商务代表

商品名	超脉冲像束激光机
技术参数	激光介质:二氧化碳气体 激光波长:10600nm 激光输出方式:超脉冲方式;连续方式 脉冲宽度:200us～500us 脉冲频率:25～500Hz 光斑直径:像束模式:7×7,9×9 　　　　外科模式:0.1mm×3mm 激光能量:30W;70W 导光臂:7关节智能超柔导光关节 操作系统:彩色触摸屏 瞄准光:半导体瞄准光
技术特点	1）10600nm激光位于水吸收的次高峰,能有效气化皮肤组织 2）同时具有超脉冲激光输出模式和连续激光输出模式 3）具有像束激光刀头,切割激光刀头和气化激光刀头,各种刀头可以轻松转换 4）像束模式采用多点聚焦技术(Micro-Multi-Focusing Technology),在保证疗效的前提下,增加了治疗的安全性 5）治疗速度快,操作方便易学
适应证	皮肤组织气化切割,皮肤磨削去皱换肤
产地及公司名称	公司名称:以色列飞顿激光公司 Alma Lasers Inc, 公司地址:14 Halamish,Caesarea Industrial Park,Israel 38900
联系方式	电　　话:+972-4-527-5357　传真:+972-4-627-5368 售后服务:以色列飞顿激光公司北京代表处;及上海,广州,成都,沈阳技术服务中心 监督电话:+86-10-8586-9581 网　　址:www.almalasers.com.cn
市场价格	联系公司各商务代表

商品名	飞顿一号激光/光子工作站
技术参数	激光介质:石榴石激光晶体/脉冲氙灯/UVB光源 激光波长:1064nm 　　　　308nm 　　　　420～950nm 　　　　540～950nm 　　　　570～950nm 　　　　650～950nm 激光输出方式:脉冲方式 脉冲宽度:20ns～60ns 脉冲频率:1/3～10Hz 光斑直径:1～5mm;5.4cm^2 能量密度:0.1～300J/cm^2

续表

商品名	飞顿一号激光/光子工作站
技术特点	1. 七功能系统,配备有皮肤美容及皮肤病治疗的常规激光,光子设备 2. 具有 AFT,EDF 专利技术 3. 操作方便,故障率低
适应证	1. Q1064/532 激光去黑 2. 长脉冲 1064 激光去红 3. 308UVB 光治疗白斑症,银屑病 4. 420 强蓝光治疗痤疮 5. 540 绿光治疗毛细血管扩张 6. 570 光子嫩肤 7. 650 红光脱毛
产地及公司名称	公司名称:以色列飞顿激光公司 Alma Lasers Inc, 公司地址:14 Halamish,Caesarea Industrial Park,Israel 38900
联系方式	电　话:+972-4-627-5357　传真:+972-4-627-5368 售后服务:以色列飞顿激光公司北京代表处;及上海,广州,成都,沈阳技术服务中心 监督电话:+86-10-8586-9581 网　址:www.almalasers.com.cn
市场价格	联系公司各商务代表

商品名	领航者™射频系统
技术参数	发射介质:氧化铝太空陶瓷 射频波频率:40.68 兆赫兹 射频波输出方式:连续方式/脉冲方式 脉冲宽度:1~30s 可调 射频功率:200W 射频模式:单极射频(Unipolar);双极射频(Bipolar) 可升级性:具有 Unilarge 功能,Pixel-RF 功能升级
技术特点	1)单极射频,双极射频同在一机 2)40.68 兆赫兹为国际电工委员会批准的医用射频波段 3)射频功率 1~200 瓦可调,充分保证疗效 4)采用 In-Motion 技术,滑动治疗,安全舒适 5)无任何消耗品
适应证	紧肤、除皱、溶脂、塑身
产地及公司名称	公司名称:以色列飞顿激光公司 Alma Lasers Inc, 公司地址:14 Halamish,Caesarea Industrial Park,Israel 38900
联系方式	电　话:+972-4-627-5357　传真:+972-4-627-5368 售后服务:以色列飞顿激光公司北京代表处;及上海,广州,成都,沈阳技术服务中心 监督电话:+86-10-8586-9581 网　址:www.almalasers.com.cn
市场价格	联系公司各商务代表

商品名	皮肤色素/血管治疗激光
技术参数	激光介质:掺铝石榴石激光(Nd:YAG) 激光波长:1064nm,532nm 激光输出方式:脉冲方式 脉冲宽度:调Q YAG激光:　　　20ns 　　　　　可调脉宽YAG激光:10,40,60ms 脉冲频率:调Q YAG激光:　5,7,10Hz 　　　　　可调脉宽YAG激光:　1/3Hz 光斑直径:调Q YAG激光:　1,2,3mm 　　　　　可调脉宽YAG激光:2,6mm 激光能量:调Q YAG激光:　400~1200J/cm^2 　　　　　可调脉宽YAG激光:35~450J/cm^2
技术特点	1)一个平台具备两种不同的激光器,可以分别治疗色素性和血管性疾病 2)调Q技术,既有效爆破色素颗粒,又能保证最小的皮肤损伤 3)1064/532nm可以治疗不同颜色的皮肤色素性问题 4)配备两种不同的血管治疗模式,可以针对不同的粗细的血管和位于不同深度的皮肤自由选择 5)没有消耗品
适应证	皮肤色素性疾病如太田痣,老年斑等、彩色文身、文眉;皮肤血管性疾病如血管瘤,鲜红斑痣等
产地及公司名称	公司名称:以色列飞顿激光公司 Alma Lasers Inc, 公司地址:14 Halamish,Caesarea Industrial Park,Israel 38900
联系方式	电　　证:+972-4-627-5357　传真:+972-4-627-5368 售后服务:以色列飞顿激光公司北京代表处;及上海,广州,成都,沈阳技术服务中心 监督电证:+86-10-8586-9581 网　　址:www.almalasers.com.cn
市场价格	联系公司各商务代表

商品名	像束 Pixel™ 激光
技术参数	激光介质:石榴石激光晶体 激光波长:三种 Pixel 像束激光,波长分别为 　　　　　2940nm 　　　　　1320nm 　　　　　1064nm 激光输出方式:脉冲方式 脉冲宽度:Short/Medium/Long 脉冲频率:2Hz 光斑直径:100 微米/spot 像束模式:9×9 像束;7×7 像束;5×5 像束 激光能量:0.1~140J/cm^2

商品名	像束 Pixel™ 激光
技术特点	1）Pixel 2940 铒像束激光为微剥脱性 2）Pixel 1320/1064 YAG 像束激光为非剥脱性 3）三种 Pixel 像束激光根据临床需要可自由选配 4）采用多点微聚焦技术（Micro-Multi-Focusing Technology） 5）无任何消耗品 6）可升级性:具有升级功能
适应证	像束激光嫩肤、痤疮瘢痕、细小皱纹、毛孔粗大、黄褐斑
产地及公司名称	公司名称:以色列飞顿激光公司 Alma Lasers Inc, 公司地址:14 Halamish,Caesarea Industrial Park,Israel 38900
联系方式	电　　话:+972-4-627-5357　传真:+972-4-627-5368 售后服务:以色列飞顿激光公司北京代表处;及上海,广州,成都,沈阳技术服务中心 监督电话:+86-10-8586-9581 网　　址:www. almalasers. com. cn
市场价格	联系公司各商务代表

八、奇致公司提供资料

商品名	MCL30 铒激光治疗仪
	激光类型:Er:YAG 激光 波长:2940nm 单脉冲能量:最大 1.5J 能量密度:2~160J/cm^2(点阵模式),1~100J/cm^2(气化模式) 频率:最大 20Hz(点阵模式),1~15Hz(气化模式) 操作界面:触摸屏 导光系统:导光臂传输 治疗头: 　　点阵模式:13×13mm,覆盖率 5%、9×9mm,覆盖率 10%、7×7mm,覆盖率 17%。 　　气化模式:1~6mm,可变焦 TEAM 技术 排烟装置:整机内置,与激光输出同步 指示光:635nm 尺寸:36×65×97cm（W×H×D） 重量:85kg 电源:220V,50/60Hz,16A

续表

商品名	MCL30 铒激光治疗仪
技术特点	采用高可靠性微透镜技术,重复频率最快可达 20Hz,单个脉冲可输出 169 个光点,是目前市场上最快速的点阵技术 1. 持续操作性强:MCL30 铒激光治疗仪降低了设备负荷,冷却和通风自动被减低到必要的水平,因此该系统操作时几乎没有噪音 2. 人性化设计:采用触摸屏设计,用户可直接通过触摸屏进行治疗操作,操作界面友好,灵活不受限制。开机仅需几秒钟后,设备即可进入准备治疗状态 3. 内置排烟装置:MCL30 铒激光治疗仪内置了排烟装置,在脚踏开关激活时,排烟系统即可同时工作。该系统带有树形过滤系统,可以提供长时间的保护。整合了 TEAM 技术的治疗手柄可通过排烟管直接连接到排烟装置上,不需要任何其他的辅助装置,使用简单方便 TEAM(Total Evacuation of Ablated Material):磨削物的完全排空技术,它去除了所有靠近治疗区域切削下来的物质,以防止这些物质吸收激光能量;同时可避免气味的扩散
适应证	用于祛除眼眶、口角等处皱纹和外伤性、痤疮性瘢痕,治疗色斑、咖啡牛奶斑、贝克痣、表皮痣、黄褐斑、汗管瘤、皮脂腺瘤及光化性角化病、脂溢性角化病
产地及公司名称	公司名称:Asclepion Laser Technologies GmbH(国内总代理:武汉奇致激光技术有限公司) 公司地址:武汉市关山二路楚天激光大厦
联系方式	电 话:027-87407504 传真:027-87561701 售后服务:武汉奇致激光技术有限公司 监督电话:027-87455590 网 址:www.miraclelaser.com
市场价格	未提供

商品名	红宝石激光治疗机 RubyStar
	激光介质:红宝石 波长:694nm 导光输出:7 节导光关节臂 脉冲宽度:10ns 能量密度:最大 20J/cm^2 光斑直径:2.5,4,5,6mm(可选) 重复频率:单脉冲或 0.5~2Hz 瞄准光束:半导体 635nm 工作界面:彩色触摸屏和旋钮式鼠标 电源:230V,50/60H,最大 16A 尺寸:36×97×78cm(宽×高×深) 重量:95 公斤 冷却:内置冷却,无需外接水源

商品名	红宝石激光治疗机 RubyStar
技术特点	<ul><li>微透镜阵列技术,实现均匀六边形光斑</li><li>自动光斑尺寸测试系统</li><li>操作简易可靠</li><li>治疗参数设置存储库</li><li>符合人体工学的设计</li><li>可外接皮肤冷却系统的治疗手柄</li><li>无须外接水管</li></ul>
适应证:	广泛用于治疗良性色素性病变,包括色素病变、深黑色文身、美容文身、外伤性粉尘文身等
产地及公司名称	公司名称:Asclepion Laser Technologies GmbH(国内总代理:武汉奇致激光技术有限公司) 公司地址:武汉市关山二路楚天激光大厦
联系方式	电　　话:027-87407504　　传真:027-87561701 售后服务:武汉奇致激光技术有限公司 监督电话:027-87455590 网　　址:www. miraclelaser. com
市场价格	未提供

商品名	半导体激光脱毛机
	波长:810nm 功率:500W 脉冲宽度:10ms ~ 500ms 能量:最大 200J 能量密度:最大 90J/cm^2 光斑直径:6mm,12mm(标配);4mm,8mm,10mm,14mm(选配) 光斑大小:4,6/slit,8,10,12,14mm 传导系统:集束光纤 重复频率:最大 4Hz 电源:230/240V　50/60Hz 冷却:内置半导体接触式冷却 瞄准光:红色,半导体激光,635nm 电源:220V,50Hz 重量:89kg 外形:36 × 100 × 50cm
技术特点	双子脉冲的长脉冲技术 通过精细集束光纤传导系统输出平冒式光斑 内置冷却系统,保证治疗安全有效 高能量,更多临床应用,更快,更安全,更少痛感

续表

商品名	半导体激光脱毛机
适应证	用于脱毛、治疗血管性病变（腿部静脉）、激光嫩肤
产地及公司名称	公司名称:Asclepion Laser Technologies GmbH(国内总代理:武汉奇致激光技术有限公司) 公司地址:武汉市关山二路楚天激光大厦
联系方式	电　　话:027-87407504　传真:027-87561701 售后服务:武汉奇致激光技术有限公司 监督电话:027-87455590 网　　址:www. miraclelaser. com
市场价格	未提供

商品名	Xtrac XL Plus 准分子激光治疗系统	
	激光介质:XeCl 激光波长:308nm 重复频率:200Hz 脉冲宽度:30ns 光斑大小:(2×2) cm^2(方形) 激光传输:液体光导光纤(LLG) 单脉冲能量密度:$2 \sim 3$mJ/cm^2 局部照射剂量:$100 \sim 4500$mJ/cm^2 输入电源:220V,7A,50/60Hz 尺寸:$(46 \times 99 \times 86)$ cm^3 重量:100kg	
技术特点	集成了308nm XeCl 准分子激光光源、154Hz 的准连续纳秒调制、计算机照射剂量精密控制和液体光导传输(LLG)等多项技术,运行时消耗低,开机率高,满足大流量的临床应用要求	
适应证	白癜风、银屑病、皮炎、各种色素脱失的疾病(如瘢痕印、妊娠纹)、也可拓展应用于痤疮类疾病的治疗等	
产地及公司名称	公司名称:美国 Photomedex 公司(国内总代理:武汉奇致激光技术有限公司) 公司地址:武汉市关山二路楚天激光大厦	
联系方式	电　　话:027-87407504　传真:027-87561701 售后服务:武汉奇致激光技术有限公司 监督电话:027-87455590 网　　址:www. miraclelaser. com	
市场价格	未提供	

456

九、赛诺龙公司提供资料

商品名	Matrix RF-点阵式射频治疗头
技术参数	总射频能量:最大 20J/cm^2 点阵数:64 点阵 治疗面积:12mm×12mm 点阵能量:超过 300mJ/MTZ 治疗编程:治疗程序 A、B 和 C
技术特点	1. 可调节的点阵技术——三个治疗程序可选,可以根据病变情况选择产生的不同组织效应(加热、凝固或消融) 2. 效率高,治疗速度快 3. 使用射频能量为治疗能量,适用于所有皮肤类型
适应证	用于皱纹治疗、凹陷性瘢痕、皮肤松弛以及表面皮肤病变的治疗
产地及公司名称	公司名称:Syneron China 公司地址:北京市海淀区花园东路 32 号仰源大厦 14 楼
联系方式	电　　话:86-10-82037776 转 815 咨询电话:86-13661163470 联系人:Mr. Ben Zvi Ofer 网　　址:www. syneron. com
市场价格	未提供

商品名	eMax
技术参数	SR-嫩肤治疗头 波长:580~980nm 光能密度:最大 45J/cm^2 射频能量:最大 25J/cm^2 脉冲频率:0.7Hz 治疗面积:25mm×12mm 皮肤表面冷却:5℃ SRA-嫩肤高级治疗头 波长:470~980nm 光能密度:最大 45J/cm^2 射频能量:最大 25J/cm^2 脉冲频率:0.7Hz 治疗面积:25mm×12mm 皮肤表面冷却:5℃ Refirme ST-紧肤治疗头 波长:700~2000nm 光能密度:最大 10J/cm^2 射频能量:最大 120J/cm^2

商品名	eMax
	脉冲频率:1.2Hz 治疗面积:12mm×3mm 皮肤表面冷却:5℃ Matrix IR-点阵式红外线治疗头 波长:915nm 光能密度:最大70J/cm² 射频能量:最大100J/cm² 脉冲频率:1.0Hz 治疗面积:9mm×5mm 皮肤表面冷却:5℃ WRA-皱纹治疗头 激光波长:900nm 光能密度:最大50J/cm² 射频能量:最大100J/cm² 脉冲频率:1.0Hz 治疗面积:12mm×8mm 皮肤表面冷却:5℃ AC-痤疮治疗头 波长:400~980nm 光能密度:最大18J/cm² 射频能量:最大20J/cm² 脉冲频率:0.7Hz 治疗面积:25mm×12mm 皮肤表面冷却:5℃ DS-脱毛治疗头 波长:680~980nm 光能密度:最大45J/cm² 射频频率:最大25J/cm² 脉冲频率:0.7Hz 治疗面积:25mm×12mm 皮肤表面冷却:5℃ DSL-激光脱毛治疗头 激光波长:810nm 光能密度:最大50J/cm² 射频能量:最大50J/cm² 脉冲频率:最大2Hz 治疗面积:15mm×12mm 皮肤表面冷却:5℃ LV-血管损伤治疗头 激光波长:900nm 光能密度:最大140J/cm²

续表

商品名	eMax
	射频能量:最大 100J/cm^2 脉冲频率:1.0Hz 治疗面积:8mm×5mm 皮肤表面冷却:5℃ LVA-血管损伤高级治疗头 激光波长:900nm 光能密度:100～350J/cm^2 射频能量:最大 100J/cm^2 脉冲频率:1.0Hz 治疗面积:8mm×2mm 皮肤表面冷却:5℃
技术特点	eMax 是一个多功能工作平台。能在一台设备上实现多种治疗 治疗都采用 ELOS 的光电协同技术,这个技术具备有以下特点: 1. 增强治疗的选择性,能量穿透更深 2. 可以减少光能量,并通过射频能量进行协同作用,提高了安全性,也能适用于任何皮肤类型。 3. 具有实时表皮监测特性,能间接监测皮肤的温度,增加安全性。 4. 接触性冷却措施能增加病人的舒适度。
适应证	SR-应用于良性血管病变以及色斑。包括毛细血管扩张、红斑痤疮以及血管瘤等 SRA-应用于良性血管病变以及色斑。包括毛细血管扩张、红斑痤疮以及血管瘤等 Refirme ST-用于治疗皮肤松弛,如脸颊松弛、鼻唇沟、颈部松弛或身体其它部位的皮肤松弛 Matrix IR-用于治疗皱纹以及凹陷性瘢痕 WRA-用于皱纹治疗 AC-治疗痤疮 DS-脱毛治疗 DSL-脱毛治疗 LV-用于表面的血管损伤以及表面腿部静脉损伤 LVA-用于表面直径不超 4mm 的血管损伤以及表面腿部静脉损伤的治疗,和细小血管病变包括毛细血管的治疗
产地及公司名称	公司名称:Syneron China 公司地址:北京市海淀区花园东路甲 32 号仰源大厦 14 楼
联系方式	电　　话:86-10-82037776 转 815 咨询电话:86-13661163470 联系人:Mr. Ben Zvi Ofer 网　　址:www. syneron. com
市场价格	未提供

十、安徽广安公司提供资料

商品名	Q 开关 YAG 激光治疗仪
技术参数	激光介质:Nd^{3+}:YAG 激光波长:1064nm/532nm 激光输出方式:七关节导光臂 脉冲宽度:6ns 脉冲频率:1~10Hz 光斑直径:1~6mm 连续可调
技术特点	1. 平顶激光模式输出光斑均匀 2. 电光 Q 开关脉冲宽度窄,峰值功率高爆破能力强
适应证	治疗太田痣、胎记,雀斑、外伤性色素沉着,祛除黑色、蓝色文身、文眉、文眼线等
产地及公司名称	公司名称:合肥广安科技开发有限责任公司 公司地址:合肥市黄山西路 602 号国家大学科技园 A213
联系方式	电　　话:13956992563　　　传真:0551-5312383-808 售后服务:0551-5230858 监督电话:0551-5312383 网　　址:www.gaan.com.cn
市场价格	未提供

十一、北京新科以仁公司提供资料

商品名	MONALIZA-2 激光皮肤治疗仪
技术参数	激光介质:ND:YAG(电光调 Q) 激光波长:1064nm 和 532nm 激光输出方式:单脉冲输出 单脉冲能量:250~1000mJ 连续可调 脉冲宽度:10ns±3ns 脉冲频率:1、2、5Hz 光斑直径:1~4mm 可调
技术特点	1. 国内首家获得 SFDA 认证的产品,并在 2007 年取得出口权 2. 通过 ISO9001:2000 质量管理体系认证及 ISO13485 3. 2003 医疗器械质量管理体系双项认证 4. 标准模块化设计国际标准化生产,进口核心配件,激光输出功率大,机器性能稳定
适应证	该产品用于祛除表皮及真皮层内源性和外源性黑、蓝、褐色等色素性病变,治疗外源性色素(文身、文眉、文眼线、爆炸性灰尘色素沉着等)
产地及公司名称	公司名称:北京新科以仁科技发展有限公司 公司地址:北京市西直门北大街甲 43 号金运大厦 B 座 1007 室
联系方式	电　　话:010-62244591　　传真:010-62244582 售后服务:010-60291489 监督电话:13372502361,13811760013 网　　址:www.sincoheren.com
市场价格	38.6 万

中 文 索 引